临床药物应用与疾病诊疗

宋绪彬等主编

吉林科学技术出版社

图书在版编目（ＣＩＰ）数据

临床药物应用与疾病诊疗 / 宋绪彬等主编. -- 长春：
吉林科学技术出版社, 2020.8
ISBN 978-7-5578-7035-5

Ⅰ. ①临… Ⅱ. ①宋… Ⅲ. ①临床医学②疾病—诊疗
Ⅳ. ①R97②R4

中国版本图书馆 CIP 数据核字(2020)第 073575 号

临床药物应用与疾病诊疗

主　　编　宋绪彬等
出 版 人　宛　霞
责任编辑　王聪慧　郝沛龙
书籍装帧　陈其敏
开　　本　185mm×260mm　1/16
字　　数　741 千字
页　　数　480
印　　张　30
印　　数　1-1500 册
版　　次　2020 年 8 月第 1 版
印　　次　2021 年 5 月第 2 次印刷

出　　版　吉林科学技术出版社
发　　行　吉林科学技术出版社
地　　址　长春市南关区福祉大路 5788 号出版集团 A 座
邮　　编　130118
网　　址　www.jlstp.net
电　　话　0431-81629511
印　　刷　保定市铭泰达印刷有限公司

书　　号　ISBN 978-7-5578-7035-5
定　　价　118.00 元

编 委 会

前　言

　　药剂学注重药物学与临床医学的紧密联系,是以药物在临床治疗中的实际应用为目标的。随着我国药学事业的快速发展,药学人才的市场需求在不断增加。因此临床医生必须不断学习,更新知识,交流临床用药经验,熟悉和掌握新的药理学进展,才能跟上医学发展的步伐,更好地为患者服务。

　　本书为了反映临床药理学和临床药物治疗学中的新理论、新概念、新技术及新药物,也为使药学专业学生在入学之初便受到专业知识的启蒙,我们经过认真的研讨和准备,编撰了这本《临床药物应用与疾病诊疗》。本书主要介绍了基础性的知识,按照药物的药理作用和临床应用相结合的方法进行分类,介绍了药物的基本理论及剂量、规格、注意事项等内容,介绍了中药的应用。

　　本书适用于临床医师及相关学科人员参考学习。本书也可作为医药院校、科研教学和学生的参考书。

　　本书的编写设置:主编宋绪彬编写了第一篇第三章第十三节到第十五节,共42.30千字;主编贾贻红编写了第二篇第四章,共32.28千字;主编敖军编写了第二篇第二章、第二篇第五章第十节到第十二节,共103.28千字;主编吴希军编写了第二篇第五章第十三节到第十四节,共25.34千字;主编陈江编写了第一篇第三章第十六节到第十八节,共24.53千字;主编姜伟编写了第二篇第一章第八节、第二篇第五章第七节到第九节,共22.89千字;主编张苗苗编写了第二篇第一章第四节到第七节,共21.36千字;副主编薛树涌编写了第一篇第一章第一节到第四节、第一篇第三章第一节到第十节,共129.48千字;副主编余永辉编写了第二篇第七章,共13.28千字;副主编姚喜才编写了第一篇第四章,共85.24千字;副主编张丽琼编写了第二篇第一章第一节到第三节,共12.69千字;副主编杨颖婷编写了第二篇第五章第一节到第二节,共36.16千字;副主编孙道莹编写了第一篇第一章第五节到第六节、第一篇第三章第十九节到第二十一节,共53.60千字;副主编毕建云编写了第一篇第二章,共12.15千字;副主编边哲编写了第二篇第六章,共33.32千字;副主编乌日根编写了第一篇第五章,共5.35千字;副主编杜德强编写了第二篇第八章,共5.12千字;副主编张春光编写了第二篇第三章,共6.23千字;副主编李继忠编写了第二篇第五章

第四节,共5.20千字;副主编王云红编写了第二篇第五章第三节,共6.21千字;副主编胡静编写了第二篇第五章第十五节,共5.44千字;编委张睿华编写了第二篇第五章第五节,共2.65千字;编委曹静编写了第二篇第五章第六节,共2.64千字;编委赵利强编写了第一篇第三章第十二节,共3.37千字;编委孔德锦编写了第一篇第三章第十一节,共3.12千字。

虽然本书的各位编者查阅了大量参考文献,期望能体现其先进性,但是由于我们的水平所限,仍难免有疏漏或偏颇,如有不妥之处敬请广大读者批评指正。

《临床药物应用与疾病诊疗》编委会

目　录

第一篇　中药学

第二篇　西药学

第一篇　中药学

第一章 中药的炮制及用法

第一节 中药的炮制和制剂

药材炮制是指把药材经净制、切制或炮制等操作,制成一定规格的饮片,以适应医疗要求及调剂和制剂的需要,保证用药安全有效。它是我国的一项传统制药技术,又称炮炙、修事或修治。中药炮制的任务是遵循中医中药理论,在继承中药传统炮制技术和理论的基础上,应用现代科学技术对其进行研究、整理、逐步搞清炮制原理,改进炮制工艺,制订质量标准,提高饮片质量,提高中医临床医疗效果。

一、炮制的目的和意义

中药绝大部分是植物、矿物、动物等原生药材,一般不宜直接用于调配,必须通过一定的加工处理。特别是一些有刺激性和有毒的药物,若不经加工炮制,在临床应用时就可能产生不良反应和中毒现象。中草药的特点往往是一药多效,故又必须经过适当的处理,才能达到预期的医疗目的。

中药的炮制目的是多方面的,往往一种炮制方法,或者一种药物,同时具有几方面的目的。这些目的既有主次之分,又有密切的联系。例如生地甘寒主润,具有清热凉血,养阴之功,制成熟地后,甘微温,主补,具有滋阴补血之效。这样就使药物的性味改变,疗效提高,作用范围也相应扩大。根据前人经验及现代观点,中药炮制的目的大致可归纳为以下几点。

(1)使药材清洁,保证质量,用量准确,疗效可靠。

(2)降低或清除药物的毒性或不良反应:有的药物虽有较好的疗效,但因毒性或不良反应太大,临床应用不安全,就要通过炮制降低其毒性或不良反应,使服后不致产生不良反应。如大戟、甘遂醋制后,可使毒性大大降低。乌头,经炮制后,可减低毒性。何首乌,酒蒸后,可除去致泻的副作用等。

(3)转变药物的性能:各种不同的药材各有其寒、热、温、凉的性能。性味偏盛的药物,在临床应用上会带来不良反应。如大寒伤阴;过酸损齿伤筋;过苦伤胃耗液;过甘生湿助满;过辛损津耗气;过咸易助痰湿等。为了适应患者病情和体质等不同需要,则须经过炮制以改变其性能。

(4)增强药物的疗效:中药除了通过配伍来提高其疗效外,还可通过炮制、制剂等手段来提高其疗效。如蜜炙款冬花可增强其润肺止咳的作用。羊脂油炙淫羊藿可增强治疗阳痿的效能。延胡索醋制后,能增强其止痛功能。半夏用生姜白矾制后,可除去刺激咽喉的麻辣毒性,又能增强止呕作用。

(5)便于粉碎,使有效成分易于溶出:如矿物、化石、贝壳及质地坚硬和种子类药物,必须煅、淬、炒、轧、捣等。否则,质坚难碎,有效成分难以煎出,不便于调剂制剂。

(6)利于贮藏,防治霉变,保存药效:药材经过加热处理,可使其干燥,又可破坏一部分无

— 3 —

效成分,有利于贮藏,防治虫蚀,霉烂变质,防止有效成分分解失效。

(7)改变或增强药物作用的部位和趋向:中医对疾病的病位通常以经络脏腑来归纳,对药物作用趋向以升降浮沉来表示。经炮制可引药入经,改变作用趋向。如柴胡、香附等经醋制后有助于引药入肝,更有效地治疗肝经疾病,又如小茴香、橘核等经过盐制后,有助于引药入肾,能更好地发挥治疗肾经疾病的作用。

(8)矫味:动物类或其他具有特殊的腥臭味药物,往往气味恶劣,不便于服用。经酒、蜜、醋、土、麸炒制或漂后,都可除去腥臭气味,使患者乐于服用。

(9)制造新药,扩大用药范围,如谷芽、豆卷、神曲等的制备。

二、炮制方法

1.净制

净制也称为修制,修制的范围较广,包括除去杂质,切削等基本操作技术。一般可分为以下几项。

(1)挑选:挑选是除去药材非药用部分,挑选大小,以便分类归当,为进一步炮制提供条件。

如:桑螵蛸之去梗,金银花之去叶、梗,牡丹皮之去心,乳香、没药拣去杂质。大黄、半夏大小分开以便分别浸漂。柴胡的药用部位为根,是自古以来已经肯定的,由于柴胡的产量不足,近年来有的地区开始使用全草入药。经过研究证明柴胡的根与茎叶的成分不一致,根含皂苷(有镇静、镇痛、解热、抗感染作用),而茎叶不含皂苷;根含挥发油量少,茎叶含挥发油量约为根的 3 倍,所以炮制柴胡时必须除去地上部分。

(2)颠簸:就是用簸箕扬颠,以除去药物中的泥土,灰渣等杂质,以达到药物纯净的目的。如青葙子、竹叶等。

(3)筛:本法用以区分药物的大小和清除杂质,按各种不同的要求,选用不同孔径的竹筛、铜筛和马尾罗等工具。

常用药筛的规格如下。

1)菊花筛:孔眼内径为 16～20mm(5～6)分,如筛桑叶、泽泻等。

2)元胡筛:孔眼内径为 10mm(3),如筛元胡、川芎等。

3)中眼筛:孔眼内径为 5mm(1 分 5 厘),如筛竹叶、浙贝母等。

4)紧眼筛:孔眼内径为 3mm(1 分),如筛香附、牵牛子等。

5)小紧眼筛:孔眼内径为 2mm(6 厘),如筛莱菔子等。

6)萝(一号)孔眼内径为 1mm。

7)萝(二号)孔眼内径为 0.5mm。

目前,不少地区已改用电动筛萝进行筛选,如:振荡式筛药机。操作时只要将待筛选的药物放入筛子内,开动机器,即可进行操作。不同体积的药物,可更换不同孔径的筛子。

(4)去皮壳:去皮壳的操作很早就有记载。汉代《金匮玉函经》中就指出大黄"皆去黑皮"。

明代《医学入门》说:"……如不法皮,耗人元气。"后世医药著作记载"去皮免损气"。目前认为去皮壳的目的如下。

1)便于切片:有些药物如厚朴粗皮(栓皮)坚韧,容易伤刀,刮去栓皮,便于切片和煎出有效成分。

2）使用量准确：有些药物如肉桂，外皮常有粗糙的木栓层，有时还附着不洁物，栓皮含挥发油甚微，如不除去，调剂时仍作药物数量称取，就会影响用量准确。

3）分开用药部位：有些药物皮与肉或仁在临床上作用不同，如花椒，温中散寒、除湿止痛、杀虫；椒目，则多用于治水胀腹满、痰饮喘逆。为了使疗效确切，须将壳与种子分开。

去皮壳药物，大体有三类。

①树皮类的肉桂、杜仲、黄柏、厚朴等；②根和根茎类的知母、明党参、北沙参等；③果实种子类的使君子、杏仁、桃仁、银杏、草果、益智仁、鸦胆子、木鳖子、大枫子、榧子、石莲子等。

根茎类药物多趁鲜时在产地进行，如桔梗、知母等如不趁鲜时去皮，干燥后就难以刮除。有些药物为了保存方便，常在临用时去皮壳，如使君子、白果等。

去皮壳的方法因药物而异。肉桂等皮类药物用刀刮去栓皮、苔藓等杂质。鸦胆子、木鳖子、榧子等药物砸破皮壳，去壳取仁。杏仁、桃仁等用燀法烫至适宜时，脱去皮。

（5）去毛：有些药物的表面或内部，常生着很多茸毛，能刺激咽喉引起咳嗽或其他有害的作用，故需要除去。

其操作方法如下。

1）刷：用刷子刷去药物表面的绒毛、尘土等。

2）燎：有些质硬而有茸毛的药材，也可在火上燎烧，再用刷子刷净。如鹿茸等。

3）刮：用金属或角质工具，除去药物表面非药用部分。如豹骨之去筋肉等。

由于去毛操作非常费工，故除了改进工具外，还应对这些操作进行改革。如马钱子传统的炮制方法要刮去皮毛，后经实验证明，马钱子皮毛与仁的生物碱成分基本相同，仅是量上有些差异而已。皮毛的含量为仁的1/2，故而不主张去皮毛，以省人力。经有些单位临床应用，认为这些改革是可行的。

（6）去芦："芦"又称"芦头"一般指根头、根茎、残茎、叶基等部位。历代医家认为"芦头"非药用部位，用"能吐人"，故应去掉。《雷公炮制论》甘草条下写道："凡使，须去头尾尖处，其头尾吐人"。《修事指南》谓"……去头芦者……"习惯上认为需要去芦的药物有人参、党参、桔梗、续断、防风、牛膝、草乌、白薇、玄参、茜草等。

前人将人参和参芦分别入药，把参芦作为轻微的催吐剂，用于虚弱患者的催吐，如元代吴绶说："人弱，以参芦可代瓜蒂也"。但经动物实验结果证实，以大量人参、党参芦头灌胃，并无致吐作用，所以也有人认为人参可不必去芦头。

（7）去心：去心操作很早就有记载。《伤寒论》中已有麦冬、天冬去心的记载。《本草经集注》中说："巴豆打破剥皮，刮去心，不尔令人闷。"《修事指南》归纳为"去心者免烦"。目前认为。

1）心和肉作用不同：如莲肉补脾胃，莲心清心火，故要分开入药。

2）心不入药：如丹皮的木质心不入药用，故需要除去，以保证用量准确。

需要去心的药物较多，有的在产地趁新鲜时去心，如地骨皮、牡丹皮、五加皮、白鲜皮等。

去心的操作方法如下。

①巴戟天：将巴戟天洗净润软，捶破或压破，抽去心，晒干；②莲子：用清水浸润至软，掰开，取出莲子心，分别晒干；③麦冬：用两倍量温水（约70℃）浸泡半小时后，取出，闷润24小时，待柔软后，用铁夹子抽去心（中桩），晒干。由于操作费工，心又很细，不去不影响疗效，故现已不

去心；④远志：去心方法同巴戟天。

（8）去核：去核是药物加工中一项传统操作。《雷公炮制论》中记载："使山茱萸，须去内核，核能滑精。"《修事指南》归纳为"去核免滑。"目前认为。

1）核与肉作用不同：如诃子肉为酸涩收敛药，能敛肺涩肠、下气。治久咳失音、久泻久痢、脱肛等。而诃子核治风赤涩痛、咳嗽及痢疾等，故要分开。

2）核不入药：如山茱萸的核分量很重，无治疗作用，且古人认为核能滑精，故需要除去。
其操作方法如下。

①乌梅：质地柔软的，可以砸破，剥取果肉，去核；质地坚硬的，可用温水洗净润软后，再用上法取肉去核；②山楂：砸破去核或筛除脱落的核；③诃子：砸破去核或水洗润软轧开去核；④山茱萸：多在产地加工，如仍有未去核的，可烘软或润软后剥去核。

（9）去皮类：汉代《金匮玉函经》中有桂要削去"外皮"，其目的是用内部"黑润有味者"，说明外皮味差，质量低。书中还提到附子、大黄、苦杏仁、巴豆也需去皮。《金匮要略》中有猪苓去皮。南北朝《本草经集注》中增加了厚朴、杜仲、秦皮、木兰、茯苓。宋代《和剂局方》又增加了黄柏，明代《医学入门》增入桑白皮、柏子仁、火麻仁、益智仁、草果之类，并提出皮能"耗人元气"，"令人心痞"，又说明皮可能有不良反应。直到现代的《集成》中又有海桐皮、椿白皮、苦楝皮、合欢皮亦沿用去外皮。

（10）去头尾足翅：这些操作很早就有记载。汉代《金匮玉函经》中就指出虻虫"熬去翅足"。晋代《肘后备急方》中斑蝥项下说："……炙去头……"习惯认为大多数昆虫类、动物类的头尾足翅有毒或不作药用，应除去。如斑蝥、青娘子、红娘子去头足翅等。

（11）揉搓：某些质地松泡而呈丝条状的药物，须揉搓成团，便于调剂和煎煮。如竹茹等，须搓成一定剂量的小团，纤维性的药物，经过捶打柔软后搓成定量小卷，如大腹皮等，桑叶、荷叶等须揉搓成小碎块。

（12）捣：用石、铁或铜制的臼和捣杵以及机械，以去壳或砸碎药物。如白果去壳，诃子去核等。

（13）碾（研）：某些药物由于质地坚硬或体小而软，不便切片，为了解决制剂问题，充分发挥药效，需要碾碎，以便有效成分容易煎出。采用碾法处理的药物大约有以下几类。

1）矿物类：如石膏、代赭石、龙骨、磁石、花蕊石、金精石、银精石等。

2）介甲类：如龟板、鳖甲、牡蛎、瓦楞子等。

3）果实、种子类：如苏子、芥子、莱菔子、酸枣仁、牵牛子、白豆蔻、小茴香、肉豆蔻、桃仁、杏仁、砂仁、郁李仁、益智仁、草果、橘核、石莲子、冬瓜子、葫芦巴、补骨脂等。

（14）拌衣：将药物表面湿润使辅料黏附于表面，而起到一定的协同治疗作用。

（15）制绒：将药材的纤维捣成绒状，使其易于点燃，如艾叶。

2. 切制

将净选后的药物切成各种类型的"片子"，称为饮片。广义地讲，凡属供调配处方之药物均称饮片。

古代是将药物"咀"（砸碎）或擘破为瓣，以供煎煮汤剂之用。从《伤寒论》中"附子破八片"及《备急千金要方》"凡麦冬、生姜入汤皆切"的记载可见其梗概。由于当时技术条件及工具的限制，还不可能生产出现代的饮片，仅仅是药块而已。《本草纲目》中亦有很多药物要求切片的记载。

"饮片"一词,宋时即有记载。清代吴仪洛《本草从新》明确提出"药肆中俱切为饮片",从此更多的中医书籍均有引用,并沿用至今。

切制饮片的目的是。

1)提高煎药质量:由于饮片与溶媒的接触面积大,有效成分易于溶出,并避免了药物细粉在煎煮过程中糊化,显示出饮片"细而不粉"的特点。

2)利于炮制:临床处方用药多用炮制品,而炮制药物又往往加入各种辅料,饮片有利于辅料的接触或吸收,并使受热均匀,提高炮制效果。

3)便于制剂:饮片较薄,在制备液体剂型中,增大浸出效果;制备固体剂型时,能提高出粉率,使组方中药物比例相对稳定。

4)利于贮存和调配:原生药杂质多,污染较重,含水量也较高。切制为饮片后洁净度提高,含水量下降,便于保管贮存。原药材一般体形粗大,而临床用药一般偏小,切成饮片后也便于调配。

(1)切制前的水处理。

1)淋法:即用清水浇淋药物。被处理的药物一般不直接放入水中,而将药物整齐地直立堆好,用多量清水自上而下浇淋(通常)2~4次,以茎和根部浸软为止。

本法适于全草类药物。但新鲜的全草类药物因含有较多水分,质地柔软,不需浇淋即可直接切片,如鲜藿香、鲜益母草、鲜鱼腥草等。凡干燥后的全草类药物,均需淋润后切片。但由于茎和叶的性质不同,浇淋时要分别处理。对质地较柔软的药材如荆芥、香薷等,用清水浇淋1~2次,以能切制即可;对质地较硬的如青蒿、老鹳草等,还需将其茎部放入水浸泡(叶片不泡),以能切制为度。

2)淘洗法:将药物投入清水中,除去药物表面附着的泥土,或其他不洁物。绝大多数药物都需经过本法处理,洗后就直接切片,如陈皮、桑白皮、五加皮等。

3)泡法:是将药物加清水或其他液体浸泡,目的是使药材柔润,便于切片,并兼有降低毒性、改变药性的作用。泡时应根据药材的大小粗细、季节之寒暖等不同情况适当掌握,以保证药材质量。

根据各地经验,全草类药物一般泡1/2~2小时,皮类药物泡1~3小时,根及茎类药物泡1~4小时。有些药物质地轻松,在泡洗时常常漂浮于水面,容易造成浸泡不均匀,故在泡时应在药物上面适当压以重物,使其不漂浮,如枳实、青皮等。

此外,"烂"也属泡的范围,烂所需时间较长,以便除去非药用部分,如龟板、鳖甲等,多用烂法处理。

4)漂洗:药物在宽水或长流水中停留长时间,并经常换水的方法,叫做"漂"。目的是漂去盐质,如昆布、海藻等。漂去血液腥臭,如紫河车。或用米泔水漂去油分、腥气,如苍术。或加明矾以缩水,使肉紧结而不腐烂,如半夏。

操作方法:将药物放入装有多量水的大缸内(或用底部有出水小孔的木桶中,其上连续注入清水,水流不息),每天换水1~3次,根据药物性质及季节不同,漂时时间和换水次数不一,如冬季可隔一天换水一次。

漂药最好在春秋两季进行,此时气温适宜。夏季气温高,药物易于腐烂,如必须在夏季浸漂时,可酌加明矾(2%~6%)于水内防腐。冬季气温低,水易冻或渗透缓慢,以致处理时间太长,影响质量。

5)浸润法:(闷)润法是洗、泡、浸等水制中最基本、最重要、最稳妥的方法,99%的药材,若要加工成饮片,都要采取润法,故润法是将药材软化的重要手段之一。不论淋润、细润、泡润、浸润、晾晒、盖润、伏润、露润、潮润、复润、双润等,都离不开润。润法易于操作,适应范围广,可使水分或液体辅料徐徐入内,达到药透水尽,药物有效成分损失最小,切出饮片完整,鲜艳美观,能保证药材质量。但在夏季,须注意发酵或变质。对部分含油脂、糖分重的药物,为了保持药效,多采用吸湿回润法处理。即于湿润地面上铺放蒲(竹)席,将经过净选的药物摊放于上,约经12~24小时即柔软,便可切制,稍摊晾即可干燥,如牛膝、玄参等。

药材经过水处理后,含水量是否合适,软化程度是否合乎切制要求,一般称作"看水性"(或称作"看水头")。"看水性"的方法如下。

①弯曲法:长条药物,一般要求润到药物握于手中,大拇指向外推,其余四指向内擘,可以略为弯曲,而不是一弯就断折为合格,如芍药、木香、山药、花粉等;②指掐法:团块状药物,润至以手指甲能掐入体表为合格,如白术、苍术等;③穿刺法:粗大块状药材,润至以铁钎能刺穿而无硬心为合格;④手捏法:根与根茎类药物,粗细相差较大者,润至手捏的一端感到柔软为合格,如羌活、独活等。部分块根、果实、菌类药物,如延胡索、枳实等,润至用手捏无吱吱的响声或无坚;硬的感觉为合格。

(2)切制方法及饮片类型。

1)切制工具和方法:本法为修制中最常用之法,绝大多数药材都须经过切制,除手工操作外,目前部分地区已用机械操作。

①机器切制:当前全国各地生产的切药机种类较多,功率不等。基本特点是:生产能力大,速度快,节省劳动力,能减轻劳动强度;②手工切制:将被切药物整齐地放于刀桥或菜墩上,药量的多少以能握住为准。用大刀切制时,若药物太短,手不能握住,则应以竹板压送。推送速度慢则片薄,反之则片厚。特别坚硬的药物,如槟榔,以蟹爪钳夹紧推送,切段(节)以手握推送;③其他切制:对于木质及动物骨、角类药物,用上述工具切片较困难,应根据不同情况,选用适宜工具,以利操作。

镑片:镑片所用的工具是镑刀。镑刀是在一个木质的柄上,平行安装锋利的刀片。使用时,两手握紧镑刀的两端,向前推动,即可将药物切削成极薄的饮片。此法适用于动物角类药,如羚羊角等。但被切药物仍需先用清水浸3~5d,以利操作。

锉:某些药物临床用量偏小,而且并非常用药,不宜事先制备,临用以钢锉将药物锉为细末,便于煎熬。如像牙屑、马宝、狗宝等。

刨片:利用刨刀将某些树干类药物刨成极薄片,以便熬煎,如檀香、松节、苏木等。

劈:利用斧类厚刃刀具,将角质药物劈为片块,以利于煎熬,如鹿角、牛角等。

切制饮片应注意以下几点。

工具的选择:依据药物质地软硬,选好刀具。不论机器切片或手工切片,刀刃必须锋利,否则切出的饮片不平整,容易破碎,影响煎熬和其他制剂。

片型考虑:饮片的大小、厚薄,主要考虑药材的有效成分是否容易煎出,调配是否方便。一些质地坚硬的药材切薄片比切厚片好操作。大小、厚薄是否恰当直接影响炮制效果。如阿胶切丁炒珠,大了则不易炒透心,小则受热熔融黏结;姜块炒成炮姜,大了则不易全部发泡,太小则易于灰化。

切制前的必要处理:某些药物为了调整药性,在切制前的水处理过程中药用辅料拌润。如泽泻用盐水润;黄连、大黄以酒润,不但能增强疗效,而且可以避免变色。

2)饮片的类型:饮片的规格较多,常见的如下。

薄片:每片厚1~2mm,大部分果类和原型及根茎类药材,如半夏、槟榔等切成薄片。

厚片:每片厚2~4mm,最厚片可厚约1cm,含有粉性的、质地疏松易破碎的药材,如泽泻、羌活、升麻、大黄、山药、白术等切成厚片。

直片:也称顺片,厚度介于薄片于厚片之间,每10片厚1.5~1.8cm。切制时,首先将药材切成长50cm的段,也有的按原来长度切制。切制直片,主要是使饮片外形美观,组织明晰,便于与相似的饮片鉴别。如草乌、白术等,多加工成直切片。

斜片:斜片于直片性质一样,主要也是使饮片外形美观肥大,因此,短小的药材,常切成斜片。斜片有两种性状:一是较薄而大的,称为竹叶片,如玄参、黄芪等。二是较厚的小片,称瓜子片,其形状似瓜类种子,如人参等。斜片的切法,是将药材倾斜的放置在刀床上。大斜片的倾斜度稍大。

蝴蝶片:取块根之类药材,按形状顺切成1mm厚,形似蝴蝶而得名。如川芎、白术、苍术、当归、天麻、白及等。

圆片:也称顶头片、横片。一般木质、根茎类药材多横切成圆片,片厚根据药材质地软硬而定。切制时,将药材整理成把子,用"把活"压切,如白芍、甘草等。这种切制效率高,质量好,适宜于大量生产,机器切多是切此种片型。

腰子片:取枳壳挖去瓤核,抢水洗或浸片刻,闷润上枳壳架,晾成七成干,取出横切成0.9~1mm。如天南星、浙贝母等。

盘香片:取卷简厚朴后肉桂等,刮去外面粗皮,稍润,钜1cm长顶头状,形似盘香而得名。

燕窝片:取天门冬、麦门冬,用少量白矾水洗净,收起身,逢中顺切三分之二深,去掉木心,将天门冬中间向外翻起,晾干即得。因似燕窝型而得名。

鹦哥眼片:枳实、胡黄连横切1cm厚,因其药外圈带灰黑色,中心有金黄色圆圈一道,形似鹦哥眼而得名。

指甲片:取厚朴或黄柏等,刮去粗皮,洗净杂质,润透,顺切2cm宽,长短按原药而定,再将药材竖起,用大片斜切成2cm长,形似指甲而得名。

段:历代称为"度",分长短两种:长的约3cm,称为节寸,多为草本植物,如白茅根、侧柏叶、车前草、夏枯草等。短节又称米节或咀,长10~15mm,易于浸出的药材,如益母草、紫苏、藿香、荆芥、麻黄、竹叶等。

块:药物需要反复炮制加工和含淀粉量多的,恐其影响形体,或薄切易糊化,厚切又不易煎出有效成分,即切成小块、立方块或长方块。如何首乌、苁蓉、附子、神曲等,常切成6~10mm厚的块。粉葛根、茯苓等,常切成10mm厚的立方块。凡不易切成其他性状的药材常切成块。

丝:很多药材,如叶类、皮类不能切片,只能切成丝,使之成形而不破碎,并有利于煎熬,如陈皮、枇杷叶、桑白皮等。

上述主要是反映手工切制饮片的规格和要求。当大量生产时,采用机器加工饮片,片型为顶头片。

3)饮片的干燥:药物切成饮片后,应及时进行干燥,干燥时一般温度不超过80℃,若含挥发性物质的饮片一般温度不超过40~50℃。

常用的干燥方法。

晒干:主要是利用日光进行晒晾,晒时应经常翻动,有助水分的散发。对含挥发性成分的药物,如荆芥、薄荷、佩兰、藿香等;黏液质较重的药物,如黄精、熟地、天门冬等,均不宜曝晒,一般宜采用阴干的方法。即将饮片置于空气流通的阴凉干燥处,使水分缓慢蒸发,直至干燥为度。

人工干燥:主要是利用煤炭的火力进行烘烤以除去水分。人工干燥常采用的方法如下。

直火烘烤干燥。

火炕烘烤干燥。

排管式干燥设备:利用蒸汽热能烘干。

隧道式干燥设备:利用热风干燥。

履带式半自动烘干机。

微波干燥:利用微波加热器干燥。微波频率大于300米赫和波长短于1米的高频交流电。其加热形式主要是感应加热和介质加热。它具有加热时间短,加热均匀,较易自行控制,劳动强度小,并有灭菌效果等优点。

另外,目前还有采用电热、红外线、远红外线等方法干燥药物,使干燥能力与干燥效果都有了很大的提高。

3.炮炙

中药炮炙的方法比较复杂,除另有特殊要求以外,常用的炮炙方法和要求如下。

(1)炒:炒制分清炒和加辅料炒。操作时火力应均匀,不断翻动。掌握加热温度,炒制时间及程度要求。

1)清炒:取净药材置热锅中,用文火炒至规定程度时,取出放凉。需炒焦者,一般用中火炒至表面焦黄色,断面色加深为度,取出放凉。炒焦后易燃药材,可喷淋清水少许,再炒干或晒干。炒的目的在于缓和药性,增强疗效,便于粉碎和贮藏等。

微炒:炒去水分,至要表面微干,但无显著变化,如谷芽。

炒爆:炒至药材爆烈为度,种子类药材,如王不留行等。

炒黄:炒至药材表面微带黑色,有特殊香气发出为度,如牛蒡子、牵牛子等。

炒焦:将药材炒至表面焦褐色,而内部深黄色为度,如蒲黄等。

炒炭:炒至药材全部为焦黑色,但中间仍呈黄褐色为度,如地榆等。

煅炭:取净药材,置煅锅内,密封,焖煅至红透,放凉取出。

注意事项:炒黄、炒焦、炒炭时均需掌握好火候,温度不宜太高,以防炒黄的药物焦化,炒焦的药物炭化,炒炭的药物完全炭化成灰(未存性)。

2)麸炒:利用麸皮在锅内加热时产生的浓烟熏黄药物的方法,称之为麸炒。麸炒时,将制好的麸皮适量撒入烧红的铁锅内,见麸皮冒出白烟至青烟时,立即放入药材,不断均匀拌炒至呈嫩金黄色,立即倒出堆积,稍焖一下,待色泽转深,变为金黄色,筛去炒焦的麸皮及细末即成,如山药、枳壳等。

除另有规定外,每净药材100kg,用麸皮10kg。

3)土炒:用灶心土、陈壁土、赤石脂等拌炒药材,称为土炒。先将粉碎后的细土,置锅内烧热,然后入药拌炒,至染黄为度,如土炒白术等。

4)米炒:将大米均匀布于锅内,加热至白烟升起,立即倒入药物共炒至米焦药黄为度的方法,称米炒。熏炒药物后,能降低其燥劣之性,增强其补中益气之功。

（2）烫：烫法常用的辅料为洁净的河沙、蛤粉或滑石粉。取河沙（蛤粉、滑石粉）置锅内，一般用武火炒热后，加入净药材，不断翻动，烫至泡酥或规定的程度时，取出，筛去河沙（蛤粉、滑石粉），放凉，如炒马钱子、阿胶等。

烫后药材如需醋淬时，应趁热投入醋中淬酥。

（3）煨：利用面粉或纸浆包裹药物表面，烧干后，埋在适当的热灰中，或置弱火中烘烤的方法，称之为"煨"。一般煨至外裹物质干焦开裂就可取出。主要是利用面粉和纸浆吸收某种药物的一部分挥发油，以减低药物的刺激性，而缓和其不良反应，如广木香、肉豆蔻等。

（4）煅：利用高温处理药材的方法，称为"煅"。煅的火力最强。根据煅的方法不同，温度可在 300～700℃ 以上。煅的方法是将药料直接或间接置于炭火中煅透，以除去刺激性物质，使药料体质酥松，易于粉碎及达到增强疗效或改变药性的目的。

煅制药物，一般都是矿物类和贝壳类，如代赭石、磁石、瓦楞子等。此类药物经过火制后，可使药材的结构松脆，便于粉碎，利于制剂和调剂，易于煎出药味和胃肠吸收。经过煅后，部分物质起化学变化，生成氧化物，同时将有机杂质燃尽，使药物成分较纯。

有些药物煅后加淬。"淬"是将煅后的药物，立即倾入醋或其他液体辅料中。如代赭石、磁石等。

（5）烘（焙）：烘是将药材置于近火处，使所含水分慢慢蒸发，以便于粉碎和贮藏，一般药材的烘干，可利用烘房或烘箱进行，便于控制温度。

焙或称"烘焙"，是将药物摊开于铁丝网或竹丝筛上，在文火上焙，不需经常翻动，而长时间干燥的方法。

烘、焙的处理方法基本相同，目的一致，将药材是从表及里的完全干燥，易于粉碎和保存，且有矫味作用。

（6）蒸：取净药材，照该品种炮制项下的规定，加入液体辅料拌匀（清蒸除外），置适宜的容器内，加热蒸透或至规定的程度时，取出，干燥，如桑螵蛸、熟地等。

（7）煮：取净药材加水或液体辅料共煮，辅料用量参照该品种炮制项下的规定，煮至液体完全被吸尽，或切开内无白心时，取出，干燥，如醋煮延胡索、莪术等。

有毒药材煮制后的剩余汁液，除另有规定外，一般应弃去。

（8）炖：取净药材，照该品种项下的规定，加入液体辅料，置适宜的容器内，密闭，隔水加热，或用蒸汽加热炖透，或炖至辅料完全被吸尽时，放凉，取出，干燥，如酒炖地黄、大黄等。

（9）燀：将药物置沸水浸煮短暂时间，取出分离种皮的方法称为燀，如燀苦杏仁、桃仁等。

（10）酒制：包括酒炙、酒炖、酒蒸等。酒制时，除另有规定外，一般用黄酒。

酒炙：取净药材，加酒拌匀，闷透，置锅内，用文火炒至规定的程度时，取出，放凉。除另有规定外，每净药材 100kg，用黄酒 10kg。

酒炖：取净药材，加酒拌匀，照上述炖法制备。

酒蒸：取净药材，加酒拌匀，照上述蒸法制备。

酒炖或酒蒸，除另有规定外，每净药材 100kg，种子类用黄酒 20kg。根及根茎类用黄酒 30kg 醋。

（11）醋制：包括醋炙、醋煮、醋蒸等。醋制时，应用米醋或其他发酵醋。

醋炙：取净药材，加醋拌匀，闷透，置锅内，炒至规定的程度时，取出，放凉。

醋煮：取净药材，加醋，照上述煮法制备。

醋蒸:取净药材,加醋拌匀,照上述蒸法制备。

醋炙、醋煮或醋蒸,除另有规定外,每净药材100kg,用醋20kg,必要时可加适量水稀释。

(12)盐制:包括盐炙、盐蒸等。盐制时,应先将食盐加适量水溶解后,滤过备用。

盐炙:取净药材,加盐水拌匀,闷透,置锅内(个别药物则先将净药材放锅内,边拌炒边加盐水),以文火加热,炒至规定的程度时,取出放凉,如车前子、泽泻等。

盐蒸:取净药材,加盐水拌匀,照上述蒸法制备。

盐炙或盐蒸,除另有规定外,每净药材100kg用食盐20kg。

(13)姜汁炙:姜汁炙时,应先将生姜洗净,捣烂,加水适量,压榨取汁,姜渣再加水适量重复压榨一次,合并汁液,即为"姜汁"。如用干姜,捣碎后加水煎煮2次,合并,取汁。

取净药材,加姜汁拌匀,置锅内,取文火炒至姜汁被吸尽,或至规定的程度,取出晾干,如竹茹。

除另有规定外,每药材100kg,用生姜10kg或干姜3kg。

(14)蜜炙:将净选或切制后的药材,加入定量炼蜜拌炒的方法称为蜜炙。蜜炙的目的是为了增强润肺止咳、补脾益气、缓和药性、矫味和消除不良反应的目的。

蜜炙常用的操作方法。

1)先拌蜜后炒:先取定量的炼蜜,加适量开水稀释,与药物拌匀,放置闷润,使蜜逐渐渗入到药物组织内部,然后置锅内,用文火炒至颜色加深,且不黏手时,取出摊晾散热,冷后马上收贮。

2)先炒药后加蜜:先将药物置锅内,用文火加热翻炒至表面显微黄色时,随即加入定量炼蜜,不断翻动,使蜜与药物混匀,微炒至不黏手为度,取出,摊晾散热,凉后马上收贮。

除另有规定外,每净药材100kg用炼蜜25kg。

注意事项:蜜炒制时要求用文火,火力均匀,防止焦化。拌蜜时力求拌和均匀。蜜炙药物须凉后密闭贮存,以免吸潮发黏或发酵变质。

(15)油炙:将净选或切制后的药材,与定量的食用油加热处理的一种炮制方法。

中药炮制传统采用麻油、羊脂油两种。

麻油:为黄色或橙黄色澄明液体,气微弱,味淡。冷至0℃无固体析出,至-5℃则凝结成黄软膏样物。油中主要成分为油酸(50%)、亚油酸(38%)、软脂酸(8%)、硬脂酸(5%)、肉豆蔻酸等脂肪酸的甘油酯。此外尚含芝麻素、芝麻酚及芝麻林素等。

羊脂油:为白色,富滑腻感的均匀硬块,气微弱而特异,味淡。本品含硬脂酸及软脂酸等饱和脂肪的甘油酯70%~80%,油酸等不饱和脂肪酸的甘油酯20%~30%。

中药油制传统都认为可以起到如下作用。

增强疗效:如淫羊藿,经羊脂制后,能够增强其温肾壮阳的作用。

利于粉碎:如豹骨等,经油制后使其质地酥松,易于粉碎。

油炙的操作方法。

1)油炒:取羊脂置锅内加热使熔化,去渣后备用。将净药材与适量的羊脂油拌和均匀,置炒药锅内,用文火加热共炒至油全部吸收,表面见油亮,取出,摊晾凉。

2)油炸:取植物油,倒入锅内加热,至沸腾时,倾入药物,用文火炸至一定程度取出,沥尽油,轧碎。

3)油脂涂酥烘烤:将动物骨类锯成短节,放炉火上烤热,用酥油涂布,加热烘烤,待酥油渗入骨内后,再涂再烤,如此反复操作,直至骨质酥脆,凉后碾碎。

(16)制霜(去油成霜):除另有规定外,取净药材碾碎如泥状,经微加热,用麻纸包裹,反复压榨除去部分油脂,制成符合一定要求的松散粉末。

(17)干馏:药物置容器内用火烤灼(不加水)使产生液汁的方法称为干馏法。其目的是为了制备适合临床需要的新药。

干馏法温度较高,一般在120~450℃之间。但由于药物品种不同,各种物质裂解程度也不完全一样,如蛋黄油在280℃左右,竹沥油在350~400℃为宜,豆类一般在400~450℃制成。制备时,宜用砂浴加热,在干馏器上装有收集冷凝的液状物或在容器周围加热,在下口收集液状药物。由于药物在加热过程中产生了一系列复杂的质的变化,生成了新的化合物。如含蛋白质类动、植物药(鸡蛋黄、大豆、黑豆)干馏所得的化合物主要是以含氮的碱性物质为主要的活性成分(为海尔满和吡啶类、卟啉类的衍生物)。它们都有抗过敏、抗真菌的作用。还有从含有蛋白的动、植物的干馏油中分离出镇痉的成分。

(18)发酵法:药物在一定的温度和湿度条件下,利用微生物的繁殖,使其表面生出黄白色霉衣(菌丝)的方法,称为发酵法。一般以温度30~37℃,相对湿度70%~80%为宜。经验认为发酵后气味芳香,无霉气,曲块表面布满黄白色霉衣,内部生有斑点为佳。如先显黄衣后变黑,则影响质量,如六神曲、淡豆豉等。

(19)发芽法:将成熟的果实及种子,在一定的温度和湿度条件下,促使萌发幼芽的方法称为发芽法,亦称"蘖法"。如麦芽、大豆黄卷等。

(20)提净:某些矿物药经过溶解、滤过、重结晶处理,除去杂质的方法称为提净法,如芒硝、硇砂等。

(21)水飞:本法主要用于不溶性的矿物、贝壳类药材,其目的主要是分离药物中的杂质,防止药物在研碎过程中粉末飞扬而损失,制成纯净的微细粉末,使之便于内服,易于吸收。外用时减少刺激等。

操作方法:取拣净药材粉碎后,放乳钵或碾槽内,加水少许,调成糊状,共研至乳钵底部没有粗糙的响声时,再倒入盆中,加多量水搅拌,掠去浮游物,再倾取中层混悬液,将下层的粗品再研。如此反复进行至倾取全部混悬液为止,然后静置使其沉淀,倾去上层清水,取下层沉淀细粉块(底部带泥沙的粗品不要)晒干即可,如朱砂、炉甘石等。

(22)复制:一种药物加入不同辅料,按规定操作程度反复炮制的方法称为复制法。其目的是为了降低或消除药物的毒性,增强疗效或改变药性等,如天南星、半夏等。

(23)法制:加工、操作方法都比较复杂,无法分别列入上述范围者,称为法制,如制法半夏等。

三、常用制剂

药物在使用时,可根据不同的药性和治疗需要,加工成一定形式的制剂。常用的剂型除用鲜药捣汁内服或外敷以及煎煮汤剂外,还有可以预先制备的剂型,使药物便于服用、保存和运输。常用的制剂有以下剂型。

1.汤剂

将药物加水煎煮滤取药液,再加水煮一两次,然后将各次所得的滤液混合,使浓度均匀,分2~3次服。汤剂可以内服,也可外用熏洗。缺点是不易保存,一般当天煎煮,当天使用。如果将药液浓缩,添加适当防腐剂,也可制成合剂,或加糖制成糖浆剂,则可保存较长时间。

汤剂主要用水做溶剂,也有根据药性和治疗需要加添酒、醋等同煎的,能促使生药有效成分溶出。汤剂易于吸收,奏效较快,而且处方用药比较灵活,可以随症加减,不像其他制剂那样不可更易,因而能够较周密地适应病情变化。

煎煮时的用水量、火候等按药物性质、体积而定。一般芳香性药物煎煮时间宜短,以免芳香成分挥发散失过多,如薄荷、荆芥等;而矿物药、贝壳之类则应久熬,才能充分溶出有效成分,发挥应有效能。体积大的用水稍多,反之则用水少些,一般以在容器中淹没药物并略有余为合适。

2. 散剂

将药物加工研磨过筛,使其呈细粉末状。一般可将处方内药物混合研末,特殊药物如富于油脂或黏性的以及需要精密称量剂量的,应分别研磨,然后混合供内服或外用。内服散剂一般用开水调,服或加酒服,其吸收比丸汤剂缓。外用散剂可以撒布患处或油脂调成软膏用,或直接吹在喉部、鼻腔。散剂因为制法简单,并且可以预先制备,使用方便。

3. 丸剂

将研细的药粉与液体辅料(如水、酒、药汁)或其他黏合剂(如蜜、面糊)混匀,制成的圆形颗粒。丸剂可以预先制备,服用和保存都较方便,加工工序比散剂等复杂。常用的丸剂有以下几种。

(1)水泛丸:将药末同液体辅料在特制的竹匾或机械内,经过起模和成丸、干燥等工序制成。

(2)药汁泛丸:把处方中多纤维的及黏性强的,因而也不易研末和泛丸的药物煎取浓汁,再以浓厚的药汁作为辅料泛丸。药汁泛丸缩小了服量,比水泛丸容易吞服。

(3)蜜丸:用蜂蜜为黏合剂,经炼蜜、合药、成丸等工序制成,大多用于慢性病或衰弱患者。制作蜜丸的关键在于炼蜜,炼蜜是为了除去其中水分和杂质,并关系到丸药质量;必须火候适度,方能软硬适中。

(4)糊丸:用米糊或面糊做黏合剂制成。先用米粉或面粉加水、加热制糊,然后混合药末,制成丸。

4. 膏剂

膏剂分内服膏剂和外用膏剂。

(1)内服膏剂:是将药材煮取浓汁,去渣,浓缩至一定稠度,然后加入适量蜂蜜或糖。再浓缩成稠厚膏状。服用时用开水稀释。膏剂可以预先制备,服用方便、便于保存(必要时可添加防腐剂),其吸收较丸、散剂快。适用于慢性病及需长时间服药者。

(2)外用膏剂:有膏药和软膏。膏药是用植物油(通常用芝麻油)熬药、去渣,加入黄丹或铅粉使其与油化合而成;摊于纸或布上备用。软膏有用药末调油类制得,也有用油熬药去渣,溶入黄蜡制成的。膏剂常用于疮疡疥癣等,也有用于风湿痛以及其他内部疾患的。

5. 酒剂

通常以白酒作为溶剂浸泡药物,使有效成分溶入酒中,也称药酒。药酒制法简单,久贮不坏。

可内服和外用。药酒内服比较适合于风湿痛,跌打损伤等;强壮滋补药也可以采用这一剂型,但不会饮酒或不宜饮酒的患者不能用。药酒的制备主要有冷浸和热浸法,应当先粉碎或切细生药,使其与酒的接触面大,有效成分容易浸出。还有先用水煎服药汁浓缩,然后按比例加入白酒的,含酒量足以防腐,但比酒浸含酒量少,是其优点,但含有挥发性成分的芳香药不宜用煎煮方法。

6. 片剂

将药物和黏合剂等制成颗粒,然后再压制成片。药物可先磨粉,或一部分煎煮浓缩作为黏合剂与药粉混合。含挥发性成分药物可用蒸馏法制取挥发油,然后与药粉混合制颗粒、压片。有些药物有效成分已经清楚,有条件的地方应该进行精提然后制片。

7. 冲剂

把药物制成颗粒状,用时冲入开水,迅速溶解成为药液,携带、贮藏、服用都很方便。一般采用浸渍或煎煮,将滤液浓缩成浸膏,在加入适量可溶性淀粉或糖,拌和制成颗粒,是全溶性冲剂。

若部分药物不宜煎煮,则另制粉末,然后与溶液混合制成半溶性冲剂。

8. 注射剂

中药注射剂可供皮下、肌肉、静脉及穴位注射。使用方便,用量小,奏效快,特别适用于急救和服药有困难的患者。其制备方法目前尚无统一标准。各地用土法生产也制出了不少合乎要求的成品。注射剂制备工艺比其他剂型复杂;一般都要将生药经过提取和精制,然后用适当溶剂溶解或稀释,配成所需浓度,用增溶剂以增加药物溶解度,并要调整至一定的 pH,使注射液稳定,加快组织对药物吸收,减少局部刺激。而静脉用注射液,还应加用生理盐水或葡萄糖等等渗调节剂,配成等渗溶液。

注射液配制成后经过滤、灌装、灭菌等工序,制成成品。成品的质量检查也很重要,包括药液的澄明度,以及灭菌检查,毒性试验,刺激性试验等;动物性药材制成的注射液还须进行异性蛋白检查,以保证质量和用药安全。

(薛树涌)

第二节　中药的配伍

中药配伍应用,由历代医家在临床实践中总结出其配伍关系,称为药物的"七情",是中药配伍应用的原则,也是临床用药的形式。

单行,是指用单味治病。如独参汤,用一味人参大补元气,治疗虚脱证。又如清金散,用一味黄芩治疗肺热咳血证。

相须,是指药性功效相似的药物配伍应用,可增强功效。如石膏配知母,能增强清热泻火的功效;大黄与芒硝配伍,能增强攻下泻火的功效,减少大黄的不良反应。相须配伍是中药临床配伍应用的主要原则。

相使,是指药性功效有共性的药物配伍应用,能发挥协同作用,提高疗效。如补气利水的黄芪与健脾利水的茯苓配伍,能增强益气健脾利水的功效;黄连与黄柏、黄芩配伍能增强其清热泻火解毒的功效。临床时对复杂的病情应尽量选用。

相畏,是指一种药物能消除或减轻另一种药物的毒性或不良反应。如生姜能清除和减轻生半夏、生南星的毒副作用,叫生半夏、生南星畏生姜。

相杀,是指一种药物的毒副作用能被另一种药物消除。生半夏、生南星的毒副作用能被生姜消除,叫生姜杀生半夏、生南星。

实际上相畏、相杀是药物配伍时相互拮抗作用,是一种配伍关系的两种提法,临床应用毒性或峻猛药时要充分运用。

相恶,是指一种药物能降低、消除另一种药物的功效。如莱菔子能减低人参的补气作用,所以说人参恶莱菔子。对相恶药物,临床应用时应引起注意,避免配伍。

相反,是指两种药物配伍应用,就会产生毒副作用。如前人总结的"十八反""十九畏"配伍禁忌,在临床应用时,原则上不得同用。

(薛树涌)

第三节 中药的用药禁忌

一、配伍禁忌

中药的配伍禁忌历代认识和说法不一,《神农本草经》称之为"相恶""相反",记载有相恶药物之十种,相反药物十八种。宋、金、元时代各书记载有十八反、十九畏的内容并编成歌诀最后由《本草纲目》总结沿用至今。

十八反歌诀。

本草明言十八反,半蒌贝蔹芨攻乌。

藻戟遂芫俱战草,诸参辛芍叛藜芦。

内容:半夏、瓜蒌、贝母、白蔹、白及反乌头(包括川乌、草乌、附子);海藻、红大戟、甘遂、芫花反甘草;人参、丹参、南沙参、北沙参、玄参、苦参、白芍、赤芍、细辛反藜芦。

十九畏歌诀。

硫磺原是火中精,朴硝一见便相争。

水银莫与砒霜见,狼毒最怕密陀僧。

巴豆性烈最为上,偏与牵牛不顺情。

丁香莫与郁金见,牙硝难合荆三棱。

川乌草乌不顺犀,人参最怕五灵脂。

官桂善能调冷气,若逢石脂便相欺。

大凡修和看顺逆,炮爁炙博莫相宜。

内容:硫磺畏朴硝,水银畏砒霜,狼毒畏密陀僧,巴豆畏牵牛,丁香畏郁金,川乌、草乌畏犀角,牙硝畏三棱,官桂畏石脂,人参畏五灵脂。

《神农本草经》说:"勿用相恶、相反者。若有毒,宜制。可用相畏、相杀者,不尔,勿合用也。"但宋代后有将相畏列为配伍禁忌,所以十九畏概念与"七情"中的相畏概念含义不同。

现代对"十八反""十九畏"认识各不相同:一是以古典医药学说为据,证明有些药物可以同用。如海藻玉壶汤中甘草配海藻,十香返魂丹中丁香配郁金等等;一是以现代药理毒理试验结果为证,认为有些药配伍确实会产生毒性,如细辛配藜芦,甘草配甘遂等等,相互配伍毒性增加。有些药物相互配伍则未见明显毒性,如贝母配伍乌头,半夏配乌头。由于现代中药研究在这方面尚未深入,因此,在临床实际应用中仍应持谨慎态度,无根据或用药经验时,应避免把将此类药配伍应用。

二、妊娠禁忌

根据药物对胎元的损害程度和导致堕胎流产的不良反应,临床上常分为禁用和慎用两类。

禁用药物大都毒性较强,或药性峻猛,如巴豆、牵牛子、斑蝥、红娘子、青娘子、大戟、商陆、三棱、莪术、水蛭、虻虫、甘遂、芒硝、轻粉、红大戟、苏木、附子、急性子、禹白附、路路通、麝香等。

慎用药物大都能通经化瘀,破滞行气,属大辛大热沉降滑利之品,如大黄、枳实、半夏、冰片、龟板、桃仁、红花、鳖甲、滑石、代赭石、郁李仁、干姜、肉桂等。

凡禁用药物,临床上禁止使用;慎用药物,可根据"有故无殒"的原则,酌情使用,但一般没有非用不可情况,应尽量避免使用,以免发生事故。

三、服药禁忌

服药禁忌俗称"忌口",由于疾病原因,在服药期间不可同时服食某些食物。一般应忌食生冷、油腻和刺激性的食物,不易消化的食品,不宜饮茶。如寒证忌生冷、黏腻、油腻食品;热证忌辛辣、油腻食品;疮疡、皮肤病忌辛辣,牛、羊肉、鱼虾等食品。还有文献记载,服人参忌食萝卜;服地黄、何首乌忌葱、蒜、萝卜;服薄荷忌鳖肉;服茯苓忌醋;服蜜忌食葱等。这些都应在服药时作为禁忌。

(薛树涌)

第四节　中药的剂量与用法

一、剂量

剂量即为每日用药量,是指一味药成人一日用量(也指干燥生药用于每剂汤剂中的一日内服量)。对毒性药品来说,应严格按安全限量使用;而一般药物,作为方剂中的主药或单味应用时,用量可较大些;而在复方配伍或作为辅助药时,用量可较主药用量略小些,故亦称为相对剂量。

我国中医药学源远流长,医籍浩瀚。但因历代衡度不一,加之年代推移,使后学者对医方剂量多生疑虑。现根据有关文献记载分述如下,仅供参考。

宋代《证类本草》记载:"古唯有铢两,而无分名,今则以十黍为一铢,六铢为一分,四分为一两,十六两为一斤。"明代,李时珍《本草纲目》记载:"古之一升即今二合半也。量之所起为圭,四圭为一撮,十撮为勺,十勺为合,十合为升,十升为斗,五斗曰斛,二斛曰石。"历代还有一些估计性的剂量如。

方寸匕:即用1寸见方的刀匕取药,等于现代剂量的 1~2g。

钱匕:即用汉代五铢钱量取药末以不散落为一钱匕,等于现代剂量 2~3g;半钱匕合

1～1.5g;钱五匕等于0.5～0.8g。

刀圭:一刀圭等于现代剂量的0.1～0.2g。

一铢:等于现代剂量的1.25g。

一字:用唐代"开元通宝"钱取药时占一字大小的药物,合现代剂量1.5～2.0g。

一盅:合现代剂量50mL左右。

一合:等于现代剂量100g或100mL左右。

一撮:合现代剂量2.0～5.0g。

一尺:合现代剂量30.0～50.0g。

一盏:合现代剂量150～300mL。

一枚:多用于根茎类药材,可选一枚较大为准。

一束:多用于茎、藤蔓、全草类药材,以手握一拳为量。

一把:多用于茎、叶、藤蔓类药材,以手握一拳为量。

一片:多用于切片药材,如生姜一片,合现代剂量1～3g。

清代至近代则采用16进位旧制计量(1斤=16两=160钱)。大多剂量较易换算。

一斤:等于现代公制计量500g。

一两:等于现代公制计量30g。

一钱:等于现代公制计量3.0g。

一分:等于现代公制计量0.3g。

一厘:等于现代公制计量0.03g。

总之,古之衡量度较为复杂,历代说法、换算不一,这些还需要在具体考证方剂时根据时代背景、地域情况、药物、方剂的具体用法、服用量、所治病证灵活掌握,不可囿于古方剂量或生搬硬套今之重量,以免失治误用。

二、用法

中药的用法,是指汤剂的制作方法及注意事项以及其他药物的服用方法。

(1)汤剂的制作器皿选用:一般选用砂锅、陶罐、搪瓷器皿为宜,不得使铝、铁、铜质器皿,以免产生化学络合物,影响药效和产生毒性。

(2)汤剂的溶媒:汤剂的制作若无特殊要求(如用酒煎、醋煎)时,应选用洁净的河水、泉水、井水或自来水均可,加水量视药物质地和多少而定,一般以超过药面1.5cm为宜。加水后应将药物浸泡半小时后再行煎煮。对一些毒性药品有时宜用开水煎(如附子、川乌、草乌等),以消除毒性,以提高疗效和保证用药安全。

(3)汤剂煎煮的火候:一般煎煮中药汤剂,在沸腾前用武火(大火)煎煮;沸腾后改用文火(小火)煎煮。

(4)汤剂煎煮的时间:汤剂的煎煮时间应视具体方剂而定。从药剂沸腾后计算时间,一般解表发散药煎煮5～10分钟;补益药可适当煎煮30～40分钟;其他药剂煎煮15～25分钟即可。

对矿物类、贝壳、动物化石、动物甲壳、角类药物宜先煎30分钟后再与其他药物共同煎煮。有些毒性药也宜先煎。如附子、川乌、草乌等药物。

对含挥发油芳香性药物和受热有效成分易被破坏的药物、受热后药效易损失的药物,宜在药剂将煎煮好时后下入煎,一般入药剂中煎煮5分钟即可,不宜久煎。如薄荷、砂仁、大黄、钩藤等。

（5）汤剂煎煮的其他方法:对粉末状或细小种子类和花序带有细茸毛刺的药物,如车前子、青黛、琥珀、旋覆花等应用纱布包裹后入煎,否则有棘喉或使煎剂易溢沸之虑。

对动物胶类不宜煎煮的药物,应另器溶化或兑入煎好的药汁中趁热烊化(溶化)后与药汁同服。如阿胶、鹿角胶、龟板胶、芒硝等。

三、中药的服用方法

（1）对汤剂处方中的液态药物如竹沥、姜汁等,也需同煎煮好的药汁混合服用,不需煎煮。

（2）对汤剂处方中的贵重药物制成药粉或散剂,只需用煎煮好的药汁冲服即可,如三七粉、灵芝粉等。

（3）一般汤剂都宜温服;发散解表药宜热服;止呕止吐药或解毒药宜小剂量频服。但用从治法治疗时,则用热性药冷服或凉性药热服的方法。对中药的丸、散剂未标明特殊服用法的,都用温开水送服。

四、服药时间

服药时间应根据病情的轻重和药剂的性质而定。一般滋补药饭前服;泻下药宜空腹服用;健脾益肾药或对胃肠有刺激性的药品宜饭后服用;安眠药宜睡前服。一般药则宜饭后服。无论饭前饭后服药,都需将饭、药之间相隔1~2小时,以使药物充分吸收,发挥疗效。

一剂中药汤剂,病情缓轻者,每日服2次,早晚分服;病情较重者,可一日服3次,分早、中、晚服;病情危重者,可每隔1~3小时服一次,昼夜服用,使药力持续,以挫顿病势。而对于发汗药、泻下药在服用时则应得汗、得下即止,不必尽剂,以免损耗正气。

（薛树涌）

第五节　辨证与用药

一、八纲辨证与用药的关系

八纲辨证是辨证的核心理论。正常生理情况下,人体阴阳保持着相对平衡状态。正如《素问·生气通天论》中所云"阴平阳秘,精神乃至"。即阴气平和,阳气固秘,人的精神活动就保持正常。病理状态下,无论是外感六淫或内伤七情,都会造成人体阴阳偏盛或偏衰,从而产生各种疾病。《素问·阴阳应象大论》认为:"阴胜则阳病,阳胜则阴病"。中药治病的基本作用就是以药物的偏性来祛除病邪,消除病因;纠正阴阳偏盛偏衰的病理现象,使机体恢复到阴平阳秘的正常状态。因此,临床选用药物的基本原则,应首先审定疾病的阴阳属性,在此基础上根据药物偏性的不同选择用药。一般来讲,阳热证可选用清热泻火、凉血解毒等性属寒凉的药物;阴寒证可选用温里散寒、补火助阳、温经通络、回阳救逆等性属温热的药物。

疾病的发生既有病位在表、在里、在上、在下的不同,又有病势向内、向外、向上、向下的区别。表里辨证可以辨别疾病病位的深浅及病势的趋向。药物升降浮沉的基本作用就是针对疾病病位的不同和病势的区别,以药物升、降、浮、沉之性,来纠正机体功能的失调,使之恢复正常,或因势利导,有助于祛邪外出。故临床用药,应在明辨病位、病势的基础上,充分利用药物升、降、浮、沉的基本性能选择相应的药物。一般的原则是顺病位,使药到病所;逆病势,阻止病情恶化。即病位在上、在表者,应该选用升浮性能的药物来治疗,如外感风热证选用薄荷、菊花等升浮药物来疏散解表;病位在下、在里者宜选用沉降性能的药物来治疗,如里实便秘证选用大黄、芒硝等沉降药物来攻下通便。病势向上、向外者,应该选用沉降性能的药物来治疗,如肝阳上亢的头痛选用代赭石、石决明等沉降药来平肝潜阳;病势向下、向里者,应该选用升浮性能的药物来治疗,如气虚下陷的久泻脱肛选用人参、黄芪、升麻、柴胡益气升阳。由于人体发生疾病时,既有病位的表里上下,又有病势的内外上下,因此临床用药,既要考虑病位,又要顾全病势,应两者结合,兼顾病位与病势选药。

通过寒热辨证辨别疾病的寒热性质,亦可为临床用药提供可靠的依据。早在《素问·至真要大论》中即有"寒者热之""热者寒之"的治疗原则。因此,临床用药又应在明辨疾病寒热性质的基础上,充分利用药物寒、热、温、凉的基本性能选择相应的药物。一般的原则是药性与病性相反,即寒证选用温热性能的药物来治疗,热证选用寒凉性能的药物来治疗。此外,寒热错杂之证,往往采用寒凉药与温热药并用。而真寒假热证,当以温热药为主,必要时反佐以寒药;真热假寒证,则当以寒药为主,必要时反佐以热药。

通过虚实辨证,掌握疾病邪正盛衰情况,可为临床选用扶正、祛邪的药物提供依据。遵循"虚则补之""实则泻之"的中医治疗基本原则,临床用药虚证宜选用具有补益正气功效的药物来治疗。如脾肺气虚证选用人参、党参、黄芪、白术、山药以益气健脾,肾阳虚证选用鹿茸、肉苁蓉、巴戟天、淫羊藿、仙茅以补肾助阳等。实证宜选用具有攻除邪气功效的药物来治疗。如实热火毒证选用黄芩、黄连、黄柏、栀子以泻火解毒。阳明腑实证选用大黄、芒硝、厚朴、枳实以峻下热结等,只有在虚实辨证,准确的基础上,临床用药才能攻补适宜,免犯虚虚实实之误。由于疾病在发展过程中,虚实证候之间存在着相兼错杂和相互转化的复杂情况,因此临床还应根据具体病情分别采用先攻后补,先补后攻,或攻补兼施的治疗原则,选用具有扶正、祛邪功效的药物。

总之,疾病的临床表现是极其复杂的,应用八纲辨证法,任何病证都可用阴阳以确定其类别,用寒热以阐发其性质,用表里以反映病位深浅,用虚实以说明邪正盛衰。八纲辨证是各种辨证的总纲,临床用药必须在准确辨别疾病的阴阳、表里、寒热、虚实八类证候的基础上,才能有的放矢,准确无误。

二、病因辨证与用药的关系

病因辨证为外感病辨证的基础,它着重从外感六淫、情志内伤、饮食不节、劳逸过度、虫兽金刃创伤等的病因角度去辨别证候。临床用药必须在审证求因的基础上,随因施治。现以六淫病证为例说明病因辨证与用药的关系。

风、寒、暑、湿、燥、火,在正常的情况下称为"六气",是自然界六种不同的气候变化。当气候变化过于急骤,或非其时而有其气时,六气就会成为致病因素,侵犯人体发生疾病。临床用药必须通过病因辨证,准确地辨别风、寒、暑、湿、燥、火六种致病因素,以便于临床根据病邪性质的不同选择不同的药物治疗。

风性善行而数变,风邪致病有病情变化迅速、病位游走不定的特点,故风淫病证,一般宜选用药性辛散走窜,善能祛除风邪的药物来治疗。如外感风寒者可选用细辛、荆芥、防风、羌活、藁本、白芷、苍耳子、辛夷、麻黄、桂枝、紫苏、生姜、葱白等以祛风散寒;外感风热者可选用薄荷、牛蒡子、蝉衣、葛根、柴胡、升麻、桑叶、菊花、蔓荆子、淡豆豉、浮萍、木贼、荆芥、防风、金银花、连翘等以祛风清热;外感风寒湿者可选用独活、威灵仙、川乌、草乌、海风藤、蚕沙、寻骨风、松节、伸筋草、路路通、枫香脂、雪莲花、丁公藤、蕲蛇、乌梢蛇、木瓜、徐长卿、防风、羌活、藁本等以祛风散寒除湿;外感风湿热者可选用秦艽、防己、桑枝、豨莶草、臭梧桐、海桐皮、络石藤、雷公藤、老鹳草、穿山龙、丝瓜络等以祛风除湿清热;风中经络者可选用天南星、白附子、天麻、僵蚕等以祛风解痉。

寒为阴邪,易伤阳气,且寒性凝滞而主痛,寒邪致病多见伤阳,或经脉闭阻的疼痛,故寒淫病证,一般宜选用药性辛温或辛热,善能散寒、温经、止痛的药物来治疗。如寒邪束表者可选用麻黄、桂枝、细辛、紫苏、羌活、藁本、白芷、苍耳子、辛夷、生姜、葱白、香薷等发表散寒;寒伤经络者可选用防风、羌活、藁本、独活、威灵仙、川乌、草乌、海风藤、蚕沙、寻骨风、松节、伸筋草、路路通、枫香脂、雪莲花、丁公藤、蕲蛇、乌梢蛇、木瓜、徐长卿等以散寒通络;寒中脏腑者可选用附子、肉桂、干姜、吴茱萸、丁香、小茴香、胡椒、高良姜、红豆蔻、花椒、荜茇、荜澄茄等以温里散寒。

暑性炎热升散,且暑多挟湿,暑邪致病多见耗气伤津,或湿阻现象,故暑淫病证一般宜选用药性辛凉或甘寒,善能祛暑清热、清暑益气,或祛暑化湿功效的药物来治疗。如外感暑热者可选用鲜金银花、鲜荷叶、鲜扁豆花、荷梗、西瓜翠衣、滑石、冬瓜皮、青蒿、绿豆等以祛暑清热;暑伤气阴者可选用西洋参、人参、黄芪、石斛、麦门冬、五味子、竹叶、葛根、荷梗、知母、西瓜翠衣等以清暑益气,养阴生津;外感暑湿者可选用香薷、藿香、佩兰、砂仁、白豆蔻、滑石、甘草、白扁豆等以祛暑化湿。

湿性黏滞重着,湿邪致病具有病程缠绵,难以速愈的特点,故湿淫病证一般选用善能祛湿的药物来治疗,并根据湿邪所在的部位不同选用不同的药物。如寒湿在表可选用独活、威灵仙、川乌、草乌、海风藤、蚕沙、寻骨风、松节、伸筋草、路路通、枫香脂、雪莲花、丁公藤、蕲蛇、乌梢蛇、木瓜、徐长卿、防风、羌活、藁本等以散寒除湿;湿热在表宜选用秦艽、防己、桑枝、豨莶草、臭梧桐、海桐皮、络石藤、雷公藤、老鹳草、穿山龙、丝瓜络等以清热除湿;湿阻中焦者宜选用苍术、厚朴、藿香、佩兰、砂仁、豆蔻、草豆蔻、草果等以芳香化湿;湿阻下焦者宜选用茯苓、猪苓、薏苡仁、泽泻、车前子、滑石、木通、通草、瞿麦、萹蓄、地肤子、海金沙、石韦、冬葵子等以利水渗湿。

燥邪干涩,易伤津液,且燥易伤肺,故燥邪致病具有明显的津伤现象,且易劫伤肺津。根据《素问·至真要大论》"燥者润之"的治疗原则,燥淫病证一般选用药性辛凉甘润,善能轻宣润燥,或润燥养阴的药物来治疗。如外感凉燥者可选用苏叶、杏仁、前胡、桔梗、枳壳、半夏、橘皮、茯苓等以轻宣凉燥;外感温燥者可选用桑叶、杏仁、淡豆豉、沙参、天门冬、玉竹、芦根、天花粉、梨皮、浙贝母等以轻宣温燥;燥伤肺阴者可选用桑叶、知母、天花粉、芦根、川贝母、付草、百合、沙参、麦门冬、天门冬等以养阴润肺。

火为阳邪,其性炎热,故火邪致病具有典型的阳热表现。根据《素问·至真要大论》"热者寒之"的治疗原则,火淫病证一般选用药性寒凉,善能清热泻火的药物来治疗。如火热炽盛者可选用石膏、知母、寒水石、栀子、夏枯草、竹叶、芦根、天花粉、黄芩、黄连、黄柏、大黄等以清热泻火;热入营血者可选用水牛角、生地黄、玄参、赤芍、牡丹皮、大青叶、板蓝根、青黛、栀子、黄芩、大黄、金银花等以清热凉血;热邪挟毒者可选用金银花、连翘、蒲公英、紫花地丁、野菊花、鱼腥草、败酱草、白头翁、山豆根等以清热解毒;热极生风者可选用羚羊角、牛黄、钩藤、天麻、地龙、全蝎、蜈蚣、僵蚕等以清热息风;热伤气津者可选用葛根、天花粉、芦根、知母、石膏、生地黄、玄参、西洋参、麦门冬、天门冬、石斛等以清热益气生津。

由此可见,病因辨证对于临床治则治法的确立及治疗药物的选择具有重要的指导意义。由于外感六淫、情志内伤、饮食不节、劳逸过度、虫兽金刃创伤等各种病因的性质和致病特点不同,因此临床通过分析疾病的临床表现,可以准确地推求疾病的病因,在此基础上才能准确地制订相应的治法,选择针对该病因的特效药物。

三、六经辨证与用药的关系

六经辨证以脏腑经络为物质基础,把外感疾病所致的阴、阳、表、里、寒、热、虚、实等各种复杂证候,以太阳病、阳明病、少阳病、太阴病、少阴病、厥阴病六经病证的形式反映出来,为临床外感病证的辨证论治、遣药组方提供了可靠的依据。

(一)太阳病辨证与用药的关系

太阳病是外感疾病的初期阶段。太阳主一身之表,为人体之藩篱。风寒之邪侵袭人体,太阳首当其冲,正邪交争于体表而表现出太阳病证。太阳病证候可分为太阳经证、太阳病腑证、太阳病兼变证等不同类型。

1. 太阳经证

太阳经证包括太阳中风证和太阳伤寒证。

(1)太阳中风证为外感风邪,营卫失调所致,可选用桂枝、白芍、甘草、生姜、大枣以解肌祛风,调和营卫,代表方剂为桂枝汤。

(2)太阳伤寒证为寒邪外袭,卫阳被束,营阴郁滞所致,可选用麻黄、桂枝、甘草、杏仁以解表发汗,宣肺平喘,代表方剂为麻黄汤。

2. 太阳病腑证

太阳病腑证包括太阳蓄水证和太阳蓄血证。

(1)太阳蓄水证为太阳经邪气不解,循经入腑,膀胱气化失司,水饮内停所致,可选用猪苓、泽泻、白术、茯苓、桂枝以化气利水,兼以解表,代表方剂为五苓散。

(2)太阳蓄血证为太阳经邪化热内传,邪热与瘀血搏结于下焦所致,可选用桃仁、大黄、桂枝、甘草、芒硝、水蛭、虻虫以活血化瘀,通下瘀热,代表方剂为桃核承气汤、抵当汤、抵当丸。

3. 太阳病变证

太阳病变证包括太阳热证、太阳虚证、太阳结胸证、太阳痞证。

(1)太阳热证根据邪热所在部位不同,又分为热邪壅肺证、热郁胸膈证、邪热下利证。其中热邪壅肺证为太阳病误治,邪热壅肺所致,可选用麻黄、杏仁、甘草、石膏以清宣肺热,代表方剂为麻黄杏仁甘草石膏汤。热郁胸膈证为太阳病误治,热郁胸膈所致,可选用栀子、淡豆豉、甘草、生姜以清热除烦,代表方剂为栀子豉汤、栀子甘草汤、栀子生姜汤。邪热下利证为太阳病误下,里热挟表邪下利所致,可选用葛根、黄芩、黄连、甘草以清热止利,表里双解,代表方剂为葛根芩连汤。

(2)太阳虚证根据虚损的脏腑和阴阳的不同,又分为心阳虚证、脾阳虚证、肾阳虚证及阴阳两虚证。其中心阳虚证为太阳病汗出过多,损伤心阳所致,若心阳虚心悸者可选用桂枝、甘草以温通心阳,代表方剂为桂枝甘草汤;若心阳虚烦躁者可选用桂枝、甘草、牡蛎、龙骨以温通心阳,潜镇安神,代表方剂为桂枝甘草龙骨牡蛎汤;若心阳虚惊狂者可选用桂枝、甘草、生姜、大枣、牡蛎、蜀漆、龙骨以温通心阳镇惊安神,代表方剂为桂枝去芍药加蜀漆龙骨牡蛎救逆汤;若心阴阳两虚者可选用炙甘草、生姜、人参、生地黄、桂枝、阿胶、麦门冬、麻仁、大枣以滋阴养心,通阳复脉。脾阳虚证为太阳病吐下后,损伤脾阳所致,若脾虚水停者可选用茯苓、桂枝、白术、甘草以健脾利水,代表方剂为苓桂术甘汤;脾虚心悸及腹痛者可选用桂枝、甘草、大枣、芍药、生姜、饴糖以温中健脾,调补气血,代表方剂为小建中汤;脾虚气滞腹胀者可选用厚朴、生姜、半夏、甘草、人参以温运脾阳,宽中除胀,代表方剂为厚朴生姜半夏甘草人参汤。肾阳虚为太阳病汗下后,损伤肾阳所致,若阳虚烦躁者可选用干姜、附子以急救回阳,代表方剂为干姜附子汤;阴阳俱虚烦躁者可选用茯苓、人参、附子、甘草、干姜以回阳益阴,代表方剂为茯苓四逆汤;阳虚水泛者可选用茯苓、芍药、生姜、白术、附子以温阳利水,代表方剂为真武汤。阴阳两虚证为太阳病误汗后,阴阳两虚所致,可选用芍药、甘草、干姜、附子以扶阳益阴,代表方剂为芍药甘草附子汤、甘草干姜汤、芍药甘草汤。

(3)太阳结胸证根据邪气内陷的性质不同,又分为热实结胸证和寒实结胸证两类。热实结胸证为太阳病误治,邪热内陷,与痰饮搏结于胸膈所致,若水热互结者可选用大黄、芒硝、甘遂、葶苈子、杏仁以泻热逐水,代表方剂为大陷胸汤、大陷胸丸;若痰热互结者可选用黄连、半夏、瓜蒌以清热化痰开结,代表方剂为小陷胸汤。寒实结胸证为太阳病误治,寒水与痰饮搏结于胸膈所致,可选用桔梗、巴豆、贝母以温寒逐水,涤痰破结,代表方剂为三物白散。

(4)太阳痞证根据痞证的成因不同又可分为热痞证、寒热错杂痞证、痰气痞证、水痞证。热痞证为太阳病误治,无形邪热痞塞于心下(胃脘部),气机痞塞,窒而不通所致,可选用大黄、黄连以泻热消痞,代表方剂为大黄黄连泻心汤。寒热错杂痞证为太阳病误治,损伤脾胃,邪热乘而内侵,寒热错杂于中,气机痞塞不通所致,若呕利痞者可选用半夏、黄芩、干姜、人参、甘草、黄连、大枣以和中降逆消痞,代表方剂为半夏泻心汤;若水饮食滞痞者可选用生姜、甘草、人参、干姜、黄芩、半夏、黄连、大枣以和胃降逆,散水消痞,代表方剂为生姜泻心汤;若胃虚痞利俱甚者,可选用甘草、黄芩、干姜、半夏、大枣、黄连以补中和胃,消痞止利,代表方剂为甘草泻心汤。痰气痞证为太阳病误治,脾胃受损,运化失常,痰饮内生,气机升降不利所致,可选用旋覆花、人参、代赭石、甘草、半夏、大枣以和胃降逆,化痰下气,代表方剂为旋覆代赭汤。水痞证为太阳病误治,水饮内停致心下痞,可选用猪苓、泽泻、白术、茯苓、桂枝以化气利水,代表方剂为五苓散。

(二)阳明病辨证与用药的关系

阳明病是外感病阳气偏亢,邪热最盛的极其阶段。阳明主里,且多气多血。病邪侵袭阳明,多从阳化热化燥,正邪交争激烈,而表现出以里实热证为表现特点的阳明病证。阳明病证候可分为阳明经证、阳明腑证、阳明病变证等不同类型。

阳明经证为邪热侵扰,燥热亢盛,充斥内外,但尚未与燥屎搏结所致,可选用知母、石膏、甘草、粳米以辛寒清热,代表方剂为内虎汤;若热盛津伤者可选用知母、石膏、甘草、粳米以辛寒清热,益气生津,代表方剂为白虎加人参汤。

阳明腑证为邪热炽盛,与肠中燥屎相互搏结所致,若以燥实为主者可选用大黄、甘草、芒硝以泻热和胃,软坚润燥,代表方剂为调胃承气汤;若以痞满为主者可选用大黄、厚朴、枳实以泻热通便,破滞除满,代表方剂为小承气汤;若痞满燥实俱重者可选用大黄、厚朴、枳实、芒硝以攻下实热,荡除燥结,代表方剂为大承气汤。

阳明病变证包括脾约证、阳明发黄证、阳明蓄血证。

(1)脾约证为疾病过程中,胃强脾弱,使脾的转输功能被胃热所约束,津液不能还入肠道,肠道失润所致,可选用火麻仁、郁李仁、柏子仁、桃仁、杏仁、松子仁、瓜蒌仁、肉苁蓉、大黄、枳实、厚朴、当归、何首乌、生地黄、玄参、麦门冬、天门冬以润肠通便,代表方剂为麻子仁丸、增液汤。

（2）阳明发黄证为阳明邪热与湿邪相合,湿热不能外泄,郁遏于中焦,肝胆疏泄功能失常所致,若湿热兼里发黄者可选用茵陈蒿、栀子、大黄以清热利湿,代表方剂为茵陈蒿汤;若湿热郁蒸发黄者,可选用栀子、甘草、黄柏以清解里热,兼以泄湿,代表方剂为栀子柏皮汤;若湿热兼表发黄者,可选用麻黄、连翘、杏仁、赤小豆、大枣、生梓白皮、生姜、甘草以解表散邪,清热利湿,代表方剂为麻黄连轺赤小豆汤。

（3）阳明蓄血证为阳明邪热与素有瘀血相结所致,可选用水蛭、虻虫、桃仁、大黄以破血逐瘀,代表方剂为抵当汤。

（三）少阳病辨证与用药的关系

少阳病是外感疾病邪气由表入里,由阳入阴的过渡阶段。少阳居于太阳、阳明表里之间,外邪侵袭少阳,胆火内郁,枢机不利而表现出少阳病证。少阳病证候可分为少阳病本证、少阳病兼变证等不同类型。

少阳病本证为邪侵少阳,胆火内郁,枢机不利所致,可选用柴胡、黄芩、人参、半夏、甘草、生姜、大枣以和解少阳,代表方剂为小柴胡汤。

少阳病兼证包括兼太阳表证、兼阳明里实、兼水饮内结、兼烦惊谵语。

（1）少阳兼太阳表证为病邪已入少阳,太阳表证未罢所致,可选用桂枝、黄芩、人参、甘草、半夏、芍药、大枣、生姜、柴胡以和解少阳,兼以解表,代表方剂为柴胡桂枝汤。

（2）少阳兼阳明里实为少阳证未罢,复见阳明里实证所致,可选用柴胡、黄芩、芍药、半夏、生姜、枳实、大枣以和解少阳,通下里实,代表方剂为大柴胡汤。

（3）少阳兼水饮内结为邪侵少阳,胆火内郁,枢机不利,气化失常,三焦决渎功能失常所致,可选用柴胡、桂枝、干姜、瓜蒌根、黄芩、牡蛎、甘草以和解少阳,化气生津,代表方剂为柴胡桂枝干姜汤。

（4）少阳兼烦惊谵语为太阳伤寒,误用攻下,邪热内陷少阳,枢机不利,表里三焦之气不和所致,可选用柴胡、龙骨、黄芩、生姜、铅丹、人参、桂枝、茯苓、半夏、大黄、牡蛎、大枣以和解泄热,重镇安神,代表方剂为柴胡加龙骨牡蛎汤。

（四）太阴病辨证与用药的关系

太阴病是外感疾病由阳入阴,由实转虚,由热转寒的阶段,为三阴病的初始阶段。太阴与阳明同居中焦,互为表里,其病变可在一定条件下相互转化。寒邪直犯太阴,或因脾胃素虚,寒湿内阻,或因三阳病失治误治均可损伤脾阳,使其运化失职而表现出太阴病证。太阴病证候可分为太阴病本证、太阴病兼变证等不同类型。

太阴病本证为脾阳虚弱,运化失职,寒湿内阻所致,可选用甘草、干姜、附子、人参、白术等以温中散寒,代表方剂四逆汤、理中丸等。

太阴病兼变证包括太阴兼表证、太阴腹痛证、太阴发黄证。

（1）太阴兼表证为太阳病误下,表邪未解,损伤脾阳所致,可选用桂枝、甘草、白术、人参、干姜以温中解表,代表方剂为桂枝人参汤。

（2）太阴腹痛证为太阳病误下,邪陷太阴,损伤脾阳所致,可选用桂枝、芍药、甘草、大枣、生姜以调和营卫,缓急止痛,代表方剂为桂枝加芍药汤。

（3）太阴发黄证为寒湿之邪郁滞太阴所致，可选用茵陈蒿、附子、白术、干姜、甘草以温里助阳，利湿退黄，代表方剂为茵陈四逆汤、茵陈术附汤等。

（五）少阴病辨证与用药的关系

少阴病是外感疾病发病过程中正气明显虚衰的危重阶段。心肾统属少阴，正常生理状态下，心火下温于肾，肾水上奉于心，心肾相交，水火相济，维持人体阴阳平衡。若邪侵少阴，心肾受病，心肾不交，水火不济则表现出少阴病证。少阴病证候可分为少阴寒化证、少阴热化证、少阴病兼变证等不同类型。

少阴寒化证为心肾阳气虚衰，病从寒化，阴寒内盛所致。若阳衰阴盛者可选用甘草、干姜、附子以回阳救逆，代表方剂为四逆汤；若阴盛格阳者可加大附子、干姜用量以破阴回阳，通达内外，代表方剂为通脉四逆汤；若阴盛戴阳者可选用葱白、干姜、附子以破阴回阳，宣通上下，代表方剂为白通汤；若阳虚寒湿身痛者可选用附子、茯苓、人参、白术、芍药以温经散寒，除湿止痛，代表方剂为附子汤；若阳虚水泛者可选用茯苓、芍药、生姜、白术、附子以温阳化气行水，代表方剂为真武汤；若阳虚阴盛，吐利烦躁者可选用吴茱萸、人参、生姜、大枣以温降肝胃，泻浊通阳，代表方剂为吴茱萸汤；若虚寒下利便脓血者可选用赤石脂、干姜、粳米以温涩固下，代表方剂为桃花汤。

少阴热化证为心肾阴液不足，虚热内生，病从热化所致。若阴虚阳亢不寐者可选用黄连、黄芩、芍药、鸡子黄、阿胶以滋阴清热，代表方剂为黄连阿胶汤；若阴虚水热互结者可选用猪苓、茯苓、泽泻、阿胶、滑石以育阴清热利水，代表方剂为猪苓汤。

少阴病兼变证少阴病兼变证包括太少两感证、少阴急下证、阳郁四逆证。

（1）太少两感证为少阴阳虚兼太阳外感所致，可选用麻黄、附子、细辛以温经解表，代表方剂为麻黄附子细辛汤。

（2）少阴急下证为少阴病邪从热化，真阴耗伤，兼燥热内结所致，可选用大黄、芒硝、厚朴、枳实以急下存阴，代表方剂为大承气汤。

（3）阳郁四逆证为肝胃气滞，阳气内郁不能外达四肢所致，可选用甘草、枳实、柴胡、芍药以疏肝和胃，透达郁阳，代表方剂为四逆散。

（六）厥阴病辨证与用药的关系

厥阴病是外感疾病病变过程的最后阶段。厥阴包括手厥阴心包和足厥阴肝。病邪侵犯厥阴，肝失调达，气机不畅，阴阳失调，从阴而化则表现为寒证，从阳而化则表现为热证，正邪相争，阴阳消长而表现为寒热错杂的厥阴病证。厥阴病证候可分为寒热错杂证、寒证、热证等不同类型。

1. 寒热错杂证

寒热错杂证包括蛔厥证、寒格吐利证、唾脓血泄利证。

（1）蛔厥证为上热下寒，蛔虫扰动不安所致，可选用乌梅、细辛、干姜、黄连、附子、当归、黄柏、桂枝、人参、蜀椒以寒热并用，安蛔止痛，代表方剂为乌梅丸。

（2）寒格吐利证为胃热脾寒，误用吐下，损伤脾胃，寒热相格所致，可选用干姜、黄芩、黄连、人参等以苦寒泻降，辛温通阳，代表方剂为干姜黄芩黄连人参汤。

（3）唾脓血泄利证为上热下寒，正虚阳郁所致，可选用麻黄、升麻、当归、知母、黄芩、玉竹、芍药、天门冬、桂枝、茯苓、甘草、石膏、白术、干姜以清上温下，发越郁阳，代表方剂为麻黄升麻汤。

2.寒证

寒证包括血虚寒厥证、寒逆干呕头痛证。

（1）血虚寒厥证为血虚感寒，寒凝经脉所致，可选用当归、桂枝、芍药、细辛、甘草、通草、大枣以养血通脉，温经散寒，代表方剂为当归四逆汤。若内有久寒者可加吴茱萸、生姜以养血通脉，温阳散寒，代表方剂为当归四逆加吴茱萸生姜汤。

（2）寒逆干呕头痛证为肝寒犯胃，浊阴上逆所致，可选用吴茱萸、人参、生姜、大枣以暖肝温胃，降浊化饮，代表方剂为吴茱萸汤。

热证包括厥阴热利证，为肝经湿热下迫大肠所致，可选用白头翁、黄柏、黄连、秦皮以清热燥湿，凉肝解毒，代表方剂为白头翁汤。

总之，临床用药首先要根据六经辨证，分析辨别复杂证候的症状表现，以确定疾病属于何经病证，同时结合八纲辨证分析病性，在此基础上才能确定相应的治疗原则和治法，选择相应的药物进行治疗。

四、卫气营血辨证与用药的关系

卫气营血辨证以卫分证、气分证、营分证、血分证四个不同层次的病理变化来说明外感温热病的浅深轻重和传变规律。

卫分证是温热病的初起阶段，为温热病邪侵犯肌表，肺卫功能失调所致。若风热犯卫者可选用金银花、连翘、薄荷、牛蒡子、桑叶、菊花、荆芥穗、淡豆豉、竹叶、芦根、杏仁、桔梗、生甘草以辛凉解表，宣肺泄热，代表方剂为银翘散、桑菊饮；若燥热犯卫者可选用桑叶、杏仁、沙参、浙贝母、淡豆豉、栀子、梨皮以辛凉甘润，轻透肺卫，代表方剂为桑杏汤；若湿热犯卫证可选用藿香、厚朴、半夏、白蔻仁、淡豆豉、杏仁、赤茯苓、薏苡仁、猪苓、泽泻、滑石、通草、竹叶以芳香辛散，宣化湿邪，代表方剂为藿朴夏苓汤、三仁汤。

气分证是温热病的中期或极期阶段，为温热病邪侵犯肺胃，阳热亢盛所致。若热邪壅肺，咳喘气急者可选用麻黄、杏仁、甘草、石膏以清热宣肺平喘，代表方剂为麻杏石甘汤；肺热成痈者可选用苇茎、薏苡仁、冬瓜仁、桃仁以清肺化痰，解毒排脓，代表方剂为苇茎汤；痰热结胸者可选用黄连、瓜蒌、枳实、半夏以清热化痰开结，代表方剂为小陷胸汤加枳实汤；若热郁胸膈者可选用栀子、淡豆豉以清宣郁热，代表方剂为栀子豉汤；若热灼胸膈者可选用大黄、芒硝、甘草、薄荷、栀子、黄芩、连翘以清泄膈热，代表方剂为凉膈散；若阳明热盛者可选用石膏、知母、甘草、粳米以辛寒清气，代表方剂为白虎汤；若阳明热结者可选用甘草、芒硝、大黄以软坚攻下热结，代表方剂为调胃承气汤；若热郁胆腑者可选用黄芩、芍药、甘草、大枣、淡豆豉、玄参以清热宣郁透邪，代表方剂为黄芩汤加豆豉、玄参方；若肺胃邪热迫注大肠者可选用葛根、黄芩、枯梗、甘草、豆卷、橘皮以清泄肺胃，坚阴止利，代表方剂为葛根黄芩黄连汤加减方。

营分证是温热病的极期或后期阶段，多由温热邪气内陷入营，营阴受损，心神被扰所致。若热灼营阴者，可选用水牛角、生地黄、玄参、竹叶、麦门冬、丹参、黄连、金银花、连翘以清营泄热养阴，代表方剂为清营汤。

血分证是温热病发展过程中最为深重的阶段，多由温热病邪深入血分，引起动血、动风、耗阴所致。若血热动血者可选用生地黄、白芍、牡丹皮、水牛角以凉血散血，清热解毒，代表方剂为犀角地黄汤；若血热动风者可选用羚羊角、桑叶、川贝母、生地黄、钩藤、菊花、茯神木、白芍、甘草、竹茹以凉肝息风，代表方剂为羚角钩藤汤；血热伤阴者可选用炙甘草、生地黄、白芍、麦门冬、阿胶、火麻仁以滋阴养液,代表方剂为加减复脉汤。

总之,卫气营血辨证理论体系为温热病的辨证用药奠定了基础,临床用药须在明辨卫、气、营、血不同发展阶段和过程的基础上,确定相应的治疗方法,选用恰当的药物以祛邪扶正。

五、三焦辨证与用药的关系

三焦辨证从上、中、下三焦所属脏腑病理变化及其证候特点方面阐述了外感温热病的传变规律。上焦病证多由温热之邪侵袭肺卫及陷入心包所致。若邪袭肺卫者可选用金银花、连翘、薄荷、牛蒡子、桑叶、菊花、荆芥穗、淡豆豉、竹叶、芦根、杏仁、桔梗、生甘草以辛凉解表,宣肺泄热,代表方剂为银翘散、桑菊饮;若热邪壅肺者可选用麻黄、杏仁、甘草、石膏以清热宣肺,代表方剂为麻杏石甘汤;若邪陷心包者可选用水牛角、玄参、莲子心、麦门冬、竹叶卷心、连翘心、牛黄、郁金、黄芩、黄连、栀子、麝香、冰片、朱砂、珍珠、雄黄以清心开窍,代表方剂为清宫汤、安宫牛黄丸。

中焦病证多由温热之邪侵袭脾胃所致。胃喜润而恶燥,邪入阳明从燥而化者可选用甘草、芒硝、大黄以通腑泄热,代表方剂为大承气汤、调胃承气汤;脾喜燥而恶湿,邪入太阴从湿而化者可选用黄连、厚朴、石菖蒲、淡豆豉、栀子以燥湿泻热,代表方剂为王氏连朴饮。

下焦病证多由邪热劫灼下焦,阴液耗损所致。若热邪久留,肾阴耗损者可选用炙甘草、生地黄、白芍、麦门冬、阿胶、火麻仁以滋阴养液,代表方剂为加减复脉汤;若水不涵木,虚风内动者可选用白芍、阿胶、龟板、生地黄、麻仁、五味子、生牡蛎、麦门冬、炙甘草、鸡子黄、鳖甲以滋阴息风,代表方剂为三甲复脉汤。

由上可见,三焦辨证从上、中、下三焦纵的方面剖析了温病的传变规律,而卫气营血辨证从横的方面分析了温病的深浅层次。两者在很大程度上有共同之处,是相辅而行的,因此在临床用药时,必须把两者有机地结合起来,才能更全面、准确地指导温病的辨证论治,遣药组方。

六、气血津液辨证与用药的关系

气血津液辨证从气、血、津液不同层次的病理变化阐述疾病发生的证候特点。

(一)气病

气病主要包括气虚证、气陷证、气滞证、气逆证。

1.气虚证

可选用人参、党参、西洋参、太子参、黄芪、白术、山药、白扁豆、甘草、刺五加、绞股蓝、红景天、沙棘、饴糖、大枣、蜂蜜等以补气,代表方剂为四君子汤、参苓白术散等。

2.气陷证

可选用人参、黄芪、白术、柴胡、升麻、葛根、桔梗、甘草等以补中益气,升阳举陷,代表方剂为补中益气汤、举元煎、升陷汤等。

3.气滞证

可选用柴胡、陈皮、青皮、枳实、枳壳、沉香、檀香、木香、香附、乌药、川楝子、荔枝核、天仙藤、大腹皮、薤白、甘松、佛手、香橼、娑罗子、玫瑰花、绿萼梅、九香虫等以理气,代表方剂为四逆散、柴胡疏肝散、逍遥散等。

4.气逆证

中,若肺气上逆而咳喘者可选用苏子、杏仁、沉香、半夏、旋覆花、白果等以降气平喘,代表方剂为苏子降气汤、定喘汤;若胃气上逆呕吐,呃逆者可选用旋覆花、代赭石、半夏、陈皮、丁香、沉香、刀豆、柿蒂、荜茇、荜澄茄、砂仁、豆蔻等以降逆止呕,代表方剂为旋覆代赭汤、橘皮竹茹汤等。

(二)血病

血病主要包括血虚证、血瘀证、血热证、血寒证。

1. 血虚证

可选用熟地黄、何首乌、当归、白芍、阿胶、龙眼肉、大枣、鸡血藤、枸杞子、山茱萸、鹿角胶、紫河车、黑芝麻、党参、黄芪、人参等以补血,代表方剂为四物汤、当归补血汤、人参养荣汤等。

2. 血瘀证

可选用川芎、延胡索、郁金、姜黄、乳香、没药、五灵脂、丹参、红花、桃仁、益母草、泽兰、牛膝、鸡血藤、王不留行、月季花、凌霄花等以活血祛瘀,代表方剂为桃红四物汤、血府逐瘀汤等。

3. 血热证

可选用水牛角、生地黄、玄参、赤芍、牡丹皮、大青叶、板蓝根、青黛、栀子、黄芩、黄连、大黄、金银花、连翘等以清热凉血,代表方剂为清营汤、犀角地黄汤。

4. 血寒证

可选用当归、黄芪、桂枝、芍药、细辛、附子、肉桂、吴茱萸、艾叶、炮姜、鹿茸、鹿角胶、巴戟天、淫羊藿、仙茅等以温经散寒,代表方剂为当归四逆汤、黄芪桂枝五物汤等。

(三)津液病

津液病主要包括津液亏虚证和津液内停证。

(1)津液亏虚证根据所反映的主要脏器证候不同,常见肺燥津伤证、胃燥津亏证、肠燥津亏证等。其中肺燥津伤者可选用桑叶、知母、天花粉、芦根、生地黄、玄参、川贝母、甘草、百合、南沙参、北沙参、麦门冬、天门冬、百部、紫菀、款冬花、玉竹等以养阴润肺,代表方剂为麦门冬汤、百合固金汤、桑杏汤、清燥救肺汤等;胃燥津亏者可选用知母、天花粉、芦根、生地黄、玄参、山药、沙参、麦门冬、天门冬、石斛、玉竹、西洋参、太子参、人参等以益胃生津,代表方剂为玉液汤等;肠燥津亏者可选用火麻仁、郁李仁、柏子仁、桃仁、杏仁、松子仁、瓜蒌仁、肉苁蓉、大黄、枳实、厚朴、当归、何首乌、生地黄、玄参、麦门冬、天门冬等以润肠通便,代表方剂为麻子仁丸、润肠丸、增液汤。

(2)津液内停证根据变生的痰饮、水湿等病理产物的不同,又常表现为痰证、饮证、水停证等。其中痰证可选用半夏、天南星、白附子、白芥子、皂荚、桔梗、旋覆花、白前、瓜蒌、川贝母、浙贝母、前胡、竹茹、天竺黄、竹沥、海浮石、海蛤壳、瓦楞子、海藻、昆布、黄药子、胖大海、礞石等以化痰,代表方剂为二陈汤、半夏白术天麻汤、清气化痰丸、礞石滚痰丸等;饮证可选用茯苓、桂枝、干姜、白术、甘草、葶苈子、芫花、甘遂、京大戟、半夏等以化饮,代表方剂为苓桂术甘汤、甘遂半夏汤、十枣汤、小青龙汤、葶苈大枣泻肺汤等。若水停证可选用茯苓、猪苓、泽泻、薏苡仁、玉米须、香加皮、车前子、滑石、木通、通草、防己、大腹皮、槟榔、益母草、白术、生姜皮、冬瓜皮、茯苓皮、桑白皮、葶苈子、京大戟、芫花、商陆、牵牛子、千金子、巴豆等药以利水,代表方剂为五苓散、五皮散、茯苓导水汤、舟车丸、疏凿饮子等。

由于气、血、津液三者在生理上存在着密切的联系,在疾病发展过程中往往出现气、血、津液病证相间错杂的证候,同时气血津液病变与脏腑疾病密切相关,临床用药时应将上述几种辨证方法有机地结合起来综合运用,才能准确地制订治法,遣药组方。

　　上述各种辨证方法,由于其形成时代和形成条件的不同,所归纳的内容、论理、适用范围均各有特点,在内容及适应范围上有许多交叉重复之处,因此,常用药物及方剂亦存在着很大程度的重叠,临证治疗时应在熟悉并掌握各种辨证方法的特点与相互关系的基础上,根据病情的具体情况灵活选择恰当的辨证方法进行辨证,选用最佳的药物和方剂来进行治疗。

七、中医基本辨证方法在用药中的综合运用

　　中医学中有多种辨证方法,八纲辨证、病因辨证、六经辨证、三焦辨证、卫气营血辨证、气血津液辨证、经络辨证、脏腑辨证为八种临床常用的中医基本辨证方法。这些辨证方法各有特点,对不同疾病的诊断各有侧重,彼此之间相互联系、相互补充,但不能相互取代,形成了中医辨证体系的纵横交叉的网络。因此,临床应用时应在充分掌握各种辨证方法精神实质的基础上,随证变通,综合运用,以求对错综复杂的证候做出正确的诊断,为进一步遣药组方奠定基础。

　　在八种中医基本辨证方法中,八纲辨证是中医学最基本的辨证法则,它反映了疾病过程中证候的一般规律,是其他各种辨证方法的基础,在诊断疾病的过程中有执简驭繁、提纲挈领的作用。

　　病因辨证、六经辨证、三焦辨证、卫气营血辨证、气血津液辨证、经络辨证、脏腑辨证在八纲辨证的基础上,进一步根据病因、病位、病程加以分析,可使辨证更为精细,诊断益臻完备。病因辨证以病邪性质和致病特点为依据,通过综合分析患者的症状和体征来推求病变形成和发展的原因,即所谓“审证求因”的过程。六经辨证、三焦辨证、卫气营血辨证在不同阶段、不同层次上反映了外感疾病的病理变化和传变规律。气血津液辨证、经络辨证、脏腑辨证则主要适用于内伤杂病的辨证。由于八纲辨证、病因辨证、气血津液辨证最终都要落实到脏腑上来,同时六经辨证、卫气营血辨证、三焦辨证及经络辨证亦离不开脏腑辨证的内容,因此脏腑辨证在中医辨证体系中处于核心地位。综合地运用各种辨证方法,有利于确定疾病的病因、病位、病性,使临床遣药组方更具有针对性,做到有的放矢,药到病除。

　　以中医临床对胸痹证的辨证论治为例。胸痹证是指患者以胸部闷痛,甚则胸痛彻背,短气,喘息不得卧为主症的一种疾病。早在《灵枢·五邪篇》即有“邪在心,则病心痛”的记载。从脏腑辨证角度来看胸痹证病位在心,从八纲辨证角度而言,心的病证有虚有实,虚证多为气血阴阳之不足,实证多是火热痰瘀等邪气的侵犯。从病因辨证角度分析,胸痹的发生多与外邪侵袭,饮食失节,情志失调,素体虚损等因素有关。综合运用上述几种辨证方法将胸痹证辨为三实证和三虚证两大类。

　　实证包括阴寒凝滞证、心血瘀阻证、痰浊痹阻证,虚证包括心气不足证、心肾阳虚证、心肾阳微证。在辨证分型明确的基础上,据理立法,据法拟方。如胸痹阴寒凝滞证,多由寒邪内侵,阳气不运,气机阻搏所致,治宜辛温通阳,开痹散寒。常用桂枝、附子、薤白辛温通阳、开痹散寒,瓜蒌、枳实化痰散结、泄满降逆,干姜、高良姜、荜芨温中散寒,檀香理气温中,丹参活血通络,苏合香、麝香、冰片开胸止痛。代表方如瓜蒌薤白白酒汤、苏合香丸。心血瘀阻证,多由气郁日久,瘀血内停,络脉不通所致,治宜活血化瘀,通络止痛。常用当归、川芎、桃仁、红花、赤芍、益母草、五灵脂、蒲黄、三七、山楂等活血祛瘀,柴胡、枳壳疏肝理气、调整气机,同时配伍降香、郁金、延胡索等以活血理气止痛。代表方如血府逐瘀汤、丹参饮。痰浊痹阻证,多由痰浊盘踞,胸阳失展所致,治宜通阳泄浊,豁痰开结。常用瓜蒌、枳实、半夏、檀香宣痹散结,桂枝、薤白

辛温通阳、豁痰下气,丹参、川芎活血通络。代表方如瓜蒌薤白半夏汤。胸痹心肾阴虚证,多由胸痹日久,心肾阴虚,脉络不利,瘀滞痹阻所致,治宜滋阴益肾,养心安神。常用熟地黄、山茱萸、枸杞子滋阴益肾,山药、茯苓、甘草健脾以助生化之源,麦门冬、五味子、柏子仁、酸枣仁等以养心安神,配伍当归、丹参、川芎、郁金等以养血通络。代表方如左归饮。气阴两虚证,多由胸痹日久,气阴两虚,血行不畅,脉络不利,气血瘀滞所致,治宜益气养阴,活血通络。常用人参、黄芪、白术、茯苓、甘草健脾益气以助生化气血之源,麦门冬、熟地黄、当归、白芍滋养阴血,远志、五味子养心安神,配伍丹参、三七、益母草、郁金、五灵脂等以活血通络。代表方如生脉散合人参养营汤、炙甘草汤。

阳气虚衰证,多由胸痹日久,阳气虚衰,胸阳不运,气机痹阻,血行瘀滞所致,治宜益气温阳,活血通络。常用人参大补元气,附子、肉桂补火助阳,熟地黄、山茱萸、枸杞子、杜仲补益肾精。代表方如参附汤合右归饮。如此辨证施治,理、法、方、药丝丝相扣,正如朱丹溪在《丹溪心法》中所云:"诚能穷源疗疾,各得其法,万举万全之功可坐而至也"。

辨证论治是中医治疗的精华所在。辨证立法,以法统方是中医遣药组方的基本法则。辨证准确是遣药组方的关键。临证治疗应理、法、方、药一线贯通,关键是要有理。所谓理就是审证求因,辨证论治,认识诊断疾病的推理过程。只有搞清病理机制,立法、处方就迎刃而解。据理立法,据法拟方,方从法出,法从证立,这就是中医处方的完整过程。辨证是决定遣药组方的前提和依据,治疗效果是检验辨证是否正确的标准。只有辨证准确,遣药组方才有可靠保证。再如临床对于呕吐的治疗,由于病因病证不同,遣药组方各不相同。如阴寒闭暑,胸闷呕吐者,藿香正气散治之;邪在少阳,心烦喜呕者,小柴胡汤治之;热伤气阴,烦热呕吐者,竹叶石膏汤治之;寒热互结,脘痞呕吐者,半夏泻心,汤治之;脘腹冷痛,胃寒呕吐者,理中汤治之;舌红脉数,胃热呕吐者,新加橘皮竹茹汤治之;嗳腐吞酸,伤食呕吐者,保和丸治之;头眩心悸,痰饮呕吐者,小半夏汤治之;胃虚痰阻,呕吐噫气者,旋覆代赭汤治之;肝气犯胃,呕吐吞酸者,左金丸治之;胃阴不足,舌红干呕者,麦门冬汤治之;脾胃气虚,食少呕吐者,六君子汤治之。可见没有准确的辨证,遣药组方就是无的放矢。

(孙道莹)

第六节　治则与辨证用药

中医临床的核心理论是辨证论治。辨证是指通过四诊、八纲、脏腑、病因、病机等中医基础理论,对患者表现的症状、体征进行综合分析,辨别疾病属于何种证候的过程。论治是在辨证准确的基础上确定相应治则、治法、方药的过程。

中医治则是指中医临床治疗应遵循的基本原则,是在整体观念和辨证论治精神指导下制订的,对临床任何疾病的立法、处方、用药均具有普遍指导意义的总治疗原则,为临床立法、处方、用药的先导。

中医治则的基本内容包括未病先防,既病防变,治病求本,调整阴阳,扶正祛邪,标本缓急,正治反治,同病异治,异病同治,三因制宜等方面的内容。

一、中医治则的基本内容

（一）未病先防与既病防变

1. 未病先防

未病先防是指在疾病未发生之前，做好各种预防工作，以防止疾病的发生。即《素问·四气调神大论》所谓："圣人不治已病治未病，不治已乱治未乱，此之谓也。夫病已成而后药之，乱已成而后治之，譬犹渴而穿井，斗而铸锥，不亦晚乎！"于疾病未生之时进行治疗，实为一种预防思想。

因为疾病的发生关系到正气和邪气两方面的因素，正气不足是疾病发生的内在根据，邪气侵犯是疾病发生的重要条件，所以未病先防的基本方法主要是针对引起疾病的原因，从培补正气、防御外邪两方面着手。

（1）培补正气：多通过调摄精神、锻炼身体、饮食有节、起居有常、劳逸适度等具体措施来增强体质，提高机体抗御病邪的能力。平素心情舒畅，精神愉快，则有利于气血流通，阴阳和调，身体健康。正如《素问·上古天真论》所云："恬惔虚无，真气从之，精神内守，病安从来。"《素问·阴阳应象大论》亦曰："圣人为无为之事，乐恬惔之能，从欲快志于虚无之守，故寿命无穷，与天地终。"经常进行体育锻炼，可促使血脉流通，气机调畅，从而增强体质，预防疾病的发生。饮食有节，五味调和，起居有常，劳逸适度，则能保持精力充沛，正气旺盛，身体健康，预防疾病。故《素问·上古天真论》云："其知道者，法于阴阳，和于术数，食饮有节，起居有常，不妄作劳，故能形与神俱，而尽终其天年。"此外，还可用药物及人工免疫等方法，培养正气，增强体质，提高抗邪能力，预防疾病的发生。

（2）防御外邪：多通过平素讲究卫生，防止环境污染，"虚邪贼风，避之有时"等措施防范各种不利于健康的因素产生，正如《金匮要略·脏腑经络先后病脉证篇》所云："若人能养慎，不令邪风干忤经络""更能无犯王法，禽兽灾伤，房室勿令竭乏，服食节其冷、热、苦、酸、辛、甘，不遗形体有衰，病则无由入其腠理""若五脏元真通畅，人即安和"。

通过以上内养、外防两方面的措施，可以达到预防疾病发生的目的。

2. 既病防变

既病防变是指疾病发生的初期，要争取早期诊断，早期治疗，以防止疾病的发展与传变。即《金匮要略·脏腑经络先后病脉证篇》所云："适中经络，未流传脏腑，即医治之。四肢才觉重滞，即导引、吐纳、针灸、膏摩，勿令九窍闭塞。"既病防变的基本方法主要是从早期诊治、防其传变两方面着手。

（1）早期诊治：疾病初期，一般病位较浅，病情较轻，对正气的损害也不甚严重，故早期诊断、早期治疗可达到易治的目的。正如《医学源流论》所云："病之始生浅，则易治；久而深入，则难治""故凡人少有不适，必当时调治，断不可忽为小病，以致渐深；更不可勉强支持，使病更增，以贻无穷之害。"《素问·阴阳应象大论》亦云："邪风之至，疾如风雨。故善治者治皮毛，其次治肌肤，其次治筋脉，其次治六腑，其次治五脏。治五脏者半死半生也。"临床某些病证，疾病虽未发生，但已出现某些先兆，或处于萌芽状态，此时亦应采取措施，防微杜渐，防止疾病的发生。即《素问·八正神明论》所谓"上工救其萌芽"，如此，可以避免许多危重病证的发生。

（2）防其传变：疾病过程中，内脏疾病有可能按照五行相乘或相侮的规律传变，因此诊治疾病时，仅对已发生病变的部位进行治疗是不够的，还必须掌握疾病发展传变的规律，准确预测病邪传变趋向,对可能被影响的部位,采取预防措施,以阻止疾病传至该处,防止其发展和传变。如《难经·七十七难》所云:"所谓治未病者,见肝之病,则知肝当传之于脾,故先实其脾气,无令得受肝之邪,故曰治未病焉。"即指在治疗肝病时,为了防止肝木乘克脾土,常配合健脾和胃的方法。

总之,未病先防与既病防变治则精神实质均属于未雨绸缪、防患于未然的预防思想,迄今在临床治疗的立法、处方、用药上仍具有十分重要的指导意义。

(二)治病求本

治病求本是指治病要抓住疾病的本质,然后针对其本质决定治疗措施。针对疾病的本质进行治疗是对任何疾病实施治疗时都必须首先遵循的原则。治病求本这一治则反映了具有最普遍指导意义的治疗规律,被认为是中医治疗疾病的根本原则,贯穿于疾病的整个治疗过程之中。如《素问·阴阳应象大论》中云:"阴阳者,天地之道,万物之纲领,变化之父母,生杀之本始,神明之府也。治病必求于本。"张景岳在《类经》中进一步说明:"凡治病者,必求于本,或本于阴或本于阳。"治病求本之"本"是指病证之本质,从认识疾病的角度,它包括了病位、病因、病性、邪正盛衰等多方面。抓住病证本质进行针对性的治疗是治病求本治则的核心所在。

求本之法主要包括审邪正相争的部位,察邪正反应的状况,辨邪正盛衰的性质,析邪正矛盾的主次等方面。治本之法则着眼于把握扶正祛邪的基本原则,注意扶正祛邪的先后主次,讲究扶正祛邪的标本缓急,注意扶正祛邪的配合应用等几个方面。

总之,治病求本治则的精神实质在于透过现象看本质,找出形成疾病的根本原因,从而确立恰当的治疗方法。治病求本是辨证施治中的一个根本原则,这个原则至今仍有效地指导着临床治疗。

(三)调整阴阳

调整阴阳是指调整阴阳盛衰,它是针对"阴阳失调"这一疾病的基本病理变化制订的治疗原则。当人体正气不足,复受邪气侵袭时,正邪相争,机体内阴阳相对平衡的协调状态遭到破坏,出现阴阳偏盛或阴阳偏衰的病理现象,调整阴阳可使机体从阴阳失衡的状态恢复平衡,正如《素问·至真要大论》所云:"谨察阴阳所在而调之,以平为期"。调整阴阳是中医治病的根本原则。

调整阴阳的基本方法主要从损其偏盛,补其偏衰两方面着手。

1.损其偏盛

损其偏盛是针对阴阳偏盛病理变化的治疗原则。又称"损其有余"。如针对阳邪亢盛的实热证,用"热者寒之"的方法以清泻其阳热;针对阴邪偏盛的实寒证,用"寒者热之"的方法以温散其阴邪。

2.补其偏衰

补其偏衰是针对阴阳偏衰病理变化的治疗原则。又称"补其不足"。如阴虚不能制阳,常表现为阴虚阳亢的虚热证,可采用补阴的方法治疗,即所谓"壮水之主,以制阳光";若阳虚不能制阴,常表现为阴寒偏盛的虚寒证,可采用补阳的方法治疗,即所谓"益火之源,以消阴翳"。

总之,调整阴阳治则的精神实质在于补偏救弊,恢复阴阳的相对平衡,恢复机体阴平阳秘的正常状态。

(四)扶正祛邪

扶正指扶助正气,是针对机体正气不足而设立的治疗原则。祛邪指祛除病邪,是针对邪气有余而设立的治疗原则。从疾病的发生来看,中医认为正气不足是疾病发生的内在根据,邪气侵犯是疾病发生的重要条件,可以说疾病的过程就是正气与邪气相互斗争的过程。从疾病的病理变化来看,以正气虚弱为主要矛盾的病理变化为虚证,以邪气亢盛为主要矛盾的病理变化为实证。即《素问·通评虚实论》中所谓:"邪气盛则实,精气夺则虚。"所以临床运用扶正与祛邪治则的前提是权衡邪正的盛衰及发展趋势,明辨疾病的虚实性质,根据正邪盛衰及疾病性质的不同分别运用扶正与祛邪单用、扶正与祛邪兼用、扶正与祛邪分先后使用不同的运用方式。

1. 扶正与祛邪单独使用

适用于单纯的虚证或实证。扶正适用于正气已虚、邪气不盛而以正虚为主的虚性病证,一般久病多有此种情况,此时应抓住正气虚弱这一主要矛盾,给予扶助正气,使正气旺盛,邪气自除;祛邪适用于邪气亢盛、正气未衰而以邪盛为主的实性病证,一般新病多有此种情况,此时应抓住邪气亢盛这一主要矛盾,给予祛除邪气,使邪去而正自安。

2. 扶正与祛邪兼用

适用于正气已虚,邪气尚盛,正虚邪实的虚实错杂证。此时单独扶正易留邪,单独祛邪易伤正,须根据正虚和邪实矛盾的主次,分别采取扶正兼祛邪,祛邪兼扶正的方法。扶正兼祛邪是指以扶正为主,兼顾祛邪,适用于以正虚为主,邪实为次的虚实错杂证;祛邪兼扶正是指以祛邪为主,兼顾扶正,适用于以邪盛为主,正虚为次的虚实错杂证。

3. 扶正与祛邪分先后使用

亦适用于正虚邪实的虚实错杂证。由于某些虚实错杂证不适宜扶正与祛邪兼用,所以采用扶正与祛邪分先后使用的方法,以达邪去正复的目的。先扶正后祛邪适用于正气虚为主,邪气实为次,但虚而不任攻的病证;先祛邪后扶正,适用于邪气盛为主,正气虚为次,虽虚而尚能耐攻的病证。

总之,扶正与祛邪治则的精神实质在于权衡邪正的盛衰及发展趋势,"虚则补之""实则泻之",并达到扶正不留邪,祛邪不伤正的目的。

(五)标本缓急

"标"与"本"是一对相对概念,随应用的场合不同而有多种含义。在一定意义上说,本是指疾病的主要矛盾,标是指疾病的次要矛盾;就邪正双方的关系而言,人体的正气为本,致病的邪气为标;就病因与症状而言,病因为本,症状为标;以发病先后而言,先病为本,后病为标;以疾病的病变部位而言,病在内者为本,病在外者为标;就外在现象与内在本质而言,内在本质为本,外在现象为标。"缓"指正虚邪弱,病情轻缓。"急"即邪气亢盛,病势危急。

标本缓急是指从复杂多变的临床病证中,区分标本的缓急,然后确定治疗上的先后主次,分别采用急则治标,缓则治本或标本兼治的治疗原则。这一原则体现了重点突出、措施有节的治疗步骤。标本缓急治则主要有以下三种方法。

1. 急则治标

急则治标是针对疾病发展过程中,标证的病势急骤,病情危急,影响到患者的安危,或影响到对"本"病的治疗时,所采取的一种暂时急救的治疗原则,主要适用于急性病、危重病的治疗。正如《医论三十篇·急则治标》中所云:"病有标有本,不可偏废,而危急之际,则必先治其标。"

2. 缓则治本

缓则治本是针对疾病发展过程中,病情变化平稳,病势趋于缓和时,所采用的一种针对疾病的本质进行求本治疗的治疗原则,主要适用于慢性疾病,或急性病恢复期的治疗。

3.标本同治

标本同治是针对疾病发展过程中,标病与本病错杂并重,不宜单独治标或治本,或标病与本病俱急的情况下所采用的治疗原则。

总之,标本缓急治则的精神实质是在错综复杂的病变过程中,分清疾病的标本主次,轻重缓急,抓住疾病的主要矛盾进行治疗。止确掌握这一治疗原则,可为临床制订相适应的治疗措施奠定基础,对于临床治疗疾病具有重要的指导意义。正如《素问·标本病传篇》所云:"知标本者,万举万当,不知标本,是谓妄行。"

(六)正治与反治

1.正治

正治是指逆其病证性质表现而治的一种常用治疗法则,又称为"逆治"。即采用与病证性质相反的方药进行治疗。如《医碥》所云:"以热治寒,以寒治热,谓之正治,又谓之逆治。"正治是临床上最常用的治疗原则,其主要有以下四种方法。

(1)寒者热之:是指寒证表现寒象,用温热性质的方药来治疗。具体运用时,还要分清寒证的表、里、虚、实属性,分别制订出具体的治疗方法。

(2)热者寒之:是指热证表现热象,用寒凉性质的方药来治疗。具体运用时,还要分清热证的表、里、虚、实属性,分别制订出具体的治疗方法。

(3)虚则补之:是指虚证表现虚候,用有补益功用的方药来治疗。具体运用时,还要分清虚证的气、血、阴、阳等不同证候,以分别给予补气、补血、补阴、补阳等方法治疗。

(4)实则泻之:是指实证表现实候,用有攻邪功用的方药来治疗。具体运用时,还要分清邪气的性质以及邪气所在的部位,分别制订出具体的治疗方法。

2.反治

反治是指顺从病证性质表现的假象而治的一种治疗原则,又称为"从治"。即采用与病证假象性质相同的方药进行治疗。如《医碥》所云:"以热治热,以寒治寒,谓之反治,又谓之从治。"反治主要有以下四种方法。

(1)热因热用:是指用热性药物治疗具有假热现象的病证,适用于阴寒内盛,格阳于外,反见热象的真寒假热证。

(2)寒因寒用:是指用寒性药物治疗具有假寒现象的病证,适用于里热盛极,阳盛格阴,反见寒象的真热假寒证。

(3)塞因塞用:是指用补益药物治疗具有闭塞不通症状的虚证,适用于真虚假实证。

(4)通因通用:是指用通利药物治疗具有通泄下利症状的实证,适用于真实假虚证。

总之,正治与反治治则的精神实质是在明辨病证性质表现有无假象的基础上,采用不同的治疗原则。正治法药性与病性相反,反治法虽药性与病证假象性质一致,但实与病证本质性质相反,故反治的实质仍属于正治,治病求本是它的核心。

(七)同病异治与异病同治

1.同病异治

同病异治是指同一病证采取不同的方法来治疗。同一疾病,由于发病时间、地域、气候的不同,或者由于患者机体的反应性不同,或处于不同的发展阶段,或同种疾病表现的症状不同,采用的治疗方法也不同。正如《素问.异法方宜论》所云:"医之治病也,一病而治各不同,皆愈何也？岐伯对曰:地域使然也。……故圣人杂合以治,各得其所宜,故治所以异而病皆愈者,得病之情,得治之大体也。"

2. 异病同治

异病同治是指不同病证采取相同的方法来治疗。某些互不相同的疾病,由于在病变发展过程中,出现了相同的病机或相同的证,故采用相同的方法来治疗。异病同治的前提是异病同"证",只要"证"同,治疗方法就相同。

总之,同病异治与异病同治治则的精神实质在于同证同治和异证异治。即辨证相同,施治则一,辨证不同,施治全异。它集中地体现了中医学辨证论治的精华所在,也体现了中医的"治病求本"的意义所在,即透过疾病表面现象,抓住疾病本质问题采取相应的治疗。

(八)三因制宜

三因制宜是因时制宜、因地制宜、因人制宜的统称,是指治疗疾病,要根据季货气候、地理环境、患者体质因素等具体情况,制订适宜的治疗方法。疾病的发生、发展是受多方面的因素影响的,如时令气候、地理环境,尤其是患者个体体质因素。因此,在治疗疾病时,必须把各方面的因素都考虑进去,具体情况具体分析,以制订出最适宜的治疗方法。

1. 因时制宜

因时制宜是指根据不同季节的天时气候特点,来制订适宜的治法和方药等。四季气候和时间节律的变化,对人体的生理功能、病理变化均产生一定的影响,所以治疗疾病时必须考虑时令气候节律因素的影响,以制订出适宜的治法和方药。

2. 因地制宜

因地制宜是指根据不同的地域环境特点,来制订适宜的治法和方药等。不同地域有不同的水土品质、地势高下,及人们赖以生存的饮食习俗,因而对人体的生理病理产生一定的影响,所以治疗疾病时亦应考虑不同地区的地理环境特点的影响,以制订出适宜的治法和方药。

3. 因人制宜

因人制宜是指根据不同的年龄、性别、体质、生活习惯等不同特点,来制订适宜的治法和方药。疾病发生在人体,人的年龄大小、体质差异、性别不同、生活习惯不同等因素,影响着疾病的发生、发展变化,甚至决定着疾病的预后转归,所以治疗疾病时应考虑患者年龄、性别、体质、饮食等诸多方面因素的影响,以制订出适宜的治法和方药。

总之,三因制宜治则的精神实质在于充分注意到了患者的体质、年龄、发病时令气候、所处地理环境及社会心理等多方面的因素对人体的影响,注意到个体的不同,体现了中医整体观念和辨证论治在应用中的原则性和灵活性,有较强的科学性和实践性。

二、中医治则与辨证用药的关系

中医治则是针对疾病发生、发展的主要矛盾而确立的。因此,它立足于解决疾病的主要矛盾,根据疾病的本质,指导所要采取的具体治疗和方药。从中医整体观和辨证论治角度看,中医治则和中医辨证处于同等重要的地位。若从治疗用药的角度看,中医治则具有更重要的地位。它指导治疗方向,修正治疗误差,甚至提供新的治疗方法与途径。若离开治则的指导,也就失去了治疗方向,失去了立法用药的依据。从整个临床治病的过程来看,治则起着承上启下的作用。一方面它上承诊断,一旦诊断确立,临床思维就要从认识问题向解决问题转化;另一方面,它下启治法,根据临床诊断指导治疗方向,指出治疗目的。因此治则对临证治疗,确定治法,遣药组方,具有普遍的指导意义。下面仅以部分治则在临床的具体应用为例,阐明中医治则与辨证用药的关系。

(一)既病防变与辨证用药的关系

既病防变治则的核心在于早期诊断,早期治疗,以防止疾病的发展与传变。中医用运动变化的观点认识疾病,不把疾病看成是固定不变的。只有重视掌握疾病的由表及里,由浅入深,由简单到复杂的变化规律,以及脏腑间的生克制化关系,才能掌握治疗疾病的主动权,将疾病消除于轻浅阶段。如临床对于乙型肝炎的治疗,遵循《难经》所提出的"见肝之病,知肝传脾,当先实脾"既病防变的治则,除应注意病毒邪气之外,治疗过程中须始终注意健脾,常配合健脾和胃的药物同用,往往能收到较好的效果。又如清代温病学家叶天士根据温病的发展规律,热邪伤及胃阴进一步发展可损及肾阴,主张在甘寒养胃的同时加入咸寒滋肾之品,以防肾阴被损,并提出了"先安未受邪之地"的防治原则,可谓是既病防变原则具体应用的典范。

(二)治病求本与辨证用药的关系

治病求本是辨证施治中的一个根本原则,其核心在于透过现象抓住病证本质进行针对性的治疗。中医学在整体观念学术理论指导下,总结出了一整套审证求因的方法,在此基础上,据因求本,找出形成疾病的根本原因,从而确立恰当的治疗方法、处方、用药。如《景岳全书·论治篇》中云:"见痰休治痰,见血休治血,无汗不发汗,有热莫攻热,喘息休耗气,遗精不涩泄,明得个中趣,方是医中杰。行医不识气,治病从何据,堪笑道中人,未到知音处。"即有治病求本之意。因为痰、血、无汗、发热、气喘、遗精等症状都各有不同病因,必须先明病因,据因求本,然后用药,方能根治。例如,咳嗽是临床常见的病证,但是引起咳嗽的原因甚多,《素问·咳论》中云:"五脏六腑皆令人咳,非独肺也。"咳嗽的病因有外感、内伤两大类。外感咳嗽为六淫外邪侵袭肺系所致,内伤咳嗽为脏腑功能失调内邪犯肺所致。外感咳嗽中又有风寒袭肺、风热犯肺、燥热伤肺等病因的不同,内伤咳嗽又有痰湿蕴肺、痰热郁肺、肝火犯肺、肺阴亏耗等病因的差别。所以治疗咳嗽,不能见咳止咳,而必须治病求本,若咳嗽风寒袭肺者,治宜疏风散寒,宣肺止咳,选用三拗汤、止嗽散加减;风热犯肺者,治宜疏风清热,肃肺化痰,选用桑菊饮加减;燥热伤肺者,治宜疏风清肺,润燥止咳,选用桑杏汤加减;痰湿蕴肺者,治宜健脾燥湿,化痰止咳,选用二陈汤加减;痰热郁肺者,治宜清热化痰,肃肺止咳,选用清金化痰汤加减;肝火犯肺者,治宜清肺平肝,顺气降火,选用泻白散、黛蛤散加减;肺阴亏耗者,治宜滋阴润肺,止咳化痰,选用沙参麦门冬汤加减。故见咳嗽虽同,而病因各异,立法、用药亦各不相同。所以见咳不要单纯止咳,要从分析局部病变与整体状况的联系中认识疾病的本质,否则必将陷入头痛医头、脚痛医脚的境地。

(三)标本缓急与辨证用药的关系

标本缓急治则的核心为在错综复杂的病变过程中,分清疾病的标本主次,轻重缓急,抓住疾病的主要矛盾进行治疗。如针对病势和缓的慢性病,应以正气不足、内脏失调等病本为治疗的重点,而标的方面居于次要地位。如肾阳不足的下消证,《金匮要略·消渴小便不利淋病脉证篇》中云:"男子消渴,小便反多,以饮一斗,小便一斗,肾气丸主之"。其本为肾阳不足,命门火衰,无权蒸津于上和化气于下,故成渴饮无度,尿频无制的下消病。此时治疗不能应用滋阴润燥,固涩小便的治标法,而应用温补肾阳,蒸津化气之肾气丸治疗。肾气丸方中附子、肉桂温补肾阳,补命门之火,鼓舞肾气,六味地黄丸壮水之主,滋补肾阴,通过水火并补而达到水火相济,阴阳协调的目的,正如《医宗金鉴》所谓"是从阴中温养其阳,使肾阴摄水则不直趋下源,肾气上蒸,则能化生津液"。《景岳全书》进一步阐发其义指出,"善补阳者,必于阴中求阳,以阳得阴助,则生化无穷",对后世启发甚大。针对病势危重的急性病、危重病,则应以病标为治疗的重点。如胸痹证多属本虚标实,标实为寒凝、气滞、血瘀、痰阻,痹遏胸阳,阻滞心脉;本虚为心脾肝肾亏虚,功能失调。临证时须按虚实的标本缓急治疗,如《金匮要略·胸痹心痛短气病脉证篇》中云:"胸痹不得卧,心痛彻背者,栝蒌薤白半夏汤主之。"即言痰涎壅塞于胸中而出现一系列急症时,治应化痰降逆,这是胸痹重证急则治标的典型代表。当标病与本病错杂并重时,宜采用标本同治的治疗方法。如表里同病,纯用解表则里证不去,纯用治里则外邪不解。故需表里同治,标本兼顾。此法在具体应用时,当分辨表、里证孰多孰少,孰重孰轻,孰急孰缓,而决定不同的治法。若表里同病,以表证为主,则治疗偏重在表。如表实兼内热的大青龙汤证即是;若病情以里证为主,则治疗应偏重于里,如厚朴七物汤即以厚朴三物汤主治里实以解决主要矛盾,而以桂枝去芍药汤治表证,以兼顾次要矛盾。若表里同病,二者病情相对均衡,则应表里并重,如表实兼水饮之小青龙汤证,及太阳少阳同病之柴胡桂枝汤证等。

(四)同病异治、异病同治与辨证用药的关系

同病异治与异病同治治则的核心在于同证同治,异证异治。辨证相同,施治则一,辨证不同,施治全异。从方剂学角度来看,异病同治与处方用药的关系是一方能治多病。清代医家徐灵胎在《兰台轨范》中云:"专治一病为主方,如一方而所治之病甚多者,则为通治之方。"同一处方可治疗多种病证,其主要原因就是因为它们有相同的"证",而"方"为"证"所决定,因此不同的疾病,具有相同的"证"时,便可采用同一方剂进行治疗。张仲景在《伤寒论》中,广泛地运用了异病同治的原则,如《伤寒论》中的麻黄汤证、桂枝汤证、大承气汤证、吴茱萸汤证等,就是用一方一法治疗多种不同的疾病。《金匮要略》中异病同治的运用,也是不乏其例的。如痉病、宿食、下利和产后发热均可用大承气汤治疗;狐惑和下血均可用赤小豆当归散治疗等等。

同病异治与异病同治治则延及后世更是有所发展,如温胆汤始载于孙思邈《备急千金要方》,主治痰热上扰所致的惊悸胆怯、虚烦不得眠等证,临床上凡是与痰热相关的疾患均可酌用。现代临床常用于治疗肺脓肿、胆囊炎、痫证、精神分裂症、胸痹、中风、高血压、更年期综合征等等。它们病虽各异,然其用温胆汤之清胆和胃、理气化痰则是一致的,均能取效。又如,补中益气汤是李东垣遵《内经》"损者益之""劳者温之"而制订的补益名方,有益气健脾、升阳举陷之功,广泛应用于内、外、妇、儿各科。现代临床常用于治疗胃下垂、重症肌无力、泄泻、低热、慢性肝炎、子宫下垂、崩漏、带下清稀、胎漏、产后恶露不尽等等,只要病机属于劳倦内伤、中气不足、清阳下陷,症见劳倦少气、舌淡苔白、脉大无力或细弱者,都可加减使用。充分体现了异病同治之妙。

(五)三因制宜与辨证用药的关系

三因制宜治则是天人相应观点在辨证论治中的体现。在确立治法、拟订处方时,必须体察患者的体质,患病时的季节气候,患者居处的地理环境等因素。如中医对感冒的治疗,首先考虑的是季节时令,再次是地点、体质,结合四诊辨证决定治法。冬季多属风寒,治宜辛温解表,用麻黄汤、桂枝汤、羌活胜湿汤等加减;春季多属风热,治宜辛凉解表,用银翘散、桑菊饮等加减;夏季多挟暑湿,治宜祛暑解表,用香薷散、新加香薷饮等加减;秋季多兼燥气,治宜轻宣外燥法,用桑杏汤、杏苏散等加减;若虚人感冒,属气虚者,治宜益气解表,用参苏饮加减;属阳虚者,治宜助阳解表,用麻黄附子细辛汤、再造散加减;属阴虚者,治宜滋阴解表,用加减葳蕤汤加减;属血虚者,治宜养血解表,用葱白七味饮加减。充分注意到了发病时令气候、患者的体质等多

方面的因素对人体的影响,体现了中医整体观念和辨证论治在应用中的原则性和灵活性。

中医各种不同治则之间既有层次的区别,又相互交叉关联。治病求本当居中医治则的最高层次,是通用于任何疾病治疗的准则。调整阴阳和扶正祛邪是分别从阴阳失调和邪正斗争的角度提出的,是次于治病求本之下的两个治则,二者是治病求本总则的进一步具体体现。因时、因地、因人制宜的治则,同属于调整阴阳、扶正祛邪这一层次,是从季节气候、地理区域以及体质差异等因素对疾病发生、发展产生的影响,来考虑求本治则的落实,也是对调整阴阳、扶正祛邪治则的补充,使治疗措施更具有针对性、更切合实际。

治则的相互交叉体现了中医对治疗疾病规律认识的完整全面。如中医对再生障碍性贫血的治疗,根据"虚则补之"的治疗原则当用补法,具体治疗时,本着治病求本的原则,又必须根据产生血虚的不同原因分途施治。如因心脾两虚,气血双亏者,治宜健脾益气,补血养心,用归脾汤、八珍汤加减;若精血亏损,肝肾阴虚者,治宜滋补肝肾,养血益精,用左归丸合二至丸加减;若脾肾阳虚,生化无源者,治宜健脾益肾,温补气血,用四君子汤合右归丸加减。尽管有上述三种不同的病因,但最终结果,均可出现血虚的共同症状,在上述三种不同的治法中,又都有补血法的配合应用,这就是标本兼顾治则的体现。再生障碍性贫血最常见的兼证是出血和发热。如大量出血,不及时止血就有亡血虚脱危候,这时出血兼证就从次要的矛盾上升到主要矛盾,则又当"急则治其标"迅速止血,根据出血的不同原因,分别投以凉血止血、收涩止血、化瘀止血、益气温经止血之剂治之。发热兼证的治疗也是十分重要的,否则可导致热极生风,虚风内动,甚则痉厥抽搐,危及生命。治热之法,又分外感、内伤的不同。外感发热,邪在卫分,因四时邪气的不同,有发散风热、解表祛暑、解表化湿、发散风寒等不同解表法的应用;因体质虚弱不同,又有养血、滋阴、益气、助阳解表的区分;邪在气分,又当清热降火、生津止渴;热入营血,则用清营凉血之剂;治内伤发热,属阴虚发热者,投滋阴降火之剂;属于气虚发热者,当用甘温除热之剂。充分体现了"扶正祛邪""因人、因时、因地制宜""治贵权变"的治则精神。由此可见,只有掌握好治则,才能确立总的治疗方案,才能确定以消除病因、针对病位、适应病情的具体治疗方法,才能有效地进行遣药组方。所以说,治则是遣药组方的向导。

（孙道莹）

第二章 中药的剂型

第一节 栓 剂

一、概念

栓剂是指药物与适宜的基质混合后制成的,具有一定形状,专供腔道给药的固体制剂。药物可溶解、乳化或混悬于基质中。

有肛门栓、阴道栓、鼻腔栓、尿道栓等。

二、特点

(1)药物不受胃肠道 pH 值或酶的破坏而失去活性。

(2)可避免刺激性药物对胃肠道黏膜的刺激。

(3)可部分避免肝脏的首过效应,并可减少药物对肝脏的毒副作用。

(4)直肠吸收比口服吸收影响因素少。

(5)便于不能或不愿吞服药物的患者使用。

(6)可发挥全身或局部治疗作用。

(7)不足之处是使用不便。

三、直肠给药药物吸收途径及影响药物吸收的因素

(一)药物吸收途径

(1)直肠上静脉→门静脉→肝脏→全身(30% ~50%,栓剂距肛门6cm 处)。

(2)直肠下静脉及肛门静脉→髂内静脉→下腔静脉→全身(50% ~70%,栓剂距肛门2cm 处)。

(3)直肠淋巴系统吸收。

(二)影响药物吸收的因素

1. 生理因素

(1)直肠处是否有粪便将影响药物扩散及药物与吸收黏膜的接触,空直肠吸收效果好于有粪便的直肠。

(2)栓剂纳入直肠的深度影响药物的吸收。

(3)直肠黏膜的 pH 值对药物的吸收起重要作用,一般直肠黏液的 pH 值为7.4,且无缓冲能力。在环境 pH 值下,药物不解离,吸收好;解离,吸收差。

2. 基质因素

栓剂纳入腔道后,首先必须使药物从基质中释放出来并溶解在分泌液中,才能穿过生物膜被吸收。但由于基质性质不同,释药速度也不同。一般来讲药物从基质中释放速度如下。

O/W 型乳剂基质 >水溶性基质 >油脂性基质。

3. 药物因素

（1）在人体分泌液中的溶解度：溶解度大的药物，吸收好；溶解度小的药物，吸收差。

（2）粒度：对一些难溶性药物而言，粒度越小，其比表面积越大，吸收越快。

（3）脂溶性与解离度：当药物接触肠壁时，脂溶性药物吸收好。非解离型的药物比解离型的药物吸收好。

四、基质

（一）质量要求

（1）基质在体外（室温下）要有一定的硬度，在体内（37℃左右）易软化、熔化或溶解。

（2）基质不应与药物发生反应，不影响药物的吸收及含量测定，对黏膜无刺激性。

（3）对于起局部治疗作用的栓剂基质释药应缓慢，起全身治疗作用的栓剂基质释药应迅速。

（4）熔点与凝固点较近，具有一定的润湿或乳化能力，能吸收水分或与水分相混合。

（二）常用基质

1. 油脂性基质

（1）天然油脂：如可可豆脂、香果脂、乌桕脂等。

（2）半合成或全合成脂肪酸甘油酯：如半合成椰子油酯、全合成混合脂肪酸酯等。

（3）氢化植物油类：如氢化棉籽油、氢化椰子油等。

2. 水溶性基质

（1）甘油明胶：本品系用明胶、甘油及水按一定比例混合制成的基质，三者比例不同，所制基质的软硬度也不同。

（2）混合聚乙二醇类（PEG）

栓剂中除药物、基质外，有时还需加入一些附加剂，如吸收促进剂、抗氧剂、增塑剂、防腐剂等。

五、制法

一般有搓捏法、冷压法及热熔法三种。

（一）搓捏法

药物＋基质→混匀（可塑团块）→置瓷板上，用保鲜膜包裹后搓揉，使成圆柱体→分剂量→捏成适宜的形状。

本法适用于油脂性基质栓剂的少量制备。

（二）冷压法

药物＋基质→研匀→冷却→制成粉粒→置制栓机中→压制成所需要的形状。

本法适用于油脂性基质栓剂的大量生产。

（三）热熔法

药物加入已熔化的基质中→注入栓模→冷凝→切去多余部分→脱模。

本法适用于油脂性或水溶性基质栓剂，既可少量制备，也可大量生产。

本法在注模前栓模上需涂润滑剂，以便于脱模（油脂性基质涂水溶性润滑剂，水溶性基质涂油脂性润滑剂）。

六、置换价

（一）概念

置换价系指药物重量与同体积基质重量的比值。置换价在栓剂生产中对保证投料的准确性有重要意义。

（二）置换价的计算

$f = W/[G-(M-W)]$

f—置换价；G—纯基质栓每粒平均重；M—含药栓每粒平均重；W—含药栓中每粒平均含药量；（M-W）—含药栓中基质的重量；[G-(M-W)]—空白栓与含药栓两种栓剂中基质的重量之差（即与药物同体积的基质重量）。

由上式可得，每粒含药栓剂所需基质的理论用量为：

$X = M - W = G - W/f$

（毕建云）

第二节　胶囊剂

一、概述

（一）概念

将药物装在硬胶囊壳或软胶囊皮中所制成的固体制剂。包括硬胶囊剂、软胶囊剂（胶丸），其中各自又可分为普通胶囊、缓释胶囊、控释胶囊、肠溶胶囊等。

（1）硬胶囊剂主要装填粉末状、细小颗粒状、微丸类药物。

（2）软胶囊剂主要装填半固体状、油状液体类药物。

（二）特点

1. 优点

（1）可掩盖药物的不良臭味，便于服用。

（2）崩解时限与溶出速率比片剂、丸剂快。

（3）能提高药物的稳定性。

（4）可以获得速效、长效及定位释放制剂。

2. 缺点

（1）药物的水溶液或稀乙醇溶液不能制成胶囊剂。因为水溶液、稀乙醇溶液能溶解胶囊壳或胶囊皮。

（2）易溶于水且刺激性大的药物不能制成胶囊剂，否则胶囊剂在胃中崩解后，因局部药物浓度过高而对胃黏膜产生强烈的刺激作用。

（3）易风化（失水）或易潮解（吸水）的药物不能制成硬胶囊剂，前者可使囊壳软化，后者可使囊壳脆裂。

二、硬胶囊剂

（一）囊壳的组成

硬胶囊囊壳主要由明胶（有 A 型、B 型等规格）、增塑剂、遮光剂、着色剂等组成。

（二）囊壳的规格

000、00、0、1、2、3、4、5 号（共 8 种规格）。号码数越大，容积越小（5 号最小）。

（三）药物的处理

一般均要加辅料制成适宜的颗粒或微丸进行装填，必要时还需加润滑剂和助流剂，其主要目的是增加物料的流动性，减小吸湿性。少数流动性好、吸湿性小的物料可直接用粉末装填。

几种常见药物的处理如下。

1. 剂量小的药物（如毒剧药）及贵细药

直接粉碎后用适宜的稀释剂稀释，制粒，装填。

2. 剂量大的药物

可部分或全部提取、分离、精制后，用适宜方法制粒，装填。

3. 挥发油或挥发性成分

应先用吸收剂吸收（或包结）后，在装填前加入到其他粉末或颗粒中，混匀，装填。

囊帽与囊体的套合方式有平口与锁口两种，如使用平口胶囊，为防药物泄漏或避免外界因素对药物的影响，常需进行封口处理。

三、软胶囊剂

（一）囊皮的组成

软胶囊囊皮也是由明胶、增塑剂、防腐剂、遮光剂、着色剂等组成的。

（二）对充填药物的要求

软胶囊囊皮内可充填各种油类或对明胶无溶解作用的液体药物（包括药物溶液或混悬液），也可充填半固体药物，甚至还可充填固体粉末或颗粒。

（三）制法

1. 压制法

压制法又称模压法（有缝胶丸）。

将以明胶为主的软质囊材制成厚薄均匀的胶片，药液置于两胶片之间，用钢板模或旋转模压制而成，模的形状可为椭球形、球形或其他形状（决定成品的形状）。

（1）小量生产时，用压丸模手工压制。

（2）大量生产时，常采用自动旋转轧囊机。

2. 滴制法（无缝胶丸）

囊材胶液和药物油溶液为互不相溶的两相，由滴制机喷头使两相按不同速度喷出，一定量的胶液将定量的油状液滴包裹后，滴入另一种不相混溶的液体冷却剂中，胶液接触冷却剂后，由于表面张力作用而形成圆球，并逐渐凝固成软胶囊。

（毕建云）

第三节 颗粒剂

一、概念

中药颗粒剂是指中药提取物或/和中药细粉与适宜的辅料混合以后所制成的干燥颗粒状制剂(少数为块状)。用时加开水冲服,有时也可吞服。

二、特点

(一)优点

(1)兼具固体制剂和液体制剂的优点,服用、贮藏、运输方便,起效迅速。

(2)剂量小,口感好,患者的依从性好。

(3)制备工艺比较简单。

(二)缺点

容易吸潮,必须密闭包装贮存。

三、分类

(一)按溶解性能分

1. 可溶性颗粒剂

水溶性颗粒、醇(酒)溶性颗粒。

2. 混悬性颗粒剂

加开水搅拌后,呈混悬状。

3. 泡腾性颗粒剂

这类颗粒剂中含有枸橼酸或酒石酸与碳酸氢钠等泡腾崩解剂,遇水时产生二氧化碳气体,呈泡腾状。泡腾性颗粒剂又可分为可溶性颗粒与混悬性颗粒。

(二)按形状分

(1)颗粒状颗粒剂。

(2)块状颗粒剂。

四、制法

工艺流程:提取→精制→制粒→干燥→整粒→包装。

(一)提取、精制

由于不同的中药含有效成分种类不同及对颗粒剂溶化性的要求不同,可根据情况采用不同的溶剂和方法进行提取,大多数颗粒剂一般采用水提法。为了减少颗粒剂的服用剂量,降低其引湿性,得到提取液后,往往还需进一步精制处理,通常都是采用水提醇沉法精制。

(二)制粒

1. 辅料

矫味剂(有的兼具吸湿作用)—糖粉(蔗糖)、甜菊苷、阿斯巴甜等。

稀释剂—糊精(应选用高溶性糊精)、中药细粉(混悬性颗粒剂常用中药细粉作稀释剂,尤其是处方中的贵细药)。

泡腾崩解剂—枸橼酸或酒石酸、碳酸氢钠。

2.制粒方法(一般采用湿法制粒)

(1)稠浸膏制粒:糖粉3~4份+糊精1份+稠膏1份→制成软材(用50%~70%乙醇调节润湿度)→挤出法制粒(10~12目)。

(2)稠浸膏与部分中药细粉:混合制粒将部分中药粉碎成细粉(往往是贵细药或粉性强的药),加入适量糖粉,混匀,再加入稠浸膏→制软材→制颗粒(10~12目)。

(3)干浸膏制粒:将干浸膏粉碎成细粉,加适量糖粉与糊精,用一定浓度的乙醇为润湿剂→制软材→制颗粒(10~12目);或将稠浸膏加适量糊精及糖粉,混匀,制得块状物,于60~70℃干燥,直接粉碎成一定大小的颗粒;或将干浸膏粉碎成细粉,加适量糖粉与糊精,流化制粒。此法称为一步制粒法,省工、省时,且颗粒大小均匀一致。

(3)干燥:湿粒制成后,应迅速干燥,放置过久,湿粒易黏结成块或变形。干燥的温度一般以60~80℃为宜。

(4)整粒:是指用与制粒时相同筛号的筛子或比制粒时稍细点的筛子将干颗粒重新过筛一次,将粘结成疏松块状物的颗粒重新分开,并剔除过分粗大的颗粒或硬块,同时,用60目左右的筛子筛去其中的细粉,使颗粒外观均匀一致(筛下的细粉可置下一批重新制粒)。

(毕建云)

第四节　气雾剂和喷雾剂

一、气雾剂

(一)概念

将药物与抛射剂同封于耐压容器中,使用时借抛射剂的压力将内容物喷出的制剂。喷出物可以是雾状、糊状或泡沫状。

(二)分类

1.按分散系统分

(1)二相气雾剂:气+液("气"为抛射剂的蒸气;"液"为药物溶解于抛射剂液体中所形成的溶液。)—溶液型气雾剂。

(2)三相气雾剂

1)双层气雾剂:气+液+液("气"同上;"液"为抛射剂液体和药物的水溶液或水性液体)—溶液型气雾剂。

2)粉末型气雾剂:气+液+固("气"同上;"液"为抛射剂液体;"固"为混悬于抛射剂液体中的药物细粉)—混悬液型气雾剂。

3)泡沫型气雾剂:气+O/W或W/O型乳剂("气"同上;抛射剂液体与水性液体乳化后形成乳剂,药物溶于水相或油相中)—乳浊液型气雾剂。

2.按用途分

(1)吸入性气雾剂:将药物溶解或以微粒/微滴形式分散在抛射剂中,通过呼吸系统吸入而发挥局部或全身治疗作用。

（2）体表及黏膜用气雾剂：前者供体表用，起到保护创面，清洁消毒，局部麻醉，止血止痛等作用，如云南白药气雾剂；后者用于腔道，如鼻腔、口腔等。

（3）空间消毒与杀虫用气雾剂。

（三）特点

（1）能直达病灶部位或吸收部位，奏效快，剂量小，特别适用于哮喘等病症。

（2）药物装在密闭的容器中，避免了与空气、水分的接触，提高了药物的稳定性，并可长时间保持无菌状态。

（3）使用时可以避免（减少）局部机械刺激作用。

（4）既能起局部治疗作用，又能发挥全身治疗作用。

（5）生产成本较高，要有耐压容器及特殊的生产设备。

（四）吸收途径与吸收机制

体表与黏膜用气雾剂（外用气雾剂）主要靠皮肤和黏膜吸收。而吸入性气雾剂主要靠肺泡吸收。

气雾剂吸收的机制主要是被动扩散。

（五）影响吸入性气雾剂药物吸收的因素

（1）药物要有一定的脂溶性，药物在肺部的吸收速度与药物的脂溶性成正比。

（2）药物的吸收速度与分子大小成反比，分子大，吸收速度慢；分子小，吸收速度快。

（3）与雾化粒子大小有关，雾化粒子小，则易吸收（$3 \sim 10 \mu m$ 的雾化粒子多沉积于支气管，$2 \mu m$ 以下者方能到达肺泡。一般气雾剂药物粒径控制在 $1.5 \sim 5 \mu m$），但并非越小越好，粒径过小，进入肺泡后又可随呼气排出体外。

（六）气雾剂的组成

气雾剂由药物与附加剂、抛射剂、耐压容器和阀门系统四部分组成。雾滴或雾粒大小与抛射剂类型、压力大小、阀门和推动钮类型、药液黏度等有关。

1. 耐压容器（剂型的组成部分）

（1）金属容器：抗压力、抗撞击性能好，但不耐腐蚀。为避免腐蚀，常在金属的内层涂一层聚乙烯或环氧树脂的薄膜。

（2）玻璃容器：耐腐蚀，但耐压、耐撞击性能差。为提高其抗撞击能力，有时在玻璃瓶外面搪有塑料防护层。

（3）塑料容器：耐腐蚀、抗压力、抗撞击性能好，但有穿透性。

2. 阀门系统（有普通阀门和定量阀门之分）

由封帽、阀杆、橡胶封圈、定量杯、弹簧、浸入管、推动钮（按钮）等组成。

3. 抛射剂

抛射剂为液化的气体，常温下其蒸气压大于大气压。其作用是在容器内产生一定的压力（气雾剂的动力来源），并可作为药物的溶剂、载体与稀释剂。常用的有：氟氯烷烃类（氟里昂）、碳氢化合物。

4. 药物与附加剂

（1）药物：可以为液体、固体或半固体。

（2）附加剂：潜溶剂、表面活性剂（如润湿剂、增溶剂、乳化剂等）、抗氧剂、助悬剂、防腐剂、矫味剂等。

（七）制法

（1）容器及阀门系统的处理。

（2）药物的配制与分装。

1）溶液型气雾剂

溶液型气雾剂能直接溶于抛射剂的药物，可采用直接溶解法。不能直接溶于抛射剂的药物，要通过潜溶剂，再与抛射剂相混合。

将上述药物直接分装在洗净的瓶中或先用潜溶剂溶解后分装在洗净的瓶中。

2）混悬型气雾剂：将不溶于抛射剂的药物粉碎成微粉，直接分装于干净的容器中。

3）乳浊型气雾剂：将药物先制成乳剂，再分装于干净的容器中。

（3）充填抛射剂

1）压入法：将已装好药物的容器，装上阀门系统，压紧封帽，放在高压充气机中，通过高压压入气体状态的抛射剂（抛射剂压入瓶中后，由于压力作用，部分抛射剂会液化）。

优点：设备简单，不需要低温操作。

缺点：灌入速度慢。

2）冷灌法：在低温环境中，将已装好药物的容器冷却，立即灌入已冷却至液态的抛射剂，然后装上阀门系统，压紧封帽。

优点：灌入速度快。

缺点：需低温环境和低温操作，抛射剂损耗较多。含水产品不宜采用此法充填抛射剂（水会结冰）。

二、喷雾剂

（一）概念

不含抛射剂，借助手动泵的压力或其他方法将内容物以雾状等形态喷出的制剂称为喷雾剂。抛射药物的动力是压缩在容器内的气体。

（二）特点

（1）不含抛射剂，避免对环境的污染。

（2）增加了药物的稳定性，减少了不良反应与刺激性。

（3）简化了生产设备，降低了生产成本，提高了生产安全性。

（4）容器内的压力在使用过程中会逐渐下降，使得雾滴大小和喷射量难以恒定。

（三）分类

（1）按给药途径不同可分为吸入性喷雾剂、外用喷雾剂等。

（2）按给药定量与否可分为定量喷雾剂与非定量喷雾剂。

（毕建云）

第三章 中药分类及配伍应用

第一节 发散风寒药

发散风寒药味多辛温,以解除风寒之邪侵袭肌表、肺卫所致的风寒表证为主要作用,适用于恶寒、发热、无汗、头疼身痛、肢体酸痛、苔薄白、脉浮紧等症,对喘咳、水肿、疮疡、风湿痹痛有风寒表证者亦可应用。

一、麻黄

来源:本品为麻黄科植物草麻黄 Ephedra sinica Stapf、中麻黄 Ephedra intermedia Schrenk et C. A. Mey. 或木贼麻黄 Ephedra equisetina Bge. 的干燥草质茎。主产于河北、山西、内蒙古、甘肃等地。秋季采割绿色草质茎,晒干。

商品:麻黄、蜜炙麻黄、麻黄绒、蜜炙麻黄绒。

性状:草麻黄:呈细长圆柱形,少分枝,直径1~2mm。表面淡绿色至黄绿色,有细纵脊线,触之有粗糙感。节明显节上有膜质鳞叶,长3~4mm;体轻,质脆,易折断,断面略呈纤维性,周边绿黄色,髓部红棕色,近圆形。气微香,味涩、微苦。

中麻黄:多分枝,直径1.5~3mm,有粗糙感。节上膜质鳞叶长2~3mm。断面髓部呈三角状圆形。

木贼麻黄:分枝较多,直径1~1.5mm,无粗糙感。裂片2,上部为短三角形,灰白色,基部棕红色或棕黑色。

性味归经:辛、微苦,温,归肺、膀胱经。

功能与主治:发汗散寒,宣肺平喘,利水消肿。用于风寒感冒,胸闷喘咳,风水水肿;蜜炙麻黄性温偏润,辛散发汗作用缓和,宣肺平喘力胜,多用于表证较轻,而肺气壅闭,咳嗽气喘较重的患者;麻黄绒作用缓和,适用于老人、幼儿及体虚之人;蜜炙麻黄绒作用更为缓和,适用于表证已解而咳喘未愈的老人、幼儿及体虚者。

单味应用:

(1)黄疸病,黄醇酒汤主之:麻黄一大把去节,绵裹,以美酒五升煮取半升,去滓,顿服。又治伤寒表热发疸,宜汗之则愈,冬月用酒,春宜用水煮之良。

(2)产后腹痛及血下不尽:麻黄去节,杵末,酒服方寸匕,一日二三服,血下尽即止。

(3)天行热病初起十二日:麻黄一大两去节,以水四升煮,去沫,取二升,去滓,着米一匙及豉,为稀粥,先以汤浴后,乃食粥,厚覆取汗,即愈。

(4)尸咽痛痹,语声不出:麻黄以青布裹,烧烟筒中,熏之。

(5)痘疮倒靥:郑州麻黄去节半两,以蜜一匙同炒良久,以水半升煎数沸,去沫,再煎去三分之一,去滓,乘热服之,避风,其疮复出也。一法:用无灰酒煎,其效更速。

(6)顽癣:麻黄15克(成人量),清水1小碗,武火煎沸后5分钟,温服,每天服2次,连续服至痒止停药。素有鼻衄及高血压者忌用。能疏风解表,发汗止痒。

配伍应用:

(1)麻黄与桂枝配伍,发汗解表,宣肺平喘,主要用于外感风寒,无汗而喘。

(2)麻黄与杏仁配伍,解表宣肺,止咳平喘,主要用于风寒束表,肺气壅闭的咳喘证。

(3)麻黄、半夏、五味子配伍,温肺化痰,敛肺止咳,用于顽咳久喘,久治不愈。

(4)麻黄、苍术、石膏配伍,散寒祛风,除湿清热,用于外寒里热之痹症。

组方应用:

(1)《伤寒论》麻黄汤:麻黄9g,桂枝6g,杏仁6g,甘草3g。功用:发汗解表,宣肺平喘。主治外感风寒表实证。恶汗发热,头疼身痛,无汗而喘,舌苔薄白,脉浮紧。

(2)《金匮要略》麻黄加术汤:即麻黄汤原方加白术12g。功用:发汗解表,散汗祛湿。主治风寒湿痹,身体烦疼,无汗等。

(3)《金匮要略》麻杏苡甘汤:麻黄6g,杏仁6g,甘草3g,薏苡仁12g。功用:解表祛湿。主治风湿一身尽疼,发热,日晡所剧者。

(4)《伤寒论》大青龙汤:麻黄12g,桂枝6g,甘草6g,杏仁6g,石膏18g,生姜9g,大枣3g。功用:发汗解表,清热除烦。主治,外感风寒,不汗出而烦躁,身疼痛,脉浮紧。

(5)《太平惠民和剂局方》三拗汤:麻黄、杏仁、甘草各15g。功用:宣肺解表。主治感冒风邪,鼻塞声重,语音不出,咳嗽胸闷。

(6)《太平惠民和剂局方》华盖散:麻黄、桑白皮、紫苏子、杏仁、陈皮各9g,甘草6g。功用:宣肺解表,祛痰止咳。主治:肺感风寒,咳嗽上气,痰气不利,脉浮者。

(7)《伤寒论》小青龙汤:麻黄9g,芍药9g,细辛6g,干姜6g,甘草6g,桂枝9g,半夏9g,五味子6g。功用:解表散寒,温肺化饮。主治外寒内饮证。恶寒发热,无汗,胸痞喘咳,痰多而稀,不得平卧,或身体疼重,头面四肢水肿,舌苔白滑,脉浮者。

(8)《伤寒论》麻黄杏仁甘草石膏汤:麻黄9g,杏仁9g,甘草6g,石膏18g。功用:辛凉宣肺,清热平喘。主治表邪未解,肺热咳喘证。身热不解,咳逆气急鼻煽,口渴,有汗或无汗,舌苔薄白或黄,脉浮而数者。

(9)《伤寒论》麻黄附子细辛汤:麻黄6g,附子9g,细辛3g。功用:助阳解表。主治少阴病始得之,反发热,脉沉者。

(10)《摄生众妙方》定喘汤:白果9g,麻黄9g,苏子6g,甘草3g,款冬花9g,杏仁9g,桑白皮6g,黄芩6g,半夏9g。功用:宣肺降气,清热化痰。主治哮喘。咳嗽痰多气急,痰稠色黄,微恶风寒,舌苔黄腻,脉滑数。

制剂:小青龙合剂组成:麻黄,桂枝,白芍,干姜,细辛,炙甘草,法半夏,五味子。功能与主治:解表化饮,止咳平喘。用于风寒水饮,恶寒发热,无汗,喘咳痰稀。用法与用量:口服。一次10~20mL,一日3次。用时摇匀。

化学成分:含左旋麻黄碱、右旋伪麻黄碱、左旋甲基麻黄碱、右旋甲基麻黄碱、苄甲胺等生物碱类、黄酮类及鞣质,挥发油类,麻黄多糖 A、B、C、D 和 E,有机酚酸类,及丁香树脂醇、β-谷甾醇和蜡质等。

药理作用:麻黄碱能松弛支气管平滑肌,有平喘、中枢兴奋作用;对骨骼肌有抗疲劳、轻微兴奋血管作用,升压作用。伪麻黄碱有明显的利尿作用。挥发油对流感病毒有抑制作用,并能兴奋汗腺,有发汗作用。

用法与用量:2～9g。发汗解表宜生用,止咳平喘多炙用。

二、桂枝

来源:本品为樟科植物肉桂 Cinnamomum cassia Presl 的干燥嫩枝。主产于广东、广西壮族自治区及云南。春、夏二季采收,除去叶,晒干,或切片晒干。

商品:桂枝、蜜炙桂枝。

性状:呈长圆柱形,多分枝,长 30～75cm。表面红棕色至棕色,有纵棱线、小疙瘩状的叶痕、枝痕及芽痕,皮孔点状。质硬而脆,易折段。断面皮部红棕色,木部黄白色至浅黄棕色,髓部略呈方形。有特异香气,味甜、微辛,皮部味较浓。

性味归经:辛、甘,温,归心、肺、膀胱经。

功能与主治:发汗解肌,温通经脉,助阳化气。用于风寒感冒,脘腹冷痛,血寒经闭,关节痹痛,痰饮,水肿,心悸等。蜜炙桂枝辛通作用减弱,长于温中补虚,散寒止痛。

单味应用:遗尿:桂枝研成细末备用。用时取适量药末,用食醋调成饼状,临睡前先用温水熨脐 10 分钟,然后将药饼贴于脐部,用纱布盖上固定,次日早晨取下,每晚 1 次。能温经通脉,助阳化气。

配伍应用:

(1)桂枝与白芍配伍,调和营卫,疏解肌表,主要用于体弱表虚,发热恶风表证。

(2)桂枝与薤白配伍,温经通阳,调和营卫,主要用于胸阳不振的胸痛、心悸。

(3)桂枝与炙甘草配伍,调和营卫,助阳复脉,主要用于心动悸,脉结代等症。

(4)桂枝与茯苓配伍,温经助阳,温化水湿,主要用于心脾阳虚,水湿内停所致的心悸气短,小便不利,小腹胀满,水肿等症。

组方应用:

(1)《伤寒论》桂枝汤:桂枝 9g,芍药 9g,甘草 6g,生姜 9g,大枣 3g。功用:解肌发表,调和营卫。主治外感风寒表虚证。头痛发热,汗出恶风,鼻鸣干呕吐,苔白不渴,脉浮缓或浮弱者。

(2)《伤寒论》桂枝加桂汤:桂枝 15g,芍药 9g,生姜 9g,甘草 6g,大枣 3g。功用:温通心阳,平冲降逆。主治太阳病误用温针或因发汗过多而发奔豚,气从少腹上冲心胸,起卧不安,时有发作者。

(3)《伤寒论》桂枝加芍药汤:桂枝 9g,芍药 18g,甘草 6g,大枣 3g,生姜 9g。功用:调和气血,缓急止痛。主治太阳病误下,邪陷太阴,腹满时痛者。

(4)《伤寒论》桂枝人参汤:桂枝 12g,甘草 9g,白术 9g,人参 9g,干姜 9g。功用:温里解表,益气健脾。主治太阳病,外证未除而数下之,遂协热下利,利下不止,心下痞鞭,表里不解。

(5)《金匮要略》桂枝茯苓丸:桂枝、茯苓、丹皮、桃仁、芍药各 6g。功用:活血化瘀,缓消包块。主治瘀阻胞宫证。腹痛拒按,或漏下不止,血色紫黑晦黯,或妊娠胎动不安等。

制剂:小建中合剂组成:桂枝,白芍,炙甘草,生姜,大枣。功能与主治:温中补虚,缓急止痛。用于脾胃虚寒,脘腹疼痛,喜温喜按,嘈杂吞酸,食少;胃及十二指肠溃疡见上述证候者。用法与用量:口服。一次 20～30mL,一日 3 次。用时摇匀。

化学成分:含桂皮醛等挥发油类、长链脂肪酸等脂溶性成分,反式桂皮酸、香豆精、β－谷甾醇、原儿茶酸等水溶性成分,以及钾、镁、钠、锰、钙、磷、铁、铝、锑、硅、钡、钛、锶及微量铜、铬、锆、铅、铍等元素。

药理作用:桂皮醛对因温热刺激引起的发热有解热、抗惊厥、利尿作用;有扩张血管,增强血液循环的作用;有镇静、镇痛作用,镇痛可增强巴比妥类药物的催眠作用;桂枝油对葡萄球菌、痢疾杆菌、霍乱弧菌、肠炎杆菌及炭疽杆菌均有抑制作用。

用法与用量:3~9g。

注意事项:本品辛温助阳,容易伤阴动血。外感热病、阴虚火旺、血热妄行等证,均应忌用。孕妇及月经过多者慎用。

三、紫苏

来源:本品为唇形科植物紫苏 Perilla frutescens(L.) Brit. 的干燥茎、叶,其叶称为紫苏叶,其梗称为紫苏梗。我国南北均产。夏秋季采收,阴干,生用。

商品:紫苏梗、紫苏叶。

性状:茎呈方柱形,四棱钝圆。表面紫棕色或暗紫色,四面有纵沟及细纵纹。体轻,质硬,断面裂片状,木部黄白色,呈射线状,髓部白色,疏松或脱落。叶呈卵圆形,长 4~11cm,宽2.5~9cm。先端长尖或急尖,基部圆形或宽楔形,边缘具圆锯齿。两面紫色或上表面绿色,下表面紫色,有多数凹点状腺鳞。叶柄长 2~7cm,紫色或紫绿色。质脆。气清香,味微辛。

性味归经:辛,温,归肺、脾经。

功能与主治:发汗解表,行气宽中,和胃止痛。用于风寒感冒,咳嗽呕恶,胸膈痞闷,胃脘疼痛等。紫苏叶偏于发汗解表,和胃止呃;紫苏梗偏于理气宽中,用于止痛、安胎。

单味应用:

(1)霍乱胀满,未得吐下:生苏捣汁,饮之。干苏煮饮亦妙。

(2)乳痈肿痛:煎汤服,并捣敷。

(3)损伤血出:以叶蘸所出血挼烂,敷之,愈后无瘢,甚妙。

(4)伤寒气喘:水煎服。

配伍应用:

(1)紫苏与桔梗配伍,开胸顺气,化痰利咽,主要用于风寒感冒所致的咽痛,咳嗽气喘。

(2)紫苏与藿香配伍,行气宽中,化湿止呕,主要用于外感暑湿,内伤饮食所致的胸闷呕恶。

(3)紫苏与黄连配伍,行气宽中,清热止呕,主要用于脾胃气滞,暑热犯胃所致呕吐。

(4)紫苏与砂仁配伍,和胃止呕,行气安胎,主要用于妊娠呕吐。

(5)紫苏与生姜配伍,行气宽中,解鱼蟹毒,主要用于食鱼蟹所引起的腹痛,吐泻。

组方应用:

(1)经验方:紫苏 10g,半夏 10g,厚朴 10g,木蝴蝶 10g,桔梗 10g,金银花 30g,连翘 12g,蝉蜕 10g,射干 10g,玄参 10g。功效主治:清热解毒,利咽。用于急、慢性咽炎,咽干咽痛,声嘶呕恶。用法:每日一剂,水煎 400mL,分两次温服。

(2)经验方:苏梗 10g,香附 10g,陈皮 10g,黄连 10g,黄芩 10g,大黄 6g,砂仁 5g,枳壳 10g,大腹皮 10g,干姜 10g,神曲 10g。功效主治:理气和胃,健脾燥湿。用于慢性胃炎。用法:每日一剂,水煎 400mL 分两次温服。

化学成分:含花色素苷、黄酮及黄酮苷等 16 种黄酮类化合物,α-亚麻酸、紫苏醛、左旋柠檬烯、1,6,10-十二碳三烯等挥发油类,β-胡萝卜素,以及人体 8 种必需氨基酸等。

药理作用:紫苏叶煎剂有缓和解热作用;有促进消化液分泌,增进胃肠蠕动的作用;能减少支气管分泌物,缓解支气管痉挛;本品水煎剂有抑制大肠埃希菌、痢疾杆菌、葡萄球菌的作用。

用法与用量:3~9g。

四、生姜

来源:本品为姜科植物姜 Zingibei officinale Rosc. 的新鲜根茎。我国各地均产。秋、冬二季采挖,除去须根及泥沙。

商品:生姜、生姜皮、煨姜。

性状:呈不规则块状,略扁,具指状分枝,长 4~18cm,厚 1~3cm。表面黄褐色或灰棕色,有环节,分枝顶端有茎痕或芽。质脆,易折断,断面浅黄色,内皮层环文明显,维管束散在。气香特异,味辛辣。

性味归经:辛,微温,归肺、脾、胃经。

功能与主治:解表散寒,温中止呕,化痰止咳。用于风寒感冒,胃寒呕吐,寒痰咳嗽。生姜皮长于利水消肿;煨姜长于温中散寒。

单味应用:

(1)去燥粪:生姜削如小指,长二寸,盐涂之,内下部中,立通。

(2)产后秽污下不尽,腹满:生姜二斤,以水煮取汁,服,即出。

(3)小儿咳嗽:用生姜四两煎汤,沐浴。

(4)呕吐,百药不瘥:生姜一两,切如绿豆大,以醋浆七合,于银器中煎取四合,空腹和滓旋呷之。

(5)反胃,羸弱不欲动:母姜二斤烂捣,绞取汁,作拨粥服。作时如葛粉粥法。

(6)暴逆气:嚼三两皂子大,下咽定,屡服屡定。

(7)初得寒热痰嗽:烧一块,啥含咺之终日间,嗽自愈。

(8)疟疾寒热,脾胃聚痰,发为寒热:生姜四两,捣自然汁一酒杯,露一夜,于发日五更面北饮,即止。未止再服。

(9)发背初起:生姜一块,炭火炙一层刮一层,为末,以猪胆汁调涂。

(10)舌上生苔:姜片,时时搽之。

(11)白癜风:生姜一块,切去一片,在患处揩擦,姜汁擦干,再切去一片,连续擦至局部皮肤知热为度,每日三四次,至皮色正常为止。

(12)预防晕车:五分硬币大小的新鲜生姜片,贴在内关穴(男左女右),固定。

配伍应用:

(1)生姜与半夏配伍,燥湿化痰止呕,主要用于胃寒所致的呕吐,腹痛腹泻。

(2)生姜与大枣配伍,调和营卫,缓和药性,主要用于风寒表证。

组方应用:《伤寒论》生姜泻心汤:生姜 12g,甘草 9g,人参 9g,干姜 3g,黄芩 9g,半夏 9g 黄连 3g,大枣 4 枚。功用:和胃消痞,宣散水气。主治水热互结痞证。心下痞鞭,腹中雷鸣下利等。

制剂:代温灸膏组成:生姜,辣椒,肉桂,肉桂油。功能与主治:温通经脉,散寒镇痛。用于风寒阻络所致的痹病,症见腰背、四肢关节冷痛;伤寒脾胃所致的脘腹冷痛、虚寒泄泻;慢性风湿性关节炎、慢性胃肠炎见上述证候者。用法与用量:外用。根据病证,按穴位贴一张。

化学成分:含挥发油,姜辣素及树脂、淀粉等。

药理作用:生姜挥发油能使血液循环增加,血压上升,促进发汗。姜辣素能刺激胃液分泌,增加食欲。还有拮抗催眠剂的功效,对于延髓的呼吸及血管运动中枢均有兴奋作用。还能起到抗病原微生物、抗氧化作用。

用法与用量:3~9g。

注意事项:本品伤阴助火,故阴虚内热者忌服。

五、香薷

来源:本品为唇形科植物石香薷 Mosla chinensis Maxim. 或江香薷 Molsa chinensis 'Jiangxiang - ru' 的干燥地上部分。前者习称"青香薷",后者习称"江香薷"。主产于江西、安徽及河南等地。

夏季茎叶茂盛、花盛时择晴天采割,除去杂质,阴干。

商品:香薷。

性状:青香薷长 30~50cm,基部紫红色,上部黄绿色或淡黄色,全体密被白色茸毛。茎方柱形,基部类圆形,节明显;质脆,易折断。叶对生,呈长卵形或披针形,暗绿色或黄绿色。穗状花序,苞片圆卵形或圆倒卵形,脱落或残存;花萼宿存,钟状,淡紫红色或灰绿色。小坚果 4,直径 0.7~1.1mm,近圆球形,具网纹。气清香而浓,味微辛而凉。

江香薷长 55~66cm。表面黄绿色,质较柔软。边缘右 5~9 疏浅锯齿。果实直径 0.9~1.4mm,表面具疏网纹。

性味归经:辛,微温,归肺、胃经。

功能与主治:发汗解表,和中利湿。用于暑湿感冒,恶寒发热,头痛无汗,腹痛吐泻,小便不利。

单味应用:

(1)水病洪肿,气胀,不消食:干香薷五十斤焙,用湿者亦得,细判,内釜中水浸之,出香薷上数寸,煮使气尽,去滓,澄清之,渐微火煎令可丸,服五丸如梧子大,日三,稍加之,以小便利为度。

(2)口臭:香薷一把,以水一斗煮取三升,稍稍含之。

(3)主心烦,去热:取煎汤作羹,煮粥及生食并得。

(4)四时伤寒不正之气:用水香薷为末,热酒调服一二钱,取汗。

(5)小儿发迟:陈香薷二两,水一盏煎汁三分,入猪脂半两和匀,日日涂之。

配伍应用:香薷与佩兰配伍,化湿解表,清暑止呕,主要用于夏季外感暑湿所致的头痛,恶心,腹痛腹泻等证。

组方应用:

(1)《太平惠民和剂局方》香薷散:香薷 9g,白扁豆、厚朴各 6g。功用:祛暑解表,化湿和中。主治恶汗发热,腹痛吐泻,头重身痛,无汗,胸闷,舌苔白腻,脉浮。

(2)《温病条辨》新加香薷饮:香薷 6g,金银花 9g,鲜扁豆花 9g,厚朴 6g,连翘 9g。功用:祛暑解表,清热化湿。主治暑温。发热头痛,恶寒无汗,口渴面赤,胸闷不舒,舌苔白腻,脉浮而数者。

制剂:六合定中丸组成:香薷,广藿香,紫苏叶,木香,檀香,厚朴,枳壳,陈皮,桔梗,甘草,茯苓,木瓜,白扁豆,山楂,六神曲,麦芽,稻芽。功能与主治:祛暑除湿,和中消食。用于夏伤暑湿,宿食停滞,寒热头痛,胸闷恶心,吐泻腹痛。用法与用量:口服。一次3~6g,一日2~3次。

化学成分:含挥发油。

药理作用:挥发油有清热祛痰作用,能刺激消化腺分泌及胃肠蠕动,还能促进肾血管扩张充血,增大滤过压,起到利尿作用。亦有抗病毒和抑菌作用。

用法与用量:3~9g。

注意事项:本品发汗力强,表虚有汗或阳暑证者忌用。

六、荆芥

来源:本品为唇形科植物荆芥 Schizonepeta tenuifolia Briq. 的干燥地上部分。主产于江苏、浙江及江西等地。夏、秋二季花开到顶,穗绿时采割,除去杂质,晒干。

商品:荆芥、荆芥炭、荆芥穗、芥穗炭。

性状:茎呈方柱形,上部有分枝,长50~80cm,直径0.2~0.4cm;表面淡黄绿色或淡紫红色;体轻,质脆,断面类白色。叶对生,多已脱落。穗状轮伞花序顶生,长2~9cm,直径约0.7cm。花冠多脱落,宿萼钟状,先端5齿裂,淡棕色或黄绿色;小坚果棕黑色。气芳香,味微涩而辛凉。

性味归经:辛,微温,归肺、肝经。

功能与主治:解表散风,透疹。用于感冒,头痛,麻疹,风疹,疮疡初起。荆芥炭、芥穗炭的止血作用强,多用于治便血,崩漏等。

单味应用:

(1)风搔遍身:浓煎汤,淋渫,或坐汤中。

(2)头项风强:八月后取荆芥穗,作枕及铺床下,立春日去之。

(3)产后鼻衄:荆芥焙,研末,童子小便二钱。

(4)痔漏肿痛:荆芥煮汤,日日洗之。

(6)大便下血:用荆芥炒,为末,每米饮服二钱,妇人用酒下。亦可拌面作馄饨食之。

(7)小儿脐肿:荆芥煎汤,洗净,以煨葱刮薄出火毒,贴之,即消。

(8)疔肿诸毒:荆芥一握切,以水五升煮取二升,分二服,冷饮。

(9)脚桠湿烂:荆芥叶捣,敷之。

(10)头目诸疾,一切眼疾血劳,风气头痛,头旋目眩:荆芥穗为末,每酒服三钱。

(11)华佗愈风散:荆芥三钱微焙,为末,豆淋酒调服,或童便服。诸家云神效。

配伍应用:

(1)荆芥与防风配伍,发散风寒,祛风胜湿,用于外感风寒所致的头痛,身痛,恶寒等证。

(2)芥穗炭与当归配伍,活血止血,祛瘀生新。用于月经延期,淋沥不断,崩漏等症。

组方应用:《外科正宗》消风散:荆芥、防风、牛蒡子、蝉蜕、苍术、苦参、石膏、知母、当归、胡麻仁、生地各6g,木通、甘草各3g。功用:疏风养血,清热除湿。主治风疹、湿疹。皮肤疹出色红,或遍身云片斑点,瘙痒,抓破后渗出津水,苔白或黄,脉浮数。

制剂:

(1)感冒清热颗粒组成:荆芥穗,薄荷,防风,柴胡,紫苏叶,葛根,桔梗,苦杏仁,白芷,苦地丁,芦根。功能与主治:疏风散寒,解表清热。用于风寒感冒,头痛发热,恶寒身痛,鼻流清涕,咳嗽咽干。用法与用量:开水冲服。一次 1 袋,一日 2 次。

(2)齿痛消炎灵颗粒组成:石膏,荆芥,防风,青皮,牡丹皮,地黄,青黛,细辛,白芷,甘草。功能与主治:疏风清热,凉血止痛。用于脾胃积热、风热上攻所致的头痛身热、口干口臭、便秘燥结、牙龈肿痛;急性齿根尖周炎、智齿冠周炎、急性牙龈炎、急性牙髓炎见上述证候者。用法与用量:开水冲服。一次一袋,一日 3 次,首次加倍。

化学成分:含胡薄荷酮、薄荷酮、$4\alpha,5$ - 二甲基 - 3 - 异丙基八氢萘酮及 4,5 - 二乙基 - 3,5 - 辛二烯、异松油烯、马鞭烯酮等挥发油类,单萜及单萜苷类,黄酮类,酚酸类,长链脂肪酸类,以及 β - 谷甾醇、β - 胡萝卜苷、熊果酸、齐墩果酸及内酯类等成分。

药理作用:荆芥水煎剂可增强皮肤血液循环,有微弱的解热作用,并有解痉作用;对金黄色葡萄球菌、白喉杆菌、伤寒杆菌、痢疾杆菌、绿脓杆菌及人型结核杆菌均有抑制作用。亦有发汗、抗氧化作用。

用法与用量:4.5~9g。

七、防风

来源:本品为伞形科植物防风 Saposhnikovia divaricata(Turcz.) Schischk. 的干燥根。主产于东北、河北、四川、云南等地。春、秋二季采挖未抽茎植株的根,除去须根及泥沙,晒干。

商品:防风。

性状:呈长圆锥形或长圆柱形,下部渐细,长 15~30cm,直径 0.5~2cm。表面灰棕色,粗糙,有纵皱纹、多数横长皮孔样突起及点状的细根痕。根头部环纹密集且明显。体轻,质松,易折断,断面不平坦,皮部浅棕色,有裂隙,木部浅黄色。气特异,味微甘。

性味归经:辛、甘、温,归膀胱、肝、脾经。

功能与主治:解表祛风,胜湿,止痉。用于感冒头痛,风湿痹痛,风疹瘙痒,破伤风。

单味应用:

(1)自汗不止:防风去芦,为末,每服二钱,浮麦煎汤服。《朱氏集验方》:防风用麸炒,猪皮煎汤下。

(2)解乌头毒、附子、天雄毒:并用防风煎汁,饮之。

配伍应用:

(1)防风与羌活配伍,解表散寒,祛风胜湿,主要用于风寒湿痹,关节疼痛,四肢挛急。

(2)防风与当归配伍,祛风散寒,胜湿止痛,主要用于风寒所致关节疼痛,肌肤麻木。

(3)防风与白蒺藜配伍,解表胜湿,祛风止痒,主要用于风热发疹,皮肤瘙痒等证。

(4)防风与天南星配伍,祛风解痉,主要用于破伤风,牙关紧闭,抽搐痉挛或中风所致的口眼歪斜。

组方应用:

(1)《宣明论方》防风通圣散:防风、川芎、当归、芍药、大黄、薄荷叶、麻黄、连翘、芒硝各6g,石膏、黄芩、桔梗各 12g,滑石 20g,甘草 10g,荆芥、白术、栀子各 3g。功用:疏风解表,清热通便。主治风热壅盛,表里俱实证。憎寒壮热无汗,头目昏眩,目赤睛痛,口苦舌干,咽喉不利,涕唾稠黏,大便秘结,小便赤涩,舌苔黄腻,脉数有力。并治疮疡肿毒,肠风痔漏,鼻赤瘾疹等证。

(2)经验方:防风 12g,荆芥 10g,苍术 10g,葛根 10g,薏苡仁 10g,丹皮 10g,玄参 10g,川木通 10g,乌梢蛇 10g,苍耳草 10g。功用:祛风胜湿,凉血止痒。主治风疹,湿疹,皮肤瘙痒证。

制剂:防风通圣丸组成:防风,荆芥穗,薄荷,麻黄,大黄,芒硝,栀子,滑石,桔梗,石膏,川芎,当归,白芍,黄芩,连翘,甘草,白术。功能与主治:解表通里,清热解毒。用于外寒内热,表里俱实,恶寒壮热,头痛咽干,小便短赤,大便秘结,瘰疬初起,风疹湿疮。用法与用量:口服。一次 6g,一日 2 次。

化学成分:含戊醛、0－蒎烯、己醛、戊醇、没药烯、花侧柏烯、β－桉叶醇、2－甲基－3－丁烯－2－醇等挥发油类,升麻素,甘露醇,二氢呋喃色原酮、二氢吡喃色原酮及苷类,香豆素类,多糖类,有机酸类,聚乙炔类,甘油酯类等成分。

药理作用:防风煎剂对多种痢疾杆菌及枯草杆菌有抗菌作用;对某些皮肤癣菌也有抑制作用。

防风煎剂还有中等度解热、镇痛、镇静、抗惊厥作用。

用法与用量:4.5~9g。

注意事项:阴虚火旺,血虚发痉者慎用。

八、羌活

来源:本品为伞形科植物羌活 Notopterygium incisum Ting ex H. T. Chang 或宽叶羌活 Notopterygium forbesii Boiss. 的干燥根茎及根。主产于四川、甘肃及云南等地。春、秋二季采挖,除去须根及泥沙,晒干。

商品:羌活。

性状:羌活为圆柱状的根茎,长 4~13cm,直径 0.6~2.5cm,顶端具茎痕。表面棕褐色至黑褐色,外皮脱落处呈黄色。节间缩短,呈紧密隆起的环状,形似蚕,习称"蚕羌";节间延长,形如竹节状,习称"竹节羌"。体轻,质脆,易折断,断面不平整,有多数裂隙,皮部黄棕色至暗棕色,油润,有棕色油点,木部黄白色,射线明显,髓部黄色至黄棕色。气香,味微苦而辛。

宽叶羌活根茎类圆柱形,顶端具茎及叶鞘残基,根类圆锥形,有纵皱纹及皮孔;表面棕褐色,近根茎处有较密的环纹,长 8~15cm,直径 1~3cm,习称"条羌"。有的根茎粗大,不规则结节状,顶部具数个茎基,根较细,习称"大头羌"。质松脆,易折断,断面略平坦,皮部浅棕色,木部黄白色。气味较淡。

性味归经:辛、苦,温。归膀胱、肾经。

功能与主治:散风寒,通鼻窍。用于风寒头痛,鼻塞,鼻渊,鼻流浊涕。

单味应用:产后腹痛,产后诸药不效:酒煎二两服。

配伍应用:

(1)羌活与独活配伍,祛散风寒,除湿通痹,通络止痛,主要用于风寒湿邪所致的肢节疼痛,肩背酸痛。

(2)羌活与川芎配伍,祛风散寒,除湿止痛,主要用于风寒头痛。

(3)羌活、细辛、白芷配伍,祛风散寒止痛,主要用于偏正头痛,眉棱骨痛。

组方应用:

(1)《此事难知》九味羌活汤:羌活、防风、苍术、细辛各 2g,川芎、白芷、生地黄、黄芩、甘草各 3g。功用:发汗祛湿,兼清里热。主治外感风寒湿邪,兼有里热证。恶汗发热,解表无汗,头痛项强,肢体疼痛,口苦微渴,舌苔白或微黄,脉浮。

（2）《内外伤辨惑论》羌活胜湿汤：羌活、独活 6g,藁本、防风、甘草、川芎各 3g,蔓荆子 2g。功用：祛风胜湿止痛。主治风湿在表,肩背痛不可回顾,头痛身重,或腰脊疼痛,难以转侧,苔白脉浮。

（3）经验方：羌活 10g,胆南星 10g,龙胆草 10g,白芷 10g,赤芍 10g,延胡索 10g,川芎 10g,白芥子 10g,威灵仙 10g,狗脊 10g,葛根 15g,鹿衔草 10g。功效主治：活血化瘀,通络止痛。用于颈椎病。用法：每日一剂,水煎 400mL,分两次温服。

（4）经验方：淮山药 30g,葛根 30g,熟地 30g,枸杞子 15g,莲子肉 15g,党参 15g,黄芪 30g 当归 10g,鸡血藤 30g,母鸭 1 只。功效主治：补肾健骨,益气健脾。用于颈椎病。用法：每日一剂,水煎 400mL,分两次温服。

制剂：九味羌活口服液组成：羌活,防风,苍术,细辛,川芎,白芷,黄芩,甘草,地黄。

功能与主治：疏风解表,散寒除湿。用于外感风寒挟湿所致的感冒,症见恶寒、发热、无汗、头重而痛、肢体酸痛。用法与用量：口服。一次 20mL,一日 2～3 次。

化学成分：含有挥发油,香豆素,糖类,有机酸,甾醇,氨基酸类等。其中含挥发油 2%～3%,主要为庚烷、己醛、a－桉叶醇、大拢牛儿烯 D－4－醇、β－防风烯酮、颉草萜烯醇、布藜醇、十六烷醇等 50 余种成分。非挥发性成分有异欧芹素乙、佛手柑内酯、佛手柑亭、佛手酚、羌活醇、脱水羌活酚、乙基羌活醇、羌活酚缩醛、环氧脱水羌活酚、花椒毒酚、紫花前胡苷、8－甲氧基异欧前胡内酯、佛手酚葡萄苷、异欧前胡素、蛇床素、乙基羌活酚、欧前胡素酚、异前胡内酯、佛手素、紫花前胡苷元等。糖类主要含有鼠李糖、果糖、葡萄糖和蔗糖等营养成分。有机酸主要有：油酸、亚油酸、阿魏酸、茴香酸对羟基苯乙酯、苯乙基阿魏酸脂、十四烷酸、对羟基间甲氧基苯甲酸、十六烷酸、油酸等。氨基酸类主要有：赖氨酸、精氨酸、苯丙氨酸、γ－氨基丁酸、天门冬氨酸、亮氨酸等 20 种。

药理作用：羌活注射液有解热镇痛作用,并对皮肤真菌、布氏杆菌有抑制作用。羌活水溶部分有抗实验性心律失常作用。挥发油亦有抗感染、镇痛、解热、抗休克作用,还可以增加心肌营养性血流量和对抗垂体后叶素引起的心肌缺血。

用法与用量：3～9g。

注意事项：本品用量过多,易致呕吐,故脾胃虚弱者不宜服用。血虚痹痛,阴虚头痛者慎用。

九、白芷

来源：本品为伞形科植物白芷 Angelica dahurica(Fisch. ex Hoffm.) Benth. et Hook. f. 或杭白芷 Angelica dahurica(Fisch. ex Hoffm.) Benth. et Hook. f. var. formosana(Boiss.) Shen et Yuan 的干燥根。主产于四川、浙江、河南、河北、安徽等地。夏、秋尖叶黄时采挖,除去须根及泥沙,晒干或低温干燥。

商品：白芷。

性状：呈长圆锥形,长 10～25cm,直径 1.5～2.5cm。表面灰棕色或黄棕色,根头部钝四棱形或近圆形,具纵皱纹。顶端有凹陷的茎痕。质坚实,断面白色或灰白色,粉性,形成层环棕色,近方形或近圆形,皮部散有多数棕色油点。气芳香,味辛、微苦。

性味归经：辛,温,归胃、大肠、肺经。

功能与主治：祛风除湿,通窍止痛,消肿排脓。用于感冒头痛,眉棱骨痛,鼻塞,鼻渊,牙痛,白带,疮疡肿痛。

单味应用:

(1)丹瘾疹:白芷及根叶煮汁,洗之,效。

(2)小儿身热:白芷煮汤,浴之。取汗避风。

(3)口齿气臭:用香白芷七钱,为末,食后井水服一钱。

(4)妇人白带:白芷四两,以石灰半斤淹三宿,去灰,切片,炒,研末,酒服二钱,日二服。

(5)大便风秘:香白芷炒,为末,每服二钱,米饮人蜜少许,连进二服。

(6)鼻衄不止:就以所出血调白芷末,涂山根,立止。

(7)肠风下血:香白芷末,每服二钱,米饮下,神效。

(8)肿毒热痛:醋调白芷末,敷之。

(9)解砒石毒:白芷末,井水服二钱。

配伍应用:

(1)白芷与川芎配伍,祛风止痛,主要用于阳明经头痛,眉棱骨痛,刺痛。

(2)白芷与辛夷配伍,祛风解表,宣通鼻窍,主要用于外感风寒所致的头痛,鼻塞。

组方应用:经验方:白芷10g,石膏30g,黄连10g,升麻10g,细辛3g。功效主治:祛风解表,消肿止痛。用于风火牙痛。用法:每日一剂,水煎400mL,分两次温服。

制剂:清眩丸组成:川芎,白芷,薄荷,荆芥穗,石膏。功能与主治:散风清热。用于风热头晕目眩,偏正头痛,鼻塞牙痛。用法与用量:口服。一次1~2丸,一日2次。

化学成分:全草含挥发油。根含有氧化前胡素、欧前胡素、异欧前胡素、脱水比克白芷素、比克白芷素、佛手柑内酯、伞形花内酯、白芷素、白芷醚、珊瑚菜素等香豆素类,以及Ca、Cu、Fe、Zn、Mn、Ni、Co、Cr、Mo等人体必需的微量元素,其中Fe、Ca、P的含量较高,其对人体有害的Pb、Cd含量极低,常用量使用,不会引起中毒,不良反应也较小。

药理作用:白芷有解热、镇痛、抗感染作用。白芷素小量能兴奋延脑呼吸中枢、升高血压,并能引起流涎呕吐;大量能引起强烈间歇性惊厥,继而全身麻痹;白芷水煎剂对大肠埃希菌、痢疾杆菌、伤寒杆菌、绿脓杆菌、变形杆菌有一定抑制作用;白芷还能对抗蛇毒所致的中枢神经系统抑制。

用法与用量:3~9g。外用适量。

注意事项:阴虚血热者忌服。

十、细辛

来源:本品为马兜铃科植物北细辛 Asarum heterotropoides Fr. Schmidt var. mandshuricum (Maxim.)Kitag.、汉城细辛 Asarum sieboldii Miq. Var. seoulense Nakai 或华细辛 Asarum sieboldi-iMiq. 的根及根茎。前两种习称"辽细辛"。主产于辽宁、吉林、黑龙江;后一种主产于陕西等地。夏季果熟期或初秋采挖,除净地上部分和泥沙,阴干。

商品:细辛。

性状:北细辛常卷曲成团。根茎横生呈不规则圆柱状,具短分枝,长1~10cm,直径0.2~0.4cm;表面灰棕色,粗糙,有环形的节,分枝顶端有碗状的茎痕。根细长,密生节上,长10~20cm,直径0.1cm;表面灰黄色,平滑或具纵皱纹;质脆,易折断,断面平坦,黄白色或白色。气辛香,味辛辣、麻舌。

汉城细辛根茎直径 0.1 ~ 0.5cm,节间长 0.1 ~ 1cm。

华细辛根茎长 5 ~ 20cm,直径 0.1 ~ 0.2cm,节间长 0.2 ~ 1cm。气味较弱。

性味归经:辛,温,归心、肺、肾经。

功能与主治:祛风散寒,通窍止痛,温肺化饮。用于风寒感冒,头痛,牙痛,鼻塞鼻渊,风湿痹痛,痰饮咳喘。

单味应用:

(1)口臭:细辛煮取浓汁,热含冷吐,瘥。

(2)口疮糜烂:细辛 4.5g,研为细末,分作五包,每用一包,以米醋调如糊状,敷于脐眼,外贴膏药,每日一换,连用四至五天。

(3)阳痿:细辛每次 5 ~ 10g,以沸水冲泡 15 分钟后频频饮服,15d 为一疗程。

配伍应用:

(1)细辛与麻黄配伍,发散风寒,祛风止痛,多用于阳虚外感风寒所致的恶寒发热,脉沉者。

(2)细辛与五味子配伍,温肺化饮,止咳平喘,主要用于外感风寒所致的肺寒咳喘,痰液清稀。

(3)细辛与白芷配伍,祛风止痛,散寒解表,主要用于外感风寒或风湿所致的头痛,身痛,牙痛等证。

组方应用:经验方:细辛 6g,羌活 10g,防风 10g,白芷 10g,附片 9g,葛根 10g,川芎 9g,甘草 3g。功效主治:发散风寒,祛风止痛。用于外感风寒头痛,牙痛,一身尽痛。用法:每日一剂,水煎 400mL,分两次温服。

制剂:辛芩颗粒组成:细辛,黄芩,荆芥,防风,白芷,苍耳子,黄芪,白术,桂枝,石菖蒲。功能与主治:益气固表,祛风通窍。用于肺气不足、风邪外袭所致的鼻痒、喷嚏、流清涕、易感冒;过敏性鼻炎见上述证候者。用法与用量:开水冲服。一次 1 袋,一日 3 次。20 日为一疗程。

化学成分:含挥发油 2% ~ 3%,油的主要成分为甲基丁香油酚、黄樟醚、β - 蒎烯、优葛缕酮、酚性物质、细辛酮等,含有卡枯醇、左旋细辛脂素、左旋芝麻脂素等含量较高的非挥发性成分,另外,还有去甲乌药碱、氨基酸、糖、黄酮及皂类等成分。

药理作用:细辛挥发油、水及醇提取物分别具有解热、抗感染、镇静、镇痛、抗惊厥、祛痰、平喘及局麻作用;大剂量挥发油可使中枢神经系统先兴奋后抑制;所含消旋去甲乌药碱有强心、扩张血管、松弛平滑肌、升高血糖等广泛作用。

用法与用量:1 ~ 3g。外用适量。

注意事项:阴虚阳亢头痛,肺燥伤阴干咳忌用。反藜芦。

(薛树涌)

第二节　发散风热药

本类药物大多性味辛凉,发汗解表作用比较和缓,辛以发散,凉可祛热,故以发散风热为主要作用。主要适用于外感风热所致的发热、微恶风寒、咽干口渴、头痛目赤、舌苔薄黄、脉浮数等症。某些药物还可用于治疗风热所致的目赤多泪、咽喉肿痛、麻疹不透以及风热咳嗽等证。

一、薄荷

来源:本品为唇形科植物薄荷 Mentha haplocalyx Briq. 的干燥地上部分。我国南北均产,尤以江苏产者为佳。夏、秋二季茎叶茂盛或花开至三轮时,选晴天分次采割,晒干或阴干。

商品:薄荷。

性状:茎呈方柱形,有对生分枝,长 15～40cm,直径 0.2～0.4cm;表面紫棕色或淡绿色,棱角处具有茸毛;质脆,断面白色,髓部中空。叶对生,有短柄;叶片呈宽披针形、长椭圆形或卵形,长 2～7cm,宽 1～3cm;.上表面深绿色,下表面灰绿色,稀被茸毛,有凹点状腺鳞。轮伞花序腋生,花萼钟状,花冠淡紫色。揉搓有特殊清凉香气,味辛凉。

性味归经:辛,凉,归肺、肝经。

功能与主治:宣散风热,清头目,透疹。用于风热感冒,风温初起,头痛,目赤,喉痛,口疮,风疹,麻疹,胸胁胀闷。

单味应用:

(1)风螫:捣,贴之,瘥。

(2)水入耳:以汁点,立效。

(3)清上化痰,利咽膈,治风热:以薄荷末,炼蜜丸芡子大,每噙一丸。白砂糖和之亦可。

(4)眼弦赤烂:薄荷以生姜汁浸一宿,晒干,为末,每用一钱,沸汤泡,洗之。

(5)衄血不止:薄荷汁滴之。或以干者水煮,绵裹塞鼻。

(6)火毒生疮,灸火久,火气入内,两股生疮,汁水淋漓者:用薄荷煎汁,频涂,立愈。

(7)一切唇疮:为细末,香油合敷。

配伍应用:

(1)薄荷与蝉蜕配伍,解表透疹,疏风利咽,主要用于风热壅盛所致的疹发不畅,咽喉肿痛。

(2)薄荷与柴胡配伍,疏肝理气,解郁,用于肝气郁结所致的胸闷,两胁胀痛。

(3)薄荷与滑石配伍,清暑利湿,清利头目,用于外感暑湿所致的头痛,神昏,恶心,小便短赤。

组方应用:《普济方》薄荷汤:薄荷 10g,牛蒡子 10g,菊花 10g,甘草 6g。功用:清热明目。主治风热攻目,昏涩疼痛。

制剂:银翘解毒丸组成:金银花,连翘,薄荷,荆芥,淡豆豉,牛蒡子,桔梗,淡竹叶,甘草。功能与主治:疏风解表,清热解毒。用于风热感冒,症见发热头痛,咳嗽口干、咽喉疼痛。

用法与用量:用芦根汤或温开水送服。一次 1 丸,一日 2～3 次。

化学成分:含挥发油,油中主成分为薄荷醇、薄荷酮、乙酸薄荷酯、莰烯、柠檬烯、异薄荷酮、蒎烯、薄荷烯酮、树脂及少量鞣质、迷迭香酸等。

药理作用:薄荷油内服能使皮肤毛细血管扩张,促进汗腺分泌,而起到发汗解热作用;薄荷油能抑制胃肠平滑肌收缩,能对乙酰胆碱而呈现解痉的作用;薄荷油还能促进呼吸道腺体分泌而对呼吸道炎症有治疗作用;对单纯性疱疹病毒、森林病毒、流行性腮腺炎病毒有抑制作用,对金黄色葡萄球菌、白色葡萄球菌、甲型链球菌、乙型链球菌、卡他球菌、肠炎球菌、炭疽杆菌、白喉杆菌、伤寒杆菌、绿脓杆菌、大肠埃希菌等有抑菌作用;薄荷油外用,能发射性地造成深部组织血管的变化而起到的消炎、止痛、止痒作用。还具有抗着床、抗早孕、利胆作用。

用法用量:3~6g。入煎剂宜后下。

注意事项:体虚多汗者不宜使用。

二、牛蒡子

来源:本品为菊科植物牛蒡 Arctium Lappa L. 的干燥成熟果实。主产于河北、浙江等地。秋季果实成熟时采收果序,晒干,打下果实,除去杂质,再晒干。

商品:牛蒡子、炒牛蒡子。

性状:呈长倒卵形,略扁,微弯曲,长5~7mm,宽2~3mm。表面灰褐色,带紫黑色斑点,有数条纵棱,通常中间1~2条明显。顶端钝圆,稍宽,顶面有圆环,中间具点状花柱残迹;果皮较硬,子叶2,淡黄白色,富油性。气微,味苦后微辛而稍麻舌。

性味归经:辛、苦,寒,归肺、胃经。

功能与主治:疏散风热,宣肺透疹,解毒利咽。用于风热感冒,咳嗽痰多,麻疹,风疹,咽喉肿痛,痄腮丹毒,痈肿疮毒。炒牛蒡子,宣散作用增强,长于解毒透疹,利咽散结,化痰止咳。用于麻疹不透,咽喉肿痛,风热咳喘。炒后还可杀酶保苷,利于有效成分煎出。

单味应用:

(1)风热闭塞咽喉,遍身水肿:以盘辖蠡蒬,一合,半生半熟,杵为末,热酒调下一钱匕,立瘥。

(2)风水身肿欲裂:鼠粘子二两炒,研为末,每温水服二钱,日散服。

(3)风龋牙痛:鼠粘子炒,煎水,含嗽吐之。

配伍应用:

(1)牛蒡子与蝉蜕配伍,疏散风热,利咽解毒,用于风热壅滞所致的咽喉肿痛,声音嘶哑。

(2)牛蒡子与野菊花配伍,清热解毒,散坚消肿,用于热毒所致的疮肿,痄腮等。

组方应用:

(1)《证治准绳》牛蒡汤:牛蒡子10g,大黄8g,薄荷10g,防风10g,荆芥穗10g,甘草3g。功用:疏散风热,解毒利咽。主治用于风热壅滞,咽喉肿痛。

(2)经验方:牛蒡子根60g,半枝莲60g,白花蛇舌草30g,赤小豆30g,当归10g,大黄10g,蒲公英15g,山慈菇10g。功效主治:清热解毒,抗癌。用于直肠癌。用法:每日一剂,水煎600mL,分三次温服。

化学成分:含牛蒡子苷,牛蒡苷元,罗汉松酯素,油脂类(棕榈酸、硬脂酸、油酸、亚油酸、亚麻酸等),维生素 A、B、蛋白质、粗纤维、菊糖等。

药理作用:牛蒡子的水煎剂对肺炎双球菌、金黄色葡萄球菌有抑制作用,有显著降颅内压的作用,还发现牛蒡子有抗肿瘤作用。用法用量:6~12g。

注意事项:气虚便溏者慎用。

三、蝉蜕

来源:本品为蝉科昆虫黑蚱 Cryptotympana pustulata Fabricius 的若虫羽化时脱落的皮壳。主产于山东、河北、河南、江苏、浙江等省。夏、秋二季收集,除去泥沙,晒干。

商品:蝉蜕。

性状:略呈椭圆形而弯曲,长约3.5cm,宽约2cm。表面黄棕色,半透明且有光泽。头部有丝状触角一对,多已断落。额部先端突出,口吻发达,上唇宽短,下唇伸长成管状。胸部背面呈十字形裂开,裂口向内卷曲,脊背两旁具小翅 2 对;腹面有足 3 对,被黄棕色细毛。腹部钝圆,共 9 节。体轻,中空,易碎。气微,味淡。

性味归经:甘,寒,归肺、肝经。

功能与主治:散风除热,利咽,透疹,退翳,解痉。用于风热感冒,咽痛,音哑,麻疹不透,风疹瘙痒,目赤翳障,惊风抽搐,破伤风。

单味应用:

(1)小儿天吊,头目仰视,痰塞内热:用金牛儿,即蝉蜕,以浆水煮一日,晒干,为末,每服一字,冷水调下。

(2)破伤风病发热:用蝉蜕炒,研,酒服一钱,神效。或用蝉蜕为末,葱涎调,涂破处,即时取去恶水,立效。名追风散。

(3)头风眩晕:蝉壳一两微炒,为末,非时酒下一钱。白汤亦可。

(4)疔疮毒肿,不破则毒入腹:用蝉蜕炒,为末,蜜水调服一钱,外以津和,涂之。

(3)蝉蜕与白蒺藜配伍,疏风解表,消风止痒,用于风热所致的风疹,皮肤瘙痒等证。

(4)蝉蜕与钩藤配伍,祛风解痉,镇惊安神,主要用于肝经风热所致的惊厥抽搐,破伤风,小儿夜啼惊哭等。

(5)蝉蜕、白僵蚕、虎杖配伍,清解热邪,用于外感发热。

组方应用:《证治准绳》蝉花散:蝉蜕,羌活,菊花,谷精草,白蒺藜,防风,密蒙花,草决明,黄芩,蔓荆子,栀子,荆芥,川芎,甘草。功用:疏散风热,退翳明目。主治用于风热上攻,目赤肿痛,眼生翳膜。

制剂:金果含片组成:地黄,玄参,西青果,蝉蜕,胖大海,麦冬,南沙参,太子参,陈皮。功能与主治:养阴生津,清热利咽。用于肺热阴伤所致的咽部红肿、咽痛、口干咽燥;急、慢性咽炎见上述证候者。用法与用量:含服。1 小时 2 ~ 4 片,一日 10 ~ 20 片。

化学成分:含大量甲壳质和蛋白质,氨基酸、有机酸及钙、铁、锰、锌等。

药理作用:蝉蜕有抗惊厥的作用,能使实验性破伤风家兔的平均存活期延长;能抑制小白鼠的自由活动,与环己巴比妥钠有协同作用。同时能引起家兔活动减少、安静、横纹肌紧张度降低,翻正反射迟钝等全身反应;蝉蜕还有解热作用。

用法用量:3 ~ 6g。

注意事项:孕妇应当慎用。

四、桑叶

来源:本品为桑科植物桑 Morus alba L. 的干燥叶。我国各地均产。初霜后采收,除去杂质,晒干。

商品:桑叶、炙桑叶。

性状:本品多皱缩、破碎。完整者有柄,叶片展平后呈卵形或宽卵形,长 8 ~ 15cm,宽 7 ~ 13cm。先端渐尖,基部截形、圆形或心形,边缘有锯齿或钝锯齿。上表面黄绿色或浅黄棕色,有的有小疣状突起;下表面颜色稍浅,叶脉突出。质脆。气微,味淡、微苦涩。

性味归经:甘、苦,寒,归肺、肝经。

功能与主治:疏散风热,清肺润燥,清肝明目。用于风热感冒,肺热燥咳,头晕头痛,目赤昏花。桑叶蜜炙后其性偏润,多用于肺燥咳嗽。

单味应用:

(1)风眼下泪:腊月不落桑叶煎汤,日日温洗。或入芒硝。

(2)小儿渴疾:桑叶不拘多少,逐片染生蜜,绵系蒂上绷阴干,细切,煎汁,日饮代茶。

(3)霍乱转筋,入腹烦闷:桑叶一握,煎饮,一二服立定。

(4)痈口不敛:经霜黄桑叶为末,敷之。

(5)汤火伤疮:经霜桑叶烧存性,为末,油和,敷之,三日愈。

(6)手足麻木,不知痛痒:霜降后桑叶煎汤,频洗。

配伍应用:

(1)桑叶与菊花配伍,疏散风热,清肝明目,用于外感风热,发热头痛,咳嗽咽痛及肝经风热所致的目赤涩痛,多泪等证。

(2)桑叶与贝母配伍,疏散风热,润肺止咳,用于燥热伤肺所致的咽干口燥,咳吐黄痰。

组方应用:

(1)《温病条辨》桑菊饮:桑叶7.5g,菊花3g,杏仁6g,连翘5g,薄荷2.5g,桔梗6g,甘草2.5g,苇根6g。功用:疏风清热,宣肺止咳。主治风温初起。但咳,身热不甚,口微渴,脉浮数。

(2)《温病条辨》桑杏汤:桑叶3g,杏仁5g,沙参6g,象贝3g,香豉3g,栀皮3g,梨皮3g。功用:清宣温燥。主治外感温燥证。头痛,身热不甚,口渴咽干鼻燥,干咳无痰,或痰少而黏,舌红,苔薄白而干,脉浮数而右脉大者。

(3)《医门法律》清燥救肺汤:桑叶9g,石膏8g,甘草3g,人参2g,胡麻仁3g,真阿胶3g,麦门冬4g,杏仁2g,枇杷叶3g。功用:清燥润肺。主治温燥伤肺证。头痛身热,干咳无痰,气逆而喘,咽喉干燥,口渴鼻燥,胸膈满闷,舌干少苔,脉虚大而数。

制剂:宝咳宁颗粒组成:紫苏叶,桑叶,前胡,浙贝母,麻黄,桔梗,天南星,陈皮,苦杏仁,黄芩,青黛,天花粉,枳壳,山楂,甘草,人工牛黄。功能与主治:清热解毒,止咳化痰。

用于小儿外感风寒、内热停食引起的头痛身烧、咳嗽痰盛、气促作喘、咽喉肿痛、烦躁不安。用法与用量:开水冲服。一次2.5g,一日2次;周岁以内小儿酌减。

化学成分:含黄酮类,挥发油,酚类,有机酸,氨基酸,糖类,生物碱等。其中黄酮类成分有:芸香苷、槲皮素、异槲皮苷、槲皮素-3-葡糖苷、微量β-谷甾醇、菜油甾醇、β-谷甾醇-D-葡糖苷、蛇麻脂醇、内消旋肌醇、昆虫变态激素(牛膝甾酮和蜕皮甾酮)、溶血素、绿原酸等。

挥发油成分有乙酸、丙酸、丁酸、异丁酸、戊酸、异戊酸、己酸、异己酸、水杨酸甲酚、愈创木酚、邻苯甲酚、间苯甲酚、丁香油酚等。含草酸、延胡索酸、酒石酸、柠檬酸、琥珀酸、棕榈酸等有机酸,含腺嘌呤、胆碱、胡芦巴等生物碱,以及铜、锌、硼、锰等元素。

药理作用:鲜桑叶煎剂体外实验对金黄色葡萄球菌、乙型溶血性链球菌等多种致病菌有抑制作用;对多种原因引起的动物高血糖症均有降糖作用;脱皮激素还能降低血脂水平。

用法用量:5~9g。

五、菊花

来源:本品为菊科植物菊 Chrysanthemum morifolium Ramat. 的干燥头状花序。主产于浙江、安徽、河南和四川等省。9~11月花盛开时分批采收,阴干或焙干,或熏、蒸后晒干。药材按产地和加工方法不同,分为"亳菊""滁菊""贡菊""杭菊"。

商品:亳菊、滁菊、贡菊、杭菊。

性状:亳菊:呈倒圆锥形或圆筒形,有时稍压扁呈扇形,直径为 1.5～3cm,离散。总苞碟状;总苞片 3～4 层,卵形或椭圆形,草质,黄绿色或褐绿色。花托半球形,无托片或托毛。舌状花数层,雌性,位于外围,类白色,纵向折缩,散生金黄色腺点;管状花束多,两性,位于中央,为舌状花隐藏,黄色,顶端 5 齿裂。瘦果不发育,无冠毛。体轻,质柔润,干时松脆。气清香,味甘、微苦。

滁菊:呈不规则球形或扁球形,直径 1.5～2.5cm。舌状花类白色,不规则扭曲,内卷,边缘皱缩,有时可见淡褐色腺点;管状花大多隐藏。

贡菊:呈扁球形或不规则球形,直径 1.5～2.5cm。舌状花白色或类白色,斜生,上部反折,边缘稍内卷而皱缩,通常无腺点;管状花少,外露。

杭菊:呈碟形或扁球形,直径 2.5～4cm,常数个相连成片。舌状花类白色或黄色,平展或微折叠,彼此粘连,通常无腺点;管状花多数,外露。

性味归经:甘、苦,微寒,归肺、肝经。

功能与主治:散风清热,平肝明目。用于风热感冒,头痛眩晕,目赤肿痛,眼目昏花。

单味应用:

(1)头风头旋:用九月九日菊花暴干,取家糯米一斗蒸熟,用五两菊花末搜拌入常酝法,多用细面曲,候酒熟即压之去滓,每暖一小盏服。

(2)酒醉不醒:九月九日真菊花末,饮方寸匕。

(3)女人阴肿:以梗捣烂,先熏后洗。

(4)偏头痛:杭菊花 20g,用开水 1000mL 泡,1 天 3 次饮用,或代茶常年饮用。2 个月为一疗程。能清肝火,散风热。

配伍应用:

(1)菊花与夏枯草配伍,清肝除热,明目消肿,用于肝经风热所致的目赤肿痛。

(2)菊花与枸杞子配伍,祛风清热,益肝明目,用于肝肾阴虚所致的目赤干涩,视物昏花等证。

组方应用:《银海精微》菊花茶调散:菊花 10g,川芎 10g,荆芥 10g,细辛 3g,甘草 3g,防风 10g,白芷 10g,薄荷 10g,羌活 10g,僵蚕 10g,蝉蜕 10g。功用:疏风止痛,清利头目。主治风热上扰头目。

偏正头痛,或巅顶痛,头晕目眩。

制剂:芎菊上清丸组成:川芎,菊花,黄芩,栀子,蔓荆子,黄连,薄荷,连翘,荆芥穗,羌活,藁本,桔梗,防风,甘草,白芷。功能与主治:清热解表,散风止痛。用于外感风邪引起的恶风身热、偏正头痛、鼻流清涕、牙疼喉痛。用法与用量:口服。一次 6g,一日 2 次。

化学成分:含腺嘌呤、胆碱、水苏碱等生物碱,密蒙花苷,菊苷,大波斯菊苷,刺槐素,微量维生素 A、B 族维生素,氨基酸,少量挥发油,油中主含菊花酮、龙脑、龙脑乙酸酯等。

药理作用:对中枢神经有镇静作用;有解热作用;菊花浸膏给小白鼠腹腔注射,可使毛细管抵抗力增强;菊花的水煎剂或水浸剂对金黄色葡萄球菌、痢疾杆菌、变形杆菌、伤寒杆菌、霍乱弧菌、乙型溶血型链球菌、大肠埃希菌、绿脓杆菌等多种致病菌均有抑制作用;菊花制剂有扩张冠状动脉,增加冠脉血流量,提高心肌耗氧量的作用,并具有降压作用,还能抑制毛细血管通透性而有抗炎作用。

用法用量:5~9g。

六、蔓荆子

来源:本品为马鞭草科植物单叶蔓荆 Vitex trifolia L. var. simplicifolia Cham. 或蔓荆 Vitex trifolia L. 的干燥成熟果实。主产于山东、江西及福建等地。秋季果实成熟时采收,除去杂质,晒干。

商品:蔓荆子、炒蔓荆子。

性状:呈球形,直径4~6mm。表面灰黑色或黑褐色,被灰白色粉霜状茸毛,有纵向浅沟4条,顶端微凹,基部有灰白色宿尊及短果柄。尊长为果实的1/3~2/3。体轻,质坚韧,不易破碎,横切面可见4室,每室有种子1枚。气特异而芳香,味淡、微辛。

性味归经:辛、苦、微寒,归膀胱、肝、胃经。

功能与主治:疏散风热,清利头目。用于风热感冒头痛,齿龈肿痛,目赤多泪,目暗不明,头晕目眩。炒蔓荆子长于升清阳之气,祛风止痛。多用于耳目失聪,风湿痹痛,偏正头痛。

单味应用:

(1)头风作痛:蔓荆子一升,为末,绢袋盛,浸一斗酒中七日,温饮,日三次。

(2)乳痈初起:蔓荆子炒,为末,酒服方寸匕,渣敷之。

配伍应用:

(1)蔓荆子与菊花配伍,疏散风热,清肝明目,用于目赤肿痛,目昏多泪。

(2)蔓荆子与川芎配伍,疏散风热,祛风止痛,常用于外感风热所致的头昏,头痛,偏头痛。

组方应用:《脾胃论》益气聪明汤:黄芪30g,人参10g,葛根10g,蔓荆子10g,白芍10g,黄柏10g,升麻10g,炙甘草6g。功用:升阳益气,健脾补肾。主治中气不足,清阳不升所致的目生内障,视物昏花,耳鸣耳聋。

化学成分:含挥发油(莰烯和蒎烯),黄酮类成分蔓荆子黄素(即紫花牡荆素)、木樨草素等,二萜类成分蔓荆呋喃、牡荆内酯等,含蔓荆子碱、脂肪烃、卫矛醇、香草酸、苦味酸盐、高氯酸盐、收敛酸盐、苦酮酸盐,含油酸、棕榈酸、硬脂酸、亚油酸肉豆蔻酸、γ-生育酚、β-谷甾酸、石蜡,含脂肪、粗蛋白,含γ-氨基丁酸、天冬氨酸、苏氨酸等17种氨基酸。

药理作用:本品有镇静止痛作用,同时能镇静体温中枢,有退热作用。其蒸馏提取物具有增进外周和内脏微循环的作用。还具有抗菌、抗病毒作用。

用法用量:3~9g。

七、柴胡

来源:本品为伞形科植物柴胡 Bupleurum chinense DC. 或狭叶柴胡 Bupleurum scorzonerifolium Willd. 的干燥根。前者主产于辽宁、甘肃、河北、河南等地;后者主产于湖北、江苏、四川等地。

把这两者分别习称"北柴胡"及"南柴胡"。春、秋二季采挖,除去茎叶及泥沙,干燥。

商品:柴胡、醋柴胡、鳖血柴胡。

性状:北柴胡呈圆柱形或长圆锥形,长6~15cm,直径0.3~0.8cm。根头膨大,顶端残留3~15个茎基或短纤维状叶基,下部分枝。表面黑褐色或浅棕色,具纵皱纹、支根痕及皮孔。质硬而韧,不易折断,断面显纤维性,皮部浅棕色,木部黄白色。气微香,味微苦。

南柴胡根较细,圆锥形,顶端有多数细毛状枯叶纤维,下部多不分枝或稍分枝。表面红棕色或黑棕色。质稍软,易折断,断面略平坦,不显纤维性。具败油气。

性味归经:苦,微寒,归肝、胆经。

功能与主治:和解表里,疏肝,升阳。用于感冒发热,寒热往来,胸胁胀痛,月经不调;子宫脱垂,脱肛。醋柴胡疏肝止痛作用增强,多用于肝郁气滞的胁肋胀痛,腹痛及月经不调等症。鳖血柴胡清肝退热的功效增强,可用于热人血室,骨蒸劳热。

单味应用:扁平疣:柴胡注射液2mL1支,以医用脱脂棉薄片湿敷于扁平疣表面,每日2~3次,每次敷20~30分钟,每日用药1支,连续用7~9d。

配伍应用:

(1)柴胡与白芍配伍,疏肝解郁,消胀止痛,常用于肝气郁结,两胁疼痛或头痛,月经不调,痛经等证。

(2)柴胡与黄芩配伍,疏肝解郁,和解少阳,多用于邪在少阳,往来寒热,胸胁苦满,口苦咽干,目眩等证。

(3)柴胡与升麻配伍,升举阳气,调畅气机,多用于气虚下陷所致的气短,倦怠,脱肛,子宫脱垂,胃下垂等证。

(4)柴胡、郁金、白芍配伍,疏肝解郁,行气止痛,主要用于肝郁血虚血瘀所致的两胁作痛、头昏目眩、口燥咽干、女子月经不调、男子婚久不孕。

(5)柴胡、黄芩、青蒿配伍,疏散退热,用于外感高热。

(6)柴胡、白芍、茵陈配伍,降酶保肝,用于慢性肝病病程久远、肝郁血亏。

组方应用:

(1)《伤寒六书》柴葛解肌汤:柴胡6g,干葛9g,甘草3g,黄芩6g,羌活3g,白芷3g,芍药6g,桔梗3g。功用:解肌清热。主治感冒风寒,郁而化热证。恶寒渐轻,身热增盛,无汗头痛,目疼鼻干,心烦不眠,舌苔薄黄,脉浮微洪者。

(2)《医学心悟》柴葛解肌汤:柴胡6g,葛根6g,甘草3g,芍药6g,黄芩6g,知母5g,生地9g,牡丹皮6g,贝母6g。功用:解肌清热。主治外感风热。不恶寒而口渴,舌苔黄,脉浮数者。

(3)《太平惠民和剂局方》败毒散:人参、紫苏叶、葛根、半夏、前胡、茯苓、木香、枳壳、桔梗、陈皮、炙甘草各4g。功用:益气解表,理气化痰。主治虚人外感风寒,内有痰饮证。恶寒发热,无汗,头痛,鼻塞,咳嗽痰白,胸膈满闷,倦怠无力,气短懒言,舌苔白,脉弱。

(4)《伤寒论》小柴胡汤:柴胡24g,黄芩9g,人参9g,甘草6g,半夏9g,生姜9g,大枣4枚。功用:和解少阳。主治:①伤寒少阳证。往来寒热,胸胁苦满,默默不欲饮食,心烦喜呕,口苦,咽干,目眩,舌苔薄白,脉弦者;②妇人热入血室。经水适断,寒热发作有时;以及疟疾、黄疸等病而见少阳证者。

(5)《金匮要略》大柴胡汤:柴胡12g,黄芩9g,芍药9g,半夏9g,生姜15g,枳实9g,大枣4枚,大黄6g。功用:和解少阳,内泻热结。主治少阳阳明合病。往来寒热,胸胁苦满,呕不止,郁郁微烦,心下痞鞕,或心下满痛,大便不解或下利,舌苔黄,脉弦数有力者。

(6)《中西医结合治疗急腹症》复方大柴胡汤:柴胡9g,黄芩9g,枳壳6g,川楝子9g,延胡索9g,白芍9g,生大黄9g,木香6g,蒲公英15g,生甘草6g。功用:和解少阳,理气泄热。主治溃疡病急性穿孔缓解后,腹腔感染。上腹及右下腹压痛,肠鸣,便燥,身热,苔黄,脉数。

(7)《景岳全书》柴胡疏肝散:陈皮、柴胡各6g,川芎、香附、枳壳、芍药各5g,甘草3g。功用:疏肝解郁,行气止痛。主治肝气郁滞证。胁肋疼痛,或寒热往来,嗳气太息,脘腹胀满,脉弦。

(8)《医学发明》复原活血汤:柴胡、瓜蒌根、当归各9g,红花、甘草各6g,大黄12g,桃仁9g。功用:活血祛瘀,疏肝通络。主治跌打损伤。瘀血留于胁下,痛不可忍。

(9)《景岳全书》柴平汤柴胡:人参、半夏、黄芩、甘草、陈皮、厚朴、苍术各6g。功用:和解少阳,祛湿和胃。主治湿疟,一身尽痛,手足沉重,寒多热少,脉濡。

(10)经验方:柴胡15g,黄芩15g,黄连10g,当归15g,白芍30g,广木香10g,乌梅炭10g,甘草10g。功效主治:疏肝理气,清热燥湿。用于慢性溃疡性结肠炎属于肝脾不和,气滞湿郁者。

用法:每日一剂,水煎400mL,分两次温服。

(11)经验方:柴胡15g,白芍12g,枳实10g,大黄8g,黄芩10g,半夏10g,生姜10g,大枣3枚,金钱草30g,滑石15g,鸡内金15g,郁金15g。功效主治:疏肝利胆,清热解毒。用于胆囊炎。用法:每日一剂,水煎400mL,分两次温服。

(12)经验方:柴胡18g,大黄10g,金铃子10g,郁金10g,白芍15g,鸡内金15g,金钱草30g,茵陈30g,木香6g,龙胆草10g,火硝3g。功效主治:疏肝理气,利胆化石。用于胆石症。用法:每日一剂,水煎400mL,分两次温服。

(13)经验方:柴胡15g,黄芩15g,白芍20g,枳实15g,半夏15g,生姜10g,郁金15g,陈皮15g,当归15g,丹参15g,三棱15g,莪术15g,山甲珠10g,片姜黄15g,生麦芽30g,瓦楞子30g,鳖甲30g。功效主治:疏肝理气,化瘀消癥。用于早期肝硬化。用法:每日一剂,水煎400mL,分两次温服。

(14)经验方:柴胡15g,青皮12g,当归10g,夏枯草10g,皂刺10g,僵蚕10g,海藻10g,海浮石10g,浙贝母10g,半夏10g。功效主治:疏肝理气,软坚散结。用于甲状腺瘤。

用法:每日一剂,水煎400mL,分两次温服。

(15)经验方:柴胡15g,金银花30g,连翘15g,瞿麦15g,萹蓄15g,凤尾草15g,白花蛇舌草15g,黄柏10g,黄芩10g,土茯苓15g,甘草6g。功效主治:清热解毒,利尿通淋。用于热淋。

用法:每日一剂,水煎400mL,分两次温服。

(16)经验方:柴胡15g,郁金15g,当归15g,白芍15g,丹参15g,青皮15g,昆布10g,牡蛎15g,茯苓15g,香附15g,甘草10g。功效主治:疏肝解郁,软坚散结。用于乳腺增生。用法:每日一剂,水煎400mL,分两次温服。

(17)经验方:柴胡15g,川芎10g,赤芍10g,桔梗10g,枳壳12g,瓜蒌10g,半夏10g,生牡蛎30g,青皮10g,延胡索10g,当归30g,黄芪15g。功效主治:活血止痛,软坚散结。用于乳腺增生。用法:每日一剂,水煎400mL,分两次温服。

(18)支军宏主任医师方疏肝利胆汤:柴胡10g,白芍30g,枳壳15g,制香附10g,荜澄茄15g,郁金15g,金钱草30g,生山楂15g,甘草6g。功效主治:疏肝利胆。用于慢性胆囊炎、结石性胆囊炎等。用法:每日一剂,水煎400mL,分两次温服。

(19)甄棣主任医师方安坤汤:柴胡15g,牡丹皮10g,栀子10g,当归10g,白芍15g,白术10g,茯苓10g,香附10g,益母草10g,女贞子10g,墨旱莲15g。功效主治:疏肝理气,调经止血。

用于月经过多,放环出血及更年期月经过多,高血压等证。用法:每日一剂,水煎400mL,分两次温服。

(20)陈捷主任医师方疏肝解郁汤:柴胡15g,白芍15g,枳壳15g,川芎15g,香附12g,郁金15g,土贝母15g,鹿角霜15g,元胡15g,索罗子15g,仙茅15g,仙灵脾15g。功效主治:疏肝解郁,理气止痛,调理冲任。用于肝气郁结,冲任不调所致之乳腺增生症。用法:每日一剂,水煎400mL,分两次温服。

(21)韩祖成主任医师方失眠汤:柴胡10g,郁金10g,栀子10g,黄连10g,莲子心6g,石菖蒲15g,远志10g,合欢皮20g,茯神20g,夜交藤15g,白芍15g,白术15g,炒枣仁30g,柏子仁30g,当归10g,珍珠母15g,甘松10g,琥珀粉(冲服)3g。功效主治:疏肝解郁,清心安神。用于肝郁化热,心神不宁之失眠。

用法:上药中珍珠母先煎30分钟,再与其余药共煎30分钟,煎两次,混匀后,早晚分服,服前将琥珀方分1.5g冲入其中。

(22)魏琳主任医师方解郁乳安汤:柴胡15g,赤芍30g,白术15g,茯苓15g,当归10g,郁金15g,全瓜蒌30g,鹿角霜30g,蜈蚣2条,生牡蛎30g,白花蛇舌草30g,川楝子15g,瓦楞子30g,甘草10g,山慈菇10g。功效主治:疏肝解郁,理气止痛,调理冲任。用于肝气郁结,冲任不调所致的乳腺增生症、乳痛证、乳腺纤维瘤、男性乳房发育、乳腺癌等。用法:每日一剂,水煎400mL,分两次温服。

(23)张瑞霞主任医师方加减柴芍六君子汤:柴胡10g,炒白芍12g,党参15g,炒白术15g,茯苓10g,陈皮10g,姜半夏12g,炙甘草6g,生姜3片,大枣3枚。功效主治:疏肝理气,健脾和胃。

用于肝郁脾虚,肝胃不和。症见肝区隐痛,不思饮食或大便溏泻,面色萎黄,倦怠乏力,舌质淡、苔薄白边有齿印;肝区疼痛明显者,加香附、郁金;大便稀,加苍术、薏苡仁;湿热重者,加佩兰、藿香;血瘀加丹参、当归;黄疸加茵陈、金钱草;肝脾肿大加炙鳖甲、荔枝核;腹腔积液加桂枝、大腹皮、白茅根;血虚加黄芪、当归;阴虚加太子参;妇女月经不调加益母草;男子阳痿加刺猬皮。

用法:每日一剂,水煎400mL,分两次温服。

制剂:小柴胡颗粒组成:柴胡,黄芩,半夏,党参,生姜,甘草,大枣。功能与主治:解表散热,疏肝和胃。用于外感病,邪犯少阳证,症见寒热往来、胸胁苦满、食欲缺乏、心烦喜呕、口苦咽干。

用法与用量:开水冲服。一次1~2袋,一日3次。

化学成分:含黄酮类,香豆素类,木脂素类,多糖,有机酸等。其中黄酮类为黄酮醇类(山柰酚、槲皮素、异槲皮苷、异鼠李素及其苷元等),有90多种皂苷类成分,如柴胡皂苷a、柴胡皂苷c、柴胡皂苷d及苷元等,木脂素类大多数为油状物质,香豆素类有脱肠草素、莨菪亭、蒿属香豆素、白柠檬素、白蜡素亭、七叶亭等。多糖主要由L-阿拉伯糖、核糖、D-木糖、L-鼠李糖、D-葡萄糖、D-半乳糖等组成,南柴胡多糖成分与北柴胡相近,但无鼠李糖而有甘露糖。北柴胡、三岛柴胡、大叶柴胡、金黄柴胡的地上部分含有α-菠菜甾醇,柴胡中有机酸为油酸、亚麻酸、棕榈酸、硬脂酸等。

药理作用:柴胡具有镇静、安定、镇痛、解热、镇咳等广泛的中枢抑制作用;柴胡及柴胡皂苷有抗感染作用;柴胡皂苷又有降低血浆胆固醇作用;柴胡有较好的抗脂肪肝、抗肝损伤、利胆、降转氨酶的作用;其煎剂对结核杆菌有抑制作用;柴胡挥发油还有抗感冒病毒作用,还有增强机体免疫的作用。

用法用量:3~9g。

注意事项:肝阳上亢,肝风内动,阴虚火旺及气机上逆者忌用或慎用。

同属植物尚有多种都可入药。如银州柴胡,兴安柴胡,竹叶柴胡等。但大叶柴胡的干燥根茎,表面密生环节,有毒,不可当柴胡用。

(薛树涌)

第三节　清热泻火药

温邪、火邪都属热邪,属六淫之一。温为热之渐,火为热之极,故常称为温热之邪或火热之邪。但火又可内生,如心火上炎,肝火亢胜等证,其外邪与内热相互影响。此类药物,既能清热又能泻火,常以清泄气分热邪为主,主要用于温热病邪侵入气分的高热、口渴、汗出、狂躁不安、神昏谵语、脉象洪大等实热证,又可用于心火、肝火、肺热、胃热、脏躁等里热证。热为阳邪,易伤津耗气,生风动血,对气阴虚者,可配伍补益气阴之品,对生风动血者,可配伍息风凉血止血之品。

一、石膏

来源:本品为硫酸盐类矿物硬石膏族石膏,主要有含水硫酸钙($CaSO_4 \cdot 2H_2O$)。分布极广,全国各省区皆有蕴藏,主产于湖北、甘肃及四川,以湖北应城产者最佳。采挖后,除去泥沙及杂石。

商品:生石膏、煅石膏。

性味归经:甘、辛,大寒,归肺、胃经。

功能与主治:清热泻火,除烦止渴。用于外感热病,高热烦渴,肺热咳喘,胃火亢盛,头痛,牙痛。煅石膏收湿,生肌,敛疮,止血。外治溃疡不敛,湿疹瘙痒,水火烫伤,外伤出血等证。

单味应用:

(1)骨蒸亦曰内蒸,所以言内者,必外寒内热附骨也,其根在五脏六腑之中,或皮燥而无光,蒸盛之时,四肢渐细,足跗肿者:石膏十分,研如乳法,和水服方寸匕,日再,以体凉为度。

(2)葛氏疗小便卒大数,非淋,令人瘦:以石膏半斤捣碎,水一斗煮取五升,稍饮五合。

(3)治熟油汤火烧疮,痛不可忍:取石膏捣末,细研,用粉疮,愈。

(4)治乳不下:以石膏三两,水二升煮之三沸,三日饮令尽,妙。

(5)食积痰火,泻肺火胃火:白石膏火煅出火毒半斤,为末,醋糊丸梧子大,每服四五十丸,白汤下。

(6)水泻腹鸣如雷,有火者:石膏火煅,仓米饭和丸梧子大,黄丹为衣,米饮下二十丸,不二服,效。

(7)生石膏加10倍量水,待凉,每次服30mL,治壮热烦渴,小儿发热。

配伍应用:

(1)石膏与知母配伍,清热泻火,养阴生津,主要用于壮热,烦渴,脉洪大等实热亢盛,邪在气分之证。

(2)石膏与麻黄配伍,清热泻火,止咳平喘,主要用于肺热所致的咳嗽,气喘,发热等证。

(3)石膏与玄参配伍,清热凉血,解毒化斑,主要用于热毒实火所致的紫癜,血栓闭塞性脉管炎。

(4)石膏、知母、人参配伍,除燥热,复气阴,用于消渴。

组方应用:

(1)《伤寒论》白虎汤:石膏50g,知母18g,甘草6g,粳米9g。功用:清热生津。主治阳明气分热盛证。壮热面赤,烦渴引饮,汗出恶热,脉洪大有力。

(2)《伤寒论》白虎加人参汤:知母18g,石膏50g,甘草6g,粳米9g,人参10g。功用:清热、益气、生津。主治汗吐下后,里热炽盛,而见四大症(身大热、口大渴、汗大出、脉洪大)者。

(3)《金匮要略》白虎加桂枝汤:知母18g,甘草6g,石膏50g,粳米6g,桂枝5~9g。功用:清热、通络、和营卫。主治温疟,其脉如平,身无寒但热,骨节疼烦,时呕。以及风湿热痹,症见壮热,气粗烦躁,关节肿痛,口渴苔白,脉弦数。

(4)《类证活人书》白虎加苍术汤:知母18g,甘草6g,石膏50g,苍术、粳米各9g。功用:清热祛湿。主治湿温病。身热胸痞,汗多,舌红苔白腻等。以及风湿热痹,症见身大热,关节肿痛等。

(5)《伤寒论》竹叶石膏汤:竹叶6g,石膏50g,半夏9g,麦门冬20g,人参6g,甘草6g,粳米10g。功用:清热生津,益气和胃。主治伤寒、温病、暑病余热未清,气津两伤证。身热多汗,心胸烦闷,气逆欲呕,口干喜饮,或虚烦不寐,舌红苔少,脉虚数。

(6)《疫疹一得》清瘟败毒饮:生石膏大剂180~240g;中剂60~120g;小剂24~36g。生地大剂18~30g;中剂9~15g;小剂6~12g。水牛角大剂180~240g;中剂90~150g;小剂60~120g。真川连大剂12~18g;中剂6~12g;小剂3~4.5g。栀子、桔梗、黄芩、知母、赤芍、玄参、连翘、甘草、丹皮、鲜竹叶以上十味(原书无用量)。功用:清热解毒,凉血泻火。主治温疫热毒,气血两燔证。大热渴饮,头痛如劈,干呕狂躁,谵语神昏,或发斑,或吐血、衄血,四肢或抽搐,或厥逆,脉沉细而数,或沉数,或浮大而数,舌绛唇焦。

(7)《景岳全书》玉女煎:石膏15~30g,熟地9~30g,麦冬6g,知母、牛膝各5g。功用:清胃热,滋肾阴。主治胃热阴虚证。头痛,牙痛,齿松牙衄,烦热干渴,舌红苔黄而干。亦治消渴,消谷善饥等。

(8)清热解毒Ⅱ号汤:石膏60g,知母25g,牡丹皮10g,生大黄9g。功效主治:气营两清,宣邪行瘀。用于热毒内蕴所致的高烧不退,肺炎,支气管炎,上呼吸道感染,急性细菌性痢疾,肠炎,斑疹,伤寒,泌尿系感染,出血热等证。用法:每日一剂,水煎400mL,分两次温服。

制剂:

(1)减味紫雪口服液组成:石膏,寒水石,滑石,磁石,玄参,木香,沉香,升麻,水牛角,羚羊角,人工麝香,芒硝,硝石,丁香,甘草。功能与主治:清热解毒,止痉开窍。用于热病,高热烦躁,神昏谵语,惊风抽搐,斑疹吐衄,尿赤便秘。用法与用量:口服。成人一次10mL,一日2次;周岁小儿一次2mL,五岁以内每增一岁,服用量递增0.5mL。

(2)九一散组成:石膏,红粉。功能与主治:提脓拔毒,去腐生肌。用于热毒壅盛所致的溃疡,症见疮面鲜红、脓腐将尽。用法与用量:外用。取本品适量均匀地撒于患处,对深部疮口及瘘管,可用含本品的纸捻条插入,疮口表面均用油膏或敷料盖贴。每日换药一次或遵医嘱。

化学成分:主要成分为含水硫酸钙($CaSO_4 \cdot 2H_2O$)。

药理作用:石膏有解热作用;能缩短血凝时间,促进胆汁排泄,并有利尿作用。

用法与用量:15~60g。外用宜火煅研末。

注意事项:脾胃虚寒及阴虚内热者忌用。

二、寒水石

来源:本品为硫酸盐类矿物芒硝的天然晶体。主产于山西、河北等地,多发现于卤地积盐之下。全年可采,研细用。

商品:寒水石、酒制寒水石、炒制寒水石、奶制寒水石、煅制寒水石、酸牛奶制寒水石、盐炒寒水石、包兹制寒水石。

性味归经:辛、咸、寒,归心、胃、肾经。

功能与主治:清热降火,除烦止渴。用于治疗暑湿病和水烫伤。酒制寒水石主要用于治疗胃、肠、肾瘟等病症;炒制寒水石主要用于治疗寒性疾病;奶制寒水石功效重在温补强身。煅制寒水石则多用于治疗消化不良、瘟病、温病等。酸牛奶制寒水石主要用于治疗聚合症。包兹制寒水石多用于治疗消化不良,瘟病、腹泻、肿痛等病症。

单味应用:

(1)小儿丹毒:寒水石末一两,和水,涂之。

(2)汤火伤灼:寒水石烧,研,敷之。

配伍应用:寒水石与石膏配伍,清热泻火,止渴除烦,主要用于邪在气分,壮热烦渴等证。

组方应用:

(1)《温病条辨》三石汤:生石膏 30g,寒水石 18g,滑石 18g,杏仁 10g,竹茹 10g,金银花 30g,金汁少许,白通草 6g。主治暑温蔓延三焦,邪在气分者。

(2)《金匮要略》风引汤:大黄、干姜、龙骨各四两(120g),桂枝三两(90g),甘草、牡蛎各二两(60g),寒水石、滑石、赤石脂、白石脂、紫石英、石膏各六两(180g)。上十二味,杵,粗筛,以韦囊盛之,取三指撮(6~15g),并花水三升(600mL),煮三沸,温服一升(200mL)。功用:除热瘫痫。

(3)《普济方》:寒水石粉 10g,朱砂 3g,甘草 3g,脑子 10g。共研细末,干掺有窍处。主治牙齿内血出,并有窍眼,时时吐血。

制剂:清咽丸组成:桔梗,寒水石,薄荷,诃子,甘草,乌梅,青黛,硼砂,冰片。功能与主治:清热利咽,生津止渴。用于肺胃热盛所致的咽喉肿痛、声音嘶哑、口舌干燥、咽不下利。

用法与用量:口服或含化。大蜜丸一次 1 丸,小蜜丸一次 6g,一日 2~3 次。

化学成分:从组成上分为两类,即硫酸钙类和碳酸钙类,及少量铁、铝、锌、镁等。寒水石是一种组成多变的矿物药。

药理作用:有解热作用;能缩短血凝时间,促进胆汁排泄,并有利尿作用。

用法与用量:10~15g。外用适量。

注意事项:脾胃虚寒者忌服。

三、知母

来源:本品为百合科植物知母 Anemarrhena asphodeloides Bge. 的干燥根茎。主产于河北、山西及东北等地。春、秋二季采挖,除去须根及泥沙,晒干,习称"毛知母";或除去外皮,晒干。

商品:知母、盐知母。

性状:本品呈长条状,微弯曲,略扁,偶有分枝,长 3~15cm,直径 0.8~1.5cm,一端有浅黄色的茎叶残痕。表面黄棕色至棕色,上面有一凹沟,具紧密排列的环状节,节上密生黄棕色的残存叶基,由两侧向根茎上方生长;下面隆起而略皱缩,并有凹陷或突起的点状根痕。质硬,易折断,断面黄白色。气微,味微甜,略苦,嚼之带黏性。

性味归经:苦、甘,寒,归肺、胃、肾经。

功能与主治:清热泻火,生津润燥。用于外感热病、高热烦渴,肺热燥咳,骨蒸潮热,内热消渴,肠燥便秘。盐知母可以引药下行,专于入肾,增强滋阴降火的作用,善清虚热。常用于肝肾阴亏,虚火上炎,骨蒸潮热,盗汗遗精。

单味应用:

(1)紫癜风疾:醋磨知母,擦之,日三次。

(2)嵌甲肿痛:知母烧存性,研,掺之。

配伍应用:

(1)知母与黄柏配伍,清热泻火,滋阴润燥,主要用于阴虚火旺,肺肾阴亏所致的骨蒸潮热,盗汗,心烦等证。

(2)知母与川贝母配伍,清泻肺火,润肺止咳,主要用于肺热咳嗽或阴虚燥咳,痰稠等证。

组方应用:

(1)《医学衷中参西录》玉液汤:生黄芪15g,葛根5g,知母18g,花粉9g,生山药30g,鸡内金6g,五味子9g。主治消渴。

(2)经验方:知母18g,黄柏15g,肉桂3g,锁阳18g,枸杞子18g,巴戟天15g,苏木10g,当归15g,白芍15g,龟板30g,熟地30g,全蝎6g,蜈蚣3条,黄芪30g,骨碎补18g,甘草6g。功效主治:滋阴补肾,填精益髓。用于慢性骨髓炎。用法:每日一剂,水煎400mL,分两次温服。

制剂:知柏地黄丸组成:知母,黄柏,熟地黄,山茱萸,牡丹皮,山药,茯苓,泽泻。功能与主治:滋阴降火。用于阴虚火旺,潮热盗汗,口干咽痛,耳鸣遗精,小便短赤。用法与用量:口服。水蜜丸一次6g,小蜜丸一次9g,大蜜丸一次1丸。一日2次。

化学成分:主含多种甾体皂苷(知母皂苷A－Ⅰ、A－Ⅱ,A－Ⅲ、A－Ⅳ、B－Ⅰ和BⅡ),尚含大量的还原糖、黏液质、鞣酸、脂肪油等,又含烟酸、烟酰胺。另含芒果苷、异芒果苷、生物碱等。

药理作用:知母有明显的解热、祛痰、利尿、降血糖作用,煎剂对溶血性金黄色葡萄球菌、痢疾杆菌、肺炎双球菌、大肠埃希菌、绿脓杆菌、百日咳杆菌及常见致病性皮肤真菌均有较强的抑制作用。还具有抗癌作用。

用量:6～12g。

注意事项:脾虚便溏者不宜使用。

四、芦根

来源:本品为禾本科植物芦根 Phragmites communis Trin. 的新鲜或干燥根茎。我国各地均有分布。全年均可采挖,除去芽、须根及膜状叶,鲜用或晒干。

商品:鲜芦根、干芦根。

性状:鲜芦根呈长圆形,有的略扁,长短不一,直径1～2cm。表面黄白色,有光泽,外皮疏松可剥离,节呈环状。体轻,质韧,不易折断。切断面黄白色,中空,壁厚1～2mm,有小孔排列成环。气微,味甘。

干芦根呈略圆柱形。节处较硬,节间有纵皱纹。

性味归经:甘、寒,归肺、胃经。

功能与主治:清热生津,除烦,止呕,利尿。用于热病烦渴,胃热呕哕,肺热咳嗽,肺痈吐脓,热淋涩痛。

单味应用:

(1)干呕哕,若手足厥冷:芦根三斤,浓煮汁,饮之。

(2)五噎,心膈气滞烦闷,吐逆不下食:芦根五两到,以水三大盏煮三盏,去滓,不计时温服。

(3)治呕哕不止厥逆者:芦根三斤。切,水煮浓汁,频饮。

配伍应用:

(1)芦根与金银花配伍,清热解毒,消痈止咳,主要用于肺热咳嗽,肺痈等证。

(2)芦根与麦冬配伍,清热解毒,养阴生津,主要用于热病伤津,烦热口渴等证。

组方应用:

(1)《千金方》苇茎汤:苇茎二两(60g),薏苡仁一两(30g),冬瓜仁八钱(24g),桃仁三钱(10g)。功用:清肺化痰,逐瘀排脓。主治肺痈。症见咳吐腥臭黄痰脓血,胸中隐隐作痛,咳时尤甚,口干咽燥,舌红,苔黄腻,脉滑数。

(2)《温病条辨》五汁饮:梨汁,荸荠汁,鲜芦根汁,麦冬汁,藕汁各等份。主治太阴温病,口渴甚,吐白沫黏滞不快者。

化学成分:含薏苡素、天门冬酰胺,蛋白质、脂肪。另含芦竹碱、N,N-二甲色胺、蟾蜍色胺、5-甲氧基-N-甲基色胺、咖啡酸、龙胆酸等。

药理作用:有解热、镇静、镇痛、降血压、降血糖作用;体外实验对β-溶血链球菌有抑制作用。

用法与用量:15~30g。鲜品用量加倍,或捣汁。

注意事项:脾胃虚寒者忌服。

天花粉来源:本品为葫芦科植物瓜蒌 Trichosanthes kirilowii Maxim. 或双边瓜蒌 Trichosanthes rosthornii H rma 的干燥根。我国南北各地均产。秋、冬二季采挖,洗净,除去外皮,切段或纵剖成瓣,干燥。

商品:天花粉。

性状:呈不规则圆柱形、纺锤形或瓣状形,长8~16cm,直径1.5~5.5cm。表面黄白色或淡棕黄色,有纵皱纹、细根痕及略凹陷的横长皮孔。质坚实,断面白色或淡黄色,富粉性,横切面可见黄色木质部,略呈放射状排列,纵切面可见黄白色条纹状木质部。气微,味微苦。

性味归经:甘、微苦,微寒,归肺、胃经。

功能与主治:清热生津,消肿排脓。用于热病烦渴,肺热燥渴,内热消渴,疮疡肿毒。

单味应用:

(1)治太阳伤寒:瓜蒌根二两,水五升煮取一升半,分二服,小便即瘥。

(2)治热游丹赤肿:瓜蒌末大二两,酽醋调,涂之。

(3)乳汁不下:瓜蒌根烧存性,研末,饮服方寸七。或以五钱,酒水煎服。

(4)痈肿初起:用瓜蒌根苦酒熬燥,捣筛,以苦酒和,涂纸上,贴之。

(5)发黄烦渴:蜜煎,服之。

(6)一切烦渴:水煎服。

（7）小儿发黄:同蜜服之。

（8）小儿壮热,头痛:乳汁合末服。

配伍应用:

（1）天花粉与生地配伍,清热生津,止渴除烦,用于热邪伤津,口燥烦渴,消渴病口渴多饮等证。

（2）天花粉与麦冬配伍,清肺润燥,止渴化痰,用于热病烦渴,消渴病等证。

（3）天花粉与金银花配伍,清热解毒,消肿排脓,用于痈肿疮疡,热毒炽盛,红肿锨痛等证。

组方应用:

（1）经验方:天花粉30g,葛根10g,山药30g,生地15g,麦冬15g,生五味子15g,丹参10g,地骨皮10g。功效主治:清热养阴,生津止渴。用于老年性糖尿病。用法:每日一剂,水煎400mL分两次温服。

（2）《沈氏尊生书》滋燥饮:天花粉10g,天冬10g,麦门冬10g,生地15g,白芍15g,秦艽10g。主治肺燥咳嗽,口燥作渴。

化学成分:含蛋白质、淀粉、植物凝血素、多糖、皂苷等。

药理作用:天花粉蛋白为中期引产以及治疗恶性葡萄胎、绒癌的有效成分。它直接作用于胎盘滋养层细胞使之变性坏死,使绒毛膜促性腺激素下降到先兆流产的临界水平以下,导致胎儿死亡娩出。高剂量会引起肝、肾细胞变性、坏死。有一定的抗癌作用。对溶血性链球菌、肺炎双球菌、白喉杆菌有较强的抑制作用。近年发现天花粉蛋白对艾滋病病毒有抑制作用,能提高机体免疫力,延长艾滋病患者的生存时间。

用法与用量:10～15g。

注意事项:孕妇忌服。

（薛树涌）

第四节　清热燥湿药

湿邪有重浊,黏滞的特性,湿邪侵入人体常影响脾胃运化而导致湿自内生;而脾胃虚弱,运化无力又能使湿邪内侵,是谓湿土之气,同类相招,相互影响。湿邪虽为阴邪,但其壅滞脏腑经络,常郁久化火。湿为长夏之气,故常见湿热互杂,侵入人体。本类药物味苦性寒,苦能燥湿,寒有清热的功效。主要用于湿热证及火热证。如湿热内蕴所致的气机不畅、身热不扬、胸膈痞满、小便短赤、舌黄苔腻;蕴结脾胃所致气机升降失常、痞满吐利;壅滞于大肠所致传导失司、泄泻、痢疾、痔漏肿痛;熏蒸肝胆所致黄疸尿赤、耳肿流脓;湿热下注所致带下色黄、热淋灼痛;流注关节所致关节红肿、热痛;浸淫肌肤而成的湿疹、湿疮。

本类药物易伤胃耗阴,一般用量不宜过大。脾胃虚寒、津伤阴亏者慎用。亦可适当配伍健脾养阴药使用。另外,清热燥湿药尚兼有泻火、解毒作用,多用于治疗热证、火证,可与清热解毒、泻火药相须相使应用。

一、黄芩

来源:本品为唇形科植物黄芩 Scutellaria baicalensis Georgi 的干燥根。主产于河北、山西、

内蒙古、河南及陕西等地。春、秋二季采挖,除去须根及泥沙,晒后剥去粗皮,晒干。

商品:黄芩、酒黄芩、黄芩炭。

性状:呈圆锥形,扭曲,长8~25cm,直径1~3cm。表面棕黄色或深黄色,有稀疏的疣状细根痕,上部较粗糙,有扭曲的皱纹或不规则的网纹,下部有顺纹和细皱。质硬而脆,易折断,断面黄色,中心红棕色;老根中心呈枯朽状或中空,暗棕色或棕黑色。气微,味苦。

性味归经:苦、寒,归肺、脾、大肠、小肠经。

功能与主治:清热燥湿,泻火解毒,止血,安胎。用于湿温、暑温胸闷呕恶,湿热痞满,泻痢,黄疸,肺热咳嗽,高热烦渴,血热吐衄,痈肿疮毒,胎动不安。酒黄芩酒制入血分,并可借黄酒升腾之力,用于上焦肺热及四肢肌表至湿热;同时因酒性大热,可缓和苦寒之性,以免伤脾阳,导致腹泻。黄芩炭,以清热止血为主,用于崩漏下血,吐血衄血。

单味应用:

(1)治淋:黄芩四两,袋贮之,水五升煮三升,分三服。

(2)火丹:杵黄芩末,水调,敷之。

(3)肺中有火,清金丸:用片芩炒,为末,水丸梧子大,每服二三丸,白汤下。

(4)少阳头痛,亦治太阳头痛,不拘偏正。小清空膏:用片黄芩酒浸透,晒干,为末,每服一钱,茶酒任下。

(5)吐血衄血,或发或止,积热所致:黄芩一两,去中心黑朽者,为末,每服三钱,水一盏煎六分,和滓温服。

(6)吐衄下血:黄芩三两,水三升煎一升半,每温服一盏。亦治妇人崩漏下血。

(7)血淋热痛:黄芩一两,水煎,热服。

(8)身如火燎,燥渴昼盛:水煎,两服。

(9)预防猩红热:黄芩9g,水煎,连服3天,每日2~3次。

(10)妊娠恶阻:黄芩30~45g,水煎成200~400mL,分次频服。能清热,止呕,安胎。

配伍应用:

(1)黄芩与茵陈配伍,清热燥湿,清肝利胆,用于肝胆湿热的发黄等证。

(2)黄芩与半夏配伍,清热燥湿,化痰止咳,用于肺热咳嗽,气促痰壅等证。

(3)黄芩与生地配伍,清热解毒,凉血止血,用于内热亢盛,迫血妄行所致的吐血,咳血,衄血,便血,血崩等证。

(4)黄芩与白术配伍,清热解毒,燥湿安胎,用于胎热不安。

(5)黄芩与钩藤配伍,清热凉肝,降血压,用于高血压病的头昏脑胀,心烦不寐等证。

(6)黄芩、黄柏、黄连配伍,泻火解毒,清热燥湿,主要用于一切实热火毒,三焦热盛之证。

组方应用:

(1)《东垣试效方》普济消毒饮:黄芩、黄连各15g,陈皮、甘草、玄参、柴胡、桔梗各6g,连翘、板蓝根、马勃、牛蒡子、薄荷各3g,僵蚕、升麻各2g。功用:清热解毒,疏风散邪。主治:大头瘟,恶寒发热,头面红肿锨痛,目不能开,咽喉不利,舌燥口渴,舌红苔白兼黄,脉浮数有力。腮腺炎等证。

(2)《伤寒论》黄芩汤:黄芩9g,芍药9g,甘草3g,大枣4枚。功用:清热止痢,和中止痛。主治热泻热痢。身热口苦,腹痛下利,舌红苔黄,脉数。

(3)《温病条辨》黄芩滑石汤:黄芩9g,滑石9g,茯苓皮9g,大腹皮6g,白蔻仁3g,通草3g,

猪苓9g。功用:清热利湿。主治湿温邪在中焦,发热身痛,汗出解热,继而复热,渴不多饮,或竟不渴,舌苔淡黄而滑,脉缓。

制剂:

(1)功劳去火片组成:黄芩,功劳木,黄柏,栀子。功能与主治:清热解毒。用于实热火毒所致的急性咽喉炎、急性胆囊炎、急性肠炎。用法与用量:口服。糖衣片一次5片,薄膜衣一次3片,一日3次。

(2)芩连丸组成:黄芩,连翘,黄连,黄柏,赤芍,甘草。功能与主治:清热解毒,消肿止痛。用于脏腑蕴热,头痛目赤,口鼻生疮,热痢腹痛,湿热带下,疮疖肿痛。用法与用量:口服。一次4片,一日2~3次。

化学成分:含黄芩苷,黄芩素,汉黄芩素,新黄芩素,7-甲氧基黄芩素,7-甲氧基去甲基汉黄芩素,木蝴蝶素A及β-谷甾醇、豆甾醇、菜油甾醇等。

药理作用:黄芩煎剂对甲型链球菌、肺炎球菌、脑炎双球菌、金黄色葡萄球菌、白喉杆菌、结核杆菌、霍乱弧菌和痢疾杆菌均有抑制作用。对流感病毒、钩端螺旋体及多种致病真菌亦有抑制作用。此外,还有解热、降压、降低毛细血管通透性、利尿、镇静、利胆,抑制肠管蠕动等功能。

用法用量:3~9g。

注意事项:脾胃虚寒者不宜使用。

二、黄连

来源:本品为毛茛科植物黄连 Coptis chinensis Franch. 、三角叶黄连 Coptis deltoidea C. Y. Cheng et Hsiao 或云连 Copti steeta Wall. 的干燥根茎。以上三种分别习称"味连"、"雅连""云连"。

黄连多栽培,主产于四川、云南、湖北。秋季采挖,除去须根及泥沙,干燥,撞去残留须根。

商品:黄连、酒黄连、姜黄连、萸黄连。

性状:味连:多集聚成簇,常弯曲,形如鸡爪,单枝根茎长3~6cm,直径0.3~0.8cm。表面灰黄色或黄褐色,粗糙,有不规则结节状隆起、须根及须根残基,有的节间表面平滑如茎秆,习称"过桥"。质硬,断面不整齐,皮部橙红色或暗棕色,木部鲜黄色或橙黄色,呈发射状排列,髓部有的中空。气微,味极苦。

雅连:多为单枝,略呈圆柱形,微弯曲,长4~8cm,直径0.5~1cm。"过桥"较长。顶端有少许残茎。

云连弯曲呈钩状,多为单枝,较细小。

性味归经:苦、寒,归心、脾、胃、肝、胆、大肠经。

功能与主治:清热燥湿,泻火解毒。用于湿热痞满。呕吐吞酸,泻痢,黄疸,高热神昏,心火亢盛,心烦不寐,血热吐衄,目赤,牙痛,消渴,痈肿疔疮;外治湿疹,湿疮,耳道流脓。酒黄连引药上行,缓和其寒性,长于清头目之火。姜黄连苦寒之性缓和,止呕作用增强。用于寒热互结,湿热中阻,痞满呕吐。吴萸制黄连制其苦寒之性,使黄连寒而不滞,易清气分湿热,散肝胆郁火为主。用于肝胃不和,呕吐吞酸。

单味应用:

(1)伤寒病,发豌豆疮,未成脓方:黄连四两,水三升煎取一升,去滓,分服。

(2)骨节热积,渐黄瘦:黄连四分碎切,以童子小便五大合浸经宿,微煎三四沸,去滓,食上分两服,如人行四、五里再服。

(3)小儿耳后月蚀疮:末黄连,敷之。

(4)小儿鼻下两道赤者,亦名赤鼻疳:鼻以米泔洗,敷黄连末,日三四度,佳。

(5)心经实热,泻心汤:用黄连七钱,水一盏半煎一盏,食远温服。小儿减之。

(6)消骨蒸:黄连末,以冬瓜自然汁浸一夜,晒干又浸,如此七次,为末,以冬瓜正视和丸梧子大,每服三四十丸,大麦汤下。寻常渴,只一服见效。

(7)消渴尿多:用黄连末,蜜丸梧子大,每服三十丸,白汤下。或用黄连半斤,酒一升浸,重汤内煮一伏时,取晒,为末,水丸梧子大,每服五十丸,温水下。

(8)湿热水病:黄连末,蜜丸梧子大,每服二丸至四五丸,饮下,日三四服。

(9)下痢腹痛,赤白痢下,令人下部疼重,故名重下,日夜数十行,脐腹绞痛:以黄连一升,酒五升煮取一升半,分再服,当止绞痛也。

(10)小儿下痢赤白多时,体弱不堪:以宣连用水浓煎,和蜜,日服五六次。

(11)小儿赤眼:水调黄连末,贴足心,甚妙。

(12)牙痛恶热:黄连末,掺之,立止。

(13)口舌生疮:用黄连煎酒,时含呷之。

(14)小儿食土:取好黄土,煎黄连汁搜之,晒干予食。

(15)妊娠子烦,口干不得卧:黄连末,每服一钱,粥饮下。或酒蒸黄连,丸,亦妙。

(16)治浸淫疮:黄连为末,水合敷。

(17)湿疹:黄连粉与蓖麻油1∶3调成混悬液,涂搽患部。

(18)麦粒肿:黄连3g,捣碎,置于瓶内,加入乳汁,以浸没药物为度,浸泡1天,滤出其汁,点涂患处,每日3~4次。

配伍应用:

(1)黄连与黄芩配伍,泻火解毒,止血安神,主要用于热毒血痢,高热烦躁,神昏谵语等证。

(2)黄连与葛根配伍,清热燥湿,泻火解毒,用于热毒泻痢,恶寒发热等证。

(3)黄连与连翘配伍,清热解毒,消肿散痛,主要用于火毒疮痈,败血症。

(4)黄连与生地配伍,清热解毒,养阴生津,主要用于阴津不足,心烦失眠等证。

(5)黄连与吴茱萸配伍,清泻肝火,降逆止呕,主要用于肝郁化火,呕吐吞酸等证。

(6)黄连与干姜配伍,清热燥湿,温中散寒,主要用于寒热互杂的腹痛泄泻。

(7)黄连与枯矾配伍,清热燥湿解毒,主要用于耳内疔肿,中耳炎等证。

组方应用:

(1)《外台秘要》黄连解毒汤:黄连9g,黄芩6g,黄柏6g,栀子9g。功用:泻火解毒。主治三焦火毒热盛证。大热烦躁,口燥咽干,错语不眠;或热病吐血,衄血;或热甚发斑,身热下利,湿热黄疸;外科痈疡疔毒,小便黄赤,舌红苔黄,脉数有力。

(2)《丹溪心法》左金丸:黄连9g,吴茱萸1.5g。功用:清泻肝火,降逆止呕。主治肝火犯胃证。症见胁肋疼痛,嘈杂吞酸,呕吐口苦,舌红苔黄,脉弦数。

(3)《太平惠民和剂局方》戊己丸:黄连、吴茱萸、白芍各10g。功用:疏肝理脾,清热和胃。主治肝脾不和引起的胃疼吞酸,腹痛泄泻。

(4)《太平惠民和剂局方》香连丸:黄连二十两(600g),木香四两八钱八分(147g)。功用:清热燥湿,行气化滞。主治湿热痢疾,脓血相兼,腹痛,里急后重等症。用法:共为细末,水泛为丸,每日 3 次,每次 6～9g。

(5)《霍乱论》连朴丸:制厚朴 6g,川连、石菖蒲、制半夏各 3g,香豉、焦栀各 9g,芦根 60g。功用:清热化湿,理气和中。主治湿热霍乱。上吐下泻,胸脘痞闷,心烦燥扰,小便短赤,舌苔黄腻,脉滑数等。

制剂:

(1)一清颗粒组成:黄连,黄芩,大黄。功能与主治:清热泻火解毒,化瘀凉血止血。用于火毒血热所致的身热烦躁、目赤口疮、咽喉牙龈肿痛、大便秘结、吐血、咯血、衄血、痔血;咽炎、扁桃体炎、牙龈炎见上述证候者。用法与用量:开水冲服。一次 7.5g,一日 3～4 次。

(2)黄连上清丸组成:黄连,栀子,连翘,蔓荆子,防风,荆芥穗,白芷,黄芩,菊花,薄荷,大黄,黄柏,桔梗,川芎,石膏,旋覆花,甘草。功能与主治:散风清热,泻火止痛。用于风热上攻、肺胃热盛所致的头晕目眩、爆发火眼、牙齿疼痛、口舌生疮、咽喉肿痛、耳痛耳鸣、大便秘结、小便短赤。

用法与用量:口服。水丸或水蜜丸一次 3～6g,大蜜丸一次 1～2 丸,一日 2 次。

化学成分:含季铵型生物碱(盐酸小檗碱、黄连碱、甲基黄连碱、掌叶防己碱、药根碱、巴马汀等),尚含黄柏酮、黄柏内酯等。

药理作用:黄连中的小檗碱有明显的抗菌作用,对痢疾杆菌、百日咳杆菌、伤寒杆菌、结核杆菌、金黄色葡萄球菌、溶血性链球菌、肺炎双球菌及白色念球菌有明显抑制作用;对钩端螺旋体、阿米巴原虫、滴虫、流感病毒及多种致病性皮肤真菌,也有抑制作用。并能增强白细胞的吞噬能力,又有降压、利胆、解热、镇静、镇痛、抗利尿、局部麻痹等作用。此外,还能兴奋子宫、膀胱、肠胃道平滑肌。小檗碱及其一些衍生物有抗癌作用。

用法用量:2～5g。外用适量。

注意事项:脾胃虚寒者忌用,阴虚津伤者慎用。

三、黄柏

来源:本品为芸香科植物黄皮树 Phellodendron chinense Schneid. 的干燥树皮。习称"川黄柏"。主产于四川、贵州、湖北、云南等地。剥取树皮后,除去粗皮,晒干。

商品:黄柏、盐黄柏、酒黄柏、黄柏炭。

性状:呈板片状或浅槽状,长宽不一,厚 1～6mm。外表面黄褐色或棕褐色,平坦或具纵沟纹;内表面暗黄色或淡棕色,具细密的纵棱纹。体轻,质硬,断面纤维性,呈裂片状分层,深黄色。气微,味极苦,嚼之有黏性。

性味归经:苦、寒,归肾、膀胱经。

功能与主治:清热燥湿,泻火除蒸,解毒疗疮。用于湿热泻痢,黄疸,带下,热淋,脚气,骨蒸劳热,盗汗,遗精,疮疡肿毒,湿疹瘙痒。盐黄柏多用于阴虚发热,骨蒸劳热,盗汗,遗精足膝酸软等。

酒黄柏用于热壅上焦诸症及热在血分。黄柏炭清热燥湿兼具涩性,多用于便血,崩漏下血。

单味应用:

(1)脏毒痔漏下血不止,檗皮丸:用川黄檗皮刮净一斤,分作四分,三分用酒、醋、童尿各浸七日,洗晒焙,一分生炒黑色,为末,炼蜜丸梧子大,每空心温酒下五十丸。久服除根。

（2）小儿热泻:黄檗削皮,焙,为末,用米汤和,丸栗米大,每服一二十丸,米汤下。

（3）消渴尿多能食:黄檗一斤,水一升煮三五沸,渴即饮之,恣饮,数日即止。

（4）卒喉痹痛:黄檗片含之。又以一斤,酒一斗煮二沸,恣饮,便愈。

（5）咽喉卒肿,食饮不通:苦酒和黄檗末,敷之,冷即易。

（6）口舌生疮:用黄檗含之,良。

（7）小儿囟肿,生下即肿者:黄檗末,水调,贴足心。

（8）伤寒遗毒,手足肿痛欲断:黄檗五斤,水三升煮,渍之。

（9）痈疽乳发初起者:黄檗末,和鸡子白涂之,干即易。

（10）小儿脐疮不合者:黄檗末涂之。

（11）火毒生疮,凡人冬月向火,火气入内,两股生疮,其汁淋漓:用黄檗末掺之,立愈。一妇病此,人无识者,有用此而愈。

（12）冻疮裂痛:乳汁调黄檗末,涂之。

（13）敛疮生肌:黄檗末,面糊调,涂,效。

（14）男子阴疮:煎洗之,蜜涂之。

（15）臁疮热疮:蜜炙,末,搽之。

（16）耳部湿疹:黄柏粉1份,香油1.2份,调成糊状,每日涂药1次。

（17）神经性皮炎:黄柏50g,放入食用醋精200mL中,浸泡6～7d,纱布过滤,滤液分装在5mL瓶中放置备用。用时将患处用温水洗净,用竹签蘸药液点搽患处。涂药的患处可呈现灰白色,这是该药高浓度的醋精脱水作用,使其患部萎缩,加之角质剥落溶解的协同作用,使患处苔藓样鳞屑脱落。能清热燥湿,解毒疗疮。

配伍应用:

（1）黄柏与知母配伍,清退虚热,抑制相火,主要用于阴虚发热,骨蒸盗汗,遗精等证。

（2）黄柏与苍术配伍,清热解毒,燥湿止痒,主要用于湿疹瘙痒,疮疡肿毒,足膝肿痛等证。

（3）黄柏与白头翁配伍,清热燥湿,泻火解毒,主要用于热痢,湿痢等证。

（4）黄柏与白果配伍,清热解毒,燥湿止带,主要用于妇女白带、黄带过多。

组方应用:

（1）《丹溪心法》二妙散:黄柏、苍术各15g。功用:清热燥湿。主治湿热下注证。筋骨疼痛,或两足痿软,或足膝红肿疼痛,或湿热带下,下部湿疮等,小便短赤,舌苔黄腻者。

（2）《医学正传》三妙丸:黄柏12g,苍术18g,川牛膝6g。功用:清热燥湿。主治湿热下注,两脚麻木,或如火烙之热。

（3）《成方便读》四妙丸:黄柏、苍术、牛膝、薏苡仁各12g。功用:清热利湿,舒筋壮骨。主治湿热痿证。

制剂:

（1）乙肝解毒胶囊组成:黄柏,草河车,黄芩,大黄,胡黄连,土茯苓,黑矾,贯众。功能与主治:清热解毒,疏肝利胆。用于乙型肝炎,辩证属于肝胆湿热内蕴者。临床表现为:肝区热痛,全身乏力,口苦咽干,头晕耳鸣或面红耳赤,心烦易怒,大便干结,小便少而黄,舌苔黄腻,脉滑数或弦数。用法与用量:口服。成人一次4粒,一日3次;小儿酌减或遵医嘱。

（2）九圣散组成:黄柏,苍术,紫苏叶,苦杏仁,薄荷,乳香,没药,轻粉,红粉。功能与主治:解毒消肿,燥湿止痒。用于湿毒瘀阻肌肤所致的湿疮、臁疮、黄水疮,症见皮肤湿烂、溃疡、渗出脓水。用法与用量:外用,用花椒油或食用植物油调敷或撒布患处。

化学成分:含生物碱(小檗碱、药根碱、木兰花碱、黄柏碱、掌叶防己碱等),尚含黄柏酮、黄柏内酯、7-脱氢豆甾醇、B-谷甾醇、黏质等。

药理作用:黄柏及小檗碱有明显的抗菌作用,对痢疾杆菌、百日咳杆菌、伤寒杆菌、结核杆菌、金黄色葡萄球菌、溶血性链球菌、肺炎双球菌及白色念珠菌等多种致病细菌均有抑制作用;对某些皮肤真菌,对钩端螺旋体、乙肝表面抗原也有抑制作用;对血小板有保护作用;外用可促使皮下渗血的吸收;另外还有利胆、利尿、降压、解热等作用。

用法用量:3~12g。外用适量。

注意事项:脾胃虚弱者忌用。

四、龙胆草

来源:本品为龙胆科植物条叶龙胆 Gentiana manshurica Kitag.、龙胆 Gentiana scabra Bge.、三花龙胆 Gentiana triflora pall. 或坚龙胆 Gentiana rigescens Franch. 的干燥根及根茎。前三种习称"龙胆",后一种习称"坚龙胆"。全国各地均有分布,以东北产量最大,故习称"关龙胆"。春、秋二季采挖,洗净,干燥。

商品:龙胆草、酒龙胆。

性状:龙胆根茎呈不规则的块状,长 1~3cm,直径 0.3~1cm;表面暗灰棕色或深棕色,上端有茎痕或残留茎基,周围和下端着生多数细长的根。根圆柱形,略扭曲,长 10~20cm,直径 0.2~0.5cm;表面淡黄色或黄棕色,上部多有显著的横皱纹,下部较细。质脆,易折断,断面略平坦,皮部黄白色或淡黄棕色,木部色较浅,呈点状环列。气微,味甚苦。

坚龙胆表面无横皱纹,外皮膜质,易脱落,木部黄白色,易与皮部分离。

性味归经:苦、寒,归肝、胆经。

功能与主治:清热燥湿,泻肝胆火。用于湿热黄疸,阴肿阴痒,带下,湿疹瘙痒,目赤,耳聋,胁痛,口苦,惊风抽搐。酒龙胆,药力升提,引药上行。用于肝胆实火所致的头胀头痛,耳鸣耳聋以及风热目赤肿痛等。

单味应用:

(1)卒尿血:水煎,服。

(2)蛔攻心刺痛,吐水:水煎,服。

(3)咽热痛:水煎,服。

配伍应用:

(1)龙胆草与茵陈配伍,清热燥湿,疏肝利胆,主要用于黄疸证。

(2)龙胆草与钩藤配伍,清热泻火,清肝息风,主要用于肝经热盛所致的高热惊厥,手足抽搐等证。

(3)龙胆草与柴胡配伍,清热燥湿,疏肝理气,主要用于肝郁化热所致的口苦咽干,耳聋耳鸣等证。

(4)龙胆草与苦参配伍,清热燥湿,杀虫止痒,主要用于妇女阴肿、阴痒、白带,湿疹等证。

组方应用:

(1)《医方集解》龙胆泻肝汤:龙胆草 6g,黄芩 9g,栀子 9g,泽泻 9g,木通 6g,当归 3g,生地黄 6g,柴胡 6g,生甘草 6g,车前子 6g。功用:清肝胆实火,泻下焦湿热。主治:①肝胆实火上炎证。症见头痛目赤,胁痛,口苦,耳聋,耳肿等,舌红苔黄,脉弦数有力;②肝胆湿热下注证。

症见阴肿,阴痒,阴汗,小便淋浊,或妇女带下黄臭等,舌红苔黄腻,脉弦数有力。

(2)《小儿药证直决》泻青丸:当归、龙胆草、川芎、山栀子仁、川大黄、羌活、防风各3g。功用:清肝泻火。主治肝经郁火。目赤肿痛,烦躁易怒,不能安卧,尿赤便秘,脉洪实,以及小儿急惊,热盛抽搐等。

(3)《丹溪心法》当归龙荟丸:当归一两(30g),龙胆草五钱(15g),栀子、黄连、黄柏、黄芩各一两(30g),芦荟、大黄各五钱(15g),木香一钱五分(5g),麝香五分(1.5g)。功用:清泻肝胆实火。主治肝胆实火。头晕目眩,神志不宁,谵语发狂,或大便秘结,小便赤涩。

(4)方清热解毒汤:龙胆草15g,山栀子15g,当归15g,柴胡12g,滑石30g,车前草12g,泽泻9g,生地20g,黄芩12g,天花粉20g,金银花30g,蒲公英30g,板蓝根30g,丹参30g,牡丹皮15g。功效主治:清热解毒,利湿降火。用于亨特型面瘫。用法:每日一剂,水煎400mL,分两次温服。

制剂:龙胆泻肝丸组成:龙胆,柴胡,黄芩,栀子,泽泻,木通,车前子,当归,地黄,炙甘草。功能与主治:清肝胆,利湿热。用于肝胆湿热,头晕目赤,耳鸣耳聋,耳肿疼痛,胁痛口苦,尿赤涩痛,湿热带下。用法与用量:口服。一次3~6g,一日2次。

化学成分:含生物碱(龙胆苦素、龙胆苦苷、龙胆碱、龙胆素等),黄酮类,酚类,植物甾醇,三萜成分,环烯醚萜苷,脂肪酸等。

药理作用:龙胆煎剂对绿脓杆菌、变形杆菌、伤寒杆菌、金黄色葡萄球菌、某些皮肤真菌及钩端螺旋体等,均有一定的抑制作用,并有抗感染作用。龙胆碱有镇静,松弛肌肉的作用。龙胆草少量口服,可反射性增强胃液分泌,并能增加游离酸,有助消化、增进食欲作用。

用法用量:3~6g。外用适量。

注意事项:脾胃虚弱者不宜使用。阴虚津伤者慎用。

五、秦皮

来源:本品为木樨科植物苦枥白蜡树 Fraxinus rhynchophylla Hance、白蜡树 Fraxinus chinensis Roxb.、尖叶白蜡树 Fraxinus szaboanaLingelsh. 或宿柱白蜡树 Fraxinus stylosa Lingelsh. 的干燥皮或干皮。产于吉林、辽宁及河南等地。春、秋二季剥取,晒干。

商品:秦皮。

性状:枝皮呈卷筒状或槽状,长10~60cm,厚1.5~3mm。外表面灰白色、灰棕色至黑棕色或相间呈斑状,平坦或稍粗糙,并有灰白色圆点状皮孔及细斜皱纹,有的具分枝痕。内表面黄白色或棕色,平滑。质硬而脆,断面纤维性,黄白色。气微,味苦。

干皮为长条状块片,厚3~6mm。外表面灰棕色,具龟裂状沟纹及红棕色圆形或横长的皮孔。质坚硬,断面纤维性较强。

性味归经:苦、涩,寒,归肝、胆、大肠经。

功能与主治:清热燥湿,收涩,明目。用于热痢,泄泻,赤白带下,目赤肿痛,目生翳膜。

单味应用:

(1)赤眼生翳:秦皮一两,水一升半煮七合,澄清,日日温洗。一方加滑石、黄连等份。

(2)《全展选编·皮肤病》秦皮一至二两(30~60g),半面盆水煎,煎液洗患处,每日或隔两三日洗一次,每次煎水可洗三次。主治:牛皮癣。

配伍应用：

(1)秦皮与黄连配伍,清热解毒,燥湿止痢,主要用于热毒血痢,里急后重等证。

(2)秦皮与菊花配伍,清肝泻火,明目退翳,主要用于肝郁化火,目赤肿痛,目生翳障。

组方应用：

(1)秦皮四钱(12g),生地榆、椿皮各三钱(10g)。主治慢性细菌性痢疾。

(2)《本草汇言》:秦皮三两(90g),丹皮二两(60g),当归身一两(30g)。俱酒洗,炒研为末,炼蜜为丸如梧桐子大。主治妇人赤白带下及血崩不止。

化学成分：含秦皮甲素(又名七叶苷、七叶灵、马栗树皮苷等)、秦皮乙素(又名七叶素、七叶亭、马栗树皮素等)、秦皮苷(又名白蜡素苷、白蜡树苷)、秦皮素(又名秦皮亭、白蜡素、白蜡树内酯)等香豆素类,尚含酚类、皂苷、鞣质等。

药理作用：煎剂对金黄色葡萄球菌、痢疾杆菌、大肠埃希菌等有抑制作用。所含马栗树皮苷、马栗树皮素有消炎作用,对人工关节炎有抑制作用。有镇静、抗惊作用。马栗树皮苷有镇痛、利尿及促进尿酸排泄的作用;并有止咳、祛痰的功效。

用法用量：6~12g。外用适量,煎洗患处。

注意事项：脾胃虚弱者忌用。

(薛树涌)

第五节　活血止痛药

本类药物既能活血又能行气,具辛散之性,主要治疗气滞血瘀所致的痛证,如头痛,胁痛,心腹痛,痛经,风湿痹痛,跌打损伤疼痛等其他气血瘀滞疼痛。

一、川芎

来源：本品为伞形科植物川芎 Ligusticum chuanxiong Hort. 的干燥根茎。主产于四川,是人工栽培。夏季当茎上的节盘显著突出,并略带紫色时采挖,除去泥沙,晒干烘干,再去须根。

商品：川芎、酒川芎。

性状：本品为不规则结节状拳形团块,直径2~7cm。表面黄褐色,粗糙皱缩,有多数平行隆起的轮节,顶端有凹陷的类圆形茎痕,下侧及轮节上有多数小瘤状根痕。质坚实,不易折断,断面黄白色或灰黄色,散有黄棕色的油室,形成层环呈波状。气浓香,味苦、辛,稍有麻舌感,微回甜。

性味归经：辛,温,归肝、胆、心包经。

功效与主治：活血行气,祛风止痛。用于月经不调,闭经痛经,癥瘕腹痛,胸胁刺痛,跌扑肿痛,头痛,风湿痹痛。酒川芎引药上行,增强活血行气止痛作用,用于血瘀头痛,偏头痛,风寒湿痛,产后瘀阻腹痛等。

单味应用：

(1)齿败口臭：水煮芎劳,含之,佳。

(2)诸般头痛：或末、煎丸俱可。

(3)偏头痛:川芎用酒浸,每日三次,每次30mL。

配伍应用:

(1)川芎与当归配伍,活血散瘀,行气止痛,多用于气滞血瘀之证。

(2)川芎与香附配伍,活血行气,调经止痛,用于月经不调。

(3)川芎与牛膝配伍,活血祛瘀,引血下行,用于难产。

(4)川芎与益母草配伍,活血祛瘀,行气止痛,用于产后瘀阻。

(5)川芎与柴胡配伍,疏肝理气,活血止痛,主要用于肝郁气滞的胁痛。

(6)川芎与赤芍配伍,活血行气止痛,用于肢体麻木、伤痛。

(7)川芎与黄芪配伍,活血益气,托里透脓,用于疮疡化脓,体虚不溃者。

(8)川芎与防风配伍,祛风散寒止痛,用于外感风寒所致的头痛。

(9)川芎与石膏配伍,疏风清热止痛,用于外感风热头痛。

(10)川芎与羌活配伍,祛风胜湿止痛,用于风湿头痛。

(11)川芎与丹参配伍,活血化瘀止痛,用于血瘀头痛。

(12)川芎与熟地黄配伍,补血行气,补精益髓,用于血虚头痛。

(13)川芎与海风藤配伍,活血行气,祛风通络,用于风湿痹阻所致的肢体疼痛。

(14)川芎、白芷、菊花配伍,祛风清热,止痛活血,用于头痛头昏,目痛流泪。

组方应用:

(1)《太平惠民和剂局方》川芎茶调散:川芎、荆芥各12g,白芷、羌活、甘草各6g,细辛3g,防风4.5g,薄荷12g。功用:疏风止痛。主治风邪头痛。偏正头痛或巅顶作痛,恶寒发热,目眩鼻塞,舌苔薄白,脉浮者。用法:每日一剂,水煎400mL,分两次温服。

(2)经验方:当归10g,赤芍10g,川芎10g,柴胡15g,郁金10g,延胡索10g,昆布10g,海藻10g,制香附15g,青皮10g,山慈菇10g,蒲公英10g,鹿角霜10g(先煎)。功效主治:活血化瘀,软坚散结,理气止痛。用于乳腺小叶增生。用法:每日一剂,水煎400mL,分两次温服。

(3)经验方:当归30g,川芎30g,乳香30g,没药30g,香附30g,瓜蒌30g,甘草10g。功效主治:活血化瘀,软坚散结。用于乳房纤维瘤。用法:每日一剂,水煎400mL,分两次温服。

(4)加味芎归汤:川芎30g,当归18g,白芷12g,白芍12g,蔓荆子9g,香附9g,杭菊9g,细辛6g,白芥子6g,炙甘草6g。功效主治:化瘀通络,散风止痛。用于原发性三叉神经痛,证属风、痰、瘀血阻滞头窍脉络者。症见三叉神经分布区内突发剧烈电击样、撕裂样或刀割样疼痛,发作时无任何先兆,突发突止,时间可持续数秒或数分钟,舌质黯淡或紫,脉弦涩。用法:每日一剂,水煎400mL,分两次温服。

(5)升降清阳汤:川芎30g,土茯苓60g,细辛10g,当归15g,蜈蚣2大条(研末冲服),僵蚕10g,酒大黄10g。功效主治:升清降浊,解毒通络,祛风化痰。用于风、毒、瘀特征的偏头痛。症见头痛呈跳痛、抽痛或痛有定处,伴恶心、呕吐、便秘、面红、畏光、怕声。舌黯红或有瘀斑,苔黄腻,脉涩或滑数。用法:每日一剂,水煎400mL,分两次温服。

制剂:川芎茶调散组成:川芎,白芷,羌活,细辛,防风,荆芥,薄荷,甘草。功能与主治:疏风止痛。用于外感风邪所致的头痛,或有恶寒、发热、鼻塞。用法与用量:饭后清茶送服。一次3～6g,一日2次。

化学成分:含苯酞内酯类,生物碱,挥发油,酚类物质,维生素A,叶酸,蔗糖,甾醇,脂肪油等。其中苯酞内酯类成分为藁本内酯、新川芎内酯、洋川芎内酯、3-丁基苯酞、3-亚丁基苯酞等;酚(酸)性成分有阿魏酸、瑟丹酸、香草醛、香草酸、咖啡酸、原儿茶酸、棕榈酸、亚油酸、对羟基苯甲酸、大黄酚等;生物碱类主要有川芎嗪(四甲基吡嗪)、L-异亮氨酰-L-缬氨酸酐、黑麦碱[1-(5-羟甲基-2-呋喃基)-9-H吡啶-(3,4-b)吲哚]、三甲胺及胆碱;挥发油中成分为藁本内酯、新川芎内酯、洋川芎内酯、洋川芎内酯B,C,D,E,F,G,H,I,J,K,L,M,N,P,Q,洋川芎醌、川芎萘呋内酯等。

药理作用:本品能抑制血管平滑肌收缩,扩张冠状动脉,增加冠脉血流量,改善心肌缺氧状况及肠系膜微循环,并能降低心肌耗氧量,增加脑及肢体血流量,降低外周阻力;能降低血小板表面活性,可预防血栓的形成;可使孕兔离体子宫收缩加强,大剂量则转为抑制,并可抑制小肠收缩;水煎剂对动物中枢神经有镇静作用,并有降压作用;有抗维生素E缺乏作用;对免疫系统有一定调节作用。

用法用量:3~9g。

二、延胡索

来源:本品为罂粟科植物延胡索 Corydalis yanhusuo W. T. Wang 的干燥块茎。主产于浙江、江苏、湖北、湖南等地。夏初茎叶枯萎时采挖,除去须根,洗净,置沸水中煮至恰无白心时,取出,晒干。

商品:延胡索、醋延胡索、酒延胡索。

性状:本品呈不规则的扁球形,直径0.5~1.5cm。表面黄色或黄褐色,有不规则网状皱纹。

顶端有略凹陷的茎痕,底部常有疙瘩状突起。质硬而脆,断面黄色,角质样,有蜡样光泽。气微,味苦。

性味归经:辛、苦,温,归肝、脾经。

功效与主治:活血,利气,止血。用于胸胁、脘腹疼痛,经闭痛经,产后瘀阻,跌扑肿痛;醋延胡索行气止痛作用增强,用于身体各部位的多种疼痛证候;酒延胡索以活血、化瘀、止痛为主要功效,也可用于跌打损伤,瘀血疼痛等证。

单味应用:

(1)鼻衄血:玄胡索末,绵裹塞耳内,左衄塞右,右衄塞左。

(2)产后诸病,凡产后秽污不尽,腹满,及产后血运,心头硬,或寒热不禁,或心闷,手足烦热,气力欲绝诸病:并用玄胡索炒,研,酒服二钱,甚效。

配伍应用:

(1)延胡索与川楝子配伍,活血行气止痛,用于气滞血瘀的脘腹疼痛。

(2)延胡索与小茴香配伍,温经行气止痛,用于疝气疼痛。

(3)延胡索与白芍配伍,活血理气,散寒止痛,用于经行腹痛。

(4)延胡索与瓜蒌配伍,活血行气,散结宽胸,用于胸胁疼痛。

(5)延胡索与桂枝配伍,活血止痛,温通经脉,用于血滞所引起的四肢或周身疼痛。

(6)延胡索与川芎配伍,活血消肿止痛,用于跌打损伤。

(7)延胡索、川楝子、白芷配伍,疏肝和胃清热,行气活血止痛,用于胃脘胀痛、痛引胁肋、中脘嘈杂等证。

组方应用:《济生方》三神丸:玄胡索(醋煮去皮)、当归(去芦,酒浸锉略炒)各一两(30g),

橘红二两(60g)。上为细末,酒煮米糊为丸,如梧桐子大。每服七十丸,加至一百丸,空心艾汤下,米饮亦得。主治室女血气相搏,腹中刺痛,痛引心端,经行涩少,或经事不调,以致疼痛。

制剂:元胡止痛片组成:延胡索,白芷。功能与主治:理气,活血,止痛。用于气滞血瘀的胃痛,胁痛,头痛及痛经。用法与用量:口服。一次4~6片,一日3次,或遵医嘱。

化学成分:主含叔胺、季胺类生物碱,主要生物碱有:延胡索甲素、乙素、丙素、丁素、庚素、辛素、壬素、寅素、丑素、子素等。尚含有大量淀粉,少量黏液质、树脂、挥发油,多糖,无机微量元素。另含羟链霉素、豆甾醇、谷甾醇、油酸、亚油酸、亚麻酸、10-二十九碳醇等成分。

药理作用:本品有镇痛、镇静、催眠与安定作用,此外尚有轻度中枢性镇呕及降低体温的作用。醇提取物有明显扩张动物冠状血管,增加冠脉血流,对某些实验性心律失常有效;还有保护大鼠实验性溃疡病,减少胃液分泌,胃酸及胃蛋白酶的量。可松弛肌肉。

用法用量:3~9g;研末吞服,一次1.5~3g。

三、郁金

来源:本品为姜科植物温郁金 Curcuma wenyujin Y. H. Chen et C. Ling、姜黄 Curcuma longa L.、广西莪术 Curcuma kwangsiensisS. G. LeeetC. F. Liang 或蓬莪术 Curcuma phaeocaulis Val. 的干燥块根。主产于浙江、四川等地。前两者分别习称"温郁金"和"黄丝郁金",其余按性状不同习称"桂郁金"或"绿丝郁金"。冬季茎叶枯萎后采挖,除去泥沙及细根,蒸或煮至透心,干燥。

商品:温郁金、黄丝郁金、桂郁金、绿丝郁金、醋郁金。

性状:温郁金呈长圆形或卵圆形,稍扁,有的微弯曲,两端渐尖,长3.5~7cm,直径1.2~2.5cm。表面灰褐色或棕褐色,具不规则纵皱纹,纵纹隆起处色较浅。质坚实,断面灰棕色,角质样;内皮层环明显。气微香,味微苦。

黄丝郁金呈纺锤形,有的一端细长,长2.5~4.5cm,直径1~1.5cm。表面棕灰色或灰黄色,具细皱纹。断面橙黄色,外周棕黄色至棕红色。气芳香,味辛辣。

桂郁金呈长圆锥形或长圆形,长2~6.5cm,直径1~1.8cm。表面具疏浅纵纹或较粗糙网状皱纹。气微,味微辛苦。

绿丝郁金呈长椭圆形,较粗壮,长1.5~3.5cm,直径1~1.2cm。气微,味淡。

性味归经:辛、苦,寒。归肝、心、肺经。

功效与主治:行气化瘀,清心解郁,利胆退黄。用于经闭痛经,胸腹胀痛、刺痛,热病神昏,癫痫发狂,黄疸尿赤。醋郁金疏肝止痛的作用增强。

单味应用:

(1)自汗不止:郁金末,卧时调涂于乳上。

(2)痔疮肿痛:郁金末,水调,涂之,即消。

(3)尿血不定:葱白煎,末服。

配伍应用:

(1)郁金与丹参配伍,活血行气,祛瘀止痛,用于胸腹胁肋胀痛。

(2)郁金与柴胡配伍,疏肝行气,解郁止痛,用于肝郁化热所致的经前腹痛。

(3)郁金与鳖甲配伍,行气活血,化瘀消癥,用于肝气郁滞、瘀血内阻所致的胁下癥块。

(4)郁金与菖蒲配伍,凉血清心,行气开窍,主要用于湿温蒙蔽清窍所致的胸脘痞闷、神志不清。

(5)郁金与明矾配伍,祛痰开窍,凉血清心,多用于痰阻心窍所致的癫痫、狂证。

(6)郁金与生地配伍,活血化瘀,凉血止血,主要用于肝郁化热、迫血妄行的吐血、衄血、尿,血及妇女经脉逆行等证。

(7)郁金与茵陈配伍,凉血清心,利胆退黄,用于治疗胆石症、黄疸。

(8)郁金与香附配伍,疏肝理气止痛,用于肝气郁结,胸胁胀痛。

组方应用:

(1)《圣惠方》郁金饮子:郁金半两(15g),黄芩一两(30g),赤芍药一两(30g),枳壳一两(30g)麸炒微黄,去瓤,生干地黄一两(30g),大腹皮一两(30g)锉。上药,细锉和匀。每服一分(0.3g),以水一中盏(150~300mL),入生姜半分(0.15g),去滓,不计时候,稍热服。主治心悬急懊痛。

(2)《圣济总录》郁金散:郁金一两(30g),牛胆一枚,麝香(别研细)半钱(1.5g)。上三味,捣研为细散。每服半钱匕(1g),新汲水调下,不拘时。主治黄疸,唇口先黄,腹胀气急。

制剂:消栓通络胶囊组成:川芎,丹参,黄芪,泽泻,三七,槐花,桂枝,郁金,木香,冰片,山楂。功能与主治:活血化瘀,温经通络。用于瘀血阻络所致的中风,症见神情呆滞、手足发凉、肢体疼痛;缺血性中风及高脂血症见上述证候者。用法与用量:口服。一次6粒,一日3次;或遵医嘱。

化学成分:含挥发油(莰烯、樟脑、倍半萜烯、姜黄烯、姜黄酮、芳姜酮、吉马酮、莪二酮、香豆酰阿魏酰乙烷、2-对-香豆酰甲烷、二阿魏酰甲烷、对-香豆酰阿魏酰甲烷等),姜黄素(姜黄素姜、脱甲氧基姜黄素、双脱甲氧基姜黄素),多糖,淀粉,脂肪油,橡胶,少量微量元素等。

药理作用:本品有减轻高脂血症的作用,并能明显防止家兔主动脉、冠状动脉及其分支内膜斑块的形成;能促进胆汁分泌和排泄,并可抑制存在于胆囊中大部分微生物;有镇痛作用;姜黄素对肝脏损伤有保护作用;能明显扩张鼠肠系膜微血管和动静脉,并影响免疫功能而表现有抗感染作用。

用法用量:3~9g。

注意事项:本品不宜与丁香同用。

(薛树涌)

第六节　消食药

一、山楂

来源:本品为蔷薇科植物山里红 Crataegus pinnatifida Bge. var. major N. E. Br. 或山楂 Crataegus pinatifida Bge. 的干燥成熟果实。全国大部分地区均产。秋季果实成熟时采收,切片,干燥。

商品:山楂、炒山楂、焦山楂、山楂炭。

性状:本品为圆片形,皱缩不平,直径1~2.5cm,厚0.2~0.4cm。外皮红色,具皱纹,有灰白色小斑点。果肉深黄色至浅棕色。中部横切片具 5 粒浅黄色果核,但核多脱落而中空。有的片上可见短而细的果梗或花萼残迹。气微清香,味酸、微甜。

性味归经:酸、甘、微温,归脾、胃、肝经。

功效与主治:消食健胃,行气散瘀。用于肉食积滞,胃脘胀满,泻痢疾腹痛,瘀血经闭,产后瘀阻,心腹刺痛,疝气疼痛;高脂血症。焦山楂消食导滞作用增强。用于肉食积滞,泻痢不爽。

山楂炒炭后收涩功能增强,具有止血、止泻的作用。可用于胃肠出血或脾虚腹泻兼食滞者。

单味应用:

(1)痘疹不快:干山楂为末,汤点服之,立出红活。又法:猴楂五个,酒煎,入水温服即出。

(2)食肉不消:山楂肉四两,水煮,食之,并饮其汁。

(3)产后儿枕痛,恶露不尽也:同糖服之,立效。

(4)泻痢脐上痛:山楂肉一两焙,末,白面一把炒熟,分数服。痢红用红糖水,痢白用白糖水。

(5)产后瘀滞腹痛:取焦山楂 30~50g,水煎,冲红糖适量,在盖碗中浸泡片刻,分早晚 2 次口服。能散瘀止痛。

(6)黄褐斑:生山楂 300g,研为细末备用。患者先用温水洗面,毛巾擦干,取药粉 5g,鸡蛋清适量,调成糊状,薄薄覆盖于面部,保留 1 小时,早晚各 1 次。敷上药糊后,可配合手法按摩以助药力吸收,60 次为 1 疗程。能行气散瘀。

配伍应用:

(1)山楂与莱菔子配伍,消积化滞,行气散郁,用于肉食积滞所致的脘腹胀满,嗳气吞酸,腹痛,便溏等证。

(2)山楂与枳实配伍,消食化积,行气止痛,用于食积气滞所致的脘腹胀满,疼痛或泄痢腹痛等证。

(3)山楂与橘核配伍,行气止痛,用于疝气腹痛等证。

(4)山楂与川芎配伍,活血化瘀,行气止痛,用于气滞血瘀所致的胸胁疼痛,产后瘀阻腹痛、恶露不尽、痛经等证。

(5)山楂与决明子配伍,活血化瘀,消积化滞,用于高脂血症。

(6)山楂、神曲、麦芽配伍,消积化滞,用于食积证。

组方应用:

(1)《丹溪心法》保和丸:山楂 18g,神曲 6g,半夏、茯苓各 9g,陈皮、连翘、萝卜子各 6g。功用:消食和胃。主治食积。脘腹痞满胀痛,嗳腐吞酸,恶食呕吐,或大便泄泻,舌苔厚腻,脉滑等。

(2)《丹溪心法》:山楂四两(120g),白术四两(120g),神曲二两(60g)。上为末,蒸饼丸,梧子大,服七十丸,白汤下。主治一切食积。

(3)小儿消积化痰止咳汤:焦山楂 10g,枳实 10g,槟榔 10g,瓜蒌 10g,枇杷叶 10g,莱菔子 10g,葶苈子 6g,连翘 10g,前胡 10g,桔梗 10g。功效主治:消积化痰止咳。

用于食积咳嗽,症见咳嗽咳痰,食少,便秘,舌红苔黄腻,脉滑。本方为 5 岁小儿用量。用法:每日一剂,水煎 400mL,分两次温服。

(4)化脂复肝汤:山楂 30g,茵陈 30g,丹参 30g,葛根 30g,泽泻 30g。

功效主治:化湿利浊,活血消积。用于湿浊阻滞,瘀血内结。症见右胁疼痛、肝大、口干口苦、身困乏力、肢体沉重、脘闷纳呆,舌苔黄腻者。用法:每日一剂,水煎400mL,分两次温服。

制剂:

(1)山葛开胃口服液组成:山楂,葛根,玫瑰花。功能与主治:开胃健脾,解肌生津。用于儿童纳呆食少的厌食症。用法与用量:口服。一日2次;6个月至3岁儿童,一次5mL;3至6岁儿童,一次10mL;6至12岁儿童,一次20mL。

(2)大山楂丸组成:山楂,六神曲,麦芽。功能与主治:开胃消食。用于食积内停所致的食欲不振、消化不良、脘腹胀闷。用法与用量:口服。一次1~2丸,一日1~3次;小儿酌减。

化学成分:含黄酮类,三萜皂苷类(熊果酸、齐墩果酸、山楂酸等),皂苷鞣质,游离酸、脂肪酸、维生素C,无机盐,红色素,糖类等。

药理作用:本品能增加胃中消化酶的分泌,促进消化。可促进脂肪分解,提高蛋白酶活性,使肉食易被消化。本品有收缩子宫、强心、抗心律失常、增加冠脉血流量、扩张血管、降低血压、降低血脂等作用,对痢疾杆菌及大肠埃希菌有较强的抑制作用。

用法用量:9~12g。

二、神曲

来源:本品为面粉和其他药物混合后经发酵而成的加工品。全国各地均产。其制法是以面粉或麸皮与杏仁泥、赤小豆粉,以及鲜青蒿、鲜苍耳、鲜辣蓼自然汁,混合拌匀,使干湿适宜,做成小块,放入筐内,复以麻叶或楮叶,保温发酵一周,长出黄菌丝时取出,切成小块,晒干即成。生用或炒用。

商品:神曲、炒神曲、焦神曲。

性状:本品为扁平长方块或小方块,约2.5cm³,表面粗糙,质地较硬,呈灰黄色,有曲香气。

性味归经:甘、辛,温,归脾、胃经。

功效与主治:消食健胃,和中止泻,解表。用于饮食积滞证;外感食滞等。炒神曲以醒脾和胃为主。用于食积不化,脘腹胀满,不思饮食,肠鸣泄泻。焦神曲消食力强,以治食积泄泻为主。

单味应用:

(1)小腹坚大如盘,胸中满,能食而不消:曲末,服方寸匕,日三。

(2)赤白带下,水谷食不消:以曲熬粟米粥,服方寸匕,日四五,止。

(3)食积心痛:陈神曲一块烧红,淬酒两大碗,服之。

(4)治产乳运绝,亦治难产:神曲末,水服方寸匕。

配伍应用:

(1)神曲与麦芽配伍,消食健胃,用于饮食积滞的脘腹胀满,肠鸣腹泻等证。

(2)神曲与磁石配伍,平肝潜阳,健脾和胃,多用于方剂中配有金石药,助其消化吸收。

组方应用:

(1)《太平惠民和剂局方》肥儿丸:神曲十两(300g),黄连十两(300g),肉豆蔻五两(150g),使君子五两(150g),麦芽五两(150g),槟榔二十个,木香二两(60g)。功用:健脾消食,清热驱虫。主治小儿疳积。消化不良,面黄体瘦,肚腹胀满,发热口臭,大便溏薄,以及虫积腹痛。

（2）《方脉正宗》：神曲四两(120g)，白术三两(90g)，人参一两(30g)俱炒，枳实(麸拌炒)五钱(15g)，砂仁(炒)四钱(12g)。共为末，饴糖为丸，梧子大。每早晚各服三钱(10g)，白汤下。主治脾虚不能磨食。

（3）《圣惠方》神曲散：神曲三两(90g)微炒令黄，熟干地黄二两(60g)，白术一两半(45g)。上药捣细罗为散。每服，以粥饮调下二钱(6g)，日三四服。主治产后冷痢，脐下疼痛。

制剂：小儿化食丸组成：六神曲，山楂，麦芽，槟榔，莪术，三棱，牵牛子，大黄。功能与主治：消食化滞，泻火通便。用于食滞化热所致的积滞，症见厌食、烦躁、恶心呕吐、口渴、脘腹胀满、大便干燥。用法与用量：口服。周岁以内一次 1 丸，周岁以上一次 2 丸，一日 2 次。

化学成分：含酵母菌，淀粉酶，蛋白酶，B 族维生素复合体，麦角甾醇，蛋白质及脂肪等。

药理作用：本品有促进消化，增进食欲的作用。

用法用量：6 ~ 15g。

三、麦芽

来源：本品为禾本科植物大麦 Hordeum vulgare L. 的成熟果实经发芽干燥而成。全国各地均产。将麦粒用水浸泡后，保持适宜温、湿度，待幼芽长至约 0.5cm 时，干燥。生用或炒用。

商品：麦芽、炒麦芽、焦麦芽。

性状：本品呈纺锤形之长圆粒，表面黄白色，一端幼 3 ~ 9mm 长的黄芽；另一端幼数条须根。质坚，断面白色，粉性，味甘。

性味归经：甘，平，归脾、胃、肝经。

功效与主治：消食健胃，回乳消胀。用于米面薯芋食滞，断乳，乳房胀痛，肝气郁滞，肝胃不和之胁痛，脘腹痛等。炒麦芽性偏温而气香，具行气，消食，回乳之功。焦麦芽性偏温而味甘微涩，增强了消食化滞，止泻的作用。用于治疗食积泄泻和脾虚泄泻。

单味应用：

（1）产后腹胀不通，转气急，坐卧不安：以麦芽一合为末，和酒服，良久通转，神验。此乃供奉辅太初传与崔郎中方也。

（2）产后秘塞，五七日不通，不宜妄服药丸。宜用大麦芽炒黄，为末，每服三钱，沸汤调下，与粥间服。

（3）产后回乳，产妇无子食乳，乳不消，令人发热恶寒，用大麦芽二两炒，为末，每服五钱，白汤下，甚良。

配伍应用：

（1）麦芽与山楂配伍，消食健胃，用于米、面、薯蓣食积证。

（2）麦芽与白术配伍，健脾、益胃、消食，用于脾虚所致的不思饮食，食后饱胀等证。

组方应用：

（1）《本草纲目》：麦芽四两(120g)，神曲二两(60g)，白术、橘皮各一两(30g)。为末，蒸饼丸梧子大。每人参汤下三五十丸。主治快膈进食。

（2）《补缺肘后方》：大麦糵一升(200g)，椒一两(30g)并熬，干姜三两(90g)。捣末，每服方寸匕，日三四服。主治饱食便卧，得谷劳病，令人四肢烦重，嘿嘿欲卧，食毕辄甚。

制剂：肥儿丸组成：肉豆蔻，木香，六神曲，麦芽，胡黄连，槟榔，使君子仁。功能与主治：健脾消积，驱虫。用于小儿消化不良，虫积腹痛，面黄肌瘦，食少腹胀泄泻。用法与用量：口服。

一次 1～2 丸,一日 1～2 次;三岁以内小儿酌减。

化学成分:含 α - 及 β - 淀粉酶、催化酶,麦芽糖,大麦芽碱、腺嘌呤、胆碱,蛋白质、氨基酸、B 族维生素、维生素 D、维生素 E,细胞色素 C 等。

药理作用:本品有消化作用。本品煎剂对胃酸与胃蛋白酶的分泌有促进作用。所含淀粉酶不耐高温,煎剂消化淀粉的效力仅相当于粉剂的三分之一;有抑制催乳素的分泌作用。其浸膏口服有降低血糖的作用。有抗菌作用。1.0mg/kg 剂量能增强豚鼠子宫的紧张度和运动力。

用法用量:10～15g。

四、谷芽

来源:本品为禾本科植物粟 Setaria italica(L.)Beauv. 的成熟果实经发芽干燥而得。将粟谷用水浸泡后,保持适宜的温、湿度,待须根长至约 6mm 时,晒干或低温干燥。

商品:谷芽、炒谷芽、焦谷芽。

性状:本品呈类圆球形,直径约 2mm,顶端钝圆,基部略尖。外壳为革质的稃片,淡黄色,具点状皱纹,下端有初生的细须根,长 3～6mm,剥去稃片,内含淡黄白色颖果(小米)1 粒。气微,味微甘。

性味归经:甘,温,归脾、胃经。

功效与主治:消食和中,健脾开胃。用于食积不消,腹胀口臭,脾胃虚弱,不饥食少。炒谷芽偏于消食,用于不饥食少。焦谷芽善化积滞,用于饮食积滞不消。

单味应用:治病后脾土不健者:谷芽蒸露,用以代茶。

配伍应用:

(1)谷芽与山楂配伍,消食健胃,用于面食、薯蓣食滞所致的脘腹胀满,不饥食少。

(2)谷芽与鸡内金配伍,消食健胃,用于脾虚食少证。

(3)谷芽、麦芽、神曲配伍,健胃醒脾,消积化滞,用于脾虚食积证。

组方应用:

(1)《澹寮方》谷神丸:谷芽四两(120g),为末,入姜汁、盐少许,和作饼,焙干;入炙甘草、砂仁、白术(麸炒)各一两(30g)。为末,白汤点服之,或丸服。主治启脾进食。

(2)《麻疹集成》健脾止泻汤:茯苓、芡实、建曲、楂肉、扁豆、泽泻、谷芽、甘草各等份。水煎服。主治脾胃虚弱泄泻。

化学成分:含蛋白质,脂肪油,淀粉,淀粉酶,麦芽糖,腺嘌呤,胆碱,维生素 C 等。

药理作用:本品有促进消化、增进饮食的作用。

用法用量:9～15g。

(薛树涌)

第七节　化痰药

温化寒痰药大多辛温,具有温肺祛痰、燥湿化痰的作用,临床适用于寒痰、湿痰所致的咳嗽气喘,痰多稀薄及痰湿阻滞经络所致肢节酸痛,阴疽流注等证,常与温散寒邪,燥湿健脾药配伍。

清化热痰药大多苦、辛、甘、寒,以清化热痰为主要作用,有些药物还兼有清肺润燥、软坚散结作用。临床主要用于痰热所致咳喘胸闷,痰液稠黏,咳痰不爽,以及痰热引起的癫痫、惊厥、中风、瘿瘤、瘰疬痰核等证。使用时若见火热偏盛者。配清热泻火药;阴虚肺燥者,配养阴润肺药。

一、半夏

来源:本品为天南星科植物半夏 Pinellia ternata(Thunb.) Breit. 的干燥块茎。我国大部分地区均有。主产于四川、湖北、江苏、安徽等地。夏、秋二季采挖,洗净,除去外皮及须根,晒干。

商品:生半夏、清半夏、姜半夏、法半夏。

性状:本品呈类球形,有的稍偏斜,直径 1～1.5cm。表面白色或浅黄色,顶端有凹陷的芽痕,周围密布麻点状根痕;下面钝圆,较光滑。质坚实,断面洁白,富粉性。气微,味辛辣、麻舌而刺喉。

性味归经:辛、温;有毒,归脾、胃、肺经。

功效与主治:燥湿化痰,降逆止呕,消痞散结。用于痰多咳嗽,痰饮眩悸,风痰眩晕,痰厥头痛,呕吐反胃,胸脘痞闷,梅核气;清半夏长于化痰,以燥湿化痰为主,多用于湿痰咳嗽,痰热内结,风痰吐逆,痰涎凝聚。咯吐不出。姜半夏增强了降逆止呕的作用,以温中化痰,降逆止呕为主,用于痰饮呕吐,胃脘痞满。法半夏偏于治疗寒痰,同时具有调和脾胃的作用,多用于痰多咳嗽,痰饮眩悸。

单味应用:

(1)蝎螫人:取半夏以水研,涂之,立止。

(2)伤寒病哕不止:半夏熟洗,干,末之,生姜汤服一钱匕。

(3)小儿腹胀:半夏少许,洗,捣末,酒和,丸如粟米大,每服二丸,生姜汤吞下。不瘥,加之。日再服。又若以火炮之,为末,贴脐亦佳。

(4)重舌木舌,胀大塞口:半夏煎醋,含漱之。又方:半夏二十枚,水煮过,再泡片时,乘热以酒一升浸之,密封良久,热漱冷吐之。

(5)小儿囟陷,乃冷也:水调半夏末,涂足心。

(6)面上黑气:半夏焙,研,米醋调,敷。不可见风,不计遍数,从早至晚,如此三日,皂角汤洗下,面莹如玉。

(7)打扑瘀痕:水调半夏末,涂之,一宿即没也。

(8)飞虫入耳:生半夏末,麻油调,涂耳门外。

(9)痈疽发背:鸡子清合末,敷之。

配伍应用:

(1)半夏与陈皮配伍,健脾理气,燥湿化痰,用于湿痰所致的痰多清稀、色白易咯。

(2)半夏与细辛配伍,温肺化饮,用于湿痰兼有寒象者。

(3)半夏与黄芩配伍,清热化痰,用于痰稠色黄的热痰。

(4)半夏与生姜配伍,降逆和胃止呕,用于寒饮呕吐。

(5)半夏与人参配伍,健脾理气止呕,用于胃虚呕吐。

(6)半夏与竹茹配伍,清胃止呕。用于胃热呕吐。

（7）半夏与砂仁配伍，理气安胎，和胃止呕，用于妊娠呕吐。

（8）半夏与瓜蒌配伍，宽胸散结，消痞化痰，用于痰热互结所致的胸脘痞闷、呕吐。

（9）半夏与厚朴配伍，理气解郁，化痰散结，用于梅核气。

（10）半夏与海藻配伍，软坚散结，用于瘿瘤痰核。

（11）半夏与鸡蛋白配伍，调敷，用于痈疽发背及乳疮。

（12）半夏与秫米配伍，燥湿和胃，用于胃肠不适而致的不寐。

（13）半夏、干姜、黄芩配伍，寒热平调，消痞散结，主要用于寒热互结之痞证所致的心下痞，但满不痛，或呕吐、肠鸣下利、舌苔薄黄而腻。

组方应用：

（1）《伤寒论》半夏泻心汤：半夏 12g，黄芩、干姜、人参各 9g，黄连 3g，大枣 4 枚，甘草 9g。功用：寒热平调，散结除痞。主治寒热互结之痞证。心下痞，但满而不痛，或呕吐，肠鸣下利，舌苔腻而微黄。

（2）《金匮要略》小半夏汤：半夏 15g，生姜 10g。功用：和胃止呕，散饮降逆。主治呕反不渴，心下有支饮者，以及诸呕吐谷不得下者。

（3）《金匮要略》半夏厚朴汤：半夏 12g，厚朴 9g，茯苓 12g，生姜 9g，苏叶 6g。功用：行气散结，降逆化痰。主治梅核气。咽中如有物阻，咯吐不出，吞咽不下，胸膈满闷，或咳或呕，舌苔白润或白腻，脉弦缓或弦滑。

（4）《太平惠民和剂局方》二陈汤：半夏、橘红各 15g，白茯苓 9g，甘草 4.5g。功用：燥湿化痰，理气和中。主治湿痰咳嗽。痰多色白易咯，胸膈痞闷，恶心呕吐，肢体倦怠，或头眩心悸，舌苔白润，脉滑。

（5）《济生方》导痰汤：半夏 12g，天南星、橘红、枳实、赤茯苓各 6g，甘草 3g。功用：燥湿祛痰，行气开郁。主治一切痰厥，头目眩晕，或痰饮壅盛，胸膈痞塞，胁肋胀满，头痛吐逆，喘急痰嗽，涕唾黏稠，坐卧不安等。

（6）《医学心悟》半夏白术天麻汤：半夏 9g，天麻、茯苓、橘红各 6g，白术 15g，甘草 3g。功用燥湿化痰，平肝息风。主治风痰上扰证。眩晕头痛，胸闷呕恶，舌苔白腻，脉弦滑等。

（7）经验方：法半夏 15g，陈皮 15g，柴胡 15g，茯苓 10，甘草 3g，桔梗 10g，枳壳 15g，紫苏 10g，佛手 10g。功效主治：燥湿化痰，理气止痛。用于外伤性气胸。用法：每日一剂，水煎 400mL，分两次温服。

制剂：二陈丸组成：半夏，陈皮，茯苓，甘草。功能与主治：燥湿化痰，理气和胃。用于痰湿停滞导致的咳嗽痰多、胸脘涨闷、恶心呕吐。用法与用量：口服。一次 9～15g，一日 2 次。

化学成分：含挥发油，少量脂肪，淀粉，烟碱，黏液质，游离氨基酸（天门冬氨酸、谷氨酸、精氨酸、r－氨基丁酸、鸟氨酸、瓜氨酸等），还含有钙、铁、铝、镁、锰、铊、磷等微量元素，β－谷甾醇－β－D－葡萄糖苷、胆碱、胡萝卜苷及少量左旋盐酸麻黄碱、3,4－二羟基苯甲醛，又含药理作用与毒芹碱及烟碱相似的生物碱、类似原白头翁素刺激皮肤的物质。

药理作用：本品对咳嗽中枢有镇静作用，可解除支气管痉挛，并使支气管分泌减少而有镇咳祛痰作用；可抑制呕吐中枢而止呕；对小鼠有明显的抗早孕作用，其煎剂可降低兔眼内压。对胰蛋白酶有抑制作用。有凝血、促细胞分裂作用。

用法用量：3～9g。外用适量，磨汁涂或研末以酒调敷患处。

注意事项：不宜与乌头类药材同用。

二、天南星

来源:本品为天南星科植物天南星 Arisaema erubescens(Wall.)Schott、异叶天南星 Arisaema heterophyllum Bl. 或东北天南星 Arisaema amurense Maxim. 的干燥块茎。天南星主产于四川、河南、河北等地;异叶天南星主产于江苏、浙江等地;东北天南星主产于东北、内蒙、河北等地。秋、冬二季茎叶枯萎时采挖,除去须根及外皮,干燥。

商品:生天南星、制天南星、胆南星。

性状:本品呈扁球形,高 1～2cm,直径 1.5～6.5cm。表面类白色或淡棕色,较光滑,顶端有凹陷的茎痕。周围有麻点状根痕,有的块茎周边有小球状侧芽。质坚硬,不易破碎,断面不平坦,白色,粉性。气微辛,味麻辣。

性味归经:苦、辛,温;有毒,归肺、肝、脾经。

功效与主治:燥湿化痰,祛风止痉,散结消肿。用于顽痰咳嗽,风痰眩晕,中风痰壅,口眼歪斜,半身不遂;癫痫,惊风,破伤风。生用外治痈肿,蛇虫咬伤;生天南星长于息风止痉,用于破伤风,癫痫等。制天南星毒性降低,燥湿化痰作用增强,多用于顽痰咳嗽。胆南星毒性降低,燥烈之性缓和,药性由温转凉,味由辛转苦。功能由温化寒痰转为清化热痰。以清热化痰,息风定惊为主,多用于痰热咳喘,急惊风,癫痫等。

单味应用:

(1)妇人一切风攻头目痛:天南星一个,掘地坑子,火烧令赤,安于坑中,以醋一盏,以盏盖之,不令透气,候冷取出,为末,每服一字,以酒调下。重者半钱匕。

(2)口眼歪斜:天南星生研末,自然姜汁调之,左贴右,右贴左。

(3)初生贴囟,头热鼻塞者:天南星炮,为末,水调,贴囟上,炙手熨之。

(4)小儿解颅,囟开不合,鼻塞不通:天南星炮,去皮,为末,淡醋调绯帛上,贴心门,炙手频熨之,立效。

(5)小儿口疮白屑如鹅口,不须服药:以生天南星去皮脐,研末,醋调,涂足心,男左女右。

(6)风虫牙痛:南星末,以霜梅盒住,去涎。

(7)身面疣子:醋调南星末,涂之。

配伍应用:

(1)天南星与半夏配伍,燥湿化痰,用于痰湿壅滞所致的咳嗽痰多稀薄、苔腻胸闷等证。

(2)天南星与黄芩配伍,清热化痰,用于肺热咳嗽、咳痰黄稠。

(3)天南星与天麻配伍,祛风止痉,用于风痰眩晕。

(4)天南星与川乌配伍,化痰祛风止痉,用于风痰留滞经络所致的手足顽麻、半身不遂、口眼歪斜等证。

(5)天南星与防风配伍,祛风止痉,用于破伤风。

组方应用:

(1)《证治准绳》涤痰汤:南星、半夏各 12g,枳实、茯苓各 10g,橘红 7.5g,石菖蒲、人参各 5g,竹茹 3.5g,甘草 2.5g。功用:涤痰开窍。主治中风痰迷心窍,舌强不能言。

(2)《医方考》清气化痰汤:陈皮、杏仁、枳实、黄芩、瓜蒌仁、茯苓各 6g,胆南星、制半夏各 9g。功用:清热化痰,理气止咳。主治痰热咳嗽。痰稠色黄,咯之不爽,胸膈痞闷,甚则气急呕恶,舌质红,苔黄腻,脉滑数。

（3）《医学心悟》定痫丸：明天麻、川贝母、半夏、茯苓各 6g，胆南星、石菖蒲、全蝎、僵蚕、真琥珀各 3g，陈皮、远志各 4.5g，丹参、麦冬各 12g，辰砂 2g。功用：涤痰息风。主治痰热痫证。忽然发作，眩仆倒地，不省高下，甚则抽搐，目斜口歪，痰涎直流，叫喊作声。亦可用于癫狂。

制剂：医痫丸组成：生白附子，天南星，半夏，猪牙皂，僵蚕，乌梢蛇，蜈蚣，全蝎，白矾，雄黄，朱砂。功能与主治：祛风化痰，定痫止搐。用于痰阻脑络所致的癫痫，症见抽搐昏迷、双目上吊、口吐涎沫。用法与用量：口服。一次 3g，一日 2～3 次；小儿酌减。

化学成份：含三萜皂苷，安息香酸，氨基酸，D－甘露醇，胡萝卜苷，淀粉及钙、磷、铝、锌等无机元素。

药理作用：本品煎剂具有明显的镇静和祛痰作用，还有抗肿瘤、抗氧化作用；胆酸盐有镇痉、解热、利胆及抗感染作用。天南星与胆汁均具有抗惊厥和中枢抑制作用，胆汁量多则作用强。

用法用量：一炮制后用，3～9g。外用生品适量，研磨以醋或酒调敷患处。

注意事项：孕妇慎用。

三、禹白附

来源：本品为天南星科植物独角莲 Typhonium giganteum Engl. 的干燥块茎。主产于河南、甘肃、湖北等地，习惯以河南禹县产者质量为佳，故称"禹白附"。秋季采挖，除去须根及外皮，晒干。

商品：生白附子、制白附子。

性状：本品呈椭圆形或卵圆形，长 2～5cm，直径 1～3cm。表面白色至黄白色，略粗糙，有环纹及须根痕，顶端有茎痕或芽痕。质坚硬，断面白色，粉性。气微，味淡、麻辣刺舌。

性味归经：辛，温；有毒，归胃、肝经。

功效与主治：祛风痰，定惊搐，解毒散结止痛。用于中风痰壅，口眼歪斜，痰厥头痛，偏正头痛，喉痹咽痛，破伤风；外治瘰疬痰核，毒蛇咬伤；生白附子毒性较强，长于解毒散结，仅供外用；制白附子毒性降低，祛风痰止痉作用增强。

单味应用：

瘰疬：禹白附捣烂，外敷。

配伍应用：

（1）禹白附与天麻配伍，燥湿化痰，祛风止痉，用于风痰壅盛所致的抽搐、口眼歪斜。

（2）禹白附与天南星配伍，祛风止痉，用于破伤风。

（3）禹白附与白芷配伍，祛风止痛，用于偏头痛。

（4）白附子、白僵蚕、全蝎配伍，祛风化痰止痉，用于中风，口眼歪斜、面部肌肉抽动。

组方应用：

（1）《杨氏家藏方》牵正散：白附子、白僵蚕各 6g，全蝎 3g。功用：祛风化痰止痉。主治风中经络，口眼歪斜。

（2）江西《中草药学》：独角莲根、细辛、白芷、藁本各等份研末蜜丸。主治三叉神经痛，偏头痛，齿痛。

（3）《中国药典》玉真散：生禹白附十二两（360g），防风一两（30g），白芷一两（30g），生南星一两（30g），天麻一两（30g），羌活一两（30g）。以上六味，共研细粉，过筛，混合均匀。

外用调敷患处,内用三分至五分(1~1.5g)。孕妇忌内服。主治跌打损伤,金疮出血,破伤风。

(4)牵正汤:制白附子6g,僵蚕10g,全虫10g,蜈蚣2条,金银花20g,山豆根10g,连翘10g,荆芥10g,白芷6g,葛根15g,防风10g,菊花6g,当归10g,川芎12g,赤芍12g。功效主治:祛风解痉,活血通络。用于面神经麻痹。用法:每日一剂,水煎400mL,分两次温服。

制剂:玉真散组成:生白附子,防风,白芷,生天南星,天麻,羌活。功能与主治:息风,镇痉,解毒。用于金创受风所致的破伤风,症见筋脉拘急、手足抽搐,亦可外治跌扑损伤。用法与用量:口服,一次1~1.5g,或遵医嘱。外用,取适量敷于患处。

化学成分:含β-谷甾醇及葡萄糖苷,肌醇,胆碱,尿嘧啶,黏液质,并含白附子凝集素、关附Z素、异阿替新、氯化阿替新、油酸、亚油酸、棕榈酸和2,4-乙基胆甾醇等。

药理作用:本品有明显的镇静、镇痛及抗惊厥作用;对结核杆菌有一定抑制作用,其作用与链霉素相似;煎剂及混悬液对实验动物关节肿胀有较强的抗感染作用。

用法用量:一般炮制用,3~6g。外用生品适量。捣烂,熬膏或研末以酒调敷患处。

注意事项:孕妇慎用。生品内服宜慎。

四、白前

来源:本品为萝藦科植物柳叶白前 Cynanchum stauntonii (Decne.) Schltr. ex LevI. 或芫花叶白前 Cynanchum glaucescens(Decne.) Hand. - Mazz. 的干燥根茎及根。主产于浙江、江苏、安徽、湖北等地。秋季采挖,洗净,晒干。

商品:白前、蜜白前。

性状:柳叶白前根茎呈细长圆柱形,有分枝,稍弯曲,长4~15cm,直径1.5~4mm。表面黄白色或黄棕色,节明显,节间长1.5~4.5cm,顶端有残茎。质脆,断面中空。节处簇生纤细弯曲的根,长可达10cm,直径不及1mm,有多次分枝呈毛须状,常盘曲成团。气微,味微甜。

芫花叶白前根茎较短小或略呈块状;表面灰绿色或灰黄色,节间长1~2cm。质较硬。根稍弯曲,直径约1mm,分枝少。

性味归经:辛、苦,微温,归肺经。

功效与主治:降气,消痰,止咳。用于肺气壅实,咳嗽痰多,胸满喘急。蜜白前长于润肺止咳。

单味应用:

(1)久患:呷咳嗽,喉中作声,不得眠。取白前焙,捣为末,每温酒服二钱。

(2)疟母(脾肿大):白前五钱。水煎服。

配伍应用:

(1)白前与半夏配伍,温肺祛痰,降气止咳,用于寒痰。

(2)白前与桑白皮配伍,清热祛痰,降气止咳,用于热痰。

(3)白前与桔梗配伍,宣肺散寒止咳,用于外感风寒的咳嗽。

(4)白前与紫菀配伍,润肺化痰止咳,用于咳喘水肿、喉中痰鸣。

组方应用:

(1)《近效方》:白前三两(90g),桑白皮、桔梗各二两(60g),甘草一两(30g)。上四味切,以水两大升,空腹顿服。若重者,十数剂。忌猪肉、海藻、菘菜。主治久嗽兼唾血。

(2)《福建中草药》:白前五钱(15g),香附三钱(10g),青皮一钱(3g)。水煎服。主治跌打胁痛。

化学成分:含华北白前醇、(+)5'-甲氧基异落叶松树脂醇-3a-O-β-D-吡喃葡萄糖苷、六羟基胆甾烷-7-烯-6-酮、蔗糖、棕榈酸、β-谷甾醇、胡萝卜苷、壬二酸等。芫花叶白前根中含有白前皂苷A~K、白前皂苷元A、B、白前新皂苷A、B及白前二糖。

药理作用:本品有明显的镇咳和祛痰作用;水提取物有一定的祛痰和抗感染作用,并具有镇痛及抗血栓作用;芫花叶白前各种提取物均具有镇咳作用;水、醇提取物具有明显祛痰作用;水提取物还有显著的抗感染作用。

用法用量:3~9g。

(薛树涌)

第八节　止咳平喘药

止咳平喘药大多苦辛,兼有寒、温之性,临床适用于干咳无痰或咳嗽痰盛;咳痰黄稠或清稀的咳喘证。而咳喘证病因复杂,有寒热虚实的不同,外感内伤之别,临床应用时要选择适宜的止咳平喘药,针对病因做相应的配伍,如兼外感者解表,气逆者理气降逆,五脏虚者补虚。

一、苏子

来源:本品为唇形科植物紫苏 Perilla frutescens(L.)Britt. 的干燥成熟果实。全国各地均产。

秋季果实成熟时采收,除去杂质,晒干。

商品:苏子、炒苏子、蜜紫苏子、苏子霜。

性状:本品呈卵圆形或类球形,直径约1.5mm。表面灰棕色或灰褐色,有微隆起的暗紫色网纹,基部稍尖,有灰白色点状果梗痕。果皮薄而脆,易压碎。种子黄白色,种皮膜质,子叶2,类白色,有油性。压碎有香气,味微辛。

性味归经:辛,温,归肺经。

功效与主治:降气消痰,平喘,润肠。用于痰壅气逆,咳嗽气喘,肠燥便秘;炒苏子,药性缓和,长于降气平喘。蜜紫苏子长于润肠止咳,降气平喘。苏子霜长于降气平喘,但无滑肠之虑,多用于脾虚便溏的咳喘患者。

单味应用:

(1)治风,顺气利肠宽中:用紫苏子一升微炒,杵,以生绢袋盛,于三斗清酒中浸三宿,少少饮之。

(2)风寒湿痹,四肢挛急,脚肿不可践地:用紫苏子二两,杵碎,以水三升研取汁,煮粳米二合作粥,和葱、椒、姜、豉食之。

(3)梦中失精:苏子一升熬,杵研末,酒服方寸匕,日再服。

(4)上期咳逆:紫苏子人水研,滤汁,同粳米煮粥食之。

配伍应用:

（1）苏子与莱菔子配伍，降气消痰，止咳平喘，用于痰壅气滞的咳喘气逆、痰多胸痞。

（2）苏子与厚朴配伍，降气平喘，祛痰止咳，用于痰涎壅盛、咳嗽气喘、胸膈满闷。

（3）苏子与杏仁配伍，润肠通便，用于肠燥便秘。

组方应用：

（1）《太平惠民和剂局方》苏子降气汤：紫苏子、半夏各 9g，川当归 6g，甘草 6g，前胡、厚朴各 6g，肉桂 3g。功用：降气平喘，祛痰止咳。主治实喘。痰涎壅盛，喘咳短气，胸膈满闷，或腰疼脚软，或肢体水肿，舌苔白滑或白腻，脉弦滑。

（2）《圣济总录》：紫苏子（炒）三两（90g），萝卜子（炒）三两（90g）。为末，每服二钱（6g），桑根白皮煎汤服，日两次。主治消渴便水，服此令水从小便出。

化学成分：含脂肪油，蛋白质，维生素 B_1，氨基酸类等。油中主要为不饱和脂肪酸、亚油酸、α – 亚麻酸、水芹烯、桉油精、2 – 甲氧基苯酚、丁香酚、莳烯、紫苏酮、n – 十六酸等。

药理作用：本品所含紫苏油有明显的降血脂作用；能延长自发性高血压大鼠的存活率，提高大鼠生存能力；还有抗癌、抗菌作用。

用法用量：3 ~ 9g。

二、百部

来源：本品为百部科植物直立百部 Stemona sessilifolia （Miq.）Miq.、蔓生百部 Stemona japon – ica（Bl.）Miq. 或对叶百部 Stemona tuberosa Lour. 的干燥块根。主产于华南、中南、华南等地区。

春、秋二季采挖，除去须根，洗净，置于沸水中略烫或蒸至无白心，取出，晒干。

商品：百部、蜜百部。

性状：直立百部呈纺锤形，上端较细长，皱缩弯曲，长 5 ~ 12cm，直径 0.5 ~ 1cm。表面黄白色或淡棕黄色，有不规则深纵沟，间或有横皱纹。质脆，易折断，断面平坦，角质样，淡黄棕色或黄白色，皮部较宽，中柱扁缩。气微，味甘、苦。

蔓生百部两端稍狭细，表面多不规则皱褶及横皱纹。

对叶百部呈长纺锤形或长条形，长 8 ~ 24cm，直径 0.8 ~ 2cm。表面浅黄棕色，具浅纵皱纹或不规则纵槽。质坚实，断面黄白色至暗棕色，中柱较大，髓部类白色。

性味归经：甘、苦，微温，归肺经。

功效与主治：润肺下气止咳，杀虫。用于新久咳嗽，肺痨咳嗽，百日咳；外用于头虱，体虱，蛲虫病，阴痒。蜜百部缓和了对胃的刺激，并增强了润肺止咳的作用，用于肺痨咳嗽，百日咳。

单味应用：

（1）暴嗽：百部藤根捣自然汁，和蜜等份，沸汤煎成膏，咽之。

（2）暴咳嗽：用百部根渍酒，每温服一升，日三服。

（3）卒咳不止：用百部根悬火上炙干，每含咽汁，勿令人知。

（4）三十年嗽：百部根二十斤，捣取汁，煎如饴，服方寸匕，日三服。

（5）百日咳：百部 250g 制成糖浆 800mL，小儿每次 3 ~ 5mL，4 小时 1 次；或每次用百部糖浆 10 ~ 15mL，每日 3 次，连服 1 周。亦可将百部晒干，研粉，炼蜜为丸如梧桐子大，日服 3 次，1 岁以下每服 3 ~ 10 丸，2 ~ 4 岁 20 ~ 30 丸，5 ~ 8 岁 40 ~ 50 丸。

（6）肺结核：百部晒干，研为细粉，以童子鸡（未产卵的）加水煨汁，调和为丸（每 500g 百部粉约需净鸡 500g,煨成鸡汁 360g)。每次 9g,早晚各服 1 次,20～30 日为一疗程。

(7)蛲虫病:生百部 30g,以陈醋 50mL 及温水适量浸泡百部 1 小时以上,文火煎 30 分钟,滤取头道汁,依前法加陈醋 50mL 及温水再煎 30 分钟,滤取两道汁,合并二道滤汁,浓缩至 20～30mL,装瓶备用。采用直肠灌注法给药,每晚 1 次,连用 3～4 日。

(8)慢性支气管炎:百部 20g,水煎两次,合并药液约 60mL,每次服 20mL,1 天 3 次。可加少许白糖或蜂蜜矫味。10 天为一疗程。能润肺下气,止咳平喘。

(9)阴虱:生百部 40g,加 75% 酒精 100mL,浸泡 24 小时后即可使用。在治疗时,首先剃去阴毛,再用温水清洗外阴,然后用无菌棉球蘸药液,均匀涂于患处及整个外阴部,涂药时注意药液不要涂入阴道及肛门黏膜,2 小时后,再用温水洗净外阴部药液,每天 2 次,连续 3 天停药。夫妻同患应同时用药。此外,嘱患者要煮沸消毒内衣裤、床单、被褥等物。能灭虱杀虫。

配伍应用:

(1)百部与紫菀配伍,止咳化痰,疏风宣肺,用于伤风咳嗽。

(2)百部与沙参配伍,润肺止咳,用于百日咳。

(3)百部与麦冬配伍,养阴润肺止咳,用于肺痨咳嗽。

组方应用:

(1)《医学心悟》止嗽散:桔梗一钱五分(4.5g),甘草(炙)五分(1.5g),白前一钱五分(4.5g),橘红一钱(3g),百部一钱五分(4.5g),紫菀一钱五分(4.5g)。水煎服。主治寒邪侵于皮毛,连及于肺,令人咳。

(2)《本草汇言》百部汤:百部、薏苡仁、百合、麦门冬各三钱(10g),桑白皮、白茯苓、沙参、黄芪、地骨皮各一钱五分(4.5g)。水煎服。主治久嗽不已,咳吐痰涎,重亡津液,渐成肺痿,下午发热,鼻塞项强,胸胁胀满,卧则偏左其嗽少止,偏右嗽必连发,甚则喘急,病必危殆。

制剂:小儿百部止咳糖浆组成:百部,苦杏仁,桔梗,桑白皮,麦冬,知母,黄芩,陈皮,甘草,天南星,枳壳。功能与主治:清肺,止咳、化痰。用于小儿痰热蕴肺所致的咳嗽、顿咳,症见咳嗽、痰多、痰黄黏稠、咯吐不爽,或痰咳不已、痰稠难出;百日咳见上述证候者。用法与用量:口服。2 岁以上一次 10mL,2 岁以内一次 5mL,一日 3 次。

化学成分:含百部碱、百部定碱、原百部碱、次百部碱、直立百部碱、对叶百部碱、蔓生百部碱等多种生物碱,还含糖,脂类,蛋白质等。主要化学成分还有香豆酸甲酯、枸杞酰胺碱、芝麻素、β-谷甾醇及甲酸、乙酸、苹果酸、柠檬酸、琥珀酸、草酸等。

药理作用:本品所含生物碱有中枢性镇咳作用;对支气管痉挛有松弛作用,其强度与氨茶碱相似,但作用缓慢而持久;水浸剂和醇浸剂对头虱、衣虱、蛲虫有杀灭作用;对多种球菌、杆菌、皮肤真菌有抑制作用,尤其对人型结核杆菌有明显的抑制作用。

用法用量:3～9g。外用适量,水煎或酒浸。

三、紫菀

来源:本品为菊科植物紫菀 Aste rtataricus L. f. 的干燥根及根茎。主产于河北、安徽、河南、山西等地。春、秋二季采挖,除去有节的根茎(习称"母根")和泥沙,编成辫状晒干,或直接晒干。

商品:紫菀、蜜紫菀。

性状:本品根茎呈不规则块状,大小不一,顶端有茎、叶的残基;质稍硬。根茎簇生多数细根,长 3～15cm,直径 0.1～0.3cm,多编成辫状;表面紫红色或灰红色,有纵皱纹;质较柔韧。气微香,味甜、微苦。

性味归经:辛、苦,温,归肺经。

功效与主治:润肺下气,消痰止咳。用于痰多喘咳,新久咳嗽,劳嗽咳血。蜜紫菀能转泻为润,润肺止咳力胜,多用于肺虚久咳,或肺虚咳血。

单味应用:

(1)妇人卒不得小便:紫菀末,以井花水服三撮,便通。小便血,服五撮,立止。

(2)肺伤咳嗽:紫菀五钱,水一盏煎七分,温服,日三次。

(3)产后下血:紫菀末,水服五撮。

配伍应用:

(1)紫菀与白前配伍,散寒解表,止咳化痰,用于外感风寒、咳嗽、痰多清稀。

(2)紫菀与川贝配伍,滋阴润肺,化痰止咳,用于肺虚久咳、咯血。

组方应用:

(1)《本草图经》:紫菀(去芦头)、款冬花各一两(30g),百部半两(15g)。三物捣罗为散,每服三钱匕(6g),生姜三片,乌梅一个,同煎汤调下,食后、欲卧各一服。主治久嗽不瘥。

(2)《圣惠方》紫菀散:紫菀一两(30g),桔梗一两半(45g)去芦头,天门冬一两(30g)去心,贝母一两(30g)煨令微黄,百合三分(1g),知母三分(1g),生干地黄一两半(45g)。上药捣筛为散,每服四钱(12g),以水一中盏(200mL),煎至六分,去滓,温服。主治伤寒后肺痿劳嗽,唾脓血腥臭,连连不止,渐将羸瘦。

(3)《伤寒保命集》紫菀汤:紫菀一两(30g),桔梗半两(15g),甘草、杏仁、桑白皮各二钱(6g),天门冬一两(30g)。上细切,每服三钱(10g)。竹茹一块,水煎,去滓,人蜜半匙,再煎二沸,温服。主治妊娠咳嗽不止,胎不安。

制剂:止咳宝片组成:紫菀,橘红,桔梗,枳壳,百部,五味子,陈皮,干姜,荆芥,罂粟壳,甘草,前胡,薄荷。功能与主治:宣肺祛痰,止咳平喘。用于外感风寒所致的咳嗽、痰多清稀、咳甚而喘;慢性支气管炎、上呼吸道感染见上述证候者。

化学成分:含紫菀皂苷 A～G、紫菀苷、紫菀酮、紫菀五肽、紫菀氯环五肽、丁基－D－核酮糖苷、槲皮素、无羁萜、表无羁萜醇、挥发油等。

药理作用:本品煎剂及提取物均有显著的祛痰镇咳作用;对大肠埃希菌、痢疾杆菌、伤寒杆菌、副伤寒杆菌、绿脓杆菌等抑制作用;所含槲皮素有利尿作用;所含表无羁萜醇对小鼠艾氏腹腔积液癌有一定的抗癌作用。

用法用量:5～9g。

四、款冬花

来源:本品为菊科植物款冬 Tussilag of arfara L. 的干燥花蕾。主产于河南、甘肃、山西、陕西等地。12 月或地冻前当花尚未出土时采挖,除去花梗及泥沙,阴干。

商品:款冬花、炙冬花。

性状:本品呈长圆棒状。单生或 2～3 个基部连生,长 1～2.5cm,直径 0.5～1cm。上端较粗,下端渐细或带有短梗,外面被有多数鱼鳞状苞片。苞片外表面紫红色或淡红色,内表面密被白色絮状茸毛。体轻,撕开后可见白色茸毛。气香,味微苦而辛。

性味归经:辛、微苦,温,归肺经。

功效与主治:润肺下气,止咳化痰。用于新久咳嗽,喘咳痰多,劳嗽咳血;炙冬花药性温润,增强了润肺止咳的功效,多用于肺虚久咳或阴虚燥咳。

单味应用:疗久嗽熏法:每旦取款冬花如鸡子许,少蜜拌花使润,内一升铁铛中,又用一瓦碗钻一孔,孔内安一小竹筒,笔管亦得,其筒稍长,作碗铛相合,及插稠处,皆面望之,勿令漏气,铛下著炭,少时,款冬烟自从筒出,则口含筒吸取烟咽之。如胸中少闷,须举头,即将指头捻筒头,勿使漏烟气,吸烟使尽止。凡如是,五日一为之。待至六日则饱食羊肉傅饦一顿,永瘥。

配伍应用:

(1)款冬花与紫菀配伍,润肺降气,止咳化痰,用于寒嗽。

(2)款冬花与百合配伍,养阴润肺止咳下气,用于多种咳嗽或痰嗽带血。

(3)款冬花与杏仁配伍,止咳平喘下气,用于暴咳。

组方应用:

(1)《圣济总录》款冬花汤:款冬花二两(60g),桑根白皮(锉)、贝母(去心)、五味子、甘草(炙,锉)各半两(15g),知母一分(0.3g),杏仁(去皮尖,炒,研)三分(1g)。上七味,粗捣筛,每服三钱匕(6g),水一盏(200mL),煎至七分,去滓温服。主治暴发咳嗽。

(2)《疮疡经验全书》款花汤:款冬花一两五钱(45g)去梗,甘草一两(30g)炙,桔梗二两(60g),薏苡仁一两(30g)。上作十剂,水煎服。主治肺痈嗽而胸满振寒,脉数,咽干,大渴。

化学成分:含生物碱(款冬花碱、克氏千里光碱),倍半萜类(款冬花素、甲基丁酸款冬花素酯、去乙酰基款冬花素),三萜类(款冬二醇、山金车二醇),芸香苷,金丝桃苷,精油,氨基酸及鞣质等。

药理作用:本品有镇咳、祛痰、平喘作用;醚提取物及煎剂有升血压作用;醚提取物能抑制胃肠平滑肌,有解痉作用;提取物及款冬花素有抗血小板激活因子作用。

用法用量:5~9g。

(薛树涌)

第九节　养心安神药

本类药物大多味甘性平,具有滋润补益之功。临床上主要用于心失所养、阴血不足所致的心悸、怔忡、健忘、失眠多梦等证。

一、酸枣仁

来源:本品为鼠李科植物酸枣 Ziziphus jujuba Mill. var. spinosa(Bunge) Hu ex H. F. Chou 的干燥成熟种子。主产于河北、陕西、山西、山东等地。秋末冬初采收成熟果实,除去果肉及核壳,收集种子,晒干。

商品:酸枣仁、炒酸枣仁。

性状:本品呈扁圆形或扁椭圆形,长5~9mm,宽5~7mm,厚约3mm。表面紫红色或紫褐色,平滑有光泽,有的有裂纹。一面较平坦,中间有1条隆起的纵线纹;另一面稍突起。一端凹陷,可见线性种脐;另端有细小突起的合点。种皮较脆,胚乳白色,子叶2,浅黄色,富油性。气微,味淡。

性味归经:甘、酸,平,归肝、胆、心经。

功效与主治:补肝,宁心,敛汗,生津。用于虚烦不眠,经常多梦,体虚多汗,津伤口渴。

酸枣仁炒后养心安神作用明显增强。

单味应用:

(1)胆虚睡卧不安,心多惊悸:用酸枣仁一两,炒令香熟,捣细为散,每服二钱,竹叶汤调下,不计时候服。

(2)夜不眠睡:用酸枣仁半两,炒黄,研末,以酒三合浸汁,先以粳米三合煮作粥,临熟下枣仁汁,更煮三五沸,空心食之。

(3)胆风多睡:一两生捣,用末,姜茶下。

配伍应用:

(1)酸枣仁与当归配伍,养心阴,益肝血,宁心安神,用于心肝血虚引起的心悸失眠、心悸怔忡。

(2)酸枣仁与茯苓配伍,养血安神,清热除烦,用于肝虚有热的虚烦失眠。

(3)酸枣仁与生地黄配伍,滋阴养血,补心安神,用于心肾不足、阴亏血少的虚烦少寐、心悸;神疲、梦遗健忘、口燥咽干等证。

(4)酸枣仁与五味子配伍,固涩敛汗,用于体虚自汗盗汗。

组方应用:

(1)《金匮要略》酸枣仁汤:酸枣仁15~30g,茯苓6g,知母6~9g,川芎6g,甘草6g。功用:养血安神,清热除烦。主治虚烦不眠证。失眠心悸,虚烦不安,头目眩晕,咽干口燥,舌红,脉弦细。

(2)《普济方》:酸枣仁、人参、茯苓各等份。上为细末,米饮调下半盏。主治睡中盗汗。

(3)段兴州主任医师方催眠安神汤:制何首乌20g,鸡血藤20g,珍珠母(先煎)30g,合欢皮20g,仙鹤草30g,旱莲草20g,夜交藤20g,朱远志15g,朱茯神15g,炒酸枣仁30g,生黄芪15g,当归15g,生地12g,炙甘草10g。功效主治:养血、滋阴、益气、镇惊、安神。用于心血不足,肝肾阴虚所致的心烦体倦,怔忡健忘,少眠多梦易醒,大便干燥;妇女更年期综合征见上述证候者。用法:每日一剂,水煎400mL,分两次温服。

制剂:

(1)心神宁片组成:酸枣仁(炒),远志,茯苓,栀子,六神曲,甘草,辅料为糊精,硬脂酸镁。功能与主治:养血除烦,宁心安神。用于心肝血虚所致的失眠多梦,烦躁而惊,疲倦食少。

用法与用量:口服。一次4~6片,一日3次。

(2)安神胶囊组成:酸枣仁,川芎,知母,麦冬,制何首乌,五味子,丹参,茯苓。功能与主治:补血滋阴,养心安神。用于阴血不足,失眠多梦,心悸不宁,五心烦热,盗汗耳鸣。用法与用量:口服。一次4粒,一日3次。

化学成分:含酸枣仁皂苷(A、B、C、D、E),黄酮类,三萜类(白桦脂酸、白桦脂醇、阿魏酸等),生物碱,脂肪,蛋白质,氨基酸,多糖,植物甾醇和多量维生素C等,尚含微量强烈刺激性的挥发油。

药理作用:本品有镇静、催眠、镇痛、抗惊厥、降血脂作用;所含总皂苷有抗心肌缺血作用;

其水溶成分可引起血压持续下降;还有增强免疫功能及兴奋子宫等作用。能提高烧伤大鼠存活时间。

用法用量:9~15g。

二、柏子仁

来源:本品为柏科植物侧柏 Platycladus orientalis(L.)Franco 的干燥成熟种仁,主产于山东、河南、河北、陕西等地。秋、冬二季采收成熟种子,晒干,除去种皮,收集种仁。

商品:柏子仁、柏子仁霜、炒柏子仁。

性状:本品呈长卵形或长椭圆形,长4~7mm,直径1.5~3mm。表面黄白色或淡黄棕色,外包膜质内种皮,顶端略尖,有深褐色的小点,基部钝圆。质软,富油性。气微香,味淡。

性味归经:甘,平,归心、肾、大肠经。

功效与主治:养心安神,止汗,润肠。用于虚烦失眠,心悸怔忡,阴虚盗汗,肠燥便秘;柏子仁霜消除了致呕吐和润肠致泻的不良反应,用于心神不安,虚烦失眠的脾虚患者。炒柏子仁则有焦香味,利于服用。

单味应用:

(1)小儿躯啼惊痫,腹满不乳食,大便青白色:用柏子仁末,温水调下二钱。

(2)肠风下血:柏子十四个捶碎,囊贮浸好酒三盏,煎八分,服,立止。

配伍应用:

(1)柏子仁与酸枣仁配伍,养心安神,用于血不养心所致的虚烦不寐、心悸怔忡。

(2)柏子仁与牡蛎配伍,养心安神敛汗,用于心血亏虚兼有盗汗者。

(3)柏子仁与麻子仁配伍,润肠通便,用于肠燥便秘。

组方应用:

(1)《体仁汇编》柏子养心丸:柏子仁12g,枸杞子9g,麦门冬、当归、石菖蒲、茯神各5g,玄参、熟地黄各6g,甘草5g。功用:养心安神,滋阴补肾。主治阴血亏虚,心肾失调所致之精神恍惚,惊悸怔忡,夜寐多梦,健忘盗汗,舌红少苔,脉细而数。

(2)《本草衍义》:柏子仁、大麻子仁、松子仁,等份。同研,熔白蜡丸桐子大。以少黄丹汤服二三十丸,食前。主治老人虚秘。

化学成分:含柏木醇、谷甾醇和二萜类成分,又含脂肪油及少量挥发油、皂苷、维生素 A 和蛋白质等。脂肪油的主要成分为不饱和脂肪酸类(软脂酸、棕榈酸、碳十七酸、亚油酸、亚麻酸、油酸、硬脂酸、碳十九酸、花生四烯酸、二十碳三烯酸、二十碳二烯酸、二十碳烯酸、二十碳酸、二十二烷酸、二十四烷酸、9,10-十一烯酸甲酯、氧壬酸甲酯、氧癸酸甲酯、十四酸甲酯等)。

药理作用:本品的水及乙醇提取物有增强记忆力、镇静作用;因含大量脂肪油,故有润肠通便作用。

用法用量:3~9g。

三、远志

来源:本品为远志科植物远志 Polygala tenui folia Willd. 或卵叶远志 Polygala sibirica L. 的干燥根。主产于山西、陕西、吉林、河南等地。春、秋二季采挖,除去须根及泥沙,晒干。

商品:远志、制远志、蜜远志。

性状:本品呈圆柱形,略弯曲,长3~15cm,直径0.3~0.8cm。表面灰黄色至灰棕色,有较密并深陷的横皱纹、纵皱纹及裂纹,老根的横皱纹较密更深陷,略呈结节状。质硬而脆,易折断,断面皮部棕黄色,木部黄白色,皮部易与木部剥离。气微,味苦、微辛,嚼之有刺喉感。

性味归经:苦、辛,温,归心、肾、肺经。

功效与主治:安神益智,祛痰,消肿。用于心肾不交引起的失眠多梦、健忘惊悸、神志恍惚、咳痰不爽,疮疡肿毒,乳房肿痛;制远志,甘草水制后,既能缓和燥性,又能消除麻味,防止刺喉,以安神益智为主,用于心神不安,惊悸,失眠,健忘。蜜炙远志能增强化痰止咳的作用,多用于咳嗽,痰多,难咯出者。

单味应用:

(1)喉痹作痛:远志肉为末,吹之,涎出为度。

(2)脑风头痛不可忍:远志末,畜鼻。

(3)吹乳痛疽:远志焙,研,酒服二钱,以滓敷之。

(4)一切痛疽,远志酒,治一切痛疽发背疖毒,恶候侵大,有死血阴毒在中则不痛,敷之即痛。有忧怒等气积,内攻则痛不可忍,敷之即痛。或蕴热在内,热逼人手不可近,敷之即清凉。或气虚冷,溃而不敛,敷之即敛。此本韩大夫宅用以救人方,极验。若七情内郁,不问虚实寒热,治之皆愈:用远志不以多少,米泔浸洗,捶去心,为末,每服三钱,温酒一盏调,澄少顷,饮其清,以滓敷患处。

(5)心孔昏塞,多忘:丁酉日密自至市中买远志,着巾角中,末服,勿令人知。

配伍应用:

(1)远志与朱砂配伍,宁心安神,用于惊悸。

(2)远志与石菖蒲配伍,宁心安神,用于失眠健忘。

(3)远志与郁金配伍,祛痰开窍,用于痰阻心窍引起的精神错乱、神志恍惚、惊痫等证。

(4)远志与桔梗配伍,祛痰,用于咳嗽痰多、难咯者。

组方应用:

(1)《古今录验》定志小丸:菖蒲、远志、茯苓各二分(0.6g),人参三两(90g)。上四味,捣下筛,服方寸七,后食,日三蜜和丸如梧桐子,服六七丸,日五,亦得。主治心气不足,五脏不足,甚者忧愁悲伤不乐,忽忽喜忘,暮瘥朝发,发则狂眩。

(2)《朱氏集验医方》远志丸:远志半斤(250g),甘草水煮,去心,茯神(去木)、益智仁各二两(60g)。上为细末,酒煮面糊为丸,如梧子大。每服五十丸,临卧枣汤送下。主治小便赤浊。

化学成分:含皂苷类(水解后可得远志皂苷元A和远志皂苷元B),口山酮类,寡糖酯类化合物,还含远志酮、生物碱、糖及糖苷、远志醇、细叶远志定碱、脂肪油、树脂等。

药理作用:本品有镇静、催眠、抗惊厥、祛痰作用;煎剂对离体的未孕及已孕子宫有兴奋作用;醇浸剂对人型结核杆菌、痢疾杆菌、伤寒杆菌等均有抑制作用;所含皂苷有溶血作用;煎剂具有抗衰老作用。还具有抗水肿、利尿、抗癌作用。

用法用量:3~9g。

四、合欢皮

来源:本品为豆科植物合欢 Albizia julibrissin Durazz. 的干燥树皮。主产于湖北、安徽、浙江等地。夏、秋二季剥取,晒干。

商品:合欢皮。

性状:本品呈卷曲筒状或半筒状,长40~80cm,厚0.1~0.3cm。外表面灰棕色至灰褐色,稍有纵皱纹,有的成浅裂纹,密生明显的椭圆形横向皮孔,棕色或棕红色,偶有突起的横棱或较大的圆形枝痕,常附有地衣斑;内表面淡黄棕色或黄白色,平滑,有细密纵纹。质硬而脆,易折断,断面呈纤维性片状,淡黄棕色或黄白色。气微香,味淡、微涩、稍刺舌,而后喉头有不适感。

性味归经:甘,平,归心、肝、肺经。

功效与主治:解郁安神,活血消肿。用于心神不安,忧郁失眠,肺痈疮肿,跌扑伤痛。

单味应用:

(1)肺痈唾浊,心胸甲错:取夜父荫合皮一掌大,水三升煮取一半,分二服。

(2)蜘蛛咬伤:合欢皮,捣为末,和铅下墨,生油调涂。

配伍应用:

(1)合欢皮与龙齿配伍,安神解郁,多用于情志所伤的忿怒忧郁、虚烦不安、健忘失眠等证。

(2)合欢皮与川芎配伍,活血消肿止痛,用于骨折。

(3)合欢皮与白蔹配伍,扶正祛邪,托毒溃脓,用于肺痈久不溃口。

(4)合欢皮与蒲公英配伍,清热解毒,消痈散结,用于痈疽疮肿。

组方应用:《续本事方》:夜合树皮四两(120g)炒干,末之,入麝香、乳香各一钱(3g)。每服三大钱(10g),温酒调,不饥不饱时服。主治:跌扑伤损筋骨。

制剂:安神补心丸组成:合欢皮,菟丝子,墨旱莲,首乌藤,地黄,珍珠母,女贞子,丹参,五味子,石菖蒲。功能与主治:养心安神。用于心血不足、虚火内扰所致的心悸失眠、头晕耳鸣。用法与用量:口服。一次15丸,一日3次。

化学成分:含黄酮类化合物,鞣质和多种木脂素及木脂体糖苷,吡啶醇衍生物的糖苷等。主要化学成分有:(−)丁香树脂酚 − 4 − O − β − D − 呋喃芹糖基(1→2) − β − D − 吡喃葡萄糖苷、(6R) − 2 − 反式 − 2,6 − 二甲基 − 6 − O − β − D − 吡喃鸡纳糖基 − 2,7 辛二烯酸、(6S) − 2 − 反式 − 2,6 二甲基 − 6 − O − β − D − 吡喃鸡纳糖基 − 7 − 辛二烯酸、香树脂酚等。

药理作用:本品有镇静、催眠作用;合欢总苷有兴奋子宫、抗早孕作用;还有抗肿瘤、增强免疫等作用。还具有抗过敏作用。

用法用量:6~12g。外用适量,研末调敷。

(薛树涌)

第十节　理气药

一、橘皮

来源:本品为芸香科植物橘 CitrusreticulataBlanco 及其栽培变种的干燥成熟果皮。主产于广东、福建、四川、浙江、江西等地。药材分为"陈皮"和"广陈皮"。采摘成熟果实,剥取果皮,晒干或低温干燥。

商品:陈皮、广陈皮。

性状:陈皮常剥成数瓣,基部相连,有的呈不规则的片状,厚1~4mm。外表面橙红色或红棕色,有细皱纹及凹下的点状油室;内表面浅黄白色,粗糙,附黄白色或黄棕色筋络状维管束。质稍硬而脆。气香,味辛、苦。

广陈皮常3瓣相连,形状整齐,厚度均匀,约1mm。点状油室较大,对光照视,透明清晰。质较柔软。

性味归经:苦、辛,温,归肺、脾经。

功效与主治:理气健脾,燥湿化痰。用于胸脘胀满,食少吐泻,咳嗽痰多。

单味应用:

(1)嘈杂吐水:真橘皮去白,为末,五更安五分于掌心舔之,即唾,三日必效。皮不真则不验。

(2)卒然食噎:橘皮一两,汤浸去瓤,焙,为末,以水一大盏煎半盏,热服。

(3)诸气呃噫:橘皮三两,去瓤,水一升煎五合,顿服。或加枳壳尤良。

(4)膈气胀:陈皮三钱,水煎,热服。

(5)卒然失声:橘皮半两,水煎,徐呷。

(6)化食消痰,胸中热气:用橘皮半两,微熬,为末,水煎代茶细呷。

(7)下焦冷气:干陈皮一斤,为末,蜜丸梧子大,每食前温酒下三十丸。

(8)大肠闭塞:陈皮连白酒煮,焙,为末,每温酒服二钱,米饮下。

(9)产后尿闭不通者:陈皮一两,去白,为末,每空心温酒服二钱,一服即通。此张不愚方也。

配伍应用:

(1)橘皮与木香配伍,理气调中,消胀除满,主要用于脾胃气滞的脘腹胀满或胀痛等证。

(2)橘皮与半夏配伍,理气调中,燥湿化痰,主要用于痰湿停滞的咳嗽痰多、嗳气呃逆等证。

(3)橘皮与砂仁配伍,化湿行气,醒脾和胃,主要用于湿阻中焦所致脘腹胀闷,不思饮食,大便溏稀等证。

(4)橘皮、砂仁、木香配伍,健脾化湿,行气止痛,用于脘腹胀痛,呕吐痞闷,不思饮食,消瘦倦怠。

(5)橘皮、枳实、生姜配伍,宣通降逆,行气散水,用于气郁痰阻胸痹证。

组方应用:

(1)《金匮要略》橘皮竹茹汤:橘皮12g,竹茹12g,生姜9g,甘草6g,人参3g,大枣5枚。功用:降逆止呕,益气清热。主治:胃虚有热之呃逆。呃逆或干呕,舌红嫩,脉虚数。

(2)《温病条辨》新制橘皮竹茹汤:橘皮9g,竹茹9g,柿蒂9g。功用:理气降逆,清热止呃,用于胃气不虚者之呃逆。

(3)《三因极一病证方论》温胆汤:半夏、竹茹、枳实各6g,橘皮9g,甘草3g,白茯苓4.5g。功用:理气化痰,清胆和胃。主治胆胃不和,痰热内扰证。胆怯易惊,虚烦不宁,失眠多梦,呕吐呃逆,癫痫等证。

(4)《世医得效方》十味温胆汤:半夏、枳实、陈皮各9g,白茯苓5g,酸枣仁、大远志、北五味子、熟地黄、条参各3g,粉草2g。功用:化痰宁心。主治心胆虚怯,触事易惊,四肢水肿,饮食无味,心悸烦闷,坐卧不安等。

(5)《丹溪心法》胃苓汤:五苓散、平胃散各3g。功用:祛湿和胃,行气利水。主治夏秋之间,脾胃伤冷,水谷不分,泄泻不止。

(6)经验方:陈皮10g,半夏10g,茯苓10g,甘草3g,枳壳12g,竹茹10g,远志10g,石菖蒲10g。功效主治:疏肝解郁,宁胆安神。用于妇女更年期胆气不宁,自主神经功能紊乱症。用法:每日一剂,水煎400mL,分两次温服。

(7)经验方慢支宁汤:陈皮8g,半夏8g,茯苓8g,甘草3g,白芥子6g,苏子6g,莱菔子6g,厚朴6g。功效主治:健脾理气,燥湿化痰。用于小儿感冒后咳嗽,咯吐黄白痰,迁延不愈。用法:每日一剂,水煎400mL,分两次温服。

(8)经验方定痫汤:陈皮10g,半夏10g,茯苓10g,甘草3g,天竹黄10g,钩藤(后下)10g,全虫6g,羚羊角(冲服)3g,郁金10g,海浮石(先煎)10g。功效主治:燥湿化痰,息风定惊。用于痰涎壅盛所致癫痫,证见突然倒地,口吐白沫,全身抽搐,大小便失禁,醒后如初。用法:每日一剂,水煎400mL,分两次温服。

制剂:二陈丸组成:陈皮,半夏,茯苓,甘草。功能与主治:燥湿化痰,理气和胃。用于痰湿停滞导致的咳嗽痰多、胸脘涨闷、恶心呕吐。用法与用量:口服。一次9~15g,一日2次。

化学成分:各种橘皮均含挥发油,橙皮苷,胡萝卜素,隐黄素,维生素C和果胶。陈皮中含川陈皮素、橙皮苷、新橙皮苷、橙皮素、苷奈福林等。陈皮挥发油含 a-侧柏烯、柠檬烯等。福橘果皮含挥发油主要为柠檬烯。温州蜜橘挥发油含异丙烯基甲苯、δ-榄香烯、α-古巴苯、α-葎草烯、β-葎草烯、β-倍半水芹烯、乙酸-α-葎草烯醇酯和甜香味极佳的乙酸孟二烯-1,8-醇-10-酯等。

药理作用:本品煎剂可麻醉兔、犬的离体肠管,对麻醉兔的在体子宫则呈强直性收缩。小量煎剂可增强心脏收缩力,使心输出量增加;大剂量时可抑制心脏。本品还能降低毛细血管的通透性、防止微细血管出血;能拮抗组织胺;能增强纤维蛋白溶解、抗血栓形成;有利胆作用。

用法用量:3~9g。

二、沉香

来源:本品为瑞香科植物白木香 Aquilaria sinensis(Lour) Gilg 含有树脂的木材。主产于海南、广东、云南、台湾等地。全年均可采收,割取含树脂的木材,除去不含树脂的部分,阴干。

商品:沉香。

性状:本品呈不规则块、片状或盔帽状,有的为小碎块。表面凹凸不平,有刀痕,偶有孔洞,可见黑褐色树脂与黄白色木部相间的斑纹,孔洞及凹窝表面多呈朽木状。质较坚实,断面刺状。气味芳香,味苦。

性味归经:辛、苦,微温,归脾、胃、肾经。

功效与主治:行气止痛,温中止呕,纳气平喘。用于胸腹烦闷疼痛,胃寒呕吐呃逆,肾虚气逆喘急。

配伍应用:

(1)沉香与乌药配伍,行气止痛,降逆调中,用于寒凝气滞,脘腹作痛等证。

(2)沉香与丁香配伍,温胃散寒,降逆止痛,用于胃寒呕吐、呃逆等证。

(3)沉香与肉桂配伍,温肾纳气,止咳平喘,用于下元虚冷,肾不纳气的咳嗽,气喘等证。

组方应用：

(1)《太平惠民和剂局方》沉香降气丸：香附(炒,去毛)四百两(12000g),沉香十八两半(555g),缩砂仁四十八两(1440g),甘草一百二十两(3600g)。上为细末。每服一钱(3g),入盐少许,沸汤点服,空心食。主治胸膈痞塞,心腹胀满,喘促短气,干哕烦满,脚气上冲。

(2)《张氏医通》沉香化痰丸：姜半夏曲八两(240g),黄连二两(60g)姜汁炒,木香一两(30g),沉香二两(60g)。为细末,甘草汤泛为丸。空心淡姜汤下二钱(6g)。主治胸中痰热,积年痰火。

(3)《活人心统》：沉香、紫苏、白豆蔻各一钱(3g)。为末。每服五七分(1.5~2g),柿蒂汤下。主治胃冷久呃。

制剂：十香返生丸组成：沉香,檀香,香附,广藿香,天麻,郁金,瓜蒌子,诃子肉,丁香,土木香,降香,乳香,僵蚕,莲子心,金礞石,甘草,苏合香,麝香,朱砂,牛黄,安息香,冰片,琥珀。功能与主治：开窍化痰,镇静安神。用于中风痰迷心窍引起的言语不清、神志昏迷、痰涎壅盛、牙关紧闭。用法与用量：口服。一次1丸,一日2次;或遵医嘱。

化学成分：含挥发油,树脂等,主要化学成分有：白木香酸、白木香醛、沉香螺旋醇、白木香醇、苄基丙酮、对甲氧基苄基丙酮、呋喃白木香醛、呋喃白木香醇、萜烯醇、桂皮酸等。

药理作用：本品对家兔离体小肠运动有抑制作用。所含挥发油有促进消化液分泌及胆汁分泌等作用。

用法用量：1.5~4.5g,若入煎剂宜后下。

三、檀香

来源：本品为檀香科植物檀香 Santalum album L 树干的心材。主产于印度、印度尼西亚等地,我国台湾有栽培。

商品：檀香。

性状：本品为长短不一的圆柱形木段,有的略弯曲,一般长约1m,直径10~30cm。外表面灰黄色或黄褐色,光滑细腻,有的具疤节或纵裂,横截面呈棕黄色,显油迹;棕色年轮明显或不明显,纵向劈开纹理顺直。质坚实,不易折断。气清香,燃烧时香气更浓;味淡,嚼之微有辛辣感。

性味归经：辛,温,归脾、胃、心、肺经。

功效与主治：行气温中,开胃止痛。用于寒凝气滞,胸痛,腹痛,胃痛食少;冠心病,心绞痛。

配伍应用：

(1)檀香与砂仁配伍,理气调中,和胃止痛,用于寒凝气滞所致的脘腹冷痛,呕吐清水等证。

(2)檀香与降香配伍,温中散寒,行气止痛,用于寒凝经脉,气滞血瘀所致的胸痹、心绞痛等证。

组方应用：

(1)《圣济总录》檀香饮：白檀香、沉香各一块,重一分,槟榔一枚。上三味各于砂盆中以水三盏(450~900mL)去滓,银石铫内煎煮,候温,分作三服。主治解恶毒风肿。

(2)《医学金针》丹参饮：丹参一两(30g),白檀香、砂仁各一钱半(4.5g)。水煎服。主治心腹诸痛,属半虚半实者。

制剂:八味檀香散组成:檀香,石膏,红花,甘草,丁香,北沙参,拳参,白葡萄干。功能与主治:清热润肺,止咳化痰。用于肺热咳嗽,痰中带脓。用法与用量:口服。一次 2～3g,一日 1～2 次。

化学成分:含挥发油。油中主要成分为 α-檀香萜醇、β-檀香萜醇、檀萜烯、檀萜烯酮等。

药理作用:本品提取液给离体蛙心灌流,呈负性肌力作用;对四逆汤、五加皮中毒所致心律不齐有拮抗作用。还具有抗菌、利尿作用。

用法用量:2～5g。

四、香附

来源:本品为莎草科植物莎草 Cyperus rotundus L 的干燥根茎。全国大部分地区均产。主产于广东、河南、四川、浙江、山东等地。秋季采挖,燎去毛须,置沸水中略煮或蒸透后晒干,或燎后直接晒干。

商品:香附、醋香附、酒香附、四制香附、香附炭。

性状:本品多呈纺锤形,有的略弯曲,长 2～3.5cm,直径 0.5～1cm。表面棕褐色或黑褐色,有纵皱纹,并有 6～10 个略隆起的环节,节上有未除净的棕色毛须及须根断痕,去净毛须者较光滑,环节不明显。质硬,经蒸煮断面黄棕色或红棕色,角质样;生晒者断面色白而显粉性,内皮层环纹明显,中柱色较深,点状维管束散在。气香,味微苦。性味归经:辛、微苦、微甘,平,归肝、脾、三焦经。

功效与主治:行气解郁,调经止痛。用于肝郁气滞,胸、胁、脘腹胀痛,消化不良,胸脘痞闷,寒疝腹痛,乳房胀痛,月经不调,经闭痛经。醋香附疏肝止痛作用增强;酒香附能通经脉,散结滞;四制香附以行气解郁,调经散结为主;香附炭多用于治妇女崩漏不止等证。

单味应用:

(1)痈疽疮疡,血凝气滞所致:香附末,服,名独胜丸。治痈疽由郁怒而得者,如疮初作,以此代茶。

(2)治聘耳出汁:香附为末,以绵杖送入。

(3)气虚浮肿:制末,丸服。

(4)妇人头痛:为末,茶下。

(5)一品丸:香附焙,末,蜜丸弹大,水下。治热气上攻,头目昏眩与偏正头痛。

(6)安胎:香附子炒,去毛,研为细末,每次用温开水送服3g,每日一次。

(7)扁平疣:香附20粒,洗净、砸碎、研末后加入鸡蛋或鸭蛋1个,混搅均匀,再加少许油盐煎炒,服之,一般隔日或2～4天服1次,5～8次为一疗程。儿童用法用量酌减。孕妇忌用。

(8)急性膀胱炎:香附30g(成人1剂量),加水300mL,煎至200mL,1剂煎2次,两煎药液和匀,1次顿服。每天如上法煎服3剂。服药期间要多饮水,以保证白天每2～3小时排尿1次,夜间排尿1～2次。使用本方一般不超过3天,服药3天效果不佳则改换他法。有效病例停药2周后,应做尿液细菌培养,以了解有无复发。复发者,重复用本方仍有效。能行气解郁,化滞止痛。

配伍应用:

(1)香附与柴胡配伍,疏肝解郁,行气止痛,用于肝气郁滞所致的胸胁疼痛,脘腹胀痛等证。

（2）香附与高良姜配伍,温中散寒,理气止痛,用于寒凝气滞的胃脘疼痛等证。

（3）香附与当归配伍,疏肝理气,调经止痛,用于肝气郁结所致的月经不调,经前乳胀、腹痛等证。

组方应用:

（1）《丹溪心法》越鞠丸:香附、川芎、苍术、神曲、栀子各6g。功用:行气解郁。主治郁证。胸膈痞闷,脘腹胀痛,嗳腐吞酸,恶心呕吐,饮食不消等。

（2）《济阴纲目》加味乌药汤:乌药、缩砂、木香、延胡索各10g,香附10g,甘草5g。功用:行气活血,调经止痛。主治痛经。月经前或月经初行时,少腹胀痛,胀甚于痛,或连胸胁乳房胀痛,舌淡,苔薄白,脉弦紧。

（3）《医学纲目》正气天香散:乌药6g,香附12g,陈皮、苏叶、干姜各3g。功用:行气温中,调经止痛。主治妇人诸气作痛,或上冲心胸,或攻助胁肋,腹中结块刺痛,月水不调,或眩晕呕吐,往来寒热。

（4）经验方:制香附30g,丹参15g,玄参30g,瓦楞子30g,牡蛎30g,黄药子15g,菟丝子15g,海藻15g,昆布15g,凌霄花15g,青皮15g,白芥子15g,甘草3g。功效主治:理气活血,软坚散结。用于乳腺小叶增生。用法:每日一剂,水煎400mL,分两次温服。

制剂:越鞠丸组成:香附,川芎,栀子,苍术,六神曲。功能与主治:理气解郁,宽中除满。用于胸脘痞闷,腹中胀满,饮食停滞,嗳气吞酸。用法与用量:口服。一次6~9g,一日2次。

化学成分:含挥发油。油中主要成分为β-蒎烯、香附子烯、α-香附酮、β-香附酮、广藿香酮、α-莎香醇、β-莎草醇、柠檬烯等。尚含生物碱、黄酮类及三萜类等。

药理作用:本品5%的香附浸膏对实验动物离体子宫均有抑制作用,能降低其收缩力和张力。其挥发油有轻度雌激素样作用。其水煎剂有降低肠管紧张性和拮抗乙酰胆碱的作用。香附油对金黄色葡萄球菌有抑制作用。其提取物对某些真菌有抑制作用。其总生物碱、苷类、黄酮类及酚类化合物的水溶液有强心及降低血压的作用。

用法用量:6~9g。

五、川楝子

来源:本品为楝科植物川楝 Melia toosendan Sieb et Zucc 的干燥成熟果实。我国南方各地均产,以四川产者为佳。冬季果实成熟时采收,除去杂质,干燥。

商品:川楝子、焦川楝子、盐川楝子。

性状:本品呈类球形,直径2~3.2cm。表面金黄色至棕黄色,微有光泽,少数凹陷或皱缩,具深棕色小点。顶端有花柱残痕,基部凹陷,有果梗痕。外果皮革质,与果肉间常成空隙,果肉松软,淡黄色,遇水湿润显黏性。果核球形或卵圆形,质坚硬,两端平截,有6~8条纵棱,内分6~8室,每室含黑棕色长圆形的种子1粒。气特异,味酸、苦。

性味归经:苦,寒;有小毒,归肝、小肠、膀胱经。

功效与主治:疏肝行气止痛,驱虫。用于胸胁、脘腹胀痛,疝痛,虫积腹痛。焦川楝子经炒后苦寒之性缓和,降低了毒性,多用于胁肋疼痛及胃脘疼痛。盐川楝子引药下行,长于疗疝止痛

单味应用:

（1）长虫:楝实,淳苦酒中渍宿,以绵裹塞谷道中三寸许,日易之。

（2）脏毒下血：以苦楝子炒令黄，为末，蜜丸，米饮下十丸至二十丸，甚妙。

（3）耳卒热肿：楝实五合，捣烂，绵囊塞之，频换。

（4）秃疮：川楝子（剖开去核，取肉，焙，存性）研极细末15g，用猪脂油（或凡士林）30mL共调成糊状药膏。同时，先将残余毛发全部清除，在将脓血痂彻底洗净（用食盐水洗，或明矾水亦可），拭干后涂上药膏，用力摩擦使润透，每日清洗换药，局部要暴露治疗。

（5）蛲虫病：成熟苦楝子1个洗净，温开水泡软去皮，塞入肛门，每晚睡前用药1次，连用5天。塞后卧床休息，第2天早排出苦楝子。同床者需同时治疗。治疗期间，每日用开水浸洗内裤，以绝传染源。

（6）脚癣：苦楝子适量，去皮，加水泡软，捣成糊状后，浸泡患指。每日1次，连用3～5次。

（7）泌尿系感染，症见尿频、尿急、尿痛等：川楝子20～30g，砸碎，水煎2次，两煎药药液和匀，早晚分服。能疏肝行气止痛，清利膀胱湿热。

配伍应用：

（1）川楝子与延胡索配伍，疏肝理气，行气止痛，用于肝气郁滞所致的胁肋作痛，脘腹疼痛，疝气痛等证。

（2）川楝子与小茴香配伍，疏肝理气，温中止痛，用于寒疝所致的少腹胀痛等证。

（3）川楝子与槟榔配伍，杀虫止痛，用于虫积腹痛。

组方应用：

（1）《素问病机气宜保命集》金铃子散：金铃子、玄胡索各9g。功用：疏肝泄热，活血止痛。主治肝郁化火证。心胸胁肋诸痛，时发时止，口苦，舌红苔黄，脉弦数。

（2）《医方简义》导气汤：川楝子三钱（10g），小茴香五分（1.5g），木香一钱（3g），淡吴茱萸一钱（3g）。长流水煎服。主治寒疝，以及偏坠，小肠疝痛。

化学成分：含川楝素、楝树碱、山柰醇、脂肪油及多种苦味的三萜成分（苦楝子酮、脂苦楝子醇、21-O-乙酰川楝子三醇、21-O-甲基川楝子五醇）。

药理作用：本品所含川楝素对蛔虫、蚯蚓、水蛭等有明显的杀灭作用；对金黄色葡萄球菌有抑制作用；内服过量可出现中毒反应；能兴奋肠管平滑肌，增加张力和收缩力。还可抑制胃液对蛋白的消化，促进胆汁的排泄作用。

用法用量：4.5～9g。

六、乌药

来源：本品为樟科植物乌药 Lindera aggregata（Sims）Kosterm 的干燥块根。主产于浙江、安徽、江西、陕西等地。全年均可采挖，除去细根，洗净，趁鲜切片，晒干，或直接晒干。

商品：乌药。

性状：本品呈纺锤状，略弯曲，有的中部收缩成连珠状，长6～15cm，直径1～3cm。表面黄棕色或黄褐色，有纵皱纹及稀疏的细根痕。质坚硬。切片厚0.2～2mm，切面黄白色或淡黄棕色，射线放射状，可见年轮环纹，中心颜色较深。气香，味微苦、辛，有清凉感。质老、不呈纺锤状的直根，不可供药用。

性味归经：辛，温，归肺、脾、肾、膀胱经。

功效与主治：顺气止痛，温肾散寒。用于胸腹胀痛，气逆喘急，膀胱虚冷，遗尿尿频，疝气，痛经。

单味应用：

(1)脚气掣痛，乡村无药：初发时即取土乌药，不犯铁器，布揩去土，瓷瓦刮屑，好酒浸一宿，次早空心温服，溏泄即愈。入麝少许尤佳。痛入腹者，以乌药同鸡子瓦罐中水煮一日，取鸡子切片蘸食，以汤送下，甚效。

(2)小儿慢惊，昏沉或搐：乌药磨，水灌之。

(3)咽喉闭痛：生乌药即矮樟根，以酸醋二盏煎一盏，先嗽后咽，吐出痰涎为愈。

配伍应用：

(1)乌药与薤白配伍，温中散寒，行气止痛，用于痰积气滞所致的胸闷胁痛等证。

(2)乌药与木香配伍，温中散寒，行气止痛，用于寒凝气滞的脘腹胀痛。

(3)乌药与小茴香配伍，温肾散寒，理气止痛，用于寒凝肝经所致的寒疝作痛等证。

(4)乌药与香附配伍，理气活血，调经止痛，用于经行腹痛。

(5)乌药与益智仁配伍，温肾散寒，除膀胱冷气，用于肾阳不足，膀胱虚寒所致的小便频数，遗尿等证。

(6)乌药、益智仁、山药配伍，温肾祛寒，缩尿止遗，用于下元虚冷，小便频数，小儿遗尿。

(7)乌药、沉香、槟榔配伍，行气降逆，宽胸散结，用于肝气郁结所致的胸膈满闷，气逆喘息，心下痞满，不思饮食。

组方应用：

(1)《医学发明》天台乌药散：天台乌药12g，木香6g，小茴香6g，青皮6g，高良姜9g，槟榔9g，川楝子12g，巴豆12g。功用：行气疏肝，散寒止痛。主治小肠疝气。少腹引控睾丸而痛，偏坠肿胀，或少腹疼痛，苔白，脉弦。

(2)《太平惠民和剂局方》乌药顺气丸：麻黄(去根、节)、陈皮(去瓤)、乌药(去木)各二两(60g)，白僵蚕(去丝、嘴，炒)、川芎、枳壳、甘草、白芷、桔梗各一两(30g)，干姜(炮)半两(15g)。上为细末，每服三钱(10g)，水一盏(150～300mL)，姜三片，枣一枚，煎至七分，温服。主治风气攻痊四肢，骨节疼痛，遍身顽麻，头目眩晕；瘫痪，经脉拘挛；脚气步履艰难，脚膝软弱；妇人血风，老人冷气，上攻胸臆，两胁刺痛，心腹膨胀，吐泻肠鸣。

制剂：暖脐膏组成：当归，白芷，乌药，小茴香，八角茴香，木香，香附，乳香，母丁香，没药，肉桂，沉香，麝香。功能与主治：温里散寒，行气止痛。用于寒凝气滞，少腹冷痛，脘腹痞满，大便溏泻。用法与用量：外用，加温软化，贴于脐上。

化学成分：含挥发油、异喹啉生物碱，呋喃倍半萜及其内酯等。油中主要成分为乌药烷、乌药烃、乌药醇、乌药酸、乌药醇酯、香樟烯、香樟内酯、羟基香樟内酯、乌药醚、异乌药醚、乌药酮等倍半萜类，还含龙脑，柠檬烯，乌药内酯，草烯，壬酸等。

药理作用：本品所含挥发油有兴奋大脑皮质的作用，并促进呼吸、兴奋心肌、加速血液循环、升高血压及发汗的作用；将挥发油局部涂抹可使局部血管扩张，血液循环加速，缓和肌肉痉挛性疼痛；对金黄色葡萄球菌、甲型溶血性链球菌、伤寒杆菌、变形杆菌、绿脓杆菌、大肠埃希菌均有抑制作用。

用法用量：3～9g。

七、荔枝核

来源：本品为无患子科植物荔枝 Litchi chinensis Sonn 的干燥成熟种子。主产于福建、广

东、广西壮族自治区等地。夏季采摘成熟果实,除去果皮及肉质假种皮,洗净,晒干。

商品:荔枝核、盐荔枝核。

性状:本品呈长圆形或卵圆形,略扁,长 1.5 ~ 2.2cm,直径 1 ~ 1.5cm。表面棕红色或紫棕色,平滑,有光泽,略有凹陷及洗波纹,一端有类圆形黄棕色的种脐,直径约 7mm。质硬,子叶2,棕黄色。气微,味微甘、苦、涩。

性味归经:甘、微苦,温,归肝、肾经。

功效与主治:行气散结,祛寒止痛。用于寒疝气腹痛,睾丸肿痛。盐荔枝核引药入肾,增强了疗疝止痛的作用。

单味应用:

(1)心痛、小肠气痛:以一枚煨存性,研末。新酒调服。

(2)脾痛不止:荔枝核为末,醋服二钱。数服即愈。

(3)阴肾肿痛:荔枝核烧,研,酒服二钱。

配伍应用:

(1)荔枝核与小茴香配伍,理气止痛,用于寒凝肝经所致的疝痛,睾丸肿痛等证。

(2)荔枝核与木香配伍,温中散寒,理气止痛,用于肝气郁滞所致的胃脘疼痛,经行腹痛等证。

(3)荔枝核与香附配伍,疏肝理气,止痛,用于气滞血瘀所致的经前、产后腹痛等证。化学成分:含挥发油,皂苷,鞣质等。挥发油中成分为 3 - 羟基丁酮、α - 亚甲环丙基甘氨酸、α - 次甲基环丙基甘氨酸等。

药理作用:本品可降低血糖、肝糖原。

用法用量:4.5 ~ 9g。

(薛树涌)

第十一节　温里药

一、肉桂

来源:本品为樟科植物肉桂 Cinnamomum cassia Presl 的干燥树皮。主产于广东、广西壮族自治区、海南、云南等地。多于秋季剥取,阴干。

商品:肉桂。

性状:本品呈槽状或卷筒状,长 30 ~ 40cm,宽或直径 3 ~ 10cm,厚 0.2 ~ 0.8cm。外表面灰棕色,稍粗糙,有不规则的细皱纹及横向突起的皮孔,有的可见灰白色的斑纹;内表面红棕色,略平坦,有细纵纹,划之显油痕。质硬而脆,易折断,断面不平坦,外层棕色而较粗糙,内层红棕色而油润,两层间有 1 条黄棕色的线纹。气香浓烈,味甜、辣。

性味归经:辛、甘,大热,归肾、脾、心、肝经。

功效与主治:补火助阳,引火归源,散寒止痛,活血通经。用于阳痿,宫冷,腰膝冷痛,肾虚作喘,阳虚眩晕,目赤咽痛,心腹冷痛,虚寒吐泻,寒疝,经闭,痛经。

单味应用:心腹胀痛,气短:肉桂二两,水煎,分服。

配伍应用:

(1)肉桂与当归配伍,温通经脉,温暖气血,散寒止痛,多用于血分寒凝所致闭经、痛经;寒湿之邪客于经脉的痹证,腰痛;阳衰气危所致的气血衰少,贫血等证。亦用于痈疮脓熟不溃或溃后久不收敛等证。

(2)肉桂与麻黄配伍,温通经脉,散寒止痛,主要用于阴寒内盛,寒邪凝于经脉所致阴疽、附骨疽、流注等证。

组方应用:经验方:肉桂10g,小茴香10g,通草10g,桂枝10g,柴胡6g,附子10g,牛膝10g,萹蓄10g。功效主治:温阳化气,利尿通淋。用于虚淋证。用法:每日一剂,水煎400mL,分两次温服。

制剂:仲景胃灵丸组成:肉桂,延胡索,牡蛎,小茴香,砂仁,高良姜,白芍,炙甘草。

功能与主治:温中散寒,健脾止痛。用于脾胃虚弱,食欲缺乏,寒凝胃痛,脘腹胀满,呕吐酸水或清水。用法与用量:口服。一次1.2g,一日3次;儿童酌减。

化学成分:含挥发油(桂皮油),油中主要成分为桂皮醛,占52.92%～61.20%,肉桂醇、肉桂醇酸酯、肉桂酸、醋酸苯丙脂等。尚含香豆素,黏液,鞣质等。

药理作用:本品能缓解胃肠痉挛,扩张血管,镇静、镇痛、解热、抗惊厥等作用。此外,其所含成分桂皮油对革兰氏阳性及阴性菌有抑制作用。本品的乙醚、醇及水浸出液对多种致病性真菌有一定的抑制作用。

用法用量:1～4.5g。

注意事项:有出血倾向者及孕妇慎用,畏赤石脂。

二、小茴香

来源:本品为伞形科植物茴香 Foeniculum vulgare Mill. 的干燥成熟果实。全国各地均有栽培。

秋季果实初熟时采割植株,晒干,打下果实,除去杂质。

商品:小茴香、盐茴香。

性状:本品为双悬果,呈圆柱形,有的稍弯曲,长4～8mm,直径1.5～2.5mm,表面黄绿色或淡黄色,两端略尖,顶端残留有黄棕色突起的柱基,基部有时有细小的果梗。分果呈长椭圆形,背面有纵棱5条,接合面平坦而较宽。横切面略呈五边形,背面的四边约等长。有特异香气,味微、甜、辛。

性味归经:辛,温,归肝、脾、肾、胃经。

功效与主治:散寒止痛,理气和胃。用于寒疝腹痛,睾丸偏坠,痛经,少腹冷痛,脘腹胀痛,食少吐泻,睾丸鞘膜积液。盐茴香辛散作用稍缓,专行下焦,长于温肾祛寒,疗疝止痛,常用于疝气疼痛,睾丸坠痛,肾虚腰痛。

单味应用:

(1)疝气入肾:炒,熨之。

(2)绕脐冲心,小肠气也:炒,末,酒下。或同半夏、枳壳煎。

(3)产后缺乳:小茴香30g,加水煎30min,每日1剂,水煎分3次服,连服7天。

配伍应用:

（1）小茴香与肉桂配伍,温暖肝肾,理气止痛,用于寒邪客于肝肾所致的寒疝腹痛。

（2）小茴香与桂枝配伍,温肾祛寒,行气止痛,用于寒疝腹痛,睾丸偏坠肿胀作痛。

（3）小茴香与干姜配伍,温中散寒,理气和胃,多用于脾胃虚寒所致脘腹胀痛,呕吐食少等证。

组方应用:

（1）《医方集解》导气汤:川楝子四钱(12g),木香三钱(10g),茴香二钱(6g),吴茱萸一钱(3g)汤泡。长流水煎。主治寒疝疼痛。

（2）《江西本草》:小茴香、良姜、乌药根各二钱(6g),炒香附二钱(6g)。主治胃痛,腹痛。

制剂:茴香橘核丸组成:小茴香,橘核,补骨脂,川楝子,莪术,香附,昆布,乳香,八角茴香,荔枝核,肉桂,延胡索,木香,青皮,槟榔,桃仁。

功能与主治:散寒行气,消肿止痛。用于寒凝气滞所致的寒疝,症见睾丸坠胀疼痛。用法与用量:口服。一次6～9g,一日2次。

化学成分:含挥发油,主要成分为反式茴香脑、柠檬烯、茴酮、草脑、γ-松油烯、α-蒎烯、月桂烯等,少量的香桧烯、茴香脑、茴香醛等。另含脂肪油,其脂肪酸中主要为岩芹酸,油酸、亚油酸、棕榈酸、花生酸、山萮酸等。

药理作用:本品可增强胃肠蠕动,能排出肠内气体,并有祛痰作用。

用法用量:3～6g。

三、荜茇

来源:本品为胡椒科植物荜茇 Piper longum L. 的干燥近成熟或成熟果穗。主产于海南、云南、广东等地。秋季果穗由绿变黑时采收,除去杂质,晒干。

商品:荜茇。

性状:本品呈圆柱形。稍弯曲,由多数小浆果集合而成,长1.5～3.5cm,直径0.3～0.5cm。表面黑褐色或棕色,有斜向排列整齐的小突起,基部有果穗梗残存或脱落。质硬而脆,易折断,断面不整齐,颗粒状。小浆果球形,直径约0.1cm。有特异香气,味辛辣。

性味归经:辛,热,归胃、大肠经。

功效与主治:温中散寒,下气止痛。用于脘腹冷痛,呕吐,泄泻,偏头痛;外治牙痛。

单味应用:

（1）鼻流清涕:用荜茇末。

（2）冷痰恶心:米汤下末。

配伍应用:荜茇与高良姜配伍,温中止呕,散寒止痛,主要用于胃寒呕吐,呃逆,下利腹痛等证。

组方应用:

（1）《太平惠民和剂局方》大已寒丸:荜茇四斤(2000g),高良姜、干姜(炮)各六斤(3000g),肉桂四斤(2000g)。上为细末,水煮面糊为丸,如梧桐子大。每服二十粒,米饮汤下,食前服之。主治伤寒积冷,脏腑虚弱,心腹疼痛,胁肋胀满,泄泻肠鸣,自利自汗,米谷不化。

（2）《圣济总录》荜茇散:荜茇半两(15g),肉豆蔻(去壳,半生半煨)一两(30g),干姜(炮)半两(15g),诃黎勒(半生半炮,去核)一两(30g),白术三分(1g),甘草(半生半炙,锉),木香(半生半炒)一两(30g)。上七味,捣罗为散。每服二钱匕(6g),空心米饮调下,日晚再服。主治腹胀满,不下食,泻痢。

化学成分:含胡椒碱、N-异丁基癸二烯[反2,反4]酰胺、派啶及少量荜茇酰胺、荜茇宁酰胺及棕榈酸、四氢胡椒酸、1-十一烯基3,4-甲撑二氧苯,挥发油(不含氮、酚性、醛性及酮性物质,芝麻脂素等)。

药理作用:本品所含胡椒碱有抗惊厥作用。从本品中提取的精油,对白色及金黄色葡萄球菌和枯草杆菌、痢疾杆菌有抑制作用。还具有降血脂、耐缺氧、抗心律失常等作用。

用法用量:1.5~3g。外用适量,研末塞龋齿孔中。

四、胡椒

来源:本品为胡椒科植物胡椒 Piper nigrum L. 的干燥近成熟或成熟果实。主产于海南、广东、广西壮族自治区、云南等地。秋末至次春果实呈暗绿色时采收,晒干,为黑胡椒;果实变红时采收,用水浸渍数日,擦去果肉,晒干,为白胡椒。

商品:黑胡椒、白胡椒。

性状:黑胡椒呈球形,直径3.5~5mm。表面黑褐色,具隆起网状皱纹,顶端有细小花柱残迹,基部有自果轴脱落的瘢痕。质硬,外果皮可剥离,内果皮灰白色或淡黄色。断面黄白色,粉性,中有小空隙。气芳香,味辛辣。

白胡椒表面灰白色或淡黄色,平滑,顶端与基部间有多数浅色线状条纹。

性味归经:辛,热。归胃、大肠经。

功效与主治:温中散寒,下气,消痰。用于胃寒呕吐,腹痛泄泻,食欲缺乏,癫痫痰多。

单味应用:

(1)五脏风冷,冷气心腹痛,吐清水:酒服之佳,亦宜汤服。若冷气,吞三七枚。

(2)反胃吐食:用胡椒醋浸,日干,如此七次,为末,酒糊丸梧子大,每服三四十丸,醋汤下。

(3)夏月冷泻及霍乱:用胡椒研末,饭丸梧子大,每米饮下四十丸。

(4)疟疾:胡椒10~15粒,研极细末,置胶布(8cm×8cm)中央,贴正在大椎穴上,7天为一疗程。若胶布密封者,可连续7天,如胶布脱离时,应立即更换。

(5)小儿单纯性消化不良,腹泻:白胡椒1g,葡萄糖9g,制成散剂。用法:1岁以下每次0.3~0.5g,3岁以上每次0.5~1.5g,一般不超过2g。每日3次,连服1~3d为一疗程。如有脱水,可适当补液。

(6)肾炎:白胡椒7粒,新鲜鸡蛋1个。先将鸡蛋钻一小孔,然后把白胡椒装入鸡蛋内,用面粉封孔,外以湿纸包裹,放入蒸笼内蒸熟。服时剥去蛋壳,将鸡蛋胡椒一起吃下。成人每日2个,小儿每日1个。10天为一疗程,休息3天后再服第二个疗程,一般服用三个疗程。

配伍应用:

(1)胡椒与干姜配伍,温中散寒,行气止痛,用于胃中寒凝所致脘腹冷痛,气逆呕吐,腹泻等证。

(2)胡椒与青礞石配伍,温中散寒,消积化痰,主要用于寒痰内滞,咯吐顽涎、白沫或发为癫狂惊痫等证。

化学成分:含挥发油,油中主要成分为胡椒醛、二氢香芹醇、氧化石竹烯、隐品酮、顺对盖烯醇及反-松香芹醇。尚含胡椒碱、胡椒脂碱、胡椒油A、B、C、胡椒新碱等。

药理作用:本品有明显的抗惊厥作用和镇静作用。内服有驱风健胃作用。还能使皮肤血管扩张,产生温热感。有杀绦虫的作用。

用法用量:0.6～1.5g,入丸散或研粉吞服。外用适量。

（孔德锦）

第十二节　抗肿瘤药

一、长春花

本品又名雁来红、日日新。为夹竹桃科植物长春花的全草。产于我国长江以南各地。其味苦,性凉。有毒。具有抗肿瘤,降血压之功效。主治淋巴网状细胞肉瘤(霍奇金淋巴瘤),恶性淋巴瘤,急性淋巴细胞性白血病,绒毛膜上皮癌,乳腺癌,外用治烫火伤。用法为内服,煎汤,6～15g,或将提取物制成注射剂。

使用注意:大量长期应用可引起白细胞下降,恶心,呕吐,神经麻痹(如声带麻痹以致声音嘶哑)。白细胞过低,全身明显衰弱的患者慎用。

配伍应用:配夏枯草、车前草、稀莶草、白芍,治高血压病而有肝阳上亢证者。

单味应用:

(1)本品鲜叶捣敷,治火烫伤。

(2)本品提取制成针剂,治淋巴网状细胞肉瘤等恶性淋巴瘤,急性淋巴细胞性白血病,以及绒毛膜上皮癌,乳腺癌等。

二、喜树

本品又名千张树、水桐树、野芭蕉、旱莲木。为珙珂科植物旱莲木的果实或根皮。产于长江流域及南方各地。其味苦,性寒。有毒。具有抗肿瘤之功效。主治胃癌,结肠癌,直肠癌,食道癌,头颈部腺癌,绒毛膜上皮癌,慢性粒细胞性白血病,肺癌,膀胱癌。用法为内服,煎汤,根皮9～15g,果实3～9g;或制成针、片剂用。

使用注意:大量或长期应用可引起恶心,呕吐,腹泻,白细胞下降,尿频,尿痛,尿血。

配方选例:

(1)治疖肿,疮痈初起:喜树嫩叶1握,加食盐少许,捣烂,外敷。

(2)治牛皮癣:喜树皮(或树枝)切碎,水煎浓缩,然后加羊毛脂、凡士林,调成10%～20%油膏,外搽;另取树皮或树枝30～60g,水煎服,每日1剂。亦可取叶加水浓缩后外洗患处。忌用铁器煎煮、调制。

(3)治癌肿,或白血病:喜树皮,提取喜树碱,制成注射液,肌内注射,每日注射10～20mL,10～14d为1疗程,以后每3天注射1次,可做维持量。

(4)治银屑病:喜树果,制成20%软膏外涂。

(5)治恶性肿瘤,急性白血症:喜树果注射液,肌内注射,每日2～8mL(每支2mL内含喜树果8g)。喜树果片,每日口服8～12片,相当于喜树果6～9g,分3～4次服用。

每片重0.5g,每4片含喜树果1g。

三、莪术

本品又名蓬莪术、山姜黄、芋儿七。为姜科植物莪术、郁金或广西莪术的根茎。多产于广西、四川、浙江等地。其味辛、苦,性温。归肝、脾经。

具有抗肿瘤,破血祛痰,行气止痛之功效。主治宫颈癌,外阴癌,皮肤癌,经闭腹痛癥瘕痞块。

用法为内服,煎汤,3～9g。破血行瘀,宜醋炒。制乳剂或软膏涂搽,治皮肤癌。

使用注意:孕妇忌用。

配伍应用:

(1)配三棱,治血瘀经闭,产后瘀滞,癥瘕积聚等症。

(2)配四物汤,治月经稀发,数月不行,并有小腹作痛,精神郁闷,脉弦,小腹有包块。

(3)配木香(煨),淡醋汤下,治一切冷气,抢心切痛,发即欲死,或久患心腹痛时发者。

(4)配干漆,治妇人血气痛游走及腰痛;腰痛用胡桃酒下,游走痛用冷水调下。

(5)配青皮,治气滞胸腹满闷作痛。

(6)配川黄连、吴茱萸,治吞酸吐酸。

(7)配肉桂、小茴香,治奔豚疝瘕。

(8)配木香、川厚朴,治饮食积滞,气胀,肠鸣,胃部满实作痛。

(9)配川楝子、硼砂,治气不接续,气短,并兼治滑泄及小便数。

(10)配青皮、香附,治气滞胸腹满闷作痛。

(11)配焦麦芽、焦槟榔,治饮食积滞,胃胀腹痛之实证。

(12)配三棱、鳖甲,治癥瘕痞块。

(13)配三棱、川芎,治气血瘀滞之经闭腹痛。

(14)配红花、牛膝、苏木,治经来未尽,遍身潮热,口渴,小腹疼痛,头痛。

(15)配木香、枳实、山楂,治饮食积滞,胸腹胀满疼痛等症。

(16)配栀子、生地黄、旱莲草,治气滞血瘀所致的癥瘕积聚、心腹痛、胁下胀痛,兼有郁热者。

(17)配苍术、川乌、枯矾,共研极细末,取少许吹入患侧鼻腔内,治周围性面神经麻痹(面瘫)。

(18)配三棱、青皮、麦芽,治腹胀,积块。

(19)配三棱、当归、熟地黄、红花,治气血凝结,经闭腹痛等症。

(20)配木香、谷芽、莱菔子、槟榔,治食积气滞,胃脘疼痛,呕吐酸水等症。

单味应用:

(1)单味注射液,治子宫颈癌。

(2)单味挥发油软膏外敷,治癌肿。

配方选例:

(1)博济蓬莪术散治产后腹脏疼痛,心胸注闷,每遇经脉行,或多或少,及有块积:莪术、桃仁、大黄、当归各30g,桂心、川芎、木香、牡丹皮、延胡索、芍药各15g。上为末,温酒调3g,临卧服。

(2)蓬莪术散治久积癖气不散,胁下如覆杯,多吐酸水,面目姜黄,或腹中疼痛:蓬莪术、肉桂、枳壳、三棱、大黄、当归、槟榔、木香各 10g,柴胡 15g,干姜、芍药各 6g,鳖甲 22g。生姜,水煎,每日 1 剂,分 2 次服。

(3)三棱散治食积气块,攻刺腹胁,不思饮食胀满,呕吐酸水:蓬莪术、益智、青皮、京三棱各 10g,白茯苓 20g,甘草 10g。枣盐少许,水煎,每日 1 剂,分 2 次服。

(4)治小肠疝气非时痛不可忍:蓬莪术。研末,空腹,葱酒服 3g。

(5)治霍乱吐利欲死:蓬莪术、藿香、滑石、槟榔、厚朴、葱头。水煎冷服。

四、农吉利

《中医方药学》本品又名野芝麻、狗铃草、野百合、佛指甲、狸豆。为豆科植物野百合的地上部分。产于华东、中南及西南各地。其味苦,性平。有毒。具有抗肿瘤,清热解毒之功效。主治皮肤癌,宫颈癌,食管癌,直肠癌,痢疾,疮痈疖肿。用法为内服,煎汤,9 ~ 15g;外用研末调敷。

使用注意:大量或长期应用可引起恶心,腹泻,肝功能下降,尿频,蛋白尿。

单味应用:

(1)单味鲜品捣烂,或以干品研末,外用,治皮肤癌,宫颈癌。

(2)单味煎服,治痢疾,疮痈疖肿。

(3)新鲜全草捣成糊状,或干品研成细粉用水调成糊状,敷患处,并配合电离子透入治疗,治皮肤鳞状上皮细胞癌。

(4)农吉利提取液,肌内注射,或口服片剂与糖浆,治食道癌。

附:农吉利甲素的提取法取农吉利种子粗粉 10kg,装于不锈钢筒中,加入 5 倍量的乙醇,水浴回流加热温浸 4h,倾出乙醇,再按上述量加入乙醇,如此操作共 4 次,合并 4 次乙醇液于蒸馏罐内,回收乙醇,得无醇味的液体流膏,加 3% 盐酸调 pH 为 2,调后水液量约 1L,用氯仿提取 3 次,第 1、2 次各加 0.5L,第 3 次加 0.3L,分取水层,合并氯仿液,回收氯仿,得油液。将提取水液加浓氨水碱化至 pH 为 10,调后提取水液量约 1L,用氯仿提取 6 次,第 1、2、3 次各加氯仿 0.5L,第 4、5、6 次各加氯仿 0.3L,分取氯仿层,回收氯仿,蒸干,得沙状结晶性固块。再用少量丙酮洗涤 2 ~ 3 次,即得白色结晶,然后再用无水乙醇重结晶 2 次,得白色棱状结晶的农吉利甲素,熔点 196 ~ 198℃,收得率 0.4%。

配方选例:

(1)治疖子:鲜农吉利全草。加糖捣烂,或晒干研粉外敷;或水煎外洗。亦可配紫花地丁、金银花各 15g。水煎服。

(2)治毒蛇咬伤:鲜农吉利全草。捣烂,外敷患处。

(3 胎小儿黄疸,疳积:农吉利全草 30g。水煎服。

五、马钱子

本品又名番木鳖、大方八、苦实、火失刻把都。为马钱科植物马钱的干燥种子。多产于云南、广东、海南岛等地。其味苦,性寒。

有毒。归胃、肝经。具有解毒,散结,活络,止痛之功效。主治消化道癌,肝癌,肺癌,乳腺癌,皮肤癌,瘰疬,阴疽,流注,跌打损伤。用法为内服,或入丸散,0.3 ~ 1g(1 日量);外用醋磨涂,研末吹喉或调敷。

使用注意:服用过量可引起肢体颤动,惊厥,血压升高,呼吸急促或困难,甚至昏迷,中毒。

孕妇忌用。

配伍应用：

（1）配枳壳，治跌打骨折，损伤，扭挫伤，压伤等症。

（2）配公丁香，共研细末，填纳脐孔，治痢疾、泄泻。

（3）配土牛膝，治咽喉痹痛。

（4）配鲜荸荠，磨汁，外涂患处，治寻常疣。

（5）配草乌、生南星，研末临时调服，作痈疽开刀时用的麻醉药。

（6）配羌活、独活，治风湿痹痛，四肢麻木。

（7）配牛膝、杜仲，治跌打腰腿痛。

（8）配乌头、威灵仙，治风湿痹痛，肢体拘挛，麻木，瘫痪等疾。

（9）配斑蝥、蜈蚣、蛇床子，以醋浸汁涂患处，治神经性皮炎。

（10）配蜈蚣、紫草、雄黄，研末，油调外涂，治皮肤病。

（11）配草乌、麝香、乳香，治乳癌。

（12）配雄黄、乳香，治痈肿疮毒。

（13）配全蝎、雄黄，治消化道癌，鼻咽癌，乳腺癌。

（14）配露蜂房、急性子、僵蚕，治食管癌，胃癌，肝癌，肺癌。

（15）配乳香、没药、苏木，治跌打损伤。

（16）配淫羊藿、怀牛膝、黄芪，治小儿麻痹症后期之四肢瘫痪或痿软无力。

（17）配麻黄、乳香、没药，马钱子用童便浸泡，时时更换，后去毛砂炒；乳香、没药用灯草去油，共研末服，每次0.5～1g，治腰椎间盘突出症。

（18）配乳香、没药、自然铜、骨碎补，研末外敷，治跌仆损伤，瘀血肿痛等症。

（19）配羌活、川乌、乳香、没药，治风毒窜入经络，拘挛疼痛等症。

（20）配自然铜、地鳖虫、乳香、没药，治跌打损伤，骨折，瘀滞肿痛等症。

单味应用：生马钱子（质黑或黑黄者）适量，温水中浸泡7天，取出后每枚切成6薄片，按面瘫范围大小，一片片摆满在氧化锌贴膏上，敷在患者口角处，向左（右）歪斜则敷在右（左）侧，每月换贴1次，治面瘫（面神经麻痹）。

配方选例：

（1）宝寿丸治癫痫，慢性骨髓炎，血栓闭塞性脉管炎，关节炎，筋骨痛，瘫痪，四肢麻木：马钱子（油炸）990g，地龙粉99g，血竭粉51g，炼蜜690g。为丸，口服。治疗用，每日2次，1次2粒，儿童减量；强壮用，1日1次，1次2粒，或酌减。

注：马钱子油炸研粉，地龙砂烫研粉，血竭研粉，上3种药按比例混合，用四君子汤药粉起模，在糖衣锅中制水蜜丸，每粒重0.24g。

（2）舒筋丸治腰疼，闪腰岔气：马钱子（水浸去毛，切片晾干，油炸成酱色）。为细末，面糊为丸，绿豆大，朱砂为衣，每服0.3～0.6g，每日2次，用杜仲3g，煎水送下。

（3）马钱散治坐骨神经痛，风湿病肌肉、关节拘挛疼痛，半身不遂，肌肉瘫痪，疮疡，外伤肿痛：马钱子1份，僵蚕10份。每次2.4g，每日2次。

（4）疏风定痛丸治由于风寒湿邪引起的痹证，腰腿酸疼，四肢麻木，身体沉重，及跌打损伤，血瘀疼痛等症：马钱子（砂烫去毛）90g，乳香（醋炙）9g，麻黄120g，没药（醋炙）千年健、自然铜（醋煅）、钻地风、桂枝、牛膝、木瓜、甘草、杜仲、防风、羌活、独活各9g。

上共轧为细粉,炼蜜为丸,每丸重 6g(含药量约 2.4g),每服 1 丸,日服 2 次,温开水送下。孕妇忌服。

（赵利强）

第十三节　清热凉血药

清热凉血药,多为甘苦咸寒之品,咸能入血,寒能清热,多归心、肝经。心主血,肝藏血,故本类药物具有清解营分、血分热邪的作用,主要用于营分、血分等实热证。如温热病热入营分,热灼营阴,心神被扰,症见舌绛,身热夜甚,心烦不寐,脉细数,甚则神昏谵语,斑疹隐隐;邪陷心包,神昏谵语,舌謇肢厥,舌质红绛;热入血分,热盛迫血,心神扰乱,症见舌色深绛,吐血衄血,尿血便血,斑疹紫暗,躁扰不安,甚或昏狂。亦可用于其他疾病引起的血热出血证。本类药物中的生地、玄参等,既能清热凉血,又能滋养阴液,标本兼顾。清热凉血药,一般适用于热在营血的病证。如果气血两燔,可配清热泻火药同用,使气血两清。

一、生地黄

生地黄为玄参科多年生草本植物地黄的根。主产于我国河南、河北、内蒙古及东北,大部分地区有栽培。秋季采挖,鲜用或干燥切片生用。

（一）性味归经

甘、苦,寒。归心、肝、肺经。

（二）功效

清热凉血,养阴生津。

（三）主治病证

(1)用于热入营血,口干舌绛。

(2)用于血热妄行,斑疹吐衄。

(3)用于津伤口渴,内热消渴。

（四）药性分析

生地黄苦甘性寒,主入心肝肾经。苦寒以泻热,甘寒以养阴。主入心肝血分,能清营凉血,常用治温热病,热入营血,高热神昏,血热妄行,吐、衄、发斑,以及阴血不足,肝肾阴亏,热病伤阴之烦渴、发热、潮热等证。

（五）配伍规律

生地黄配柏叶、黄芩,凉血止血,治血热妄行,便血、尿血;生地黄配知母、牡丹皮,治火之甚者,烦躁便秘,小便热涩者加栀子,火浮于上者加泽泻;生地黄配熟地黄、百合,治肺肾阴虚,咳痰带血,手足心热,骨蒸盗汗,舌红少苔,脉细数者;生地黄配淡附片,治邪伏少阴,阴阳两虚,不能驱邪外出,腰酸耳聋,发热夜甚,神情不爽等;生地黄配桂枝,治阴血亏虚,兼有阳气不足者;生地黄配牛膝治肾虚阴亏,虚火上炎,口渴饮冷而渴不解,小便频多,消渴,以及阴虚内热,灼伤血络所致的吐血、衄血、牙龈出血等上部出血证;生地黄配大黄,治心胃火炽,气火升腾,夹血上逆之吐血、衄血、便秘等;生地黄配玄参,治狂乱谵语,斑疹显露,或吐衄,亦可用治热病后伤津口渴、心烦、便秘、口干等；生地黄配木通，治心火下移小肠，口舌生疮，小便短赤；生地黄配天门冬、麦门冬，治糖尿病有一定效果；生地黄配青蒿、鳖甲，治热病伤阴，夜热早凉，热退无汗；生地黄配石斛，治热病伤阴化火，身热不退，斑疹隐隐，口干舌燥，烦渴欲饮，舌红少苔之证。

（六）用法用量

煎服，10～30g，鲜品用量加倍，或以鲜品捣汁入药。

（七）使用注意

本品性寒而滞，脾虚湿滞腹满便溏者，不宜使用。

生地黄的品种可分鲜地黄和干地黄两种，均可清热、养阴、凉血。但鲜地黄苦重于甘，其性大寒，清热凉血作用突出；干地黄甘重于苦，滋阴养血功效显著。故凡急性热病，以鲜地黄为好，阴虚血少者，以干地黄为佳。干地黄炒炭，止血力强，专用于出血证。

（八）药论集萃

《本草经疏》："干地黄，乃补肾家之要药，益阴血之上品。……生地黄性大寒，凡产后恶食作泻，虽见发热恶露作痛，不可用，用则泻不止。胃气者，后天元气之本也，胃困则饮食不运，精血不生，虚热何自而退，故并当忌之。凡见此证，宜多加炮姜、桂心、人参必自愈。凡阴虚咳嗽，内热骨蒸，或吐血等候，一见脾胃薄弱，大便不实，或天明肾泄，产后泄泻，产后不食，俱禁用生地黄、当归，误则同于前辙，慎之。凡胸膈多痰，气道不利，升降窒塞，药宜通不宜滞，汤液中禁入地黄。"

《本经逢原》："生地黄性禀至阴，功专散血。入手足少阴厥阴，泻丙丁之火。《别录》治妇人崩中血不止及产后血上薄心，胎动下血，鼻衄吐血，皆捣汁饮之，以其能散血消振解烦也。其治跌仆损伤，面目青肿，以生地黄捣烂罨之即消，典即本经治伤中血痹，折跌绝筋等证之义。盖肝藏血而主筋，肝无留滞则营血调而伤中自愈，筋无邪著则三气通而自痹自除。作汤除寒热积聚者，血和则结散，而诸证平矣。其曰填骨髓长肌肉者，邪无著而形神自复也。昔人治心痛，以鲜地黄汁作冷淘食之取吐，不吐则利出长虫头如壁宫而安，此即《本经》除寒热积聚之验。其于服食方中用之，取其辅助诸药，辟除三虫，使从幽门化出也。因思《千金》灵飞散中生地黄急不可得鲜者，咸取干者应用，乃知《本经》末后续出生者尤良一语，见古圣之苦心，无所不用其极也。愚按：生地黄与干地黄，功用不同，岂可混论。按徐之才《别录》云，生地黄乃新掘之鲜者，为散血之专药，观本草主治，皆指鲜者而言。祇缘诸家本草从示明言，且产处辽远，药肆仅有干者，鲜者绝不可得，是不能无混用之失。曷知干地黄既经炙焙，力能止血，安有伤中血痹折跌绝筋之治乎。至于伤中日久，积聚内形，寒热外显，并宜鲜者作汤，统领他药，共奏破宿生新之功。设混于用者，则瘀伤愈结，安望其有髓充肉长之勋乎。予尝综览诸方，凡药之未经火者，性皆行散，已经炙焙者，性皆导中，不独地黄为然也。"

《本草纲目》："《本经》所谓干地黄者，乃阴干、日干、火干者，故又云生者尤良。《别录》复云生地黄者，乃新掘鲜者，故云性大寒。其熟地黄者，乃后人复蒸晒者，诸家本草皆指干地黄为熟地黄，虽主治证同，而凉血补血之功稍异。干地黄姜汁浸则不泥膈，酒制则不妨胃。"

《本草经百种录》："地黄专于补血，血补则阴气和而无枯燥拘牵之疾矣。古方只有干地黄、生地黄，从无用熟地黄者。熟地黄乃唐以后制法，以之加入补温肾经药中，颇为相宜，若于汤剂及养血凉血等，甚属不合。盖地黄专取其性凉而滑利流通，熟则腻滞不凉，全失其本性矣。又仲景《伤寒》一百三十方，惟复脉汤用地黄。盖伤寒之病，邪从外入，最忌滋滞，即使用补，必兼疏拓之性者方可入剂，否则邪气向里，必有遗害。"

（九）药理研究

1. 对糖皮质激素的影响

家兔用生地水煎剂灌胃，可使因灌服地塞米松而下降的血浆皮质浓度升高，对垂体－肾上腺皮质系统的保护率达 46.2%。

生地灌胃，可使因灌服地塞米松而引起的脑垂体前叶发生病理性改变消失，即可使脑垂体前叶各细胞成分与正常相仿，嗜碱性细胞排列整齐，大小和形态正常。对地塞米松所致的肾上腺皮质束状带细胞体积变小、细胞内脂滴含量减少等病变也有一定的保护作用。

2. 抗衰老作用

生地水煎液 15.6mg/mL 于体外能抑制大鼠肝匀浆过氧化脂质的生成，当浓度为 2.08mg/mL 时，能清除超氧自由基（O_2^-）。浓度为 12.5mg/mL 时，能清除羟自由基（OH^-），因此可减轻自由基对机体组织的破坏，达到延缓组织老化的目的。

3. 对机体环苷酸系统反应性的调节作用

生地和龟板水提液，能使"甲亢"及"氢考 I 型"动物 cAMP 系统反应性降低，与不给药"氢考 I 型"组相比，给药组血浆 cAMP 峰值明显下降，由 1246pmol/mL 降至 1011pmol/mL。生地和龟板复方水提液还能使"氢考 I 型"动物肾和脑 β 肾上腺素受体（βAR）最大结合容量（Rr）明显低于不给药组，提示生地、龟板等滋阴药可能通过某些环节调节 βAR－cAMP 系统的异常作用。

4. 对心血管系统作用

早期研究表明，地黄醇浸膏小剂量（0.1%、0.5%）对离体娃心收缩力无明显影响，以中等剂量（1%）灌流心脏时显示强心作用，对衰竭心脏作用尤为显著，大剂量（2%~5%）可致心脏中毒。地黄对冠脉流量的影响，先后有不同报道，生地 0.2%~1% 灌流离体兔心，发现有减少冠脉流量的作用，而以 0.33% 的地黄醇提取液灌流兔心，增加冠脉流量。地黄水煎液浸膏 20g/kg 腹腔注射，能明显增加小鼠心肌营养性血流量。地黄对动物血压的影响也有升压及降压的不同报道。

5. 抗真菌作用

利用体外试管法试验发现，地黄水浸液对须疮癣菌、石膏样小芽孢菌、羊毛状小芽孢菌均有抑制作用，管内抑菌浓度分虽别 1:10、1:160 及 1:40。

6. 止血作用

给小鼠空腹注射地黄水煎剂或醇浸剂 10g/kg，或灌胃地黄炭，均能缩短小鼠断尾出血时间。

（十）临床新用

1. 免疫性疾病

大剂量生地（60~90g）为主治疗 20 多例风湿性关节炎，近半数患者有显著疗效，疼痛缓解，肿胀消退，其他患者需配合西药治疗有效，能减少西药用量。生地试用治疗 3 例心肌炎，其中 2 例短期内心电图恢复正常。另外，大剂量生地治疗干燥综合征、肾炎等自身免疫性疾病也有一定疗效。

2. 皮肤病

生地水煎液治疗湿疹、神经性皮炎，每日 90g，37 例中有 28 例获痊愈，3 例显效。

二、玄参

玄参为玄参科多年生草本植物玄参的根。产于我国长江流域及陕西、福建等省,野生、家种均有。立冬前后采挖,反复堆晒到内部色黑,晒干,切片,生用。

(一)性味归经

苦、甘、咸,寒。归肺、胃、肾经。

(二)功效

清热凉血,滋阴解毒。

(三)主治病证

(1)用于温邪入营,内陷心包,温毒发斑,津伤便秘。

(2)用于咽喉肿痛,瘰疬痰核,痈肿疮毒。

(四)药性分析

玄参甘苦咸寒,性质柔润,主入肺胃肾经。甘寒以养阴,苦寒以泻火解毒,咸寒质润以软坚散结。凉润滋肾,以制浮游之火。常用治热病伤阴,心烦口渴;肾水不足,虚火上炎之咽痛,目赤,劳热骨蒸。还可用治温热病热邪伤阴劫液,津枯便秘,阳毒发斑,以及瘰疬、痰核、痈肿疮毒等证。

《本草纲目》言:"肾水受伤,其阳失守,孤阳无根,发为火病,法宜壮水以制火,故玄参与地黄同功。其消瘰疬亦是散火,刘守真言结核是火病。"《本草正》云:"玄参,此物味苦而甘,苦能清火,甘能滋阴,以其味甘,故降性亦缓。《本经》言其惟入肾经,而不知其尤走肺脏,故能退无根浮游之火,散周身痰结热痈。"

总而言之,玄参凉润滋肾降火解毒,为其特点。

(五)配律规律

玄参配射干,治毒气热壅咽喉,咽喉肿痛;玄参配牡蛎、贝母,治痰核瘰疬;玄参配升麻,清热解毒,软坚散结,治心脾壅热,舌上生疮,木舌,舌肿,或肿连面颊,两腮肿痛;玄参配薏苡仁、桔梗,清肺排脓,主治肺痈咳吐脓血,胸膈胀痛,上气喘急,发热等;玄参配麦冬,治阴虚消渴,咳嗽痰少且黏,咽痛,口干口渴,舌红少苔,或花剥苔;玄参配牛蒡子,清热解毒,消肿止痛,治外感风热,咽喉肿痛;玄参配生地、麦冬,增补津液,治热病后期,津枯便秘;玄参配当归、金银花,清热解毒,凉血活血,治血栓闭塞性脉管炎,患趾青紫、溃烂者;玄参配金银花、蒲公英,清热解毒,软坚散结,治乳痈肿痛;玄参配牡蛎、贝母,治淋巴结核等。此外,本品配百合、地黄、川贝母等同用,治劳嗽咳血;配地骨皮、银柴胡、丹皮等同用,治骨蒸劳热;与麦冬,五味子、枸杞子等同用,还可治内热消渴。皆取清热凉血、滋阴润燥之效。

(六)用法用量

煎服,10 ~ 15g。

(七)使用注意

本品性寒而滞,脾胃虚寒、食少便溏者不宜服用。

(八)药论集萃

《本草正义》:"玄参禀至阴之性,专主热病,味苦则泄降下行,故能治脏腑热结等证。味又辛而微咸,故直走血分而通血瘀。亦能外行于经隧,而清散热结之痈肿。寒而不峻,润而不腻,性情与知、柏、生地近似而较为和缓,流弊差轻。玄参赋禀阴寒,能退邪热,而究非滋益之品。《别录》所称补虚益精等词,已觉言之过甚,乃《日华》竟称其补虚损,而景岳直谓其甘能滋阴,濒湖且谓与地黄同功。俗医遂用之于阴虚劳怯,则无根之火岂宜迎头直折,速其熄灭?且当时并不显见其害,甚且浮游之火受其遏抑,而咳呛等证,亦或少少见瘥,昧者方且归功于滋阴降火,而不知一线生阳已渐消灭,从此不可救疗矣。此阴柔之害,与肆用知、柏者相等,则滋阴二字误之也。"

《医学衷中参西录》:"玄参,味甘微苦,性凉多液,原为滋补肾经之药。又能入肺以清肺家烁热,解毒消火,最宜于肺病结核。《本经》谓其治产乳余疾,因其性凉而不寒,又善滋阴,且兼有补性,故产后血虚生热及产后寒温诸症,热入阳明者,用之最宜。愚生平治产后外感实热,其重者用白虎加人参汤,以玄参代方中知母,其轻者用拙拟滋阴清胃汤(玄参两半,当归三钱,生杭芍四钱,茅根三钱,甘草钱半)亦可治愈。诚以产后忌用凉药,而既有外感实热,又不得不以凉药清之,惟石膏与玄参,《本经》皆明载治产乳,故敢放胆用之。然石膏又必加人参以辅之,又不敢与知母并用。至滋阴清胃汤中重用玄参,亦必以四物汤中当、芍辅之,此所谓小心放胆并行不悖也。《本经》又谓玄参能明目,诚以肝开窍于目,玄参能益水以滋肝木,故能明目。且目之所以能视者,在瞳子中神水充足,神水固肾之精华外现者也,以玄参与柏实、枸杞并用,以治肝肾虚而生热,视物不了了者,恒有捷效也。又外感大热已退,其人真阴亏损,舌干无津,胃液消耗,口苦懒食者,愚恒用玄参两许,加潞党参二三钱,连服数剂自愈。"

《本草逢原》:"黑参入足少阴肾经,主肾水受伤,真阴失守,孤阳无根,亢而僭逆,咽喉肿痛之专药。又治伤寒阳毒,汗下不解,发斑咽痛,心下懊侬,烦不得眠,心神颠倒欲绝者俱用。玄参专清上焦氤氲之气,无根之火。本经治腹中寒热积聚,女子产乳余疾,并可清有形热滞,故消瘰疬结核,治目赤肿痛。《本经》又云补肾气令人明目,不特治暴赤肿痛,总皆散结清火之验也。但其性寒滑,脾虚泄泻者禁用。"

《本草正》:"玄参,此物味苦而甘,苦能清火,甘能滋阴。以其味甘,故降性亦缓。本草言其惟入肾经,而不知其尤走肺脏,故能退无根浮游火之,散周身痰结热痈。"

(九)药理研究

1. 对心血管系统的影响

给麻醉犬静脉注射玄参的水浸液或水煎液,50～100mg(生药)/kg,可使血压下降至原水平的70%左右,50～90分钟后恢复,恢复后重新给药出现快速耐受,但加大剂量仍产生降压作用。给健康犬口服玄参煎液2g(生药)/kg,每日2次,也可使血压降低,服药2周内,收缩压平均下降1.57kPa,舒张压平均下降2.13kPa,停药后1周,血压即恢复至原水平。口服玄参煎液2g(生药)/kg,每日2次,可使肾型高血压犬的血压明显下降,服药2周内收缩压平均下降2.15kPa,舒张压平均下降1.87kPa,用药时间延长,降压幅度加大。静脉注射玄参浸膏水溶液0.5g/kg[2.45g(生药)/%(浸膏)],可使麻醉猫血压下降40.5%,对肾上腺素升压作用及阻断颈动脉血流所致的升压反射均无明显影响。[86]铷示踪法测定结果表明,小鼠腹腔注射玄参醇浸膏水溶液15g/kg,能明显增加小鼠心肌营养性血流量,并明显对抗垂体后叶素所致的冠脉收缩。

给家兔静脉注射玄参醇浸膏水溶液0.5g/kg,对静脉注射垂体后叶素2U/kg所致的急性心肌缺血有保护趋势。离体实验表明:玄参醇浸膏水溶液能显著增加离体兔心冠脉流量,同时对心率、心肌收缩力有轻度抑制作用。

2.抗菌

体外实验表明,玄参可对抗金黄色葡萄球菌、白喉杆菌、伤寒杆菌、乙型溶血性链球菌、绿脓杆菌、福氏痢疾杆菌、大肠埃希菌、须发癣菌、絮状表皮癣菌、羊毛状小芽孢菌和星形奴卡氏菌。玄参叶的抗菌作用比根部强,对金黄色葡萄球菌尤其明显,二者具有显著性差异。

3.对血糖浓度的影响

给家兔皮下注射10%玄参煎剂,5g(生药)/kg,可使血糖浓度升高,给药后第3小时上升至最高点,上升幅度39.89%。

4.毒性

急性毒性实验明,小鼠腹腔注射玄参煎剂的半数致死量(LD_{50})为15.99~19.81g(生药)/kg(体重)。小鼠中毒表现有安静、消瘦、反应迟钝、腹泻、黑色稀便。尸检肉眼观察可见肛外粘着黑稀便,少数有胃肠胀大,而肝、脾、心、肺、肾等器官未见病理改变。

(十)临床新用

1.高血压

玄参丹参饮(玄参、枸杞、杜仲、桑寄生、车前子等)每日1剂,治疗76例高血压患者,显效39例。以头晕、头痛、乏力、失眠等主要症状消失为标准观察临床症状改善情况,显效42例。对各期高血压降压疗效无显著性差异,平均降压幅度为(收缩压/舒张压)一期(2.35±1.16)/(1.9±0.76)kPa,二期(3.53±0.96)/(2.01±2.35)kPa,三期(3.92±1.12)/(2.73±0.78)kPa。

2.血栓病

静脉滴注脉络宁(牛膝、玄参等),每日1次,每次10~20mL,10~14日为1疗程,用药2~3疗程。治疗血栓闭塞性脉管炎157例,治愈76例,显效72例,好转5例,无效4例,总有效率97.5%;治疗下肢深静脉血栓形成73例,近期治愈48例,显效13例,进步12例,总有效率100%,对32例患者随访1~4年,优良者占78.1%;治疗脑血栓形成及后遗症患者52例,近期治愈8例,显效15例,进步23例,无效6例,总有效率88.4%,对40例患者随访1~6年,其中生活自理和恢复工作者共占89%。

3.咽喉疾患

开喑煎(玄参、二冬、僵蚕、诃子等)随证加减,治疗喉喑84例,其中包括急慢性喉炎、慢性咽喉炎、声带息肉、息肉样变、声带小结、喉肌无力和喉癌,治愈率52.4%,显效率26.2%,有效率19%,总有效率97.6%。玄麦甘桔汤(玄参、麦冬、甘草、桔梗)水煎服或代茶饮,治疗急、慢性扁桃体炎,急、慢性咽喉炎,咽部脓肿及其他喉病161例,服药2~7剂全部治愈。玄参桔梗饮(玄参、黄芩、生石膏、银花等)每日1剂,分次服用,每次20~30mL,每2小时服1次,治疗小儿化脓性扁桃体炎50例,48例患者在4日内退热,随体温下降,咽痛、咳嗽、头晕等症状相继好转。

4.慢性前列腺炎

玄地阿胶汤(玄参、生地、阿胶、黄柏等)每日1剂,治疗慢性前列腺炎86例,显效46例,好转28例,无效12例,总有效率86%。

5.毒性红斑

加味玄麦甘桔汤(牵牛子、麦冬、山豆根、升麻等)每日1剂口服,治疗毒性红斑25例,体温恢复正常平均3.4日,皮疹消退平均4.3日,白细胞总数及分类恢复正常平均6.2日,与庆大霉素或红霉素治疗组比较疗效相近。

6. 甲状腺腺瘤

消瘿汤(玄参、海浮石、海藻、昆布等)水煎服,每日 1 剂,治疗 22 例患者,用药 4～5 个月。12 例患者肿瘤全部消失,1 年以上未复发;7 例患者瘤缩小一半以上;2 例患者肿瘤缩小。总有效率 95.45%。

7. 口腔溃疡

口咽清含漱剂治疗口腔溃疡 208 例,用药后可迅速止痛,总有效率 96.15%。

三、牡丹皮

牡丹皮为毛茛科多年生落叶小灌木植物牡丹的根皮。产于安徽、山东等地。秋季采收,晒干,生用或炒用。

(一)性味归经

苦、辛,微寒。归心、肝、肾经。

(二)功效

清热凉血,活血散瘀。

(三)主治病证

(1)用于斑疹吐衄。

(2)用于温邪伤阴,阴虚发热。

(3)用于血滞经闭,痛经癥瘕,跌打损伤。

(4)用于痈疡肿毒,肠痈腹痛。

(四)药性分析

牡丹皮苦辛性寒,归心肝肾经,苦寒以清血热,辛散以行瘀血,具有凉血而不留瘀,活血而不动血的特点。除此之外,其气芳香疏散,又善除阴分之伏热。本品常用于热入血分,血热妄行,吐衄发斑,血滞经闭,外伤瘀血,痈肿疮毒,肠痈腹痛,以及阴虚发热,或热伏阴分,夜热早凉,热退无汗之证。

《本草纲目》云:"牡丹皮,治手足少阴、厥阴四经血分伏火。"《本草经疏》言:"牡丹皮,其味苦而微辛,其气寒而无毒,辛以散结聚,苦寒除血热,入血分,凉血热之要药也。"《珍珠囊》言:"治无汗之骨蒸,衄血、吐血。"

由此可见,牡丹皮为凉血祛瘀之品,对热邪炽盛之血热能清,热结血瘀能行,阴虚之热能平,热伏阴份又可透散,是其特点。

(五)配伍规律

牡丹皮配丹参,清热凉血,主治风热入于血分,发为斑疹,月经不调,产后瘀滞,以及阴虚发热、热痹等;牡丹皮配栀子,清泻肝火,治肝郁火旺,颊赤口干,心烦,月经不调;牡丹皮配生地黄,清热凉血,治热入血分,斑疹吐衄;牡丹皮配大黄,清热凉血,活血化瘀,肠痈可治;牡丹皮配地骨皮,治阴虚发热,午后潮热,无论有汗无汗皆可应用;牡丹皮配青蒿、鳖甲,治热病后期,热伏阴分,夜热早凉,热退无汗;牡丹皮配乳香、没药,治跌打损伤,外伤瘀血;牡丹皮配地肤子、蝉衣,凉血透疹止痒,治荨麻疹,皮肤瘙痒。

(六)用法用量

煎服,6～12g。清热凉血生用,活血散瘀酒炒用,止血炒炭用。

（七）使用注意

血虚有寒，月经过多及孕妇不宜用。

牡丹皮又有赤花者利，白花者补一说，见《本草纲目》；亦有赤者行性多，白者行性缓一说，见《本草正》。

（八）药论集萃

《本草汇言》："牡丹皮清心、养肾、和肝、利包络，并治四经血分伏火，血中气药也。善治女人经脉不通，及产后恶血不止。又治衄血吐血，崩漏淋血，跌仆瘀血，凡一切血气为病，统能治之。盖其气香，香可以调气而行血；其味苦，苦可以下气而止血；其性凉，凉可以和血而生血；其味又辛，辛可以推陈血而致新血也。故甄权方治女人血因热而将枯，腰脊疼痛，夜热烦渴，用四物汤重加牡丹皮最验。又古方以此治相火攻冲，阴虚发热。又按《本经》主寒热、中风、瘛疭、痉、惊痫邪气诸症，总属血分为眚。然寒热、中风，此指伤寒热入血室之中风，非指老人气虚痰厥之中风也。其文先之以寒热二字，继之以瘛疭、惊痫，正血得热而变现，寒热又属少阳所主者也。"

《本草纲目》："牡丹皮，治手足少阴、厥阴四经血分伏火。盖伏火即阴火也，阴火即相火也。古方惟以此治相火，故仲景肾气丸用之。后人乃专以黄柏治相火，不知丹皮之功更胜也。赤花者利，白花者补，人亦罕悟，宜分别之。"

《得配本草》："丹皮、川柏，皆除水中之火，然一清燥火，一降邪火，判不相合。盖肾恶燥，燥则水不归原，宜辛以润之，凉以清之，丹皮为力；肾欲坚，以火伤之则不坚，宜从其性以补之，川柏为使。"

《本草求真》："世人专以黄柏治相火，而不知丹皮功更胜。盖黄柏苦寒而燥，初则伤胃，久则伤阳，苦燥之性徒存，而补阴之功绝少。丹皮泻阴中之火，使火退而阴生，所以人少阴而佐滋补之用，较之黄柏不啻霄壤矣。"

《本草正》："丹皮，赤者行性多，白者行性缓。总之，性味和缓，原无补性。但其微凉辛，能和血、凉血、生血，除烦热，善行血滞而不峻。"

（九）药理研究

1.抗炎作用

丹皮酚对多种实验性动物炎症有对抗作用。可以抗肿胀型炎症，抗小鼠迟发型过敏反应（DTH），抗豚鼠 Forssman 皮肤血管炎，降低毛细血管通透性。

2.抗血栓形成和抗动脉粥样硬化作用

牡丹皮提取物，对血小板凝集力有显著的抑制作用，血小板凝集时产生的血栓素 B_2（TXB_2）也明显减小。在健康人血小板悬浮液中加入不同浓度的牡丹皮水提取物，能抑制 HHT、TXB_2 的产生，并能使 12 – HETE 产生亢进。说明牡丹皮水提取物的作用机理是通过抑制从花生烯酸至 PGH_2 的环氧化酶反应产生的。

3.抗心肌缺血作用

牡丹皮水煎醇沉提取液或粉针剂，能降低心肌耗氧量，增加冠脉血流量，降低心输出量。

4.抗心律失常作用

牡丹皮水煎醇沉提取液能抑制体外培养的 Wistar 大鼠心肌细胞团的动作电位幅度、动作电位时程及 0 相最大上升速率（Vmax），这种抑制作用随药物浓度升高而加强。丹皮酚 $100\mu g/mL$ 能显著抑制体外培养乳鼠心肌细胞搏动频率，在 $10\mu g/mL$ 至 $400\mu g/mL$ 的剂量范围内呈剂量依赖关系,药物作用强度随给药时间延长而加强。丹皮酚 400μg/mL 可显著抑制正常心肌细胞的快相(5 分钟)和慢相(120 分钟)^{45}Ca 摄取,其作用强度与 10μmol/L 的异搏定相当。丹皮酚 50、100μg/mL 对钙反常(Cap)心肌细胞对 ^{45}Ca 的摄取也有显著抑制作用,Ca^{2+} 内流减少,可使心肌细胞免受钙超载的损伤。丹皮酚 250μg/mL 可使 Cap 细胞内过氧化脂质含量减少,降至正常水平。

5. 降血压作用

牡丹皮水煎液 1.0~1.3g/kg 静脉注射,可使麻醉犬的血压下降 27%~50%,持续 5~60 分钟。给犬口服牡丹皮水煎液 5、10g/kg,连续 2 周,可使实验性肾型或原发型高血压明显下降,其收缩压和舒张压下降幅度均超过 4kPa 以上,并能持续 8~25 日。丹皮酚 0.5g/kg 或 0.7g/kg 给肾型高血压犬口服,第 10 日开始降压,持续 9~14 日。丹皮酚 0.7g/kg 灌胃对肾性高血压大鼠也有降压作用。

6. 镇静作用

给小鼠腹腔注射或灌胃丹皮酚,可使自发活动减少,加大剂量能使翻正反射消失,并对电惊厥和戊四唑惊厥均有对抗作用。给猫静脉注射丹皮酚 30~50mg/kg,对电刺激中枢网状结构和丘脑下部引起的觉醒反应有抑制作用,丹皮酚的镇静催眠作用与此有关。另外,丹皮酚还能抑制小脑皮质区和运动区的诱发电位,提示对运动机能也有抑制作用。

7. 解热作用

丹皮酚或丹皮磺酸钠可使实验动物体温降低,并对三联疫菌(霍乱、伤寒、副伤寒)引起的发热也有退热作用。

8. 抗菌作用

牡丹皮提取物于体外对白色和金黄色葡萄球菌、溶血性链球菌、肺炎球菌、枯草杆菌、大肠埃希菌、伤寒杆菌、副伤寒杆菌、痢疾杆菌、变形杆菌、绿脓杆菌、百日咳杆菌及霍乱弧菌等有一定抑制作用,对铁锈色小芽孢杆菌等十多种皮肤真菌也有一定抑制作用。

9. 利尿作用

丹皮酚可使实验动物 Na^+、Cl^- 的排泄随用药剂量增加而增加,而 K^+ 的排泄量在低剂量时不受影响,当药量达 250mg/kg 时,K^+ 的排泄量减少。此外丹皮酚还有使血浆渗透压升高的作用。

10. 抗早孕作用

动物实验证明,丹皮酚用量 21~23mg/只(小鼠),只给药 1 次,药后第 3 天的抗早孕率为 88.76%。

(十)临床新用

1. 皮肤病

丹皮酚注射治疗皮肤瘙痒症 34 例,每次肌内注射 4mL,每日 2 次,用药 2 周治愈 26 例,好转 4 例。5% 丹皮酚霜外用,每日 2~3 次,治疗湿疹类皮肤病和皮肤瘙痒症取得一定疗效。血海穴(双侧)注射丹皮酚注射液 10mg/2mL,每日 1 次,7 日为一疗程,治疗胆碱能性荨麻疹 7 例,全部有效。

2. 原发性血小板减少性紫癜

重用丹皮(30g)组方(丹皮、生地、当归、赤芍、白芍、丹参、阿胶、鹿角胶)治疗 32 例,每日 1 剂,共 4 日,其中 26 例于用药后 2~4 日止血,血小板数升高。

3. 其他

早期报道,牡丹皮水煎液治疗高血压病和过敏性鼻炎等均获得一定疗效。

四、赤芍

赤芍为毛茛科多年生草本植物节药或川赤芍的根。全国大部分地区均产。春、秋季采挖,晒干,切片,生用或炒用。

(一)性味归经

苦,微寒。归肝经。

(二)功效

清热凉血,散瘀止痛。

(三)主治病证

(1)用于热入营血,斑疹吐衄。

(2)用于经闭癥瘕,跌打损伤,痈肿疮毒。

(3)用于目赤翳障。

(四)药性分析

赤芍苦寒,主入肝经血分,为凉血祛瘀之品。长于清血分实热,善散瘀血留滞,常用治一切血热、血瘀之证,对瘀血之各种疼痛效果尤为突出。临床常用于温热病热入营血,高热神昏,血热妄行,吐衄发斑,以及瘀血痛经、闭经和其他瘀血性疼痛、痈肿疮毒等。

《本草备要》言:"赤芍主治略同白芍,尤能泻肝火,散恶血,治腹痛坚积,血痹疝瘕,经闭肠风,痈肿,目赤,能行血中之滞。"《本草经疏》谓:"芍药色赤,赤者主破散,主通利,专入肝经血分,故主邪气腹痛。"

总之,赤芍以凉血散瘀止痛为长,善清血分实热,为其特点。

(五)配伍规律

赤芍配黄柏,凉血燥湿,治痢疾腹痛不可忍;赤芍配川芎,活血止痛,活偏正头痛;赤芍配香附,治妇人胸胁走痛;赤芍配甘草,治肝脾不和,腹痛,足痉挛,下肢无力,血虚头痛;赤芍配丝瓜络,活血通络,治肝血阻滞,经络不通,周身疼痛;赤芍配白芍,治血分有热,津液不足,低热,口干舌燥,目赤肿痛;赤芍配川芎,活血通经,治妇女瘀血癥瘕,经闭腹痛,以及外伤瘀血;赤芍配木香,治肝郁气滞,瘀血腹痛、胁痛,以及痛经;赤芍配菊花,清泄肝火,治肝火上炎,目赤肿痛;赤芍配桃仁、红花,活血化瘀,治瘀血腹痛,闭经、痛经;赤芍配蒲公英、败酱草,活血化瘀,清热解毒,主治肠痈、前列腺炎;赤芍配川芎、降香,行气活血,主治冠心病、心绞痛;赤芍配郁金,主治肝气郁滞,两胁疼痛。

(六)用法用量

煎服,6~15g。

(七)使用注意

血寒经闭不宜用。反藜芦。

(八)药论集萃

《本草经疏》:"其主除血痹、破坚积者,血瘀则发寒热,行血则寒热自止,血痹疝瘕皆血凝滞而成,破血滞之血,则痹和而疝瘕自消。凉肝故通顺血脉,肝主血,入肝行血凉血,故散恶血,逐贼血。营气不和则逆于肉里,结为痈肿,行血凉血,则痈肿自消。妇人经行属厥阴肝经,入肝行血,故主闭经。肝开窍于目,目赤者,肝热也,酸寒能凉肝,故治目赤。肠风下血者,湿热肠血也,血凉则肠风自止矣。"

《药品化义》"赤芍,味苦能泻,带酸入肝,专泻肝火。盖肝藏血,用此清热凉血,入洞然汤,治暴赤眼;入犀角汤,清吐衄血;入神仙活命饮,攻诸毒热壅,以消散毒气;入六一顺气汤,泻大肠闭结,使血脉顺下。以其能主降,善行血滞,调女人之经,消瘀通乳。以其性禀寒,能降热烦,祛内停之湿,利水通便。较白芍味苦重,但能泻无补。"

《本经逢原》:"赤芍药,性专下气,故止痛不减当归。苏恭以为赤者利小便下气,白者止痛和血,端不出《本经》除血痹、破坚积、止痛、利小便之旨。其主寒热疝瘕者,善行血中之滞也,故有瘀血留著作痛者宜之,非若白者酸寒收敛也。其治血痹利小便之功,赤白皆得应用,要在配合之神,乃著奇绩耳。"

《本草求真》:"赤芍与白芍主治略同,但白则有敛阴益营之力,赤则止有散邪行血之意;白则能于土中泻木,赤则能于血中活滞。故凡腹痛坚积、血瘕疝痹、经闭目赤,因于积热而成者,用此则能凉血逐瘀,与白芍主补无泻大相远耳。《大明》指为赤白皆补,其说不切;《日华子》指为赤能补气,白能治血,其说尤不切耳!不可不知。至云产后忌用,亦须审其脉症及脏偏胜若何耳,不可尽拘。"

(九)药理研究

1. 抗血栓作用

赤芍水煎剂给实验动物灌胃,证实血栓形成时间延长,血栓长度缩短,血栓的湿、干重量均降低,抗血栓形成作用显著。

2. 抑制血小板凝集作用

赤芍水煎液能使 ADP 诱导的血小板聚集功能显著降低,并使血小板的黏附功能降低。

3. 对动脉粥样硬化的作用

给实验性动脉粥样硬化家兔喂赤芍浸膏片,可显著降低血浆总胆固醇、低密度脂蛋白胆固醇及极低密度脂蛋白胆固醇的含量,动脉壁脂质钙和磷脂含量均降低,主动脉斑块面积缩小。

4. 对心脏的保护作用

赤芍的水提醇沉液对心电图 ST – T 段升高有明显的保护作用。

5. 增加冠脉血流量

赤芍水提液可使正常大鼠冠脉血流量增加 28.4%,电刺激引起的颤动心脏冠脉流量增加 21%。

6. 降低肺动脉压

赤芍注射液可降低实验动物的肺动脉高压。

7. 抗炎作用

赤芍苷及以赤芍为主的活血化瘀药,能抑制实验性动物的肿胀性关节炎。

8. 抗菌作用

赤芍水煎对赤痢菌、霍乱弧菌、葡萄球菌、伤寒杆菌、副伤寒杆菌、大肠埃希菌、变形杆菌、溶血性链球菌、肺炎双球菌有抑制作用。

9. 对中枢神经系统的作用

(1)镇静催眠:给小鼠腹腔注射芍药苷 1g/kg,能延长环己巴比妥引起的睡眠时间。给大鼠脑室内注射芍药苷 1g/kg,可产生睡眠作用。

(2)镇痛:对腹腔注射醋酸引起的小鼠扭体反应,腹腔注射芍药苷 1g/kg,有明显抑制作用。口服芍药苷 2g/kg 则作用比腹腔给药减弱。

(3)抗惊厥:给蟾鼠腹腔注射 10% 芍药浸膏 1g/kg,能对抗小剂量士的宁引起的惊厥,但对大剂量士的宁引起的惊厥无作用。给小鼠腹腔注射芍药苷 2g/kg,可拮抗戊四唑引起的惊厥。

(4)降温:给小鼠腹腔注射芍药苷 1g/kg,使正常体温下降,药后 30 分钟作用最明显。但是对混合伤寒菌苗引起的发热没有影响。

10. 缓解内脏平滑肌痉挛

赤芍水煎剂能降低家兔离体十二指肠张力,使其收缩幅度降低。

11. 抗肿瘤作用

腹腔注射赤芍正丁醇提取物,对实验性动物实体瘤的抑制率为 36% ~ 44%。

(十)临床新用

1. 冠心病

125 例冠心病患者服用赤芍汤,每次 40mL(每毫升含生药 1g),每日 3 次,5 周为 1 个疗程,连服 2 个疗程可使心绞痛、心慌、胸闷等症状以及心电图等有较明显的改善,心绞痛缓解率达 96%。1% 赤芍注射液 25mL,加入生理盐水 250mL 内静脉滴注,每日 1 次,10 次为 1 个疗程,抗心绞痛的有效率为 76%,心电图改善率为 32%。

2. 肺心病

肺心病代偿期患者 30 例,服用赤芍浸膏片,每片含生药 5g,每日 6 片,分 3 次口服,3 个月为 1 疗程,用药后心电图改善,70% 患者肺血流图改善,肺动脉平均压下降 96.6%,心搏出量增加,全血黏度、血浆黏度和红细胞压积均有降低。

3. 黄疸型肝炎

以大剂量单味赤芍(150g/日)及以赤芍为主组成的复方赤芍汤治疗急性黄疸型肝炎,均取得一定疗效,可使黄疸迅速消退,平均为 13.6 日和 28.5 日,黄疸指数、血清总胆红素及转氨酶等各项指标恢复正常。

4. 急性外科感染

用赤芍汤加味(生赤芍、生甘草、大黄、双花、蒲公英、丹参、川芎、黄芪)水煎液口服,治疗 180 例外科急性感染(急性乳腺炎、急性淋巴结炎、丹毒、蜂窝织炎等),服药 2 ~ 10 剂后,总有效率 98%。

5. 皮炎

赤芍注射液(每支 2mL,含生药 4g)肌内注射,每日 4mL,2 周为 1 个疗程,治疗色素性紫癜性苔藓样皮炎 13 例,用药 5 ~ 14 日内皮损开始全部消退或部分消退,随访 3 ~ 6 个月,病情稳定。

五、紫草

紫草为紫草科多年生草本植物紫草和新疆紫草或内蒙紫草的根。主要产于辽宁、湖南、湖北、新疆等地。春秋两季采挖,除去茎叶,晒干,润透切片用。

(一)性味归经

甘,寒。归心、肝经。

（二）功效

凉血活血,解毒透疹。

（三）主治病证

（1）用于斑疹紫黑,麻疹不透。

（2）用于痈疽疮疡,湿疮湿疹,水火烫伤。

（四）药性分析

紫草清润,味咸入血,主入心肝二经,长于凉血活血、解毒透疹、利尿滑肠。对痘疹瘀斑,血分热盛者,可有凉血解毒之效,尤长于治疗斑疹色紫黯黑,二便闭涩之证。

（五）配伍规律

紫草配车前子,凉血利尿,治血淋、尿血;紫草配牛蒡子凉血解毒,治赤游丹,红晕如云头;紫草配浮萍,治风热风疹瘙痒;紫草配大青叶,凉血解毒,治热毒壅盛,斑色紫黑成片者;紫草配黄柏,研末外用,或煎汤外洗,治湿疮湿疹,水火烫伤;紫草配海螵蛸、茜草,凉血活血止血,治血小板减少性紫癜;紫草配大黄、冰片,研末外敷,治水火烫伤,紫草配升丹、冰片,研末,麻油调外涂,治下肢溃疡;紫草配牡丹皮,赤芍,清热凉血活血,治热毒发斑;紫草配当归、血竭、轻粉,制膏外用,治疮痈肿毒,溃久不敛。

（六）用量用法

煎服,3~10g。外用适量熬膏或用油浸液涂擦。

（七）使用注意

本品性寒而滑,有轻泻作用,脾虚便溏者忌服。

（八）药论集萃

《本草纲目》:"紫草,其功长于凉血活血,利大、小肠。故痘疹欲出未出,血热毒盛,大便闭涩者宜用之;已出而紫黑便闭者亦可用;若已出而红活,及白陷大便利者,切宜忌之。"

《药鉴》:"其色紫,故能行血。其味苦,故能通窍利水。其气寒,故能消肿毒痛疽。与大力子同用,善快痘疹未了;与淫羊藿同用,能起痘疹已快。攻血疱,佐以红花;消水疱,并以茯苓。同川芎、赤芍,人青葙子,能医眼目之赤障。用想、连、荆、防兼皂荚刺,善消痈疽之红肿。大都血家药也,无问麻痘症,无论痈疽病,无问男女杂症,但见血紫血热,及

热毒深者,俱宜用之。"

《本草经疏》:"紫草为凉血之要药,故主心腹邪热之气。五疸者,湿热在脾胃所成,去湿除热利窍,其疸自愈。邪热在内,能损中气,邪热散即能补中益气矣。苦寒性滑,故利九窍而通水道也。腹肿胀满痛者,湿热瘀滞于脾胃,则中焦受邪而为是病,湿热解而从小便出,则前证自除也。合膏药疗小儿痘疮及面皶,皆凉血之效也。"

《本草正义》:"紫草气味苦寒,而色紫入血,故清理血分之热。古以治脏腑之热结,后人则专治痘疮而兼疗斑疹,皆凉血清热之正旨。杨仁斋以治痈疡及便闭,则凡外疡家血分实热者皆宜用之。且一切血热妄行之实火病,及血痢、血痔、溲血、淋血之气壮邪实者,皆在应用之例。而今人仅以为痘家专药,治血热病者,治外疡者,皆不知有此,疏矣。"

《本草求真》:"紫草凉血,血凉则九窍通便利。故凡血热毒闭,而见心腹急痛,水肿不消,五疸、癫癣、恶疮,及痘疮血热毒盛,二便闭涩者,治当用此。俾血得寒而凉,得咸而降,得滑而通,得紫而入,血凉毒消,而二便因以解矣。奈世误认为宣发之药,不论毒闭与否辄用,殊失用

药意义矣。"

（九）药理研究

1. 抗菌作用

紫草油醇溶液对变形杆菌、溶血性链球菌、金黄色葡萄球菌、绿脓杆菌、大肠埃希菌、痢疾杆菌、肺炎双球菌、卡地球菌有抑制作用。相同浓度的新疆紫草、内蒙紫草及紫草体外抗菌作用强度,新疆紫草抗菌普最广,作用强度较大,内蒙古紫草次之,紫草较差。

2. 抗炎作用

实验证明,大鼠注射乙酰紫草素对组胺引起的血管通透性增强有抑制作用,抑制率为34.5%。

3. 抗肿瘤作用

紫草素 5、10mg/kg,连续给药 5 日,可抑制小鼠腹腔积液型肉瘤 180(S_{180}),延长动物存活时间。从新疆紫草根石油酸提取物中得到的活性成分紫草 A,0.025mg,4 小时内对 Hela 细胞周期有明显影响,可使细胞分裂指数下降 70%,其作用略似秋水仙碱。该药对小鼠艾氏腹腔积液癌(EAC)、肉瘤 180(S_{180})、子宫颈瘤(U_{14})、肉瘤 37(S_{37})以及大鼠瓦克癌肉瘤(W_{256})有抑制作用,抑制率分别为 52.8%、55.6%、52.0%、60.0% 及 52.5%,但对棕鼠白血病 615(L_{615})无对抗作用。

4. 解热作用

给兔灌服紫草根粗粉 25% 水煎液,对实验性发烧有缓解和解热作用。云南紫草水煎液对伤寒、副伤寒混合疫苗引起的家兔体温升高有降低作用。

5. 抗生育作用

给小鼠分别灌胃 50% 紫草水浸液和醇浸液 2.8g/kg,抑胎百分率可达 43% 及 100%。以10% 紫草药饵给小鼠灌胃,连续 16 周,可使小鼠卵泡减少,输卵管上皮出现不定泡及脂肪性变。紫草的石油醚提取物,给小鼠皮下注射 10g/kg,每日 2~3 次,连续 3~7 日,小鼠胎盘出现坏死、液化吸收,或者出现子宫充血,并有胎仔排出或吸收的胎盘痕迹,小鼠妊娠终止。该药对家兔也有抗早孕作用。

6. 止血作用

给小鼠灌胃 6 种紫草水提液、醇提液 10g/kg,连续 3 日,对小鼠断尾出血显示不同程度的止血作用。水提液止血作用强度依次为:软紫草 > 露蕊滇紫草 > 滇紫草 > 密花滇紫草 > 紫草 > 黄花软紫草,其中前 4 种作用显著;醇提液作用强度依次为:黄花软紫草 > 露蕊滇紫草 > 软紫草 > 滇紫草 > 密花滇紫草 > 紫草,前 5 种作用显著。

7. 降血糖作用

从紫草根中分得紫草聚糖 A、B、C,给正常小鼠腹腔注射 100mg/kg,7 小时后使血浆葡萄糖浓度分别降低 64%、83% 及 55%,其中聚糖 C 作用最强。对阿脲诱导的高血糖小鼠腹腔注射聚糖 A100mg/kg,7 小时后降血糖作用显著,血糖浓度为对照组的 51%。

（十）临床新用

1. 单疱病毒性角膜炎

紫草滴眼剂,由患者自行滴眼,每 1~2 小时滴 1 次,同时以 0.25% 氯霉素眼药水滴眼,每日 3 次,睡前涂金霉素眼膏。共治疗 31 人(34 眼),15 日内治愈 26 眼,基本治愈 4 眼,好转 2 眼,无效 2 眼。

2. 口腔黏膜病

紫草软膏(TSO)外涂治疗口腔黏膜病 30 例(孤立性口疮 17 例,压疮性口炎 8 例,口角糜烂 5 例),于每餐后及睡前涂药,每日 4 次,全部病例有效率达 89.7%。

3. 烧伤

紫草油暴露疗法治疗烧伤 285 例,其中轻度 82 例,中度 141 例,重度 60 例,特重度 2 例,除轻度外,尚配合西药疗法。治疗结果,除 1 例特重患者死亡外,全部治愈,轻、中度者疗程7～12 日,重度者为 14～28 日。

4. 皮肤病

紫草、甘草水煎液,日服 1 剂,治疗玫瑰糠疹 154 例,其中痊愈 124 例(80.5%),服药 15 剂后皮疹全部消退,痒消失,皮肤恢复正常或仅留轻度色素沉着;显效 26 例(16.9%);无效 4 例(2.6%)。总有效率为 97.3%。紫甘软膏(紫草素、甘草次酸、艾叶油、硬脂膏、氢氧化钾、甘油、丙二醇等)外涂治疗接触性皮炎、荨麻疹及各种皮肤病继发感染共 74 例,5 天为一疗程,总有效率分别达 94.12%、81.48% 及 100%。

5. 宫颈糜烂

以紫草油外涂宫颈,间日 1 次,10 次为一疗程,治疗宫颈糜烂 100 例,经 1～2 个疗程后,84 例痊愈,总有效率为 96%。

6. 避孕

以新疆生紫草粉与生绿豆粉混合压制成 0.2g 的片剂,外包糖衣,于每月经期过后口服,每次 9 片,每日 3 次,连续 9 日,102 人避孕效果达 82.4% 的成功率,且无明显不良反应。

(宋绪彬)

第十四节　润下药

本类药物多为植物种子和种仁,富含油脂,味甘质润,多入脾、大肠经,能润滑大肠,使大便软化易于排出。适用于年老津枯、产后血虚、热病伤津及失血等所致的肠燥津枯便秘。使用本类药物还应根据不同病情,配伍其他药物。若热盛津伤而便秘者,配清热养阴药;由于血虚者,配补血药;若兼气滞者,可与行气药同用。

一、火麻仁

火麻仁为桑科一年生草本植物大麻的成熟种子。全国各地均有栽培。秋季果实成熟时采收,晒干,生用,用时打碎。

(一)性味归经

甘,平。归脾、大肠经。

(二)功效

润肠通便。

(三)主治病证

用于肠燥便秘。

(四)药性分析

本品味甘平,归脾、胃、大肠经。甘平油润,有润燥滑肠之功,既能入脾胃滋其阴,又能走大肠润通结燥,故有润肠通便,滋养补虚之功。"凡老年血液枯燥,产后气血不顺,病后元气未复或禀弱不能运行"(《药品化义》)所致肠燥便秘者,均可应用。

(五)配伍规律

火麻仁配决明子、生首乌,潜阳通便,治老年高血压伴大便燥结者;配杏仁、枳实、大黄,泄热通便,治伤寒阳明病,老弱体虚之气秘、风秘;配瓜蒌仁、杏仁,润肠通便,治妊娠期便秘;配人参、麦冬、地黄、阿胶,养血益气,可治脉结代者;配白芍、阿胶、龟板、鳖甲,滋阴养血,潜阳息风,治温热病热邪伤阴,阴虚动风者。

(六)用法用量

煎服,10~15g,打碎入煎。

(七)使用注意

1. 处方用量

火麻仁内服:煎汤,9~15g,宜打碎入煎;或入丸散,大剂可用至30~45g。前人经验认为,火麻不宜多食,否则容易引起滑精,有待进一步研究。但脾肾不足之便溏、阳痿、遗精、带下者慎服。有报道,一次食入火麻仁60以上,可致中毒,出现呕吐、腹泻、甚至昏睡,值得注意。

2. 质量优劣

火麻仁为桑科植物大麻的种仁。干燥果实呈扁卵圆形,长直径3~4mm。表面光滑,灰绿色或灰黄色,有微细的白色、棕色或黑色花纹,两侧各有1条浅色棱线。一端钝尖,另端有一果柄脱落的圆形凹点。气微,味淡。以色黄、无皮壳、饱满者为佳。

3. 品种考证

火麻仁入药始见于《神农本草经》,原名麻子。《本草纲目》收载大麻子于谷部麻麦稻类,李时珍曰:"大麻即今火麻,亦曰黄麻。处处种之,大科如油麻。叶狭而长,状如益母草叶,一枝七叶。五、六月开细黄花成穗,随即结实,大如胡荽子,可取油,剥其皮作麻。其秸白而有棱,轻虚可为烛心。"据此可见其原物形态特征与今桑科植物大麻相似。

4. 毒副作用

火麻仁的有毒成分,主要作用于胃肠道及中枢神经系统,引起一系列精神症状,先兴奋,后抑制,继之失去知觉,不省人事。中毒,首先出现恶心、呕吐、腹痛、腹泻、口渴、头晕头痛,继而四肢麻木、哭闹呐喊、失去定向力、抽搐、烦躁不安、昏迷、瞳孔散大、不省人事、心律不齐、呼吸困难,最后心力衰竭而死亡。中毒原因主要由于内服剂量过大。

中毒预防:①内服量不宜过大,肠滑者尤当慎用。②早期催吐。高锰酸钾或0.25%的鞣酸溶液洗胃,然后再用解毒剂。口服硫酸镁导泻,促使毒物排出,静脉点滴生理盐水2000~3000mL,加能量合剂(辅酶A50单位,三磷酸腺苷20mg,胰岛素4单位)及维生素C。③过度兴奋者,可给溴化物、水合氯醛等镇静剂,但用量不宜过大。抽搐时,可服苯妥英钠,一次0.1g,1日3次。④灵芝15g,水煎服,可解毒;金银花30g,连翘15g,绿豆衣30g,甘草15g,水煎,分2次服。

(八)药论集萃

《本经》:"补中益气,久服肥健。"

《别录》:"主中风汗出,逐水,利小便,破积血,复血脉,乳妇产后余疾。"

《食疗本草》:"取汁煮粥,去五脏风,润肺。治关节不通,发落,通血脉。"

《本草拾遗》:"下气,利小便,去风痹皮顽,炒令香捣碎,小便浸取汁服;妇人倒产吞二七枚。"

《纲目》:"利女人经脉,调大肠下痢;涂诸疮癣,杀虫;取汁煮粥食,止呕逆。"

(九)药理研究

1. 通便作用

给正常及燥结型便秘模型小鼠灌服麻仁软胶囊(火麻仁、芍药等)药液,剂量为 1.98、9.90、19.80g/kg,给药后小鼠排便粒数及重量均显增加,粪便质地明显软化,并能明显提高小鼠小肠和大肠中炭末推进百分率,促进大肠和小肠的运动。离体肠管实验表明,麻仁软胶囊药液能加强豚鼠离体回肠平滑肌在生理状态及低温状态(27℃)下的运动能力,使频率、振幅明显增加。对家兔在体肠的运动振幅也有所加强。麻仁水蜜丸与软胶囊具相似功效。

2. 降压作用

动物实验证明,火麻仁具明显降压作用。麻醉猫十二指肠内给予火麻仁酊剂2g/kg,30分钟后血压开始下降,给药2小时血压降至原水平一半左右,降压的同时心率无明显变化。给正常大鼠灌服火麻仁酊 2g/kg、10g/kg,也可显著降压。青年服火麻仁乳剂 4 周,血压由 140/100mmHg 降至 120/80mmHg,继续服药 5～6 周,血压稳定于 115/80mmHg。高血压患者服用火麻仁,亦可降低血压。

3. 调血脂

给大鼠喂饲含 10% 火麻仁的高脂饲料,结果火麻仁可明显阻止大鼠血清胆固醇升高,给药后 3～4 周,给药组血清总胆固醇显著低于对照组。服药期间动物无腹泻等消化道症状,且火麻仁组动物体重增长显著高于对照组。

(十)临床新用

1. 防止术后大便干燥

用以火麻仁为主药的麻子仁丸防止术后大便干燥,有效率达95.8%。但孕妇特别是习惯性流产者应慎用。

2. 治疗口歪眼斜

麝香2g,血竭12g,麻子仁30g,小儿用量酌减。先将血竭、麻仁混合捣烂如泥,与麝香各分为三等份。取一份血竭麻仁泥均匀地摊在直径 5～15cm 大小的圆形棉布上,再把一份麝香撒于表面,先用毫针刺患者下关穴,起针后立即将膏药敷于耳前面神经分布区,7 天换药一次。100 例患者经 2～3 次治疗后,痊愈者86 例,好转者14 例。痊愈者病程一般不超过半月,好转者病程均超过半月。

3. 跌打损伤

火麻仁200g煅炭,黄酒冲服,治一切跌打损伤,均有良效。

二、郁李仁

郁李仁为蔷薇科落叶灌木欧李、郁李的成熟种子。全国各地均有分布,主产于河北、辽宁、内蒙古等地。

秋季果实成熟时采摘,除去果肉,去壳取仁,晒干,生用,去皮捣碎用。

（一）性味归经

辛、苦、甘，平。归大肠、小肠经。

（二）功效

润肠通便，利水消肿。

（三）主治病证

（1）用于肠燥便秘。

（2）用于水肿胀满及脚气水肿。

（四）药性分析

本品味辛、苦、甘，性平，归脾、大肠、小肠经。郁李仁甘平质润苦降，既能润肠通便，又能下气利尿，润肠通便作用类似火麻仁而较强，且润中兼可行大肠之气滞，可通大小肠之秘结。故可用治气滞肠燥，大便不通，及水肿胀满，小便不利等症。"然下后令人津液亏损，燥结愈甚，仍治标救急之药"，故实证宜之，虚证慎用。

（五）配伍规律

郁李仁配当归，郁李仁辛开苦降，油润多脂，功擅润肠通便，当归味甘而温，养血而润燥，两药合用，相须配伍，增强了润燥通便的作用，对于血虚肠燥，大便艰涩之证用之为宜；郁李仁配火麻仁，润肠通便，治大肠气滞，肠燥便秘；配杏仁、柏子仁、蜂蜜，养阴润燥滑肠，治气滞津枯肠燥便秘；配甘遂、大黄、牵牛子，峻下逐水，通利二便，治癃闭便秘，二便不通的阳实水肿；配桑白皮、赤小豆，利水消肿，治水肿胀满及脚气水肿。

（六）用法用量

煎服，6~12g。

（七）使用注意

（1）孕妇慎用。

（2）处方用量：郁李仁一般煎汤内服6~12g；或入丸散剂。

（3）质量优劣：郁李仁为蔷薇科落叶灌木欧李、郁李的成熟种子，商品习称"小李仁"。另外，在甘肃、内蒙古、河北、山东、辽宁等少数地区，还产一种"大李仁"，亦作郁李仁使用。大李仁为蔷薇科植物山樱桃或截形偷叶梅干燥的成熟种子，外形较大，表面黄棕色，余与小李仁相同。以颗粒饱满、淡黄白色、整齐不碎、不出油、无核壳者为佳。

（4）毒副作用：郁李仁的种仁含有毒的苦杏仁苷，遇水在苦杏仁酶作用下，分解产生氢氰酸，氰离子进入机体后可抑制呼吸链的传递。氢氰酸本身还可损害延脑的呼吸中枢及血管运动中枢。中毒症状：恶心，呕吐，胃部不适，疲乏无力，头昏，头痛，倦睡或烦躁，呼吸心跳急速，发绀，四肢抽搐或强直，膝反射亢进，神志昏迷，呼吸困难，瞳孔散大，心律失常，部分患者伴高热，肝大。中毒原因主要为服用剂量过大所致。

中毒的预防：内服一般不要超过12g。阴虚液亏及孕妇慎用。催吐、洗胃和灌肠。肌内注射或静脉注射亚硝酸盐和硫代硫酸钠。依地酸二钴、美蓝、葡萄糖也可静脉注射给药。必要时输血或换血。给氧。抽搐时给镇静剂，呼吸衰竭时给洛贝林、回苏灵等。

（八）药论集萃

《本经》："主大腹腔积液肿，面目、四肢水肿，利小便水道。"

《日华子本草》："通泄五脏，膀胱急痛，宣腰胯冷脓，消宿食，下气。"

《纲目》:"郁李仁甘苦而润,其性降,故能下气利水。按《宋史·钱乙传》云:一乳妇因悸而病,既愈,目张不得瞑。乙曰:煮郁李酒饮之使醉,即愈。所以然者,目系内连肝胆,恐则气结,……郁李去结,随酒入胆;结去……目则能瞑矣。"

《本草经疏》:"郁李仁,主大腹水肿,面目四肢水肿……《内经》曰:诸湿肿满,皆属脾土。又曰:诸腹胀大,皆属于热。脾虚而湿热客之,则小肠不利,水气泛溢于面目四肢,辛苦能润热结,降下善导癃闭,小便利则水气悉从之而出矣。郁李仁,性专降下,善导大肠燥结,利一身水气,然而下后多令人津液亏损,燥结愈甚,乃治标救急之药"。

《本草新编》:"郁李仁,入肝、胆二经,去头风之痛。又入肺,止鼻渊之流涕。消水肿,利小便,通关格,破血润燥,又其余技,虽非常施之品,实为解急之需。关格之证,最难开关,郁李仁善入肝,以调逆气,故能达上下,不可不备也。"

(九)药理研究

1. 泻下作用

郁李仁含大量脂肪油,使肠道滑润,加之脂肪油在碱性肠液中能分解产生脂肪酸,对肠壁产生温和的刺激作用,使肠蠕动增加,而达润肠通便。郁李仁能使燥结型便秘小鼠排便时间显著缩短,排便粒数显著增多。郁李仁类中药对小鼠小肠运动的影响研究显示,各水提物均能显著促进小肠运动,其中以长柄扁桃的水提取物最显著,然后依次为欧李、麦李、李和郁李。欧李的水提取物对小鼠肠运动的作用优于其脂肪油。

2. 消肿抗炎镇痛作用

从郁李仁中分离的两种蛋白质(IR-A、IR-B)经大鼠足关节水肿法实验表明,有抑制炎症的作用。小鼠致痛实验表明,有镇痛作用,其抑痛率分别为61.0%及61.5%。

3. 降压作用

郁李仁酊剂对实验狗有降压作用。

(宋绪彬)

第十五节 化湿药

凡气味芳香,性偏温燥,具有化湿运脾作用的药物,称为化湿药。

脾恶湿,"土爱暖而喜芳香"。若湿浊内阻中焦,则脾胃运化水谷之功能受阻而致病。芳香之品能醒脾化湿,温燥之药可燥湿健脾,故本类药物适用于湿浊内阻,脾为湿困,运化失常所致的脘腹痞满、呕吐泛酸、大便溏薄、食少体倦、口甘多涎、舌苔白腻等证。此外,有芳香解暑之功,湿温、暑温等证,亦可选用。

在应用时,应根据不同证候,作适当的配伍。如脾胃虚弱者,配补脾健胃药;湿阻气滞、脘腹胀甚者,配行气药;寒湿中阻者,配温里药;若里湿化热者,配清热燥湿药等。本类药物多属辛温香燥之品,易于耗气伤阴,故阴虚血燥及气虚者宜慎用。又因其芳香,多含挥发油,系其有效成分,故入煎剂宜后下,不宜久煎,以免降低疗效。

一、藿香

藿香为唇形科多年生草本植物广藿香的地上部分。主产于广东。夏秋季枝叶茂盛时采割,趁鲜切段用,或阴干生用。

（一）性味归经

辛,微温。归脾、胃、肺经。

（二）功效

化湿,解暑,止呕。

（三）主治病证

(1)用于湿滞中焦证。

(2)用于暑湿证及湿浊证初起。

(3)用于呕吐。

（四）药性分析

本品禀清和芳香之气,辛香而不猛烈,微温而不燥热,入脾胃经以化湿醒脾、和中止呕,凡湿浊内阻,脾胃受困,中气不运,升降失司之证,无论偏寒、偏热皆可选用,故为芳香化浊及止呕要药。又入于肺经,能宣畅气机,解散表邪,故外感风寒,内有湿滞的胃肠型感冒及暑湿、湿温初起之证,每多作为主药,以充分发挥本品发散表邪及化湿和中、调节胃肠功能的双重作用。昔人有称本品"解暑",实因暑多夹湿之故,但本品只适用于暑湿或"阴暑"之证,而对暑热或"阳暑"之证则非所宜。

（五）配伍规律

藿香配苍术、厚朴,燥湿健脾,行气宽中,和胃止呕,治湿浊内阻、中气不运之痞闷、吐泻;配紫苏、厚朴、半夏,既发表散寒以祛在外之风寒,又化湿和中止呕,清除脾胃湿邪,调节胃肠功能,治外感风寒,湿浊内阻之证;配黄芩、滑石,清化湿热,治暑湿、湿温等湿热为患之证;配半夏可增强降逆止呕之效;配干姜、丁香,则温中止呕,治疗胃寒呕吐;配黄连、竹茹,则清胃止呕,治疗胃热呕吐;配砂仁、苏梗,则安胎止呕,治疗妊娠呕吐;配党参、白术,则健脾止呕,治脾胃虚弱,呕逆食少之证;配猪胆汁,能化湿浊,可用治鼻渊、鼻流浊涕(即《医宗金鉴》奇授藿香丸,又称藿胆丸,即今之成药清肝保脑丸)。

（六）用法用量

煎服,5~10g。鲜品加倍。

（七）使用注意

1. 处方用量

本品煎服通常为5~10g,根据病情和本品在处方中的主次,可酌情增减。产地如用鲜藿香,则用量加倍。如梗叶分用,单用叶则剂量稍减;单用梗取其和中,则剂量略增。

2. 质量优劣

藿香传统有广藿香与藿香(又称土藿香)之分,两者皆为特产于我国的藿道地药材。宋代以后,皆认为广藿香的质量与疗效优于土藿香。故今之国家药典藿香一药只列广藿香,土藿香仅作为各省地方标准使用。广藿香药材以茎粗结实、断面发绿、叶厚柔软、香气浓郁者为佳。

3. 品种考证

《别录》将六种香药列为一条,藿香为其一种,谓"疗风毒水肿,去恶气,治霍乱心痛",未及产地,陶弘景也无补注。根据该书的时代背景,可知藿香为六种香薷药中仅见的国产道地药物,与产于外国的香药同功,可就地取材加以使用,即今植物学中植物名称的藿香,又称土藿香。《唐本草》与《千金翼方》沿《别录》旧例,未有增补。宋代香药应用颇为盛行,《嘉祐本草》及《图经》始载"出海边国""岭南多有之,人家亦多种。二月出苗,茎梗甚密,作丛,叶似桑而小薄,六月七月采之",以后的本草均推崇产于广东的广藿香,逐步取代了原本在我国分布得很广的"土藿香",但后者仍为民间习用而保留至今,故1~5版的《中药学》教材与前国家药典均将广藿香与土藿香并列为藿香作为一味药处理。但根据化学分析,两者成分各异,因此有进一步研究其药效与药理差异的必要性。

(八)药论集萃

《药品化义》:"藿香,其气芳香,善行胃气,以此调中,治呕吐霉乱,以此快气,除秽恶痞闷。且香能和合五脏,若脾胃不和,用之助胃而进饮食,有醒脾开胃之功。"

《本草求真》:"藿香,辛香微温,香甜不峻,但馨香气正能助脾醒胃以辟诸恶,故凡外来恶气内侵,而见霍乱呕吐不止者,须用此投服,俾其胸开气宽,饮食克进。"

《本草正义》:"藿香,清芳微温,善理中州湿浊痰涎,为醒脾快胃,振动清阳妙品。"

(九)药理研究

1. 对消化系统的影响

藿香挥发油能刺激胃液分泌,帮助消化;藿香正气颗粒剂能抑制胃肠推进功能,解除由乙酰胆碱或氯化钡引起的肠管痉挛作用,并有解热、镇痛、镇吐作用,同时具有较强的抗病毒作用。

2. 抗螺旋体作用

藿香水煎剂 15mg/mL,对钩端螺旋体有抑制作用。当浓度增至 31mg/mL 以上时,有杀死螺旋体作用。

(十)临床新用

1. 夏令皮炎

藿香、青蒿、黄柏、苦参、地骨皮各9g,水煎服。治疗60例,用药7天后(1个疗程)痊愈30例,显效9例。

2. 婴幼儿腹

藿香、紫苏各4g,苍术、厚朴各6g,砂仁3g,云苓9g,车前子6g,水煎服。治疗36例,有效33例,无效3例。

3. 中焦湿热证

藿香、陈皮、茯苓各15g,砂仁、厚朴、半夏、槟榔、黄芩各10g,柴胡12g,每日1剂,水煎服。治疗32例均愈。

4. 病毒性肝炎

自拟疏利清肝汤治疗急性甲型肝炎60例,药物以藿香、薄荷为主。痊愈40例,显效14例,有效6例。

5. 慢性鼻窦炎

藿香叶5000g,新鲜猪胆1500g,把藿香叶碾成细粉,过100目筛,取胆汁浓缩成浸膏500g,两者混合拌匀加蜜,再加糖衣为丸。每服10g,每日2~3次,温开水送服。配合1%麻黄素或20%鱼腥草液点鼻。10天为1疗程。治疗50例,痊愈15例,好转30例,无效5例。

二、佩兰

佩兰为菊科多年生草本植物佩兰(兰草)的地上部分。主产于江苏、河北、山东等地。夏、秋二季分两次采割,切段鲜用或晒干生用。

(一)性味归经

辛,平。归脾、胃、肺经。

(二)功效

化湿,解暑。

(三)主治病证

(1)用于湿滞中焦证。

(2)用于外感暑湿或湿温初起。

(四)药性分析

本品味辛性平,气味芳香,入脾胃经,能调畅气机,长于化湿、醒脾、和中,与藿香功能相似,均为典型的芳香化湿之品,用治湿滞中焦之证。因其芳香而不温燥,故湿热郁阻于脾胃者尤宜,并为治"脾瘅"口中甜腻之良药。又本品辛散,略有疏散表邪的作用,表证而兼里湿的胃肠型感冒亦为对证之药。清代以后的医家亦多用于清解暑湿,而有"清暑辟浊"之说,治暑湿为患及湿温初起邪在气分之证。但不可囿于"清暑"而通治一切暑证。

(五)配伍规律

本品多与藿香相须为用以协同增效,配伍苍术、厚朴、陈皮,苦温燥湿,治寒湿困脾或湿阻中焦之证;配伍黄芩、杏仁、苡仁,清化湿热,治湿热郁阻脾胃,胸闷呕恶,口中甜腻多涎及湿温初起之证;配青蒿、荷叶、滑石,清暑化湿,治暑湿证。

(六)用法用量

煎服,5~10g。鲜品加倍。

(七)使用注意

1. 质量优劣

佩兰的药材除西藏地区使用同科同属的大麻叶泽兰外,并无其他种类。药材以干燥、叶多、色绿、茎少、未开花、香气浓者为佳。

2. 品种考证

本品在古代本草中称为"兰草",为避免同观赏植物兰花(山兰)相混淆,近代通用佩兰(出《本草再新》)之名。本品在《内经》中已提到治"脾瘅"口甜,《本经》列为上品。由于兰草为古代著名香草,《诗经》《楚辞》中常有吟咏。可洗头、沐浴,并为制作香囊、香枕的重要原料之一(汉墓的考古发现亦可证实),"嫩时并可按而佩之",《离骚》有"纫秋兰以为佩",皆取其芳香辟秽之用,并可辟身体的不良体气。宋人黄庭坚误将《离骚》中吟咏的兰指为兰花之兰(山兰),导致寇氏《本草衍义》与朱丹溪《本草衍义补遗》将兰花之兰(山兰),误作历代本草之兰。虽然李氏《本草纲目》详细辨析,广征博引,实地考察,纠正错误,已作定论,但明清时期仍有不少医家沿误,如李中梓《医宗必读》、《本草通玄》,郭佩兰《本草汇》,汪昂《本草备要》,甚至连赵学敏《本草纲目拾遗》花部所收集兰叶,也将两者混为一谈,可见流毒之深远。吴仪洛《本草从新》在《本草纲目》的基础上,对兰草与山兰(兰花)再次加以澄清,广征博引,详为辨析,论证有力,并讥"无识之医"在处方中"加建兰叶以为引"。其后《本草再新》始用"佩兰"之名代替"兰草",并习用至今,这就避免了二者的混用。

又兰草与泽兰古代常相互混淆,今民间仍有将佩兰作泽兰用者。李时珍虽谓"一类二种"，但据其所说的生长环境、形态各不相同。泽兰为唇形科植物地瓜儿苗，与兰草(佩兰)不同，不宜混用。

(八)药论集萃

《本草纲目》："兰草走气道，故能利水道，除痰癖，杀蛊辟恶，而为消渴良药。"

《本草经疏》："肺主气，肺气郁结，则上窍闭而下窍不通，胃主纳水谷，胃气郁滞，则水谷不以时化而为痰癖，兰草辛平能散结滞，芬芳能除秽恶，则上来诸证自瘳，……开胃除恶，清肺消痰，散郁结之圣药。"

(九)药理研究

1.抗病原微生物作用

佩兰水煎液对白喉杆菌、金黄色葡萄球菌、肺炎球菌、变形杆菌、伤寒杆菌等有抑制作用。其挥发油及油中所含的对伞花烃、乙醇橙酯对流感病毒有直接抑制作用。

2.祛痰作用

佩兰挥发油有明显祛痰作用。

3.抗炎作用

干、鲜佩兰挥发油对急性炎症有抑制作用，其作用强度随剂量增加而增加。在同等剂量下，鲜品作用比干品强。

4.抗癌作用

日本佩兰总挥发油能抑制腹腔积液型 S_{180} 肉瘤。

(十)临床新用

1.腹泻

佩兰、藿香各12g，白术9g，扁豆、茯苓、杏仁各15g，薏仁、滑石各18g，治疗暑温夹湿伤及肠胃之腹泻，效果良好，2剂而愈。

2.暑湿感冒

以佩兰配藿香、陈皮、厚朴、苍术等组方，治疗暑湿感冒之发热、头痛、胸闷、呕恶等症，效果较佳。

3.流行性出血热

用红花佩兰注射液治疗流行性出血热40例。按照1975年全国《流行性出血热疾病诊断、临床分析和疗效判定标准》分析，40例中，轻型18例，占45%，中度与重度各9例(各占22.5%)，危重型4例(10%)。

用法：红花佩兰注射液，静脉注射，每天1~2次。治疗结果，出血现象7天停止的39例，占97.5%；血小板计数12天内恢复正常36例，占90%；DIC阳性9例中8例均在3天内转阴。40例中痊愈39例，占97.5%，死亡1例，占2.5%。

三、苍术

苍术为菊科多年生草本植物茅苍术(茅术、南苍术)或北苍术的根茎。前者主产于江苏、湖北、河南等地，以产于江苏茅山一带者质量最好，故名茅苍术。后者主产于内蒙古、山西、辽宁等地。春秋季采挖，除去泥土、残茎，晒干，水或米泔水润透切片，炒微黄用。

(一)性味归经

辛、苦，温。归脾、胃经。

（二）功效

燥湿健脾,祛风湿。

（三）主治病证

（1）用于湿滞中焦证。

（2）用于风湿痹证。

（3）用于外感风寒夹湿之表证。此外,本品尚能明目,用于夜盲症及眼目昏涩。可单用,或与羊肝、猪肝蒸煮同食。

（四）药性分析

本品芳香辛烈,苦燥而温,入脾胃经,长于燥湿健脾,以除寒湿困脾和湿滞中焦之证,为苦温燥湿的代表药物。湿困脾胃,则运化失司,可聚湿而为痰饮、水肿、带下证,苍术之燥湿健脾亦有捷效。因其辛香行散,又能发散风寒湿邪,故有祛风除湿和解表之功,可治风湿痹痛和外感风寒夹湿的表证。可见湿邪为病,不论表里上下,本品皆可随证使用。其明目之功可专治夜盲症,则属药物"专能",不必以药性强为解说,正如徐灵胎所谓"药性有不可解者"之类。

（五）配伍规律

苍术配伍厚朴、陈皮,燥湿健脾,理气和中,治寒湿困脾及湿阻中焦之证;配伍茯苓、泽泻,燥湿健脾,利水渗湿,治湿盛濡泻,亦治水肿;配伍黄芩、白芍,清热燥湿,缓急止痛,治湿热泄泻,痛则欲泻;配伍半夏、陈皮,燥湿健脾,理气化痰,治湿痰咳嗽;配伍独活、秦艽,祛风除湿,通痹止痛,治风湿痹痛;配伍石膏、知母,清热泻火,祛风除湿,治热痹肿痛;苍术配伍黄柏,清热燥湿,治湿热下注,脚膝肿痛或痿躄及带下黄稠而臭,若研末外用,可治湿热疮疹;配伍羌活、白芷、细辛,发汗解表,除湿止痛,治风寒夹湿的表证;苍术配伍猪肝或羊肝同食,补肝明目,治夜盲症;苍术配伍菖蒲、艾叶,烧烟熏屋,或配伍白芷、佩兰,研末做成香囊佩带,可芳香辟秽,预防某些呼吸道传染病。

（六）用法用量

煎服,5~10g。

（七）使用注意

1. 质量优劣

苍术药材有南苍术与北苍术之分,以南苍术为传统道地药材,特别是江苏省茅山一带产者质量最优,故又称"茅术"。南苍术气芳香,味微甘而辛苦,质坚实,折断面平坦,黄白色,有明显棕红色油腺散在,习称"朱砂点"。断面暴露稍久,可析出白色微细的针状结晶。含挥发油为5%~9%。以个大、坚实、无毛须、内有朱砂点、切开后断面起白霜者为佳。

北苍术较南苍术体轻质松,纤维多,油腺少,切断面不析出白霜,香气亦较弱,含挥发油约为1.5%,质量较南苍术为次。

2. 品种考证

《本经》只有术,而无苍术、白术之分。陶弘景《本草经集注》始谓术有赤术、白术两种,赤术即现代所指的苍术。宋代方书中已普遍使用苍术、白术之名,而寇宗奭《本草衍义》始正式列出苍术、白术之名,并详分苍术、白术之用,而收入唐慎微《证类本草》,于是苍术、白术分别作为两味药而沿用至今。苍术、白术都能燥湿、健脾,但白术长于健脾,燥湿之力不及苍术;苍术长于运脾,燥性过于白术。凡欲补脾,治脾虚不运者,当用白术;欲燥湿、泻有余者,则用苍术。治痹证,虚而湿重者用白术,湿而不虚者用苍术。又白术可固表止汗,而苍术则祛风发汗,所以两者临床应用有别。唐以前古方中只言术者,当根据以上原则分别选用。

(八)药论集萃

《本草通玄》:"苍术宽中发汗,其功胜于白术;补中除湿,其力不及白术。大抵卑监之土,宜与白术培之;敦阜之土,宜与苍术以平之。"

《药品化义》:"苍术,味辛主散,性温而燥,燥可去湿,专入脾胃,主治风寒湿痹,山岚瘴气,皮肤水肿,皆辛烈逐邪之功也。统治三部之湿,若湿在上焦,易生痰湿,以此燥湿行痰;湿在中焦,滞气作泻,以此宽中健脾;湿在下部,足膝痿软,以此同黄柏治痿,能令足膝有力;取其辛散气雄,用散邪发汗,极其畅快。"

《玉楸药解》:"白术守而不走,苍术走而不守,故白术善补,苍术善行,其消食纳谷,止呕住泄亦同白术;而泄水开郁,苍术独长。"

《本草正义》:"苍术,气味雄厚,较白术愈猛,能彻上彻下,燥湿而宣化痰饮,芳香辟秽,胜四时不正之气,故时疫之病多用之……凡湿困脾阳,倦怠嗜卧,肢体酸软,胸膈满闷,甚至腹胀而舌浊厚腻者,非茅术芳香猛烈,不能开泄,而痰饮弥散,亦非此不化。夏秋之交,暑湿交蒸,湿温病寒热,头胀如裹,或胸痞呕恶,皆须茅术、麝香、佩兰叶等香燥醒脾,其应如响。而脾家郁湿,或为腹胀,或为肿满,或为泄泻疟痢,或下流而足重跗肿,或积滞而二便不利,及湿热郁蒸,发为疮疡流注,或寒湿互结,发为阴疽酸痛,但有舌浊不渴见证,茅术一味,最为必需之品。是合内外各病皆有大用者。"

(九)药理研究

1. 对消化系统的作用

苍术丙酮提取物能明显促进胃肠运动。苍术亦能抑制"脾虚"动物的小肠推进活动,对抗泄泻。

2. 对血糖的影响

苍术苷有降血糖作用。同时降低肌糖原和肝糖原,抑制糖原生成,使氧耗量降低,血乳酸含量增加,其降血糖作用可能与其对体内巴斯德效应(Postourllect)的抑制有关。

3. 保肝利胆作用

苍术酮有保肝作用。苍术呋喃烃有明显的利胆作用。

4. 抗菌作用

苍术对多种病毒(腮腺炎病毒、流感病毒和核型多角体病毒)、支原体(肺炎支原体和口腔支原体)、乙型链球菌、黄曲霉菌和其他致病真菌等都具有显著杀灭作用。

(十)临床新用

1. 小儿佝偻病

苍术挥发油微囊(每粒相当于苍术挥发油0.033mL),用以治疗2~3岁儿童佝偻病120例,每次2粒,每日3次,连服1~2周,1个月后复查,结果:有效率为85.4%。

2. 湿疹

用苍术、黄芩、黄柏各15g,加水1500mL,煎至600~700mL,过滤,用药液洗患处,每日1次,重者日2次,每次洗约20分钟。治疗糜烂性湿疹患者7例,均经1~2周治愈。

3. 夜盲症

苍术30g,石决明15g,夜明砂15g,猪肝100g(分2次)。将前三味药入煎,分早晚煮肝食用,一般2~6剂显效。

4.小儿消化不良

焦苍术、砂仁各200g,炒车前子100g,共研细末。治200余例,均于7天内治愈。

5.幼儿腹泻

炒苍术、焦山楂、车前子各5份,罂粟壳2.5份,共研细末。治疗20例,均在用药2天后痊愈。

6.上呼吸道感染

用苍术雄黄膏涂双侧鼻前庭,然后用手指轻轻揉鼻翼。2~4天涂鼻1次,连用2~5次,观察20天。经对照观察679例次,结果表明有明显疗效。

7.窦性心动过速

用苍术注射液4mL,肌内注射,1日2次,治疗本病患者19例,经治3~5天后,恢复正常者18例,好转1例,其中17例于18个月后复查心电图均正常。

8.烧烫伤

用苍术适量研末,用时与白芝麻油调成稀糊状涂在烧烫伤部位,每天1~2次,直至愈合为止。轻者3~4天可结痂,7~10天愈合;重者疗程稍长。

9.毒蛇咬伤

用苍芷蜈蚣汤(苍术、白芷各50g,蜈蚣2条,蚤休40g,金银花25g,连翘20g,防风15g,花粉20g,玄参20g,甘草10g),水煎,每日2次,每日1剂。用时以苍术为主水煎熏洗患处。治疗蛇咬伤120例,仅1例老年患者死亡,余均愈。

10.胃下垂

茅苍术每日20g,泡茶饮服,治疗胃下垂,效果较好。

11.预防水痘、腮腺炎、猩红热、感冒和气管炎等

在幼托单位,每45m³空间点苍术艾叶香一盘,先后观察3年,水痘、腮腺炎和猩红热的发病率均比对照组显著降低。经常点燃苍术艾叶香,可使咽喉部细菌有不同程度的减少。儿童气管炎、感冒和流涕的发生率显著降低。试用于慢性气管炎患者,连用7~14天,大多数病例咳、痰、喘诸症均有好转,痰液中中性粒细胞数和嗜酸性粒细胞数均减少。

12.链霉素毒性反应

苍术片口服防治链霉素的耳毒性和口周麻木感,效果满意,其注射液疗效亦佳。

(宋绪彬)

第十六节　祛风湿强筋骨药

本节药物多苦甘温,入肝肾经,苦燥,甘温补益,故具有祛风湿、补肝肾、强筋骨等作用,主要用于风湿日久累及肝肾所致的腰膝酸软无力、疼痛等风湿痹证,亦可用于肾虚腰痛、骨痿及中风后遗半身不遂等证。

一、五加皮

五加皮为五加科落叶小灌木细柱五加的根皮。主产于湖北、河南、安徽等地。夏、秋季采挖,剥取根皮,晒干,切厚片生用。

（一）性味归经

辛、苦,温。归肝、肾经。

（二）功效

祛风湿,强筋骨,利尿。

（三）主治病证

(1)用于风湿痹痛,四肢拘挛。

(2)用于肝肾不足,腰膝软弱及小儿行迟等。

(3)用于水肿,小便不利。

（四）药性分析

本品辛散苦泄温通,入肝肾二经,外能散风除湿,通络止痛,内能温补肝肾,强筋骨。凡痹证日久伤及肝肾,或素体肝肾亏虚患痹证均可用之;又因入肝肾二经,肝主筋,肾主骨,而本品具有补肝肾、强筋骨之效,故对肝肾不足之筋骨痿软也可用之。

（五）配伍规律

五加皮配木瓜,一长于舒筋活络,一长于祛风湿,强筋骨,可用于治疗风湿痿痹,小儿行迟等;五加皮配杜仲、牛膝等,可用于肝肾不足,腰膝软弱,行走无力及小儿行迟等;本品配茯苓皮、大腹皮大增利水消肿之效,可用于水肿的治疗。

（六）用法用量

煎服,5~15g。

（七）使用注意

古本草所载之五加皮,来源于五加科植物细柱五加的根皮,而现代使用的五加皮,则有南五加皮与北五加皮之分,南五加皮为五加科植物,北五加皮为萝摩科植物杠柳的根皮,因其有特异香气,又名香加皮,两者不仅来源不同,功效亦有较大差异,南五加皮以补肝肾、强筋骨见长,无毒,而香加皮以强心利尿为主,有毒,不宜多用。

此外,除五加科植物细柱五加的干燥根皮外,尚有下列同属药物的茎皮或根皮,亦作南五加皮用:①无梗五加;②藤五加;③粮叶五加;④轮平五加。

（八）药论集萃

《本草纲目》:"治风湿痿痹,壮筋骨,其功良深。"

《本草再新》:"养肾益精,去风消水,理脚气腰痛。"

（九）药理研究

1.抗炎作用

对角叉菜胶所致的大鼠足肿胀有抑制作用。

2.镇痛作用

小鼠腹腔注射乙醇提取制剂,表现出镇痛作用,与吗啡相比较缓和。

3.抗应激作用

五加皮对动物疲劳缺氧及高低温等应激刺激有明显的保护作用。

4.提高免疫作用

五加提取物对细胞免疫及体液免疫均有增强作用。

5. 性激素样作用

五加能促进未成年大鼠副性腺发育。

二、桑寄生

桑寄生为桑寄生科常绿小灌木植物桑寄生和槲寄生的带叶茎枝。前者主产于广东、广西等地,后者主产于河北、辽宁、内蒙古、河南等地。冬季至次春采割,除去粗茎,切段,干燥,或蒸后干燥。

(一)性味归经

苦、甘,平。归肝、肾经。

(二)功效

祛风湿,益肝肾,强筋骨,安胎。

(三)主治病证

(1)用于风湿痹痛,腰膝酸痛等。

(2)用于胎漏下血、胎动不安。

(四)药性分析

本品甘苦性平,归肝肾二经,既能祛风湿,又能补肝肾、强筋骨,故对风湿痹证,日久不愈,损伤肝肾,或素体肝肾亏虚患痹证,尤为适宜。其补肝肾以固胎元,又兼养血之功,还可用于妊娠胎漏,胎动不安者。

(五)配伍规律

桑寄生配杜仲,祛风湿,补肝肾,强筋骨,用于肝肾亏虚,筋骨不健;桑寄生配独活,祛风除湿,强筋骨,止痹痛,用于痹证日久伤及肝肾而兼见筋骨痿软之证;桑寄生配菟丝子等,以补肝肾,固胎元而安胎,可用于胎动不安的治疗。

(六)用法用量

煎服,10～15g。

(七)使用注意

桑寄生入药有桑寄生和槲寄生两种,前者主要寄生在桑科、茶科、山毛榉科、芸香科等29科50余种植物上,后者常寄生于榆、桦、柳、枫、杨等树上,所寄生的原植物不同,功用有一定的差异,一般认为桑寄生性味苦甘平,以补肝肾,强筋骨,固冲任见长,而槲寄生味苦平,以祛风湿之功见长。此外,云南、福建、江西有用同属植物毛叶桑寄生作桑寄生入药。

(八)药论集萃

《本草纲目》:"此物寄寓他木而生,如鸟立于上,故曰寄生""主怀妊漏血不止,令胎牢固。"

《滇南本草》:"生桑树者,治筋骨疼痛,走筋络,风寒湿痹;生花椒树者,治脾胃寒冷,呕吐恶心,翻胃。"

《大明本草》:"助筋骨,益血脉。"

(九)药理研究

1. 降压作用

桑寄生水浸出液、乙醇－水浸出液均对麻醉动物有降压作用。

2. 利尿作用

在大鼠试验中,无论灌胃或注射,34mg/kg 即能显著利尿,且其强度和剂量成正比。

3. 抗微生物作用

桑寄生的煎剂或浸剂在体外对脊髓灰质炎病毒和其他肠道病毒有明显的抑制作用。

（十）临床新用

1. 脊髓灰质炎

用桑寄生、淫羊藿等分,制成注射液肌内注射,治疗急性病例 34 例,结果基本痊愈 6 例,显效 7 例,无效 2 例;治疗后遗症 143 例,有效 116 例。

2. 支气管哮喘

用独活寄生汤加减治愈 1 例支气管哮喘。

3. 高脂血症

用桑寄生、葛根、丹参口服,每次 4g,每天 3 次,30 天为 1 疗程,治疗 150 例,显效 60% 以上,总有效率 81% 以上。

4. 高血压

用治高血压病,单用本品 60g,水煎服(《全国中草药汇编》)。

5. 慢性布鲁氏菌病

用独活寄生汤加减,治疗 63 例,治愈 22 例,基本治愈 23 例,好转 10 例,无效 8 例,有效率为 87.3%。

（陈　江）

第十七节　攻下药

本类药物多为苦寒,其性沉降,主入胃、大肠经,具有较强的泻下通便作用,并能清热泻火,主要适用于大便秘结、燥屎坚结及实热积滞之证。应用常辅以行气药,以加强泻下及消除胀满作用。若治冷积便秘者,须配用温里药。

具有较强清热泻火作用的攻下药,又可用于热病高热神昏、谵语发狂,火热上炎所致的头痛、目赤、咽喉肿痛、牙龈肿痛以及火热炽盛所致的吐血、衄血、咯血等上部出血证。上述病证,无论有无便秘,应用本类药物,以清除实热,或导热下行,起到"釜底抽薪"的作用。此外,对痢疾初起,下痢后重,或饮食积滞,泻而不畅之证,可适当配用本类药物,以攻逐积滞,消除病因。对肠道寄生虫病,本类药与驱虫药同用,可促进虫体的排出。

根据"六腑以通为用""不通则痛""通则不痛"的理论指导,目前临床上常以攻下药为主,配伍清热解毒药、活血祛瘀药等,用于治疗胆石症、胆道蛔虫症、胆囊炎、急性胰腺炎、肠梗阻等急腹症,并取得了良好效果,为攻下药的应用开辟了新的临床用途。

一、大黄

大黄为蓼科多年生草本植物掌叶大黄、唐古特大黄或药用大黄的根及根茎。掌叶大黄和唐古特大黄药材称北大黄,主产于青海、甘肃等地。药用大黄药材称南大黄,主产于四川。于秋末茎叶枯萎或次春发芽前采挖,除去须根,刮去外皮切块干燥,生用,或酒炒,酒蒸,炒炭用。

(一)性味归经

苦,寒。归脾、胃、大肠、肝、心包经。

(二)功效

泻下攻积,清热泻火,止血,解毒,活血祛瘀。

(三)主治病证

(1)用于大便秘结,胃肠积滞。

(2)用于血热妄行之吐血、衄血、咯血,以及火邪上炎所致的目赤、咽喉肿痛、牙龈肿痛等证。

(3)用于热毒疮疡,烧烫伤。

(4)用于瘀血证。此外,本品苦寒降泄,又可配伍清泄湿热药,用于黄疸、淋证等湿热病证。

(四)药性分析

本品味苦性寒,归脾、胃、大肠、肝、心包经。本品苦寒沉降,峻下实热,荡涤肠胃,走而不守,斩关夺门,有将军之号,为治疗热结便秘、壮热神昏之阳明腑实证的要药。还可用治湿热泻痢,里急后重,积滞泻痢,大便不爽,可攻积导滞,泻热通肠。本品不但泻胃肠实热,还可泻血分实热,有清热泻火、凉血解毒之效。还可用治血热吐衄,目赤咽肿,痈肿疮毒。本品能行瘀破积,活血通经,还可用治瘀血经闭,产后瘀阻,癥瘕积聚,跌打损伤等症。外用尚可清火消肿。

(五)配伍规律

大黄配芒硝同用,泻下攻积,用治胃肠燥结便实,或热病邪结,高热,大便燥结者;配附子,温下寒实积滞,用治冷积便秘;配黄连、黄芩,清热泻火,治火热充盛所致各症;配茵陈、栀子,清泄湿热,利胆退黄,治湿热黄疸;配肉桂,用治习惯性便秘;配煅石膏,凉血解毒,燥湿生肌,研末外敷治水火烫伤;配桃仁、红花,活血祛瘀通经,治经闭,痛经。

(六)用法用量

煎服,5~10g。外用适量。

(七)使用注意

(1)本品苦寒,易伤胃气,脾胃虚弱者慎用;其性沉降,且善活血祛瘀,故妇女怀孕、月经期、哺乳期应忌用。

(2)处方用量:内服:入汤剂,一般用5~10g,热结重症,可用15~20g;散剂减半。外用:熬青外敷。生大黄泻下作用强,欲攻下者宜生用,入汤剂不宜久煎,应后下,以免减弱泻下力;亦可用开水泡服,或研末吞服。酒大黄,取酒上行之性,多用于热邪见于上部之证。制大黄,泻下力减弱,活血作用较好,多用于瘀血证或不宜峻下者。大黄炭多用于出血证,出血亦可生用。

(3)质量优劣:中药大黄以掌叶大黄和唐古特大黄质优,药用大黄较次。大黄以外表黄棕色,锦纹及星点明显,体重,质坚实,有油性,气清香,苦味而微涩,嚼之发黏者为佳。

(4)品种考证:大黄始载于《本经》,列为下品。《吴普本草》云:"生蜀郡北部或陇西(今四川北部、甘肃西部)。"《别录》亦谓:"生河西山谷及陇西(今甘肃)。"可见自古大黄就以甘肃、四川北部为主要产地。《本草图经》曰:"大黄,正月内生青叶似蓖麻,大者如扇。根如芋,大者如碗,长一二尺,旁生细根如牛蒡,小者亦如芋。四月开黄花,亦有青红似荞麦花者。茎青紫色,形如竹。"所述青叶似蓖麻、根如芋、开黄花的特征,与药用大黄相符,而开青红似荞麦花的特点与掌叶大黄和唐古特大黄一致。《本草图经》所附大黄附图,基生叶,叶具长柄,叶宽卵圆形,具浅或深裂,根茎粗大,具残存托叶鞘,与大黄属掌叶组植物吻合。综合上述大黄的产地、形态、附图,可以认为古今所用大黄是一致的。

(5)毒副作用:大黄一般被认为毒性较低,临床应用比较安全的药物。中毒原因:误食,或用量过大,或药不对症,尤其是后下大黄毒性较大。中毒症状:恶心,呕吐,腹痛,盆腔充血,严重腹泻,常因失水过多而虚脱休克、昏迷。有学者报道,老年患者因长期服用(两年)大黄苏打片,每日 15 ~ 21 片,引起严重的缺铁性贫血,血红蛋白下降到 50 ~ 56g/L,当减少用药量并补充铁、维生素 C 等后恢复正常。通过炭末在肠道内转运时间和排泄时间研究以及肠道内水分测定等证明,大黄作用部位在大肠,而铁主要在大肠中吸收。报道者认为导致缺铁的原因可能为:大黄导泻作用"干扰了铁的吸收"。大黄鞣酸可能与铁结合成不溶性复合物,妨碍了铁的吸收。苏打中和了胃酸,干扰了铁与维生素 C 结合,妨碍了铁的吸收。

毒性防治:①不宜用量过大,入丸、散应减半。凡表证未罢,血虚气弱,脾胃虚寒,无实热、积滞、瘀结以及胎前、产后均应慎服。②早期可注射阿扑吗啡催吐。洗胃如停止,应迅速将水吐出或抽出内服药用炭 2 ~ 4g,每日 3 ~ 4 次,也可酌用鞣酸蛋白,静脉点滴 5% 葡萄糖盐水1500 ~ 2000mL。③泻下不止时,可给收敛剂,有脱水现象时,可输液。镇静止痛剂也可应用,如阿托品及鲁米那等。④禁用碱类,少用水,因草酸遇碱成为草酸盐类也可致中毒,水也可促进草酸、草酸钙溶解吸收中毒。⑤茶叶 15g,红糖适量,煎汤频服;干姜 9g,生地榆 9g,红糖适量,煎服。腹痛剧烈时,白芍 15g,台乌、黄连、元胡、藿香各 9g,广木香 3g,甘草 6g,水煎两次,合在一起,每 6 小时服 1 次,2 次服完。休克时,可用四逆针,每次 2 ~ 4mL,肌内注射或静脉注射。

(八)药论集萃

《药性论》:"主寒热,消食……通女子经候,利水肿,破痰实、冷热积聚、宿食,利大小肠,贴热毒肿,主小儿寒热时疾,烦热,蚀脓,破留血。"

《本草切要》:"凡蕴热之证,脏腑坚涩,直肠火燥而大便秘;痈肿初发,热毒炽盛而大便秘;肥甘过度,胃火盛而大便结,必用苦寒,以大黄可也。至若跌仆损伤,血有所瘀,必而不行,用桃仁、红花之剂,必加酒炒大黄。又阳明胃火,痰涎壅盛,喉闭乳蛾,腮颊肿痛及口齿,用清痰降火之剂,必加酒制大黄。"

《汤液本草》:"大黄,阴中之阴药,泄满,推陈致新,去陈垢而安五脏,谓如戡定祸乱以改太平无异,所以有将军之名。入手、足阳明,以酒引之,上至高巅,以舟楫载之,胸中可浮。以苦泄之性峻至于下,以酒将之,可行至高之分,若物在巅,人迹不到,必射以取之也。故太阳阳明,正阳阳明承气汤中,俱用酒浸,惟少阳阳明为下经,故小承气汤中不用酒浸也。杂方用生者,用面裹蒸熟者,其制不等。"《本草正》:"大黄,欲速者生用,泡汤便吞;欲缓者熟用,和药煎服。气虚同以人参,名黄龙汤;血虚同以当归,名玉烛散。佐以甘草、桔梗,可缓其行,佐以芒硝、厚朴,益助其锐。用之多寡,酌入虚实,假实误用,与鸠相类。"

(九)药理研究

1.泻下作用

大黄有缓泻作用,其致泻作用在大肠,可提高结肠的张力和运动,抑制 ATP 活性,抑制Na^+、K^+从肠腔转至细胞,使水分留在肠腔。对小肠内物质的吸收无影响。泻下有效成分是蒽苷,主要是番泻苷,游离的蒽类衍生物是致泻的直接原因,在消化道易被破坏失效。蒽苷中糖核无泻下效力,但能保护蒽苷类在胃内不被破坏。蒽苷到达大肠,主要通过小肠传递;也可由小肠吸收,经血流而排于大肠内,或经胆汁分泌而送入大肠。大肠内细菌的酶将蒽苷水解为游离苷元并还原为相应的蒽酚、蒽酮或二蒽酮产生致泻。其致泻机制可能有肠壁神经丛参与。大黄也含有大量鞣质,小量可呈收敛作用,停药后,也可出现继发性便秘。

2.抗感染

大黄对多种革兰阳性和阴性菌均有抑制作用,较敏感的有葡萄球菌、溶血性链球菌、淋病双球菌、白喉杆菌、枯草杆菌、炭疽杆菌、副伤寒杆菌、痢疾杆菌等,抑菌主要成分为大黄酸、大黄素和芦荟大黄素,为游离蒽醌衍生物。其抑菌机制主要是抑制线粒体呼吸链电子传递。抑制菌体糖代谢中间产物的氧化和脱氢,抑制氨氮的同化及氨基酸的氧化、脱氢和脱氨,抑制蛋白质和核酸的合成。大黄对流感病毒、乙型肝炎毒病有一定抑制作用,对常见十余种的致病真菌也有抑制作用。此外对阿米巴原虫、阴道滴虫、血吸虫、变形虫、鞭虫及库蚊幼虫均有一定抑杀作用。

3.对心血管系统的影响

大黄有降血压作用。对离体蟾蜍心脏大黄素小量兴奋,大量抑制。大黄酊剂使兔耳血管扩张。大黄还使高胆固醇血症家兔其血清胆固醇明显降低,胆固醇/总磷脂比值明显下降。其机制可能是大黄泻下而影响肠管对胆固醇的吸收。

4.其他

大黄可沉淀蛋白质而有收敛作用,大黄可改善毛细血管脆性,并促进骨髓制造血小板,缩短凝血时间,对内外出血均有明显止血作用,止血主要成分为大黄酚、鞣质及钙。大黄对气管平滑肌有解痉作用,有雌激素样作用。小量大黄可苦味健胃,并轻度促进胰液分泌和利尿作用。其水煎剂有一定抗衰老作用。

(十)临床新用

1.消化不良和便秘

口服小量(0.3g以下)有健胃作用,中等剂量(1~2g)有缓泻作用,大剂量则可引起大肠痉挛性收缩和肠绞痛,加服阿胶或颠茄、薄荷油、丁香油等可减轻肠绞痛,而不影响大黄的泻下作用。

2.上消化道出血

口服大黄粉3g/日,出血量较大者可输液、输血等,治疗急性上消化道出血890例,止血有效率为97%,平均止血时间为2天,平均用药18g。

3.急性胃肠道炎症

成人每次取生大黄粉15~30g,老幼减半,水煎或沸水浸泡后取汁服用,对急性菌痢、急性出血性坏死性肠炎、急性胆囊炎、胆道出血、急性胰腺炎等均有较好疗效。

4.胆道蛔虫

大黄600g,分3次煎服,每次为300g、200g及100g,每天1剂,待水沸后投入大黄煎约5分钟,有低热者服大黄同时肌内注射庆大霉素等抗菌药物。用上述疗法治疗40例,痊愈率100%。

5.高脂血症

大黄粉每日1~1.5g,分3~4次服;大黄浸膏片(0.5g/片),每次4片,日服3次;大黄醇提片,每服 1 片,每日 3 次;大黄冲剂(6g/包),睡前冲服,连服 60 天,均有较好疗效。

6. 肾衰竭

大黄注射液(生大黄 50g/100mL)100mL 加 10% 葡萄糖注射液 400mL,静脉滴注。亦可口服或灌肠上述大黄注射液 100mL,均有降低血尿素氮作用。

7. 膀胱出血

采用 1∶1 大黄浸出液膀胱灌注,每日 1 次,每次 20mL,保留 2 小时以上,对膀胱出血有效。

8. 咯血

口服大黄醇提片 2~4 片/次,3 次/日,同时给予西药抗结核、消炎等对因治疗支气管扩张咯血,肺结核合并咯血,止血时间明显短于单纯西药治疗组。

9. 鼻衄

口服大黄粉每次 3g,每日 4 次,鼻衄时用消毒药棉蘸少量大黄粉鼻腔用药,6 小时 1 次,共治疗 5 日。经治 50 例(出血量在 10~50mL)中,治愈 40 例,有效 8 例,无效 2 例,总有效率为 96%。

10. 血小板减少症

取酒洗大黄 10g,甘油 5mL,苯甲醇 2mL,制成注射液 100mL。每次肌内注射 2mL,1 次/日。

11. 流行性腮腺炎

将大黄研成细末,取 3~4g,加食醋调成糊状,外敷患处,每日 1~2 次,忌食酸物,高热者予以对症治疗。用此法曾治疗 26 例,治疗 3 日后,痊愈 14 例,好转 12 例。

二、芒硝

芒硝为含硫酸钠的天然矿物经精制而成的结晶体。主含含水硫酸钠($Na_2SO_4 \cdot 10H_2O$)。主产于河北、河南、山东、江苏、安徽等省的碱土地区。将天然产品用热水溶解,过滤,放冷析出结晶,通称"皮硝"。

再取萝卜洗净切片,置锅内加水与皮硝共煮,取上层液,放冷析出结晶,即芒硝。芒硝经风化失去结晶水而成的白色粉末称玄明粉(元明粉)。

(一)性味归经

咸、苦,寒。归胃、大肠经。

(二)功效

泻下,软坚,清热。

(三)主治病证

(1)用于实热积滞,大便燥结。

(2)用于咽痛、口疮、目赤及痈疮肿痛。

(四)药性分析

本品味咸、性寒,归胃、大肠、三焦经。本品咸寒,咸以软坚,寒能清热,故能泻热通便,润燥软坚,有荡涤胃肠三焦实热,善除燥屎之功,故可用治实热积聚,大便燥结,谵语发狂等阳明腑实证。常与大黄相须为用,如大承气汤,其峻下热结的作用颇为显著,这就是《内经》所谓"热淫于内,治以咸寒,佐以苦甘"的具体应用。又外用还有清火消肿之功。

（五）配伍规律

芒硝配硼砂,清热解毒防腐,治咽喉红肿、口舌生疮;配白矾,治皮肤湿疹;配马齿苋,清热消肿,治痔疮肿痛;配大黄,泻热通便,治胃肠实热积滞,大便秘结;配大黄、甘遂,泻热逐饮,治热邪与水饮互结,心下至少腹硬满而痛;配黄芩、栀子清热泻火,治壮热烦渴、谵妄、大便秘结;配当归、川芎、桃仁、红花,治妇女瘀血经闭。

（六）用法用量

内服,10~15g,冲入药汁内或开水溶化后服。外用适量。

（七）使用注意

（1）孕妇及哺乳期妇女忌用或慎用。

（2）处方用量:无实热者不宜用芒硝,年老体虚所致的便秘也不宜用芒硝、元明粉。如属一般慢性病身体虚弱所致的便秘,需要使用时,也只宜在滋补剂中配伍加用。治习惯性便秘一般不用芒硝、元明粉。但如须加强泻下作用时,可在使用麻仁、瓜蒌仁、杏仁的基础上,酌加元明粉。常用量2.4~12g,冲服。元明粉小剂量用2.4~4.5g,大剂量用9~12g,如欲加强泻下作用,必要时可用至15~24g。

（3）质量优劣:本品因加工不同,有朴硝、芒硝、玄明粉(元明粉)之分,一般认为三者功效基本相同。但朴硝杂质较多,泻下最烈,芒硝质地较纯,作用较缓,玄明粉质地最为纯净,作用也最为和缓,可根据病情选择使用。至于风化硝,即芒硝风化脱水而成,功同芒硝。而皮硝又为加工粗制品的统称。

中药芒硝为棱柱状或长方形结晶,两端不整齐。无色透明,质脆。气无,味苦咸而有清凉感。以无色透明,块状结晶者为佳。易溶于水,不溶于酒精。在空气中易风化而表面被一层无水硫酸钠白色粉末。水溶液显钠盐与硫酸盐的各种特殊反应。芒硝主要含有硫酸钠,尚含有硫酸钙和硫酸镁等杂质。风化硝硫酸钠含率可超过44.1%,据药典规定:本品按干燥品计算,含硫酸钠不得少于99%。

古代本草将芒硝结晶之形如圭角状而明净者称为"马牙硝",实与芒硝为一物。

（4）品种考证:芒硝始载于《别录》,原作"芒消"。《别录》云:"生于朴消"。《雷公炮炙论》云:"芒消是朴消中炼出形似麦芒者。"陶弘景:"按《神农本经》无芒硝,只有消石名芒消尔,后名医别载此说,其疗与消石正同,疑此即是消石。旧出宁州,黄白粒大,味极辛苦。顷来宁州道断都绝。今医家多用煮炼作者,色全白,粒细而味不甚烈,此云生于朴消,则作者亦好。"故芒硝可为朴消炼制也可直称硝石(今硝酸钾)。《唐本草》:"晋宋古方多用消石,少用芒硝,近代诸医,但用芒消,鲜言消石,岂古人昧于芒消也。《本经》云:生于朴消,朴消一名硝石,消石一名芒消。"《开宝本草》:"芒消,此即出于朴消,以暖水淋朴硝取汁炼之令减半,投于盆中,经宿乃有细芒生,故谓之芒消也。又有英消者,其状若白石英,作四五棱,白色莹澈可爱,主疗与芒消颇同,亦出于朴消,其煎炼自别有法,亦呼为马牙消。"直到宋代文献才分清朴硝、芒硝与硝石差异。《本草纲目》:"煎炼入盆,凝结在下,粗朴者为朴硝,在上有芒者为芒硝,有牙者为马牙硝。"火硝别名硝石,主要成分为硝酸钾(KNO_3),是制火药原料,不同于芒硝(硫酸钠),不能混用。本品为斜方晶系,呈针状或毛发状的集合体,有时呈升华状,白色或灰白色,不含水分,在空气中不起变化。

（5）毒副作用:口服剂量过大,可引起恶心、呕吐、腹痛、腹泻、虚脱。

（八）药论集萃

《本经》："除寒热邪气，逐六腑积聚，结固留癖，能化七十二种石。"

《别录》："主五脏积聚，久热胃闭，除邪气，破留血，腹中痰实结搏，通经脉，利大小便及月水，破五淋，推陈致新。"

《药性论》："通女子月闭癥瘕，下瘰疬，黄疸病，主堕胎；患漆疮，汁敷之；主时疾热壅，能散恶血。……马牙硝，能主五脏积热伏气。"

《医学启源》："《主治秘诀》云，治热淫于内，去肠内宿垢，破坚积热块。"

《本草再新》："涤三焦肠胃湿热，推陈致新，伤寒疫痢，积聚结癖，停痰淋闭，瘰疬疮肿，目赤障翳，通经堕胎。"

（九）药理研究

1. 泻下作用

芒硝为含杂质的硫酸钠（Na_2SO_4），口服后不易被肠黏膜吸收，在肠腔内形成高渗状态，吸收肠壁内水分，从而起到容积性泄泻作用。同时盐类对肠黏膜具化学刺激，也能起到刺激性泄泻作用。服药后 4~6 小时发生泻下作用，排出流体粪便。

2. 抑制大肠癌的发生

去氧胆酸（DCA）可使二甲肼（DMH）诱发 Sprague-Dawel 大鼠大肠癌的诱癌率提高，元明粉则可使诱癌率明显下降，与对照组比较差异显著。元明粉抑制 DCA 促癌作用的机理与以下作用有关：酸化肠内环境。减少 DCA 含量。抑制肠上皮细胞 DNA 合成，元明粉可抑制胆盐所致肠上皮 DNA 合成增加，使 S 期细胞减少，降低致癌物（DMH）的敏感性，进而抑制肠癌的发生。

3. 抗炎作用

给实验性阑尾炎和阑尾炎穿孔的家兔腹部外敷大黄芒硝，可明显刺激阑尾及脾脏的网状内皮系统，使增生和吞噬功能均明显增强，炎症较对照组明显减轻。正常家兔右下腹部外敷大蒜芒硝糊剂，可使小肠、阑尾及袋状结肠运动增强，蠕动增加，进而使血流供应丰富，网状内皮系统吞噬能力增强，提高机体抗病能力。1% 普鲁卡因局部环封后，上述作用消失，认为增强肠运动的作用是通过神经反射完成的。另外，感染性创伤用 10~25% 溶液外敷，可加快淋巴生成，有消肿、止痛作用。

4. 利尿作用

将 4.3% Na_2SO_4 无菌液静脉注射可作为利尿剂治无尿及尿毒症。

（十）临床新用

1. 用于退乳

取芒硝200g（炎热季节用300g），用纱布包裹，分置于两侧乳房上，用胸带固定，经24小时（天热12小时）取下。如1次未见效，可继续敷1~2次。用于退乳33例，用药2天后退乳者占85%，其余均于用药3天后退乳。但产后乳房未胀，用皮硝作预防性退乳，完全无效。

2. 用于治疗乳腺炎

取芒硝50g，平铺于两层纱布的夹层中（中心处稍厚），将四周缝合后覆盖患处，绷带固定，每日敷药2次。适于急性乳腺炎早期，开始化脓者无效。试治2例，均获效果。

3. 治疗便秘

玄明粉10g，全瓜蒌30g，共捣轻煎内服，1日2~3次，治疗老年体弱，大便秘结，疗效较佳。

玄明粉9g,水煎服,或大黄、厚朴各6g,水煎,冲玄明粉服,治疗便秘,效佳。

4.深部脓肿

取芒硝50g,大蒜瓣100~150g,捣烂如泥。在病灶表面涂凡士林后,覆盖一层纱布,再把芒硝大蒜泥均匀涂于纱布上,用纱布覆盖,胶布固定。每次儿童保留20~30分钟,成年人1~2小时。

治疗腹腔脓肿,背部、臀部、大腿、阑尾周围、腹腔残余脓肿,均在5天之内消退。共治疗46例,显效18例,有效28例,总有效率为100%。

5.骨伤肿胀

捣碎的芒硝1~3kg,将芒硝平铺于两层纱布中间,约1cm厚,四周缝合,敷于皮肤上,外用绷带固定,8~12小时更换1次,治疗骨折及软组织撕裂伤而致肢体重度肿胀38例,均在用药后12~48小时内疼痛缓解,肿胀消退和部分消退。

6.尿潴留、腹胀及便秘

等量甘遂粉与芒硝拌匀后填满脐部,用新斯的明注射液2~4mL调成糊状,再用敷料覆盖,胶布固定,尿潴留及便秘患者每3~4日换药一次。腹胀患者用药40分钟左右即可缓解,便秘者用药1~2次即见效。用"新甘芒"敷脐法治疗椎体受损致尿潴留8例,敷药1~2次即能自行排尿。

7.加速造影剂排空

芒硝15g,大黄10g,儿童减半,倒入开水200mL,浸泡10分钟,在服钡剂30分钟后服,可刺激肠蠕动,加快钡剂的排空,减少钡剂中水分的吸收。也有用芒硝、槐花各2份,大黄3份,制成粉剂,每次用8~12g,共用100例,使结肠显影总有效率为96%。

8.阑尾炎

用芒硝50g,大蒜20g,大黄30g,鲜败酱草40g,鲜地丁40g,共捣烂外敷麦氏点部位,每日换药1次,治疗急、慢性阑尾炎均为良效。

9.输卵管不通

取芒硝60g,夏枯草、路路通各30g,鲜水蛭20g(干水蛭10g),均研细装入一布袋,蒸热外敷少腹两侧(即输卵管在腹部体表的相应部位),早晚各敷1次,每次1小时。输卵管不通。

10.血栓闭塞性脉管炎

芒硝60g,乳香、没药、露蜂房、透骨草各20g,水蛭15g,地丁30g,均研细末,以猪油调和敷患处,每次1小时,早晚各1次。

11.急性湿疹

芒硝50g,苦参、白鲜皮各20g,蛇床子30g。先将苦参、白鲜皮、蛇床子水煎500mL,再加入芒硝洗患处,每日2次。

(陈　江)

第十八节　利湿退黄药

本节药物多苦寒,入脾、胃、肝、胆、经。苦泄寒清而利湿、利胆退黄,主要用于湿热黄疸证。

若热盛火旺者,可配清热泻火、清热解毒药;湿重者,可与燥湿或化湿药同用。若阴黄寒湿偏重者,则须与温里药配用。

一、茵陈蒿

茵陈蒿为菊科多年生草本植物茵陈蒿或滨蒿等的全草。我国大部分地区有分布,主产于陕西、山西、安徽等地。春季幼苗高约三寸时采收,或秋季花营长成时采割,除去根及杂质,晒干。生用。

(一)性味归经

苦,微寒。归脾、胃、肝、胆经。

(二)功效

清利湿热,利胆退黄。

(三)主治病证

(1)用于黄疸。

(2)用于湿温、湿疹、湿疮。

(四)药性分析

本品苦寒沉降,入肝、胆、脾、胃,功专清利湿热,利胆退黄,为治黄疸之要药。其性微寒,湿热之阳黄固然适宜,即使寒湿之阴黄,通过配伍亦可应用。兼入肝经血分,有清热利湿疗疮之功,用于湿疮瘙痒、疥癣、风疹等皮肤病。

(五)配伍规律

茵陈配大黄、栀子,清利湿热,退黄疸,使湿热从二便分消,治湿热蕴结肝胆之一身面目俱黄如橘子色,发热,尿黄便干等证;茵陈配附子,温里助阳,利湿退黄,治寒湿郁滞之阴黄,身目发黄而晦暗,神疲食少,脉沉等证;茵陈配泽泻,利湿泄热退黄,治湿热黄疸,湿重于热而小便不利者。

(六)用法用量

煎服,10~30g。外用适量。

(七)使用注意

(1)蓄血发黄及血虚萎黄者慎用。

(2)质量优劣:以身干、质嫩、灰白色或灰绿色、无杂质、质绵软如绒、香气浓郁者为佳。某些地区以短叶蒿、成年蒿、白蒿(小白蒿、刚蒿)幼苗作茵陈使用,均非正品,不应混用。

(八)药论集萃

《汤液本草》:"仲景茵陈栀子大黄汤,治湿热也;栀子檗皮汤,治燥热也。湿则泻之,燥则润之可也。此二药治阳黄也。韩祗和、李思训治阴黄用茵陈附子汤,大抵以茵陈为君,佐以大黄、附子,各随其寒热也"。《体草正义》:"茵陈,味淡利水,乃脾胃二家湿热之专药。湿疸、酒疸,身黄溲赤如酱,皆胃土蕴湿积热之证,古今皆以此物为主,其效甚速。……其阴黄一证,虽曰虚寒,然亦内有蕴热,故能发见黄色,则以入于温经队中而扫荡之,即仲录茵陈附子之法。"

(九)药理研究

1.利胆作用

茵陈的多种制剂及成分均有利胆作用。茵陈煎剂、水提取物、去挥发油水浸剂、挥发油、挥发油中的茵陈二炔酮和茵陈炔内酯、醇提取物等均有促进胆汁分泌和排泄作用。从茵陈中分离的多种成分有增加胆汁分泌的作用,利胆强度依次为:茵陈香豆酸甲、茵陈香豆酸乙、6,7-二甲氧基香豆素、茵陈色原酮。6,7-二甲氧基香豆素与栀子所含京尼平合用对胆汁分泌有协同作用。茵陈水煎剂能降低奥狄括约肌紧张度。

2.保肝作用

茵陈、茵陈蒿汤均能减轻 CCl_4 性肝损伤。对 CCl_4 或半乳糖胺所诱发的肝损伤,茵陈中诸多成分均有抑制作用;其强度依次为茵陈色原酮、东莨菪内酯、6,7-二甲氧基香豆素、茵陈黄酮、槲皮黄素、异鼠李黄素。其中6,7-二甲氧基香豆素对细胞损伤呈现强抑制作用。茵陈中含丰富的锌、锰等微量元素,它们参与酶的组成及活性调节,参与代谢,因而有促进肝细胞再生、保护肝细胞膜的完整性。

3.抗病原微生物

茵陈煎剂对金黄色葡萄球菌、痢疾杆菌、溶血性链球菌、肺炎双球菌、白喉杆菌、牛型及人型结核杆菌、伤寒杆菌、脑膜炎双球菌等均有不同程度的抑制作用;乙醇提取物对流感病毒有抑制作用;水煎剂对 ECH_{11} 病毒有抑制作用。

4.对心血管系统的作用

茵陈水浸液、乙醇浸液、挥发油、6,7-二甲氧基香豆素均有降压作用;且6,7-二甲氧基香豆素能抑制血管平滑肌的收缩,使冠脉流量增加,并能抗凝血。茵陈煎剂使实验性高胆固醇血症的血脂明显下降,动脉壁粥样硬化减轻。

(十)临床新用

1.病毒性肝炎

临床报道用茵陈蒿治疗湿热黄疸型肝炎文献达数十篇,病例上千。用茵陈甘草注射液(每毫升含茵陈0.3g,含甘草0.7g)作穴位注射,治疗急性黄疸型和无黄疸型肝炎765例,治愈率95.2%;对重症肝炎,用加减茵陈蒿汤(茵陈、芍药各30~60g,炒山栀10g,大黄10~20g,金钱草、丹参各15~30g)辨证加减治疗34例,总有效率38.89%。

2.新生儿黄疸

用茵栀黄汤(茵陈9g,栀子3g,黄芩、黄柏各4.5g,黄连、大黄各1.5g,制成茵栀黄注射液,每10mL含生药5g)配合激素治疗12例,结果黄疸开始消退及完全消退时间为2、6.1天。

3.胆道感染与胆道蛔虫

用茵陈、大黄等分,沸水浸泡1天,煎成33%汤剂,每次30~40mL,每日3~4次,治疗121例,结果显效82例,有效36例,无效3例。

4.防治流感或普通感冒

用茵陈6~9g,预防者每日1次,治疗者每日2次,煎服,连用3~5天,或用茵陈乙醇浸液防治。3年预防4.4万人次未发生流感,对已发病者服药能控制病情。

二、金钱草

金钱草为报春花科多年生草本植物过路黄(神仙对坐草)的全草,习称大金钱草。江南各省均有分布。夏秋二季采收,晒干,切段,生用。

(一)性味归经

甘、淡,微寒。归肝、胆、肾、膀胱经。

（二）功效

除湿退黄，利尿通淋，解毒消肿。

（三）主治病证

（1）用于湿热黄疸。

（2）用于石淋热淋。

（3）用于恶疮肿毒，毒蛇咬伤。

（四）药性分析

本品甘淡渗利，微寒清热，故有清热利湿通淋之功，用于治疗湿热淋证，因其善消结石，故为治石淋、砂淋之常用药；亦能清肝胆湿热，利胆排石而退黄疸，为治肝胆结石之要药，单用有效。为肝胆结石并有黄疸者，或无结石属湿热黄疸者之常品。其性微寒，有清热解毒之功，用于热毒痈肿、毒蛇咬伤。

（五）配伍规律

金钱草配海金沙，利尿通淋排石，治石淋、砂淋，小便涩痛者；金钱草配茵陈，清利肝胆，排石退黄，治肝胆结石之身黄、尿黄或湿热黄疸；金钱草配白花蛇舌草，清热解毒消肿，治热毒痈疮、毒蛇咬伤。

（六）用法用量

煎服，30～60g。鲜品加倍。外用适量。

（七）使用注意

以叶大、须根少者为佳。有些地区以同科植物点腺过路黄、聚龙过路黄以及旋花科植物马蹄金的全草作金钱草用，均非正品，不应混用。

（八）药理研究

1. 利胆排石作用

四川大金钱草煎剂（1:1）能使胆汁流量明显增加。以金钱草为主的排石汤，能使胆汁分泌量较给药前增加 3.2 倍，胆汁中固体成分显著减少，同时，可见胆道括约肌松弛。因其能明显地促进胆汁分泌和排泄，从而使胆管泥沙状结石易于排出，胆管阻塞和疼痛减轻，黄疸消退。广金钱草也可使麻醉犬胆汁流出量明显增加，具有明显的利胆作用。

2. 利尿排石

静脉注射金钱草煎剂，能使犬尿量增加，输尿管蠕动频率增加，输尿管上段腔内压力升高。广金钱草煎剂给犬静脉给药或十二指肠给药，均可使尿量明显增加，并使钠排出量明显增多；其利尿排石的机理，认为金钱草能使尿的结石溶解。

广金钱草和川金钱草的多糖组分可抑制水－草酸钙结晶增长。金钱草冲剂能减慢 $Ca_2C_2O_4 \cdot H_2O$ 晶体生长速率，减少晶体聚集的程度。表明金钱草利尿排石与其使尿液变酸，抑制水－草酸钙结晶的增长有关。

3. 抗菌作用

金钱草冲剂对肺炎双球菌有抑制作用。

4. 抗炎作用

金钱草注射液、金钱草黄酮及酚性物能显著抑制组胺引起的毛细血管通透性的升高，对实验动物耳部炎症、关节肿胀、棉球肉芽肿均有显著抑制作用。

（九）临床新用

1. 泌尿系结石

用大剂量金钱草 300g,每日煎服 1 剂,每天不少于 1500mL,随证加减,治疗 44 例,结果总有效率 97.7%。

2. 胆道结石

用金钱草 50～60g,水煎 3 次,每次加水 1000mL,煎煮 25 分钟,每日早、中、晚饭后 0.5～1 小时各服 1 剂,治疗胆结石 50 例,总有效率为 76%。

3. 非细菌性胆道感染

用金钱草 10～30g,开水浸泡,晨起顿服或随意饮用,30 天为 1 疗程,一般服用 2～3 个月,治疗 52 例,有效率 76.9%。

4. 乳糜尿

用金钱草、薏苡仁、怀山药等水煎服,每日 1 剂,1 个月为 1 疗程,共 3 个疗程,治疗 32 例,结果痊愈 18 例,好转 14 例。

三、地耳草

地耳草为金丝桃科一年生草本植物地耳草的全草。主产于广西、四川、广东、湖南等地。夏秋季采收,晒干。生用或鲜用。

（一）性味归经

苦,平。归肝、胆经。

（二）功效

利湿退黄,清热解毒,活血消肿。

（三）主治病证

（1）用于湿热黄疸。

（2）用于肺痈,肠痈,湿疹等。

（3）用于跌打损伤。

（四）药性分析

地耳草苦凉,入肝胆经,能清利肝胆湿热而退黄疸,用治湿热黄疸;并能清热解毒,消痈肿,用治疮痈肿毒;其活血消肿,亦可用治跌伤瘀肿疼痛。

（五）配伍规律

地耳草配茵陈,清利肝胆,利湿退黄,治湿热黄疸;地耳草配鱼腥草,清热解毒,消痈排脓,治肺痈;地耳草配红藤,清热利湿,消肿排脓,治肠痈。

（六）用法用量

煎服,15～30g。鲜品加倍。外用适量。

（七）使用注意

质量优劣:以黄绿色、带花者为佳。

（八）药论集萃

《生草药性备要》:"治酒病、伤肿胀,敷大恶疮,理疳疮肿"。

《福建民间草药》:"活血,破瘀,消肿,解毒"。

(九)药理研究

1. 保肝作用

田基黄注射液,可抑制 CCl_4 肝损伤所致的血清谷丙转氨酶(SGPT)、肝三酰甘油(LTG)和肝脂质过氧化丙二醛(MDA)升高。

2. 抗菌作用

田基黄煎剂、田基黄乙素、醚提取物分离出的 Sarothralen A(1)和 B(2)均有不同程度的抑菌作用。

3. 增强免疫作用

田基黄注射液皮下注射有提升 T 淋巴细胞数和增强体液免疫的作用。

(十)临床新用

1. 传染性肝炎

田基黄注射液,每日 1 次,每次 2mL 肌内注射,治疗 370 例急性肝炎,平均用药 17.4 天,总有效率 96.8%。迁延性、慢性肝炎平均 4 周为 1 疗程,总有效率 74.1%。

2. 伤寒、副伤寒

100%的地耳草煎剂,每次 50～250g,每日 3 次,10 日为 1 疗程,治疗 44 例,有效率 93.2%。

3. 血吸虫病

地耳草每日 50g,或加猪肉、鸭肉松,配合阿卡明 0.2g,每日 3 次,疗程 2 个月,治疗 10 例,其中 9 例腹腔积液不同程度消退,6 例基本消失。

(陈 江)

第十九节 化瘀止血药

一、花蕊石

为变质岩类岩石蛇纹大理岩之石块。主产于江苏、浙江、陕西、山西、河南、山东等地。全年可采,除去杂石及泥沙,砸成碎块用。多经火锻后研细、水飞用。

(一)性味归经

酸、涩,平。归肝经。

(二)功效

化瘀止血。

(三)主治病证

用于吐血、咯血等出血兼瘀滞者及外伤出血等。

(四)药性分析

本品味酸、涩、平,功擅收敛止血。"其功专于止血",能使"血化为水,酸以收之也"。常用于咯血、吐血、便血、衄血等出血证。因其又能活血化瘀,故治疗各种血证,有瘀滞及无瘀滞者皆宜。因其性平,故无论血热出血还是虚寒出血皆可用之。本品除可收敛止血外,还能"泻肝

— 159 —

行瘀血"(《医林纂要》),《本草述》认为其"能化瘀为止",故可用于瘀滞性崩漏、胞衣不下、产后血晕、死胎不下及金疮出血等出血兼有瘀滞之证。

(五)配伍规律

花蕊石配参三七,二者均具有活血化瘀止血之功,对瘀血之出血证常配伍同用,可加强止血之功。配血余炭,收敛止血而不留瘀,用于吐血、咯血。配硫黄,收敛止血,化瘀止痛,用于创伤出血,跌打损伤。

(六)用法用量

煎服,10~15g,打碎先煎;研末服,每次1~1.5g。外用适量。

(七)使用注意

(1)内无瘀滞者慎用;孕妇忌服。

(2)品种考证:花蕊石始载于宋代《嘉祐本草》。掌禹锡曰:"花乳石出陕、华诸郡,色正黄,形之大小方圆无定。"《纲目》引《玉册》云:"花乳石,阴石也。生代州山谷中(在山西省),有五色,可代丹砂匮药。

蜀中汶山、彭县亦有之(在四川省)。"从古代各家本草对其形状、产地、用途等方面的描述进行考证,与目前习用的花蕊石,即主要含蛇纹石多少不等的大理岩相符。该岩石是由方解石形成的大理岩与蛇纹石组成,其中晶莹的白点是由方解石组成的大理岩,黄色的花斑或花纹即是蛇纹石。

(3)质量优劣:以块整齐,夹有黄绿色斑纹者佳。

(4)毒副作用:本品功善止血,可用于多种出血病证,又因其能活血化瘀,有止血而不留瘀的特点,尤用于出血兼有瘀滞之证。且本品止血作用广泛,出血无论上下内外皆可使用本品。但是,亦有医家认为本品药力峻猛,如《本草纲目》认为:"此石之功,盖非寻常草木之比也。"《本草求真》更认为:"花蕊石原属劫药,下血止后,须以独参汤救补……若使过服,则于肌血有损,不可不谨。"因本品乃矿石类药物,且化瘀力较强,故古人有"无瘀血停留者不宜内服"之训。"

(八)药论集萃

《本草纲目》:"花蕊石,其功专于止血,能使血化为水,酸以收之也。而又能下死胎,落胞衣,去恶血,恶血化则胎与胞无阻滞之患矣。东垣所谓胞衣不出,涩剂可以下,故赤石脂亦能下胞胎,与此同义。葛可久治吐血出升斗,有花蕊石散,皆云能化血为水,则此石之功,盖非寻常草木之比也。"

《本草述》:"花蕊石,其于血证,似以能化瘀为止。缪仲淳氏所云,吐血诸证,多因于火炎迫血以上行,如斯药性非宜,亦是确论也。然有血证不尽因于阴虚者,则此味又为中的之剂也。"

《本草求真》:"花蕊石原属劫药,下血止后,须以独参汤救补,则得之矣。若使过服,则于肌血有损,不可不谨。"

(九)药理研究

1. 止血作用

以花蕊石研为细末,撒于犬的脾脏及股动脉切口处,均能迅速止血。内服花蕊石后能增加血中钙离子浓度,使血管和淋巴管致密,有防止血浆渗出和促进血液凝固作用。花蕊石能缩短凝血时间和出血时间,减少出血量,并能增加外周血小板数量,炮制前后止血作用无差异。

2. 抗痉厥作用

对回苏灵诱发的惊厥有明显抗痉厥作用,且优于龙骨、龙齿。

（十）临床新用

1. 上消化道出血,肺结核咯血,支气管咯血

煅花蕊石研成极细粉末,每次服 4~8g,每日 3 次。临床使用 224 例,其中显效 136 例,有效 41 例,总有效率 79%。本品对有胃及十二指肠等消化道出血,效果较好。临床使用 53 例,其中显效 50 例,有效 2 例,有效率 98.1%。大部分患者有服药后 2~3 日,大便隐血开始转阴。

2. 氟骨症

蛇纹岩片,每次 0.6~1.0g,每日 3 次,连续服用。治疗 67 例,结果服药后 5 日即可见效,1 周内见效者 46.7%,2 周内见效者 82.1%,少数患者 1 个月后方见效。总有效率 91%。

二、降香

降香为豆科常绿小乔木植物降香檀树干和根的心材。主产于广东、广西、云南等地。全年可采,除去边材,劈成小块,阴干,生用。

（一）性味归经

辛,温。归肝、脾经。

（二）功效

化瘀止血,理气止痛。

（三）主治病证

(1)用于瘀滞性出血证。尤多用于跌打损伤所致的内外出血。

(2)用于血瘀气滞之胸胁心腹疼痛及跌打损伤、瘀肿疼痛。

（四）药性分析

本品气香辛散,能散瘀止血,用于瘀滞性出血证,多用治跌打损伤所致的内外出血,为伤科常用之品。

其性辛散温通,故能通行血脉,散瘀定痛,可治疗多种瘀滞痛证,如胸痹、胁痛、胃脘痛等。本品辛温芳香,其性主降,而入气分,故能降气辟秽,治疗夏月秽浊之气内阻脾胃之证。

（五）配伍规律

降香配丹参,活血散瘀止痛,用于血瘀心腹疼痛。降香配藿香、木香,辟秽化浊,和中止呕,用于秽浊内阻、呕吐腹痛。

（六）使用注意

1. 品种考证

本品我国入药约始于唐代。《海药本草》云:"生大秦国。其香似苏木,烧之初不甚香,得诸香和之则特美,入药以香绛紫而润者为良。"《纲目》谓:"今广东、广西、云南、汉中、施州、永顺、保靖及占城、安南、暹罗、渤泥、琉球诸地皆有之。"周达观《真腊记》云:"降香生丛林中,番人颇费砍斫之功,乃树心也。"又谓:"俗呼舶上来者为番降。亦名鸡骨,与沉香同名。"故古代本品就有进口与国产之别。进口降香主要为印度黄檀的心材,现市场所用多为产于海南的同属植物降香檀的心材。

2.质量优劣

本品以色紫红,坚硬,气香,不带白色边材,入水下沉者为佳。

（七）药论集萃

《本草经疏》："降真香,香中之清烈者也。上部伤瘀血停积胸膈,按之痛或并胁肋痛,此吐血候也,急以此药刮末,入药煎服之良。治内伤或怒气伤肝吐血,用此以代郁金神效。"

《本经逢原》："降真香色赤,入血分而下降,故内服能行血破滞,外涂可止血定痛。又虚损吐红,色瘀昧不鲜者宜加用之,其功与花蕊石散不殊。"

（八）药理研究

1.对中枢神经作用

降香乙醇提取物可减少小鼠自主活动,延长小鼠戊巴比妥睡眠时间,提高热板法痛阈,对抗电惊厥和苯碱引起的小鼠惊厥。

2.抗凝、抗血栓形成

降香挥发油及其芳香水可明显抑制大鼠实验性血栓形成,明显提高兔血小板 cAMP 水平,对血浆纤溶酶活性有显著促进作用,提示抗血栓作用。

3.对心血管系统的影响

可显著促进微循环障碍血流的恢复,抑制血管紧张素 II 的受体而发挥降压作用。

（九）临床新用

1.慢性肾衰竭

复方丹参注射液 30mL(含丹参、降香各 30g),加入 5% 葡萄糖注射液 200～300mL 中静脉滴注,每日 1 次,4 周为 1 疗程,治疗 33 例,治疗后全部患者临床症状显著变化,血尿素氮明显下降,其中 19 例血浆纤维蛋白原升高者,治疗后明显下降。

2.血管性头痛

复方丹参注射液 4mL(每 2mL 含丹参、降香各 2g),加入 50% 的高渗葡萄糖液中,静脉缓慢推注,每日 2 次。治疗 6 例,全部有效。

3.急性闭塞性脑血管病

用活血 II 号注射液(降香、川芎、赤芍、红花、丹参按 1:1:1:1:2 制成)加于 5% 或 10% 葡萄糖液 250～500mL 中静脉滴注,一日 1 次。治疗 147 例,结果基本痊愈 41 例,显效 20 例,好转 56 例,总有效率 79.6%。

4.小儿慢性病毒性肝炎

复方丹参注射液(每毫升含生药丹参、降香各 1g),加入葡萄糖注射液内静脉给药。治疗 50 例,治愈 24 例,好转 17 例,总有效率为 82%。

（孙道莹）

第二十节　涌吐药

凡以促使呕吐为主要作用的药物,称为涌吐药,又称催吐药。

本类药物多为酸苦,具有涌吐毒物、宿食、痰涎的作用。适用于误食毒物,停留胃中,未被吸收,或宿食停滞不化,尚未入肠,脘部胀痛,或痰涎壅盛,阻于胸膈或咽喉,呼吸喘促,以及癫发狂等证,用之以达到祛邪治病的目的。此即《内经》:"其高者,因而越之。""在上者涌之"之意。

涌吐药作用强烈,大都具有毒性,易损伤正气,使用不当,会产生不良后果。故涌吐药只适用于气壮邪实之证,对体质虚弱,或老人、小儿、妇女胎前产后,以及素患失血、头晕、心悸、劳嗽喘咳等证,均当忌用。

使用涌吐药时,当注意用量用法。一般用涌吐药,宜以小量渐增的方法,防其中毒或涌吐太过;且服药后宜多饮热开水,以助药力,或用翎毛探喉以助涌吐;若呕吐不止,当采取措施及时解救。

涌吐药只可暂投,中病则止,不可连服、久服。吐后当休息,不宜马上进食,待胃肠功能恢复后再进流质或易消化的食物,以养胃气。

因本类药物作用峻猛,药后患者反应强烈、痛苦,故现今临床已很少应用。

一、常山

常山为虎耳草科落叶小灌木植物常山的根。主产于长江以南各省及甘肃、陕西、四川等地。秋季采收,晒干,切片,生用或酒炒用。

(一)性味归经

苦、辛,寒。有毒。归肺、心、肝经。

(二)功效

涌吐痰涎,截疟。

(三)主治病证

(1)用于胸中痰饮。

(2)用于疟疾。

(四)药性分析

本品味苦辛而性寒,辛开苦泄,寒能清热,有劫痰截疟之功,因奏效快捷,故为治疟要药。古有"无痰不作疟"之说,疟疾常有痰湿的临床表现,因常山又有强烈的催吐作用,故疟疾患者服用常山之后,通常引起呕吐,每当痰涎吐出之后,而疟疾也随之而愈,于是古人将"痰"与"疟"联系起来,常山的催吐(涌吐痰涎)与截疟之间也认为有某种必然的联系存在,故有常山"祛疟痰"或"吐疟痰"的说法。但从宋代开始,医家们致力于使常山不吐又能治疟的探索,包括炮制、配伍、久煎等各种措施,并积累了许多成功的经验,逐渐认识到常山治疟是其专能,而催吐(涌吐痰涎)是临床上应加以控制和消除的一种不良反应。反之,若以催吐目的而治病,则涌吐痰涎又是治疗作用。

但吐法今已少用,故常山催吐通常作毒副作用加以对待。本品生用性暴力猛,催吐作用强,欲涌吐者生用;酒炒、炒熟,则性质缓和,宜于截疟。

(五)配伍规律

常山配伍柴胡、黄芩、半夏,祛痰截疟,和解少阳,治拒疾初发,往来寒热;常山配伍青蒿、黄芩、知母,清暑截疟,治疟疾兼感暑热,或疟疾热盛而寒微者;常山配伍柴胡、桂枝,辛温散邪,治疟疾兼感风寒,寒重而热轻者;常山配伍草果、槟榔,燥湿化浊,治疟疾而见痰湿阻遏者;常山配伍柴胡、穿山甲、乌梅,治疟疾反复发作及疟母;常山配伍甘草或蜂蜜,涌吐痰涎。

（六）用法用量

煎服，4.5～9g；入丸散酌减。涌吐可生用，截疟宜酒制用。治疗疟疾宜在寒热发作前半天或2小时服用。

（七）使用注意

（1）因能催吐，用量不宜过大，体虚及孕妇不宜用。

（2）处方用法：常山用治疟疾，为克服其催吐的毒副作用，除采用炮制品，配伍半夏、陈皮、草果等药及延长煎煮时间外，用量上应控制在10g以下，否则仍会导致呕吐。

（3）质量优劣：本品药材以虎耳草科的黄常山又称"鸡骨常山"者为正品。以质坚实而重，形如鸡骨，表面及断面淡黄色，光滑，味苦者为佳；根粗长顺直，质松，断面深黄色，无苦味者，多系代用品，不可入药。

（4）本草考证：常山为《本经》下品药物，《别录》谓："生益州川谷及汉中，二月八月采根，阴干"，又云："蜀漆生江林山谷及蜀汉中，常山苗也。"陶弘景曰："常山出宜都、建平。细实黄者，呼为鸡骨常山，用之最胜。蜀漆是常山苗而所出又异者，江林山即益州江阳山名，故是同处尔。"说明常山的主产区在今四川省。《唐本草》谓："常山生山谷间。茎圆有节，高不过三四尺，叶似茗而狭长，两两相当。三月生白花，青萼。五月结实青圆，三子为房。"宋代《本草图经》谓："今汴西、淮、浙、湖南州郡亦有之，并如上说。而海州出者，叶似楸叶，八月有花，红白色，子碧色，似山楝子而小。今天台山出一种草，名土常山，苗叶极甘，入用为饮，甘味如蜜，又名蜜香草，性凉益人，非此常山也。"

从《别录》到《唐本草》对其形态及分布地域描述，可知常山以虎耳草科之黄常山为正品，即陶弘景所谓"鸡骨常山"。但苏颂所说"出海州""土常山"，及所附常山图与海州常山图，实非虎耳草科的黄常山，结合宋代《日华子本草》有"鸡矢草""鸭屎草"之名，可知苏颂《图经》之常山为芸香科植物日本常山（又称和常山），海州常山为马鞭草科植物海州常山，两者均有显著的臭气。

这也是日本学者早期误将我国本草所载常山定为和常山与海州常山的主要依据。和常山在我国并不作常山使用；海州常山的中药名为臭梧桐，载入《纲目拾遗》，今为祛风湿、降血压的常用药品。

今之名土常山者有苏颂所谓"苗叶极甘，人用为饮"的甜茶（为虎耳草科腊莲绣球或绣球花）及夹竹桃科的云南鸡骨常山，两者均有一定的抗疟和催吐作用。中草药中具有抗疟作用的药物，不少品种也同时具有涌吐的不良反应，这一现象值得进一步研究。总之，常山以黄常山为正品，名土常山者大凡具涌吐之能者，亦可抗疟。

（5）毒副作用：正品黄常山对胃肠道有强烈的刺激作用，引起迷走神经兴奋而出现恶心呕吐；过量使用还可导致胃肠道黏膜充血、出血，引起腹泻及大便下血。

（八）药论集萃

《本草通玄》："常山吐发，唯生用与多用亦然，与甘草同行，则亦必吐，若酒浸炒透，但用钱许，余每用必建奇功，未有见其或吐者也。"

《本草求真》："或问吐药甚多，何以疟疾必用常山、蜀漆？盖以常山性兼逐疫，疟疾本于湿疫，故于常山、蜀漆则宜。""然此阴毒之草，其性悍暴，虽有破瘴饮之能，而亦终损真气。"

《证治准绳》："常山治疟是其本性，虽善吐人，亦有蒸制得法而不吐者，疟更易愈，其功不在吐痰明矣。"

（九）药理研究

1. 抗疟作用

常山提取液与氯喹都具有抗疟原虫作用,同时证实对人工培养的恶性疟原虫亦有效果。

2. 降压作用

海州常山的根、茎、叶和果实在我国民间广泛用于治疗高血压和风湿病,其中除含黄酮成分外,并分离出降压成分臭梧桐碱。

3. 抗肿瘤作用

常山有不同方式抑制动物移植性肿瘤的效应。

（十）临床新用

1. 小儿上呼吸道感染

常山、软柴胡、黄芩各10g,蒲公英、忍冬藤、半支莲各30g,生甘草5g,水煎2次,合并滤液,浓缩至100~150mL,加适量白糖,空腹或饭后1小时服,每2小时服药1次,每次20~30mL,服完为止。

治疗63例,5天内退热44例,少量多次服药,可避免呕吐。

2. 心律失常

常咯啉,每次0.2g,每日3~4次,维持每日1~2次,疗程多数超过4周,最长17个月。治疗489例,显效217例,好转178例,无效94例。对阵发性室性心动过速和频发室早有效。对阵发性室性心动过速、阵发房颤也有一定效果。对结性期间收缩、室性心动过速疗效较差。

二、瓜蒂

瓜蒂为葫芦科一年生草质藤本植物甜瓜的果蒂。夏季甜瓜盛产时,将尚未老熟果实摘下,切取果蒂,阴干,生用。

（一）性味归经

苦,寒。有毒。归胃经。

（二）功效

涌吐痰食,祛湿退黄。

（三）主治病证

(1)用于痰热郁于胸中及宿食停滞于胃所致的多种病证。

(2)用于湿热黄疸。

（四）药性分析

本品苦寒,苦能涌泄,寒能清热,善于涌吐痰食,治痰热郁于胸中及宿食停滞于胃的病证;并能宣泄湿热,引邪外出,故治湿热黄疸。研末吹鼻,令鼻中黄水流出,可使湿热之邪外出,而达退黄之效,此为本品特殊的专能。

（五）配伍规律

瓜蒂配伍郁金研末服,吐痰开郁,治热痰癫狂、痫证及喉痹肿塞;瓜蒂配伍赤小豆,涌吐宿食,治食积胃中,胸膈痞满。

（六）用法用量

煎服,2.5~5g;入丸散服,每次0.3~1g。外用适量,研末搐鼻,待鼻中流出黄水即停药。

(七)使用注意

(1)体虚、吐血、咯血及上部无实邪者忌用。

(2)质量优劣:药材以干燥、稍带果柄、味苦者为佳。若存放日久,味淡不苦者不中用。

(3)品种考证:瓜蒂出《本经》,张仲景方中已有瓜蒂散之用。宋代苏颂《图经》谓:"瓜蒂即甜瓜蒂也,处处有之。园圃圃莳,有青、白二种,子色皆黄,入药当用早青瓜蒂为良。"寇宗奭《本草衍义》亦谓:"此甜瓜蒂也,去瓜用蒂,约半寸许,曝极干,临时研用"。今时药材瓜蒂与古本草记载相符。

(4)毒副作用:本品的治疗作用与毒副作用两者无法区分,故临床使用时当根据病情和体质权衡,治病需要又耐吐者,方可用之。剂量亦不可过大,防止呕吐不止。若发生剧烈呕吐或呕吐不止者,可以麝香 0.01~0.015g 内服以解之。唯外用吹鼻,使流黄水,以治黄疸及湿浊头痛之法最妙。

(八)药论集萃

《本草纲目》:"瓜蒂乃阳明经除湿热之药,故能引去胸脘痰涎、头目湿气、皮肤水气、黄疸湿热诸证。凡胃弱人及病后、产后用吐药,皆宜加慎,何独瓜蒂为然。"《本草正》:"甜瓜蒂,能升能降。其升则吐,善涌湿热顽痰积饮,去风热头痛、癫痫、喉痹、头目眩晕、胸膈胀满,并诸恶毒在上焦者,皆可除之;其降则泻,善逐水湿痰饮,消水肿水蛊,杀蛊毒、虫毒,凡积聚在中焦者,皆能下之。盖其性峻而急,不从上出,即从下出也。"

(九)药理研究

1.保肝作用

葫芦素 B、E、D 苷,以及含葫芦素 B 和 E 的粗制剂,对 CCl_4 所致急性和亚急性肝损伤有明显的保护作用。

2.增强免疫功能作用

瓜蒂能提高机体的细胞免疫功能,激发非特异性的细胞免疫功能,能使白细胞增多,淋巴细胞转化率提高。临床上用本品水提物(瓜蒂素片)和葫芦素 B 治疗慢性肝炎,可见患者淋巴细胞转化率、玫瑰花结形成率普遍上升。

3.其他

甜瓜和甜瓜素有强烈的催吐作用;葫芦素 D 能增强肠蠕动,引起腹泻;葫芦素 D 还有降压作用;体外实验还证明葫芦素有抗肿瘤作用。

(十)临床新用

1.晚期肝癌

以甜瓜蒂中分离出的葫芦素 B、E 治疗 169 例晚期肝癌,有效率为 69%。

2.慢性肝炎

用瓜蒂素及葫芦素 B、E 治疗 309 例慢性肝炎,总有效率为 69.9%,显效 46.6%。近期疗效好,一年复发率为 22.8%。通过近 3 年观察,连服 69 个月未出现明显毒副作用。

3.十二指肠溃疡

甜瓜子 20~30g,晒干,捣碎,加水 400mL,蜂蜜适量,煎煮 20 分钟,温服,日服 2 次。

(孙道莹)

第二十一节 拔毒化腐生肌药

凡以拔毒化腐、生肌敛疮为主要作用的药物,称为拔毒化腐生肌药。

本类药物多为矿石重金属类药物,多具剧毒,以外用为主。主要适用于痈疽疮疡溃后脓出不畅,或溃后腐肉不去,伤口难以生肌愈合之证。此外,某些药物亦兼能解毒明目退翳可用治目赤肿痛、目生翳膜等。

本类药物外用方法有:研末外撒,或研末后香油调敷,或制成膏药敷贴,或制成眼药点眼及用开水溶化后洗眼疾等等。总之,因病因药而异,详见具体药物的介绍。

本类药物多具剧毒,应用时应严格控制剂量和用法。外用时亦不宜过量和持续使用,特别是重金属类剧毒药物,如升药、轻粉、砒石等,不宜在头面部使用,以防发生中毒。制剂时,应严格遵守炮制及制剂法度,以减轻其毒性,确保临床用药安全。

一、炉甘石

炉甘石为碳酸盐类矿物菱锌矿石,主含碳酸锌($ZnCO_3$)。主产于广西、四川、云南、湖南等地。采挖后除去泥土、杂石。制用,称为"制炉甘石",有火煅、醋淬及火煅后用三黄汤(黄连、黄柏、大黄)淬等制法。晒干研末,水飞后用。

(一)性味归经

甘,平。归肝、胃经。

(二)功效

解毒明目退翳,收湿生肌敛疮。

(三)主治病证

(1)用于目赤翳障,烂弦风眼。

(2)用于溃疡不敛,皮肤湿疮。

(四)药性分析

本品具解毒防腐、明目退翳、收湿止痒、敛疮生肌之多种功效,其中尤长于收湿止痒、防腐、敛疮生肌,为治皮肤湿痒之要药,临床上尤宜用于湿疹、黄水疮、皮肤瘙痒等以湿痒、糜烂为特点的皮肤病,及疮疡溃后,脓水淋漓,或脓腐已净而疮口不敛者。对于多种皮肤病,无论有无皮损均可使用,对皮损糜烂者,可敛疮生肌,解毒防腐,保护创面。因其解毒之力不强,故对于疮疡病证的治疗,极少用于初起及成脓期,而多用于疮疡溃后,脓水淋漓或脓腐已尽而疮口不敛者,其中尤以治溃疡不敛最为多用。因其既能收湿止痒,敛疮生肌,又能明目退翳,故尤以眼科最为多用,历代将本品作为眼科目疾之要药,为眼科外用药中退翳除障的通用药。此外,其收湿敛疮生肌作用,也可广泛用于五官科、外伤病之多种溃疡不愈及烧烫伤、冻疮等证的治疗。本品专作外用,一般不作内服。

(五)配伍规律

炉甘石配黄连、硼砂、冰片,清热防腐,收湿生肌,明目退翳,治目睛胀痛,或微生云翳,或赤脉络目,或目眦溃烂,或咽喉糜烂,或口腔溃烂以及多种湿疹湿疮;炉甘石配海螵蛸、珍珠、冰片,明目退翳,止痒止泪,治风眼流泪不止以及角膜溃疡后期目翳形成;炉甘石配苦参、大黄,清热解毒,收湿敛疮,治湿疹湿疮、湿毒流注;炉甘石配五倍子、青黛、轻粉,解毒、收湿、消疳,治梅毒下疳、阴蚀、癣疾以及皮肤瘙痒；炉甘石配煅石膏、龙骨，收湿防腐，生肌敛疮，治诸疮疡腐肉已净，脓水淋漓，久不收口；炉甘石配白及、蜂蜜，收湿防腐，保护创面，敛疮生肌，治压疮久溃不敛以及烧烫伤；炉甘石配乳香、血竭，生肌敛伤、止血，治跌打损伤出血或伤口溃烂。

（六）用法用量

外用适量。水飞点眼，研末撒或调敷。

（七）使用注意

（1）本品宜炮制后使用，专作外用，不作内服。

（2）关于内服本品专作外用，一般不作内服。然近年来也有报道将本品用于内服者，称"醋制炉甘石为良好的补锌剂"，并称口服醋制炉甘石，成人每日量可为 $3 \sim 10g$，而儿童每次可服含醋制炉甘石 $60mg$，每日 3 次，且并"未发现任何不良反应"。然生炉甘石主含碳酸锌，煅炉甘石主含氧化锌，氧化锌和碳酸锌都可与胃液中的盐酸反应生成具有较强腐蚀作用的氯化锌，会刺激、腐蚀胃肠道，引起腐蚀性胃肠炎。因此，内服本品用量切勿过大。

（3）炮制方法：历代使用炉甘石均需炮制入药，生用者甚少。其炮制方法多为煅、淬、水飞。煅后炉甘石所含碳酸锌可生成部分氧化锌，而具有收敛抑菌、保护创面之作用，此为炉甘石的有效成分。而炉甘石除菱锌矿外，常含一定量的石英、方解石、赭石等物质，煅后水飞可除去这些杂质。此外，煅后水飞可除去炉甘石所含的非碳酸盐矿物及毒副成分铅等。实验表明，炉甘石生用，铅在溶出物中含量大于 3%，而煅、水飞后只占 0.4%，从这一角度考虑，水飞时应只取其上部分的混悬液，沉而不浮者应弃去。从以上所述可见，炉甘石经炮制后入药是非常必要的。

（4）毒副作用：本品外用对皮肤黏膜无较大刺激性、腐蚀性，内服的不良反应尚未见诸文献。但炉甘石的主要成分为碳酸锌，煅炉甘石的主要成分为氧化锌，有资料表明，大剂量的锌盐口服，可引起胃肠道功能紊乱，如恶心和腹泻。锌盐的催吐剂量约为 $300mg$。口服本品后可在胃中生成氯化锌而具强烈的腐蚀作用，会刺激、腐蚀胃肠道，引起腐蚀性胃肠炎。若内服过量，可出现中毒反应，常表现出恶心呕吐，吐出紫蓝色物，腹泻，大便带血，喉头发紧，呼吸急促，电解质紊乱，血压升高，心动过速，脉数，头晕，瞳孔散大，昏迷，休克，肾区疼痛，蛋白尿，血尿，管型尿等。出现中毒反应后，在早期急救处理的同时，应使用驱锌药物，如二巯基丁二酸钠肌内注射：$0.5g$/次，每日 2 次；静脉注射：$1g$/次，每日 1 次，溶于生理盐水中，或溶于 25% 葡萄糖注射液 $10 \sim 20mL$ 中，以 $10 \sim 15$ 分钟时间缓慢注射。用药 3 日，休息 4 天，为 1 疗程，可用 2 个疗程。此外，长期服用锌的患者可出现低色素巨细胞贫血。在应用炉甘石时，还须考虑到铅、镉的摄入而致中毒的可能。

（八）药论集萃

《本经逢原》："点眼疗湿烂及阴囊湿肿。"

《玉楸药解》："炉甘石生金银矿，禀寒肃燥敛之气，最能收湿合疮，退翳除烂。但病重根深，不能点洗收效，必须服药饵，用拔本塞源之法。"

（九）药理研究

1. 收敛防腐作用

用 5% ~10% 水混悬液（洗剂）治疗皮肤炎症或表面创伤，本品有中度的防腐、收敛、保护作用。

2. 抑菌作用

本品能抑制葡萄球菌的生长。

（十）临床新用

儿童缺锌症：取醋制炉甘石 600mg，加糖 20g，再加水至 100mL，制成糖浆，即醋制炉甘石糖浆。每次口服 10mL，每日 3 次。通过临床初步观察，儿童缺锌症状得到明显改善，未发现任何不良反应。

二、硼砂

硼砂为天然矿物硼砂的矿石，经提炼精制而成的结晶体。主产于青海、西藏等地。须置于密闭容器中以防止风化。生用或煅用。

（一）性味归经

甘、咸，凉。归肺、胃经。

（二）功效

外用清热解毒，内服清肺化痰。

（三）主治病证

（1）用于咽喉肿痛，口舌生疮，目赤翳障。

（2）用于痰热壅滞，痰黄黏稠，咳吐不利。

（四）药性分析

本品甘凉清热，外用有良好的清热解毒、消肿防腐之功，且对局部的皮肤、黏膜刺激性较小，故多作为喉科、眼科、外科及口腔疾患的常用之品，临床上尤多用于咽喉肿痛糜烂、目赤肿痛、口舌生疮、鹅口疮、目赤翳障及阴痒、痔疮等咽喉口舌眼目及二阴黏膜部位的急性炎症或溃疡等证的治疗，常与清热解毒之品同用，制为散剂或含漱药使用。本品内服有较好的清肺化痰之功，可用治痰热内壅之咳嗽、痰黄黏稠以及癫痫痰闭之证。本品临床上以外用为多，内服较少使用。

（五）配伍规律

硼砂配冰片、玄明粉、甘草，清热解毒，消肿防腐，治口舌生疮、咽喉糜烂、目赤肿痛等；硼砂配山豆根、黄连，清热解毒，利咽消肿，治喉间糜烂、喉痛、喉痹；硼砂配牛黄，清热解毒，消肿防腐，治走马牙疳、口舌生疮、喉痹、喉痛等；硼砂配炉甘石，解毒防腐，明目退敆，收湿止痒，敛疮生肌，治目赤翳障、湿疮、湿疹等；硼砂配竹沥、瓜蒌，清肺化痰止咳，治肺热或痰热之咳嗽；硼砂配牛黄、全蝎，清热化痰，开窍止痉，治痰热所致的癫痫等证。

（六）用法用量

外用适量。研细末撒布或调敷患处，或配制眼剂外用。入丸散服，每次 1.5 ~ 3g。

（七）使用注意

（1）多作外用，内服宜慎。化痰可生用，外敷宜煅用。

（2）毒副作用：品小鼠腹腔注射的 LD_{50} 为 2383.4 ± 127.4mg/kg。腹腔注射 260mg/kg 时，解剖观察小鼠的注射部位，未见水肿与瘀血现象，其刺激反应较轻。然本品内服过量也可引起中毒反应。轻者可见呕吐，腹痛，腹泻；重者可见皮肤冷湿，肢端青紫，脉搏细速，血压下降，呼吸加快，体温低下，皮疹，黏膜可出现粉红色，肌肉和动脉血都可变粉红色，四肢麻木，烦躁，谵妄,可因循环衰竭与休克而死亡。亦可引起肝肾损害,出现尿闭、尿毒症等。

(八)药论集萃

《本草衍义》:"含化咽津,治喉中肿痛,膈上痰热。"

《本草经疏》:"硼砂,色白而体轻,能解上焦胸膈肺分之痰热。辛能散,苦能泄,咸能软,故主消痰,止嗽,通喉痹及破癥结也。"

《本草汇言》:"硼砂,化结痰,通喉闭,去目中翳障之药也。此剂淡渗清化,如诸病属气闭而呼吸不利,痰结火结者,用此立清。"

(九)药理研究

1.抗菌作用

10%硼砂对大肠埃希菌、绿脓杆菌、伤寒杆菌、副伤寒杆菌、福氏痢疾杆菌、志贺氏痢疾杆菌、变形杆菌、白喉杆菌、牛型布氏杆菌、葡萄球菌、肺炎双球菌、脑膜炎双球菌、溶血性链球菌及白色念珠菌均有抑制作用。

2.抗惊厥和抗癫痫作用

小鼠灌服 130～260mg/kg 硼砂可产生抗惊厥作用,最大抗惊厥作用产生于给药后 1 周左右。注射给药可加速其抗惊厥作用。腹腔注射 260mg/kg 时,可对抗电惊厥,其对抗率为 100%。在其他抗癫痫药物配合下,硼砂可迅速控制急性大发作和癫痫持续状态。

(十)临床新用

1.汗斑

取新鲜黄瓜捣烂取汁,将硼砂细末徐徐投入黄瓜汁内,直到饱和为止。用时先用温开水洗净患处,将药液均匀涂于患处,每日 1 次。治疗 8 例,痊愈 7 例,无效 1 例。

2.急性腰扭伤

用极细硼砂粉放入双内外眦处,1～3 分钟后局部拔火罐 10 分钟,治疗 10 余例,结果疗效满意。

3.氟骨症

硼砂 4.5g,分 3 次口,连服 3 个月,治疗 31 例氟骨症患者,结果:临床治愈 5 例,占16.1%;显效 12 例,占38.7%;有效 13 例,占 41.9%;无效 1 例,占 3.3%。总有效率 96.7%。

4.癫痫

以硼砂内服治疗癫痫患者,发作稀疏者每次 0.3g,发作频繁者 0.5g,每日 3 次;大发作或持续性发作者每次 1g,每日 4 次。同时配合苯妥英钠、维生素 D 及钙剂辅助治疗。全部病例在第一疗程中都有显著疗效,发作次数明显减少。第二疗程中,7 例已能完全控制症状发作,多数患者均连续服用 1 年以上,无一例出现不良反应。

5.霉菌性阴道炎

取 97% 硼砂与 3% 冰片混合,再加入占总药量 50%～60% 的基质调匀备用,用时将冰硼霜均匀涂抹于患部,每天 1 次,5 天为一疗程。治疗 144 例,总治愈率为 84.1%。

三、升药

升药为水银、火硝、白矾各等分混合升华而成。红色者称红升,黄色者称黄升。各地均有生产,以河北、湖北、湖南、江苏等地产量较大。研细末入药,陈久者良。本品又名升丹、三仙丹、红升丹、黄升丹。

（一）性味归经

辛，热。有大毒。归肺、脾经。

（二）功效

拔毒化腐。

（三）主治病证

用于痈疽溃后，脓出不畅，或腐肉不去，新肉难生。

（四）药性分析

本品毒性大，腐蚀性强，是一味以毒攻毒的拔毒化腐、解毒杀虫药，为古今中医疡科拔毒提脓化腐之主药，并为制作拔毒化腐丹剂中的主要原料。高浓度局部外用，长于拔毒提脓化腐，主要用于疮疡溃后，脓多或脓出不畅，或腐肉不去，新肉不生者。因本品所含的汞离子有杀菌消毒作用，且所含少量的硝酸汞遇水分解而成酸性溶液，对人体组织有缓和的腐蚀作用，可使病变组织与药物接触面的蛋白质凝固坏死，逐渐与健康组织分离而后脱落，而收去腐之效。低浓度局部外用，长于生肌且不藏毒，主要用于溃疡后期，腐肉已脱，脓水将尽者，且不会造成深部溃疡先从口部愈合长严之弊病。因本品低浓度使用具有温和的防腐和刺激作用，通过对溃疡面的刺激，可促进毛细血管内血液循环，使疡面红活，局部营养状况改善，从而促进溃疡面肉芽生长而有生肌之效。此外，本品与组织接触后可被组织蛋白质及盐类所溶解，而游离出微量的汞离子，而具较长时间的抑菌作用，且对组织的刺激较小，适量使用，对皮肤有消毒防腐之效，可用于多种感染性皮肤病的治疗。

（五）配伍规律

升药配煅石青，随其配伍比例之不同，其作用有峻缓之异。高浓度的升药配煅石膏外用，长于拔毒提脓去腐，主要用于疮疡溃后，脓多或脓出不畅，或腐肉不去，新肉不生者。低浓度的升药配煅石膏外用，长于生肌，主要用于溃疡后期，腐肉已脱，脓水将尽者。升药配明矾、苍耳虫、朱砂外用，拔疔去腐，治疔疮。升药配制乳香、制没药，防腐生肌，治溃疡后期，腐去新生，溃疡将敛。升药配轻粉、生半夏、冰片外用，拔毒祛腐脱管，治慢性瘘管较深者。升药配肉桂、雄精、煅珍珠外用，拔毒提脓、活血生肌，治附骨疽久溃不敛。升药配黄连、龟板末、冰片外用，杀菌攻毒，去腐生肌，治湿疹、黄水疮。升药配大风子、松香、樟脑外用，攻毒抑菌，治多种癣疾。

（六）用法用量

外用适量。不用纯品，多与煅石膏配伍研末外用。

（七）使用注意

（1）本品有毒，只可外用，不可内服。外用亦不可大量持续使用。本品拔毒化腐作用强烈，故外疡腐肉已去或脓水已尽者，不宜用。

（2）处方用量：本品有大毒，一般不作内服，若需内服，可入丸、散剂，但应严格控制剂量，每次 0.3～0.5g。因升药主含氧化汞，另含少量的硝酸汞，而氧化汞的中毒量为 0.5～0.8g，致死量为 1～1.5g。外用适量。

（3）孕妇及体弱者忌内服。本品与脓水接触后生成汞离子，通过皮肤及创面亦可被人体吸收，吸收过量可引起汞中毒，故创面过大时，最好避免使用本品，以免引起中毒。在使用本品时，不能与含碘的中西药同用，因汞无论以何种途径用药，若与碘剂相遇，均可发生反应，生成碘化汞而出现毒性反应。

（4）质量优劣：升药是以水银、火硝、白矾各等分混合升华而成，一般为橙红色结块。但在烧炼过程中，火力不足时则呈橙黄色，然经加热后可转变为红色。经烧炼后，为红色升华物者称红升；为黄色升华物者称黄升。红升以红色、片状、有光泽者为佳；黄升以黄色、片状、有光泽者为佳。二者均以陈久者为好。红升、黄升的主要成分为氧化汞，另含少量的硝酸汞。但二者所含氧化汞的含量有所不同。据分析，红升中氧化汞含量可高达99%以上，而黄升中氧化汞含量仅79.8%～89.7%，且杂质较多，质量不及红升。

（5）毒副作用：升药因主含氧化汞，另含少量的硝酸汞，本品经内服或外用其所含的汞离子被人体吸收后，主要蓄积于肾脏，其次为肝脏，如浓度过高时，也可透过血-脑屏障，直接损害中枢神经而引起"汞毒性震颤"。进入体内的汞离子与酶蛋白的巯基结合，可抑制体内多种酶的活性，阻碍细胞的呼吸和正常代谢，引起中枢神经和自主神经功能紊乱，而出现多发性神经炎、震颤、感觉障碍、运动失调、麻痹，甚至四肢瘫痪及意识障碍等。汞离子沉积于胃肠，可引起急性腐蚀性胃肠炎；蓄积于肾内，可引起近端肾曲小管坏死而出现"汞毒性肾病"以及急性肾衰竭；蓄积于肝内，可引起坏死性中毒性肝炎。此外，可引起周围循环衰竭等一系列病变。动物实验证明：汞可引起胚胎死亡，胎仔生长迟缓或胎儿畸形。空气中的汞浓度在0.005mg/m³～0.0205mg/m³时，可使女性出现月经不调、不孕、早产、死胎、畸形儿的发生率明显增高。动物急性毒性试验，大鼠腹腔给汞的LD_{50}为400mg/kg。临床小量常服可引起蓄积性中毒，成人最小致死量为70mg。本品的急性中毒为汞中毒，此为多脏器严重损害的一种病理表现，在救治时除了采取一系列针对性的急救措施之外，还应使用特效解毒剂、对抗剂及蛋白质。若出现中毒反应，应立即使用磷酸钠、醋酸钠溶于温水内服，或以次硫酸钠溶液洗胃，使高价汞还原为低价汞，以降低毒性。必要时可反复给予牛奶、蛋清服用，使所含蛋白质能和汞结合成汞的蛋白质络合物，而致汞不易吸收，并有保护消化道黏膜的作用。同时给予特效解毒剂，如二巯基丁二酸钠、二巯基丙磺酸钠、二巯基丙醇等，使之与汞离子结合成不易解离、无毒性的环状化合物而自尿中排出。

（八）药论集萃

《吴氏医方汇集》："治一切阳证腐烂太甚者。"

《张氏医通》："治霉疮结毒。"

《集成良方三百种》："治痈疽疔毒溃后。"

（九）药理研究

1. 抑菌作用

升药溶液在试管中对绿脓杆菌、乙型溶血性链球菌、大肠埃希菌及金黄色葡萄球菌均有不同程度的抑菌作用，对绿脓杆菌的抑制圈（平板法）与多黏菌素E相似。

2. 其他作用

1%氧化汞软膏用于眼科作温和的防腐及刺激药，对表皮癣、肛门瘙痒亦有效。

（十）临床新用

1. 化脓性骨髓炎

用红粉外敷。对病灶内瘘管较深，有游离死骨者，可用红粉纸捻插入瘘管中，腐蚀瘘管，使瘘管附近的坏死组织溶解脱落，死骨与骨干分离。若病灶内无明显的瘘管及坏死的骨组织，可将红粉沾于纱布上，外敷伤口，以拔毒提脓。待伤口无脓液流出时可知坏死组织已脱落，经X线拍片查无死骨存留，可改用生肌药物以收口。用此法共治7例骨髓炎患者中，共有瘘道4

个,瘘管 8 个,瘘管最长 12cm,最短 1.5cm,平均治疗 90 天,全部治愈,治愈率为 100%。

2.痔疮

用红粉配伍轻粉、雄黄、枯矾等制成枯痔液,治疗各类痔疮 200 例,结果痊愈率为 96%,总有效率达 100%。

3.梅毒

用三仙丹(水银、硝石、白矾)或红升丹 0.03～0.06g 装于胶囊内,以土茯苓、甘草煎汤送服,疗效满意。

4.白癜风

用三仙丹、硫黄等分,研为细末,用棉球放醋内浸湿,再沾药末涂擦患处 20 分钟,每日 2 次。同时内眼"白驳片"。治疗白癜风患者 200 例,治愈率 80%。

5.类风湿性关节炎

用中九丸(含升药、皂矾、食盐等),早晚各 1 丸,以土茯苓、金银花、甘草煎汤送服,疗效满意。

6.肿瘤

用土茯苓银化甘草汤送服中九丸,对晚期胃癌、皮肤基底细胞痛、骶部肿瘤有治疗效果。

(孙道莹)

第四章 临床常见疾病中药治疗

第一节 循环系统疾病

一、充血性心力衰竭

(一)概述

1. 慢性心力衰竭

祖国医学认为慢性心力衰竭属于"惊悸""怔忡""喘证""水肿"的范畴,多由于劳累过度、反复感受外邪、导致水汽凌心而发病,以体循环静脉淤血为主证,临床辨证分型为气阴两虚、阳虚水泛、淤血水阻、水汽凌心、阳气虚脱等。慢性充血性心力衰竭,是绝大多数心血管疾病的晚期表现,是临床常见的综合征。当心脏失去代偿能力后,心室舒张期末的容量超过一定限度,心室的排血阻力增加,心脏收缩无力,静脉回流,心脏的血流不能充分排出,因此心排出量减少,动脉系统内血液供应不足,静脉系统内淤血,发生一系列症状和体征,称为充血性心力衰竭。

2. 急性心力衰竭

祖国医学认为本病属于"惊悸""怔仲""喘证"的范畴,多由于心肺肾虚,水饮射肺,肺失肃降,心气不足,推动无力,肾气不足,摄纳无权而导致本病的发生,以突发的急性呼吸困难,端坐呼吸,焦虑不安,高度发绀,咳吐粉红色泡沫状痰为主症。临床辨证分型为阳气虚脱、水汽凌心等。急性心力衰竭也称急性肺水肿,是由于心脏的急性病变引起的心排出量急剧下降和急性肺淤血综合征。

(二)临床特点

1. 慢性心力衰竭

(1)症状:水肿、发绀、尿少或夜尿增多,右上腹胀痛,咳嗽、咳痰、咯血、乏力、疲乏,食欲缺乏、恶心、呕吐。

(2)体征:肝大伴有肝区压痛,日久可发生心源性肝硬化或继发轻度黄疸。伴有三尖瓣关闭不全时肝脏可有扩张性搏动。颈静脉有明显的怒张。手背、舌底、眼底静脉也可以怒张,肝颈静脉回流阳性、双下肢水肿。

(3)辅助检查

1)胸部 X 线片:右心衰多继发于左心衰竭,心脏增大的程度较单纯的左心衰竭显著。

2)超声心动图:可见心脏扩大,心功能下降。

3)诊断以综合病因、病史、症状、体征及客观检查而做出。

2. 急性心力衰竭

(1)症状:既往有心脏病病史,突发急性呼吸困难,端坐呼吸,焦虑不安,高度发绀,咳吐粉红色泡沫状痰,甚者可从鼻口涌出。

（2）体征：听诊两肺满布湿啰音和哮鸣音，心脏听诊有心尖区舒张期奔马律和交替脉，引起肺动脉高压出现 P2 亢进，心率增快。

（3）辅助检查：X 线检查可发现心脏扩大，肺纹理增强肺野模糊不清，急性肺水肿时可见由肺门向周围扩延呈蝶形的大块阴影。

（三）常用中成药治疗

1. 芪参胶囊

（1）主要成分：黄芪、丹参、人参、三七、水蛭等。

（2）功能及适应证：益气活血，化淤止痛。适应于气虚血淤者，伴有胸部刺痛、隐痛、胸闷气短、心悸头晕、倦怠乏力、汗出。常用于冠心病、心绞痛。

（3）用法用量：口服，饭后服用，每次 5 粒，每日 3 次。

（4）注意事项：有出血倾向者不宜服用。个别患者服药初期可见头胀头昏，继续服用或减量症状可消失。

2. 宁心宝胶囊

（1）主要成分：虫草头孢菌粉。

（2）功能及适应证：提高心律，改善窦房结、房室传导功能，改善心脏功能的作用。适应于多种心律失常、房室传导阻滞，难治性缓慢性心律失常、传导阻滞。

（3）用法用量：口服，每次 2 粒，每日 3 次或遵医嘱。

（4）注意事项：请将此药品放在儿童不能接触的地方。

3. 冠心静胶囊

（1）主要成分：丹参、赤芍、川芎、红花、玉竹、三七、人参、苏合香、冰片。

（2）功能及适应证：活血化瘀，意气通脉。适应于气虚血淤所致胸痹，胸痛、心悸气短。常用于治疗冠心病。

（3）用法用量：口服，每次 4 粒，每日 3 次。

（4）注意事项：忌食辛辣食品，戒烟、戒酒。

4. 诺迪康胶囊

（1）主要成分：圣地红景天。

（2）功能及适应证：益气活血，通脉止痛。适应于气虚血淤所致胸痹，表现为胸闷、刺痛或隐痛、心悸气短、神疲乏力、少气懒言、头晕目眩。现代用于治疗冠心病、心绞痛。

（3）用法用量：口服，每次 1~2 粒，每日 3 次。

（4）注意事项：忌食辛辣食品，戒烟、戒酒。

（四）现代进展

1. 保元汤加味

黄芪 30g，肉桂 5g，炙甘草 10g，党参、丹参各 20g。若淤血征明显者加川芎、桃仁、红花；咳喘甚者加葶苈子、桑白皮、杏仁；水肿明显者加车前子（包）、防己、泽兰；心悸明显者加龙骨、牡蛎；胸闷甚者加栝楼、薤白；痰多者加川贝母、枇杷叶。每日 1 剂，浓煎取汁 200mL，分 2 次口服。配合常规强心，利尿，扩血管等西医综合治疗。

2. 真武汤加味

熟附片 9~12g（先煎 30min），茯苓 15~30g，炒白术 15g，白芍药 10g，生姜 10~15g，车前子 15~30g（包），黄芪 15~30g，泽泻 15g。四肢欠温者加干姜、肉桂；发绀明显者加丹参、川芎；

咳、喘重者加炒苏子、葶苈子;心慌重者加生龙骨、灵磁石。水煎,每日 1 剂,分早晚 2 次温服。

3.强心温阳益气汤

熟附子(先下)、白术、麦门冬、五味子各 10～15g,人参 5～10g(另服),黄芪、茯苓各 15～30g,肉桂 3～10g,丹参、当归、葶苈子各 10～20g,麦门冬 15～20g,麻黄 4～6g,炙葶苈子 10g,生姜大枣引。若尿量极少者,加木通、泽泻;口唇发绀甚,两颧暗红有淤血表现者,加桃仁、红花、三棱、莪术;兼挟外邪、痰浊化热者,加半夏、杏仁、黄芩;气虚加大人参、黄芪用量;阳虚明显加大熟附子、肉桂用量;阴虚明显加大生地黄、麦门冬用量;肾虚明显加仙灵脾、肉苁蓉;喘促、咳嗽明显加大葶苈子、桑白皮用量;胸闷甚加薤白、枳实;眠差加枣仁、黄柏、合欢皮;食欲缺乏加砂仁、白豆蔻、焦三仙等。煎服法:先煎熟附子 30min(人参另煎服),然后将预先浸泡 30min 的上药纳入,共煎 30～40min,倒出头煎后再煎 30min,混合后,分 2 次早晚温服。所有患者还要接受利尿剂、ACEI、洋地黄药物。

二、风心病

(一)概述

本病属中医的"喘证""水肿""惊悸""怔忡"等的范畴,以心悸、喘息、咯血、二尖瓣面容为主症。临床辨证分型为心血淤阻、气血亏虚、心肾阳虚等。风湿性心脏病简称风心病,是风湿性炎症过程所致瓣膜损害,炎症在心脏瓣膜上留下瘢痕,致使瓣膜功能受损,狭窄或关闭不全,瓣膜受损以二尖瓣及主动脉瓣最为常见,主要累及 40 岁以下人群,心脏瓣膜的狭窄和关闭不全,都会影响正常心排出量,使累及到的心室和心房扩大,最后超过心脏的代偿能力而导致心律失常和心力衰竭。患者可出现呼吸困难、咳大量粉红泡沫状痰或咯血、心悸,二尖瓣重度狭窄时常有"二尖瓣面容"双颧绀红。

(二)临床特点

1.症状

心悸,气短,劳累后加重,可伴有关节疼痛等。

2.体征

心脏听诊在有关瓣膜区可闻及舒张期或收缩期相应的心脏杂音。重度二尖瓣狭窄时出现二尖瓣面容。

3.辅助检查

X 线片和超声心动图及心室造影可以确诊。

(三)常用中成药治疗

1.玉屏风口服液

(1)主要成分:黄芪、白术、防风等。

(2)功能及适应证:卫外固表。适应于治表虚不固,自汗恶风,小儿体虚多汗症,面色苍白及易感风邪之证,风寒咳嗽。常用于治疗呼吸道感染性疾病,因体虚所致的反复感冒、缠绵不愈,过敏性鼻炎、肾炎等。

(3)用法用量:口服,每次 10mL,每日 3 次。

(4)注意事项:忌食辛辣食品,戒烟、戒酒。

2.心通口服液

(1)主要成分:黄芪、党参、麦门冬、何首乌、淫羊藿、野葛、当归、丹参、皂角刺、枳实等。

（2）功能及适应证：益气养阴，化痰通络。适应于胸痹气虚，痰淤交阻证，心悸、心痛、胸闷气短，心烦乏力。常用于冠心病，心绞痛。

（3）用法用量：口服，每次1~2支，每日2~3次。

（4）注意事项：孕妇忌服。服后泛酸者，可于饭后服用。

（四）现代进展

1. 自拟消颤汤

黄芪30g，白术12g，茯苓15g，防风12g，羌活12g，杭菊花10g，甘草3g。每日1剂加水500mL，煎至300mL，分2次口服，早晚各1次，14d为1疗程。所治患者除有严重心力衰竭时应用抗心力衰竭药物外，停用其他抗心律失常药物。

2. 君心康汤

红参5g（蒸兑），麦门冬12g，桂枝10g，猪苓10g，炙甘草6g，白术10g，丹参15g，甘松6g，五加皮15g。每日1剂，按常规煎取300mL，分2次温服，2周为1疗程，观察2个疗程。

3. 自拟扶阳蠲湿汤

熟附子、生姜、当归、桂枝、薏苡仁各10~20g，黄芪、鸡血藤、益母草、桑寄生各15~30g，人参、防己、五加皮、白术、茯苓各6~12g。水煎，每日1剂，早晚分2次内服。阴虚加生熟地黄、玉竹、女贞子；痰热加栝楼、枳实、葶苈子；心律不齐，心悸，怔忡，加苦参、龙牡、紫石英；咳嗽痰喘加栝楼、厚朴、杏仁；外感酌加麻黄、苏叶、连翘。

三、心律失常

（一）概述

本病属中医的"惊悸""怔忡"等病症范畴，多由于心理社会因素影响或因于久病体虚导致本病的发生，以心悸、易惊、疲倦为主症。临床辨证分型为心气不足、心血不足、心阳不足、阴虚火旺、淤血阻络等。心律失常是指心脏冲动的频率、节律、起源部位、传导速度与激动次序的异常。

按其发生原理区分为冲动形成异常，包括各种窦性心律失常，异位心率、被动性异位心率、主动性异位心率，和冲动传导异常，包括生理性的干扰及房室分离、病理性窦房传导阻滞、房室传导阻滞、束支或分支阻滞及室内阻滞、房室间传导途径异常的预激综合征。临床上按解剖生理分为窦性、房性、结性、室性心律失常四大类。窦性心动过缓是迷走神经功能亢进的表现，当心率低于每分钟50次时可有头昏或昏厥。

（二）临床特点

1. 症状

多无症状或有头昏，心悸等。

2. 体征

心脏听诊可见心率缓慢或心率快速或节律不整。

3. 辅助检查

心电图显示。

（1）窦性心动过缓

1）心率每分钟在60次以下。

2）P-R间期≥0.12s。

3）P 波呈窦性。

（2）窦性心动过速

1）心率每分钟大于 100 次。

2）P 波为窦性。

3）P-R 间期≥0.12s。

（3）窦性心律不齐

1）呼吸相性窦性心律不齐每分钟内的心率增快或减慢和呼吸频率相等，非呼吸性的心率的加快和减慢与呼吸没有关系。

2）P-P 间距相差＞0.16s。

3）P 波为窦性。

（三）常用中成药治疗

1. 灵芝糖浆

（1）主要成分：灵芝。

（2）功能及适应证：养心安身，健脾和胃。适应于心悸失眠，食欲缺乏。常用于神经衰弱，高脂血症，冠心病，慢性支气管炎。

（3）用法用量：口服，每次 20mL，每日 3 次。

（4）注意事项：忌食辛辣食品，戒烟、戒酒。

2. 冠心丹参滴丸

（1）主要成分：三七、丹参、降香。

（2）功能及适应证：活血化瘀，理气止痛。适应于气滞血淤型冠心病所致的胸痛胸闷，心悸气短。

（3）用法用量：舌下含服，每次 10 粒，每日 3 次。

（4）注意事项：孕妇慎用。

（四）现代进展

1. 自拟温阳复脉汤

熟附子 10g（先煎），淫羊藿 10g，炙麻黄 10g，细辛 3g，桂枝 10g，红花 10g，黄芪 25g，丹参 20g，当归 12g，麦门冬 15g，炙甘草 10g。

2. 自拟复律灵

黄芪 30g，白参 15g，茯神 15g，丹参 15g，当归 15g，炒酸枣仁 15g，炙甘草 15g，桂枝 10g，柏子仁 10g，黄连 10g，苦参 10g，琥珀粉 3g（冲服），三七末 5g（冲服）。水煎，每日 1 剂，早晚分 2 次温服。

气虚者白参易红参 15g；心神不宁加远志 10g、生龙骨 15g、牡蛎 15g；心阴不足加麦门冬 15g、五味子 15g；痰湿内阻加陈皮 15g、白术 15g、法半夏 15g；气血淤阻加桃仁 10g、红花 15g、生地黄 15g；心阳虚衰加白参 15g、炮熟附子 10g、龙骨 25g、牡蛎 25g。

3. 自拟方

熟附子 6g，红参 10g，红花 10g，炙甘草 10g，麻黄 5g，桂枝 5g，五味子 5g，三七 5g，丹参 15g，麦门冬 15g。水煎，每日 1 剂，早晚分 2 次温服。若兼胸闷，气短加栝楼 10g、枳壳 10g；失眠加夜交藤 30g、酸枣仁 15g；眩晕加天麻 10g、菊花 15g；水肿加茯苓 15g、益母草 30g。

四、冠状动脉粥样硬化性心脏病

（一）概述

冠状动脉粥样硬化性心脏病,简称冠心病。属中医的"胸痹""胸痛""真心痛""厥心痛"范畴。临床辨证分型为胸阳痹阻、心血淤阻、痰浊阻滞、脾肾两虚、阳虚欲脱等型。是冠状动脉及其分支粥样硬化,使血管腔狭窄或阻塞,或因冠状动脉功能性改变(痉挛)导致心肌缺血缺氧坏死而引起的心脏病,故又称缺血性心脏病。由于缺血的部位、程度不同,将其分为原发性心博骤停、心绞痛、心肌梗死、缺血性心脏病中的心力衰竭、心率失常5种类型。多见于中老年人,多由于心理社会因素引起的焦虑紧张应激以及 A 型行为个性、膏粱厚味引起的四高(高血压、高血糖、高体重、高脂血)症导致本病的发生。

（二）临床特点

1.症状

平时多无症状,或有劳累后心慌气短。当并发心绞痛发作时可有胸骨后压迫性疼痛、发闷、紧缩感也可有烧灼感,或波及心前区,手掌大小范围,持续时间 3～5min,服用扩冠状血管药物可缓解。合并心肌梗死时可出现同心绞痛样的疼痛持续不缓解。

2.体征

叩诊可见心界扩大,心脏听诊可闻及心律不齐。

3.辅助检查

(1)动态心电图实验:有 ST 段压低,T 波减低,变平或倒置等心肌缺血的客观证据。

(2)超声心动图检查:可显示心肌梗死的部位和范围。

(3)冠状动脉造影检查:可显示冠状动脉狭窄情况。

（三）常用中成药治疗

1.冠心静胶囊

(1)主要成分:丹参、赤勺、川芎、红花、玉竹、三七、人参、苏合香、冰片。

(2)功能及适应证:活血化瘀,意气通脉。适应于治疗气虚血淤引起的胸痹、气短、心悸。常用于治疗冠心病。

(3)用法用量:口服,每次 4 粒,每日 3 次。

(4)注意事项:忌食辛辣食品,戒烟、戒酒。

2.心脑康胶囊

(1)主要成分:丹参、赤勺、制何首乌、葛根、川芎、红花、泽泻、牛膝、地龙、郁金、远志等。

(2)功能及适应证:活血化瘀,通窍止痛。适应于治疗冠心病、心绞痛、脑动脉硬化。

(3)用法用量:口服,每次 4 粒,每日 3 次。

(4)注意事项:忌服藜芦;服药期间不宜饮酒和食用辛辣之品。出血症忌用。

（四）现代进展

1.益气活血化痰汤

太子参 15g,赤芍 15g,栝楼 15g,麦门冬 20g,丹参 20g,山楂 20g,枳壳 10g,川芎 10g,远志 10g,甘草 4g。水煎服,每日 1 剂,早晚温服。胸闷加薤白 12g;心前区刺痛加延胡索 15g;水肿明显加五加皮 15g、车前子 30g(包);心悸加龙骨 30g(先煎)、五味子 10g、炒枣仁 24g;心动过速加黄连 6g;淤血明显加红花 10g、水蛭 6g、三七粉 3g(冲);高血压、高脂血加草决明 20g、何首乌15g、泽泻12g。同时西医对症治疗。

2. 益气活血化瘀法

鹿茸10g,人参20g(另煎),牡丹皮12g,赤茯苓12g,半夏12g,薤白10g,何首乌10g,红花10g,三七10g。水煎,每日1剂,分子午卯酉4次服。

3. 益气活血汤

生黄芪30g,丹参30g,太子参30g,葛根30g,栝楼30g,川芎15g,降香9g,桂枝6g,路路通10g,赤芍10g,薤白10g,郁金20g,延胡索20g,三七粉3g(冲服)。水煎服,每日1剂,早晚温服。阴虚加生地黄、麦门冬;阳虚加桂枝;痰浊内阻加石菖蒲、薤白、茯苓;高血压加钩藤、石决明、夏枯草。

五、心脏神经官能症

(一)概述

精神上应激或工作紧张、压力大时难以适应而惊恐恼怒即可导致发病,属于中医的"惊悸""怔仲""不寐"范畴。以心惊神摇、不能自主、自觉心中惕踢,稍劳即发,甚则心痛阵作,临床辨证分型为心神不宁、心血亏虚、阴虚火旺、心阳虚弱、水汽凌心、淤血阻络。心脏神经官能症是以心血管疾病的有关症状为主要临床表现的临床综合征,是精神神经症的一种类型。病因尚不清楚,临床可见心悸,心前区疼痛,呼吸憋闷,乏力,多汗,失眠等症状,可能与神经类型、环境因素、性格、遗传等有关。患者神经类型常为抑郁、焦虑、忧愁型。

(二)临床特点

1. 症状

主诉较多而且多变,一般都是主观感觉,缺乏客观证据,症状之间缺乏内在联系,以心血管的症状为主,伴有其他神经症的症状,如头痛、失眠、头昏、胸闷、心动过速、心跳不规则、呼吸困难或过度呼吸、眩晕、四肢麻木和感觉异常、出汗、全身发抖或全身无力,发病急,终止迅速,一般历时5～20min自行终止,发作时神志清楚,发作后乃心悸不安。

2. 体征

症状发作时,听诊心率稍快但多不超过100次/分钟,心律规整,心音增强,可有短促收缩期杂音或早搏,血压轻度升高。

3. 辅助检查

心电图检查可见窦性心动过速或窦性心律不齐。心脏X线检查无异常。心脏B超、心脏运动试验等检查结果均无异常。

(三)常用中成药治疗

1. 乌灵胶囊

(1)主要成分:乌灵菌粉。

(2)功能及适应证:补肾健脑,养心安神。适应于心肾不交所致的神经衰弱,伴有失眠健忘、腰膝酸软等。

(3)用法用量:口服,每次3粒,每日3次或遵医嘱。

(4)注意事项:忌食辛辣、油腻、烟酒、咖啡、茶叶。

2. 参茯胶囊

(1)主要成分:全中华鳖粉、人参、生地黄、茯苓。

（2）功能及适应证：益气养阴，健脾滋肾。适应于心脾两虚、肝肾阴虚所致的食少倦怠，心烦失眠，健忘头晕等。

（3）用法用量：口服，每次 2~3 粒，每日 2 次。

（4）注意事项：忌食辛辣、油腻、烟酒。

（四）现代进展

1. 越鞠丸

香附 12g，川芎 8g，苍术 12g，神曲 10g，栀子 10g。伴气短懒言加太子参 20g；胸痛胸闷加木香 6g、枳壳 10g；抑郁焦虑加郁金 9g、合欢皮 15g；失眠多梦加夜交藤 15g；手足凉加桂枝 9g；咽干口苦加黄连 6g；头昏耳鸣加枸杞子 12g、山茱萸 10g；多汗加牡蛎 30g、麻黄根 12g。水煎服，每日 1 剂，早晚温服。

2. 舒心汤

人参 10g，当归 10g，五味子 10g，白芍药 10g，白术 10g，茯神 10g，远志 10g，郁金 12g，石菖蒲 12g，炙甘草 6g。脾虚食欲缺乏加茯苓 30g、山楂 10g、麦芽 15g；肝郁化火加牡丹皮、栀子各 10g；肝气郁结加柴胡、枳壳各 10g；乏力倦怠加黄芪 15~30g；痰浊中阻加陈皮、半夏各 10g；焦虑失眠加柏子仁 10g；胸闷不舒加丹参 20g、檀香 10g、栝楼 10g；心血淤阻加赤芍 30g、丹参 30g。水煎服，每日 1 剂，早晚分 2 次温服。

3. 滋阴益气活血通络法

黄芪 30g，太子参 15g，生地黄 20g，桂枝 15g，苦参 15g，甘松 15g，麦门冬 15g，五味子 10g，丹参 20g，路路通 15g，枳实 20g，磁石 30g，合欢皮 30g，知母 15g。胸闷、胸痛明显者加栝楼 30g、薤白 10g；肾阴不足而见腰痛神疲者加女贞子 30g、旱莲草 30g；合并更年期综合征而见烦躁易怒、胁肋胀满者加柴胡 15g、厚朴 15g；燥热汗出者加生龙骨 30g、生牡蛎 30g、浮小麦 10g；游滞明显而见舌质紫黯或有淤斑者加三棱 15g、莪术 15g；饮食停滞而见食欲不佳者加谷芽 10g、麦芽 10g。水煎服，每日 1 剂，早晚分 2 次温服。15d 为 1 疗程。

六、高血压

（一）概述

祖国医学认为本病属于"眩晕""头痛"范畴，多与情志失调、饮食不节、生活无规律、内伤虚损有关，以持续的高血压状态、头痛、头晕、乏力为主症。临床辨证分型为肝气郁结、肝阳上亢、肝肾阴虚、阴虚阳亢、痰浊中阻等。高血压是以体循环动脉压增高为主要表现的临床综合征，95% 以上的患者病因不明，称之为原发性高血压。长期高血压可以引起心、脑、肾的功能和器质性损害，引发患者病情加重。目前认为主要与中枢神经系统及内分泌失调以及各种心理、社会应激因素有关，影响了大脑皮质下中枢兴奋与抑制过程的平衡，导致了血管舒缩中枢兴奋灶的形成，从而持续性的作用与小动脉发生痉挛使血压升高。

（二）临床特点

1. 症状

起病缓慢、渐进，一般缺乏临床表现。常见的症状有头晕、头痛、疲劳、心悸等，紧张或劳累后加重，或有视力模糊，鼻出血。

2. 体征

血压随季节、昼夜、情绪变化比较大。夏季血压较低，冬季较高。夜间血压较低，清晨活动后血压迅速上升,形成清晨血压高峰。听诊检查时可见主动脉第二心音亢进、收缩期喀叭音、收缩期杂音。以世界卫生组织和国际高血压协会 1999 年公布的标准为依据。当收缩压≥18.7kPa(140mmHg),舒张压≥112.0kPa(90mmHg)则称为高血压。

3.辅助检查

24h 动态血压监测可帮助了解血压的变化规律。

(三)常用中成药治疗

1.牛黄降压丸

(1)主要成分:牛黄、羚羊角、珍珠、水牛角浓缩粉、白芍、决明子、川芎、黄芩、郁金、冰片、甘松、薄荷等。

(2)功能及适应证:清心化痰,镇静降压。适应于肝火旺盛,头晕目眩,烦躁不安,痰水壅盛的高血压。

(3)用法用量:口服,水丸每次 10 ～ 20 丸,每日 1 次。

(4)注意事项:腹泻者忌服。忌食辛辣食品,戒烟、戒酒。

2.复方罗布麻片

(1)主要成分:罗布麻、野菊花、防己。

(2)功能及适应证:清肝解郁,降低血压。适应于治疗高血压、高脂血。

(3)用法用量:口服,每次 2 片,每日 3 次,维持量为:每日 2 片,或遵医嘱。

(4)注意事项:忌食辛辣食品,戒烟、戒酒。

七、病态窦房结综合征

(一)概述

病态窦房结综合征属中医的"惊悸""怔忡"等范畴,多与心血不足,心阳衰弱,水饮内停,淤血阻络等有关。临床辨证分型为心血不足、心阳不足,淤血阻络等。是由于窦房结及其周围组织病变而引起搏动功能和冲动传出障碍,产生多种心律失常的综合表现。多种病因如糖尿病、甲状腺机能减退或退行性变,冠心病等均可造成本病。临床上持续心动过缓为主要特征。本病多发生在中老年人,原发性房颤,青年常患有风心病、病毒性心肌炎等。

(二)临床特点

1.症状

发病隐匿,病程缓慢,常表现有黑矇、昏厥、意识短暂丧失、乏力、记忆力下降、胸闷等。窦房结的功能衰竭应排除药物、神经或代谢紊乱等诱发因素,表现窦房传导阻滞或窦房停搏等。

2.体征

听诊:可见心率缓慢,心率低于 50 次/分钟。

3.辅助检查

心电图检查可见持续而缓慢的窦性心动过缓,且并非由于药物引起;窦房传导阻滞或窦性停搏;心动过缓—心动过速综合征。

(三)常用中成药治疗

1.血塞通片

(1)主要成分:三七总皂甙。

(2)功能及适应证:活血化瘀,脉经活络。抑制血小板聚集,适应于脑络淤阻,中风偏瘫,心脉淤阻,胸痹心痛。常用于脑血管病后遗症,冠心病,心绞痛等。

（3）用法用量:口服,每次 50～100mg,每日 3 次。

（4）注意事项:忌食辛辣食品,忌烟酒,孕妇慎服。

2.通心络胶囊

（1）主要成分:人参、水蛭、全蝎、土鳖虫、蜈蚣、蝉蜕、赤芍、冰片、檀香、降香、乳香、酸枣仁。

（2）功能及适应证:益气活血,通络止痛。常用于冠心病、心绞痛。

（3）用法用量:口服,每次 2～4 粒,每日 3 次,4 周为一疗程。轻度、中度患者服用每次 2 粒,每日 3 次;重度患者每次 4 粒,每日 3 次,症状明显减轻,心电图改善后,可每次 2 粒,每日 3 次。

（4）注意事项:服药后胃部不适者改为饭后服,个别患者用药后可出现胃部不适或胃痛。出血性患者,孕妇、经期妇女、阴虚火旺型中风患者禁用。

（四）现代进展

1.温阳复脉汤

熟附子 9g(先煎),红人参 9g(另煎),五味子 9g,炙甘草 9g,川芎 9g,炙黄芪 24g,桂枝 12g,干姜 6～9g,麦门冬 15g,生地黄 15g,丹参 15g,仙灵脾 15g。胸闷者加全栝楼 15g、枳壳 9g;心悸、失眠明显者加酸枣仁 15g、远志 9g、生龙骨、生牡蛎各 15g;头晕较重或血压增高者加天麻 9g、枸杞子 12g;淤血明显者加桃仁、红花各 9g。每日 1 剂,水煎 3 次分服,30d 为 1 疗程。

2.阳和汤

麻黄 15g,鹿角胶 10g,熟地黄 20g,肉桂 10g,熟附子 20g,干姜 10g,红参 10g(另煎),炙甘草 15g。水煎,每日 1 剂,早晚分 2 次温服,15d 为 1 个疗程。一般观察 2～3 个疗程。心悸、自汗、活动后加重,加黄芪 25g、党参 15g;四肢厥冷、脉微、阴寒较甚,加细辛 3g、淫羊藿 15g;心悸失眠、面色少华,加当归 15g、夜交藤 20g、炒枣仁 15g;心悸不宁、舌红少津加生地黄 15g、黄精 15g、五味子 15g;胸部闷痛、舌苔腻者,加栝楼、枳实各 15g;胸部刺痛、舌有游点加丹参、川芎各 15g、三七粉 5g(冲服);面浮肢肿者加车前子、泽泻、茯苓皮各 15g;水肿较难消退加益母草 20g、泽兰 15g、王不留行 25g,以化淤利水;水肿伴喘咳加葶苈子、厚朴、杏仁各 15g。

3.乌头赤石脂丸加减

制川乌 10g,川椒 10g,干姜 10g,熟附子 12g,赤石脂 20g。心悸易发者加淮小麦、琥珀、龙骨、牡蛎;口干渴喜饮,多汗,舌红,脉细数加生地黄、麦门冬、柏子仁、阿胶;畏寒肢冷,脉沉缓加桂枝、巴戟天;气短、面色少华,舌淡,脉弱加党参、黄芪、当归;胸闷痛加全栝楼、郁金、香附;胸部剧痛如刺,舌边有淤斑或舌质紫暗加桃仁、红花、川芎、丹参;胸脘闷胀,咽梗泛恶,舌苔黄腻,脉滑加竹沥、半夏、石菖蒲。水煎,每日 1 剂,早晚分 2 次温服。15d 为 1 个疗程。治疗 3 个疗程后统计疗效。

八、低血压

（一）概述

属中医的"心悸"、"眩晕"范畴,以头晕目眩、神疲乏力为主症,临床辨证分型为气血亏虚、肾精不足等。当成年人收缩压＜12.0kPa,舒张压＜8.0kPa 时,称为低血压。可分为:原发性低血压,多见于女性,尤其是体质较弱者,多数无自觉症状。少数患者可见疲倦,头痛,头晕,心悸或心前区不适等。特发性直立性低血压:多见于中年男性,有站立时逐渐发生虚弱感,头晕,眼花,腿软,眩晕乃至昏厥,数年后易发生锥体外系和小脑系症状,如肢体强硬、粗大震颤、共济失调等。继发性直立性低血压:有明确病因,多见于神经系统、内分泌系统、心血管系统的疾病等,引起的血压下降。另外,降压药与镇静药使用不当,也可见低血压。治疗应针对原发病,原发性低血压和特发性直立性低血压查体无阳性体征。

(二)临床特点

1.症状

无自觉症状或有头痛,头晕,心悸,眼花,心前区不适等。

2.体征

收缩压 <12.0kPa,舒张压 <8.0kPa。

3.辅助检查

24h 动态血压监测可帮助了解血压的变化规律。

(三)常用中成药治疗

1.生脉注射液

(1)主要成分:红参、麦门冬、五味子。

(2)功能及适应证:益气养阴,复脉固脱。适应于气阴两亏,脉虚欲脱的心悸、气短,四肢厥冷、汗出、脉欲绝及心肌梗死、心源性休克、感染性休克等具有上述证候者。常用于冠心病、心肌炎、心律失常,脑血管病以及放、化疗后辅助治疗。

(3)用法用量:肌内注射:每次 2~4mL,每日 1~2 次。静脉滴注:每次 20~60mL,用 5% 葡萄糖注射液 250~500mL 稀释后使用,或遵医嘱。

(4)注意事项:孕妇及过敏体质者慎用。

2.灵芝胶囊

(1)主要成分:灵芝浸膏。

(2)功能及适应证:宁心安神,健脾和胃。适应于治疗身体虚弱、神经衰弱、失眠健忘等。

(3)用法用量:口服,每次 2 粒,每日 3 次。

(4)注意事项:忌食辛辣食品,戒烟、戒酒。

(四)现代进展

1.复方生压汤

党参 20g,麦门冬 15g,黄芪 30g,黄精 15g,白术 15g,山药 15g,当归 15g,生地黄 20g,补骨脂 5g,炙甘草 10g,麻黄 4g。水煎,每日 1 剂,早晚分 2 次温服。

2.四君升陷汤加减

生黄芪 20g,党参 30g,白术 10g,茯苓 10g,甘草 6g,知母 10g,桔梗 10g,升麻 10g,柴胡 10g。水煎,每日 1 剂,早晚分 2 次温服。阳虚加仙灵脾、炙熟附子、黄精、肉桂;阴虚加生地黄、白芍药、五味子、麦门冬;气虚减党参加人参;血虚加熟地黄、阿胶;失眠加酸枣仁、夜交藤;头痛眩晕加菊花、钩藤;心悸加珍珠母、柏子仁;精神委靡加远志、石菖蒲;心火上炎加黄连、栀子。

3.自拟方

人参 9g,黄芪 30g,黄精 30g,当归 12g,炙甘草 12g,熟附子 9g,枸杞子 18g,熟地黄 18g,白术 15g,木香 9g,陈皮 9g,大枣 7 枚。水煎服,每日 1 剂,早晚温服。脾胃虚弱明显加砂仁 12g、茯苓 12g;肝肾阴虚明显加龟板胶 9g(冲)、麦门冬 12g、五味子 9g;脾肾阳虚明显加鹿角霜 9g

（冲）；心脾两虚明显加山茱萸12g、柏子仁15g。

九、病毒性心肌炎

（一）概述

病毒性心肌炎属于祖国医学的"惊悸""怔忡"范畴，多由于心理、社会压力应激等使机体免疫力下降而患病，以心慌气短、乏力疲倦为主证，临床辨证分型为心气不足、心神不宁、心阳虚弱、心阴不足、阴虚火旺等。是以心肌病变为主的实质性病变和以间质为主的间质性病变。典型改变以心肌间质增生、水肿及充血为主，内有大量炎性细胞浸润等。可以发生于任何年龄，临床上以儿童、青少年发病率较高。多有上呼吸道或肠道感染病史，以夏秋季节发病率较高。发病机制分为两个阶段：第一阶段是病毒经血流直接侵犯心肌所致的溶解细胞的作用，第二阶段是免疫机制产生的心肌损伤。

（二）临床特点

1. 症状

发病年龄以儿童和青少年多见，半数患者有上呼吸道感染史，心脏受累表现常有心悸、气短、心前区不适。

2. 体征

可见心动过速，第一心音低钝，久病可见心脏扩大。

3. 辅助检查

心电图有明显改变，如：偶发及频发期前收缩以外的异位节律，窦房阻滞，Ⅰ、Ⅱ、Ⅲ度房室传导阻滞，各种束枝阻滞，标准Ⅲ导联外的S－T改变连续3d以上或运动实验阳性等。

血心肌酶增高、病毒中和抗体阳性。

（三）常用中成药治疗

1. 丹参注射液

（1）主要成分：丹参。

（2）功能及适应证：通脉养心，活血化瘀，适应于胸闷、心绞痛。

（3）用法用量：肌内注射，每次2～4mL，每日1～2次。静脉滴注，每次10～20mL（用5%葡萄糖注射液100～500mL稀释后使用），每日1次或遵医嘱。

（4）注意事项：①本品不宜在同一容器中与下列药物混合使用：氨基糖苷类抗生素，如硫酸庆大霉素，硫酸阿米卡星，硫酸妥布霉素，硫酸萘替米星（尼泰欣）等注射液。生物碱盐类，如盐酸罂粟碱、利血平、盐酸络贝林（盐酸山梗菜碱）、硫酸阿托品、硫酸麻黄碱、硝酸士的宁等注射液。人工合成的含氮杂环类有机盐类化合物，如盐酸雷尼替丁、盐酸硫胺（维生素B_1）、盐酸吡多辛（维生素B_6）、盐酸氯丙嗪（冬眠灵）、盐酸异丙嗪（非那根）、乳酸环丙沙星、心得安等注射液。其他，如蛋白质和重金属盐类。②本品是纯中药制剂，保存不当可能影响产品质量，所以，使用前必须对光检查，发现药液出现混浊、沉淀、变色、漏气等现象时不能使用。③偶见过敏反应。对本类药物过敏或严重不良反应病史者慎用。

2. 补心气口服液

（1）主要成分：黄芪、麦门冬等。

（2）功能及适应证：补益心气，理气止痛。适应于心悸乏力，头晕气短等心气虚损型胸痹心痛。

（3）用法用量：饭后服用，每次 4 粒，每日 3 次。20d 为 1 疗程。

（4）注意事项：忌食辛辣油腻烟酒，孕妇忌服。

（四）现代进展

1. 分期治疗方

初期（2 周以内）：症见发热，咽痛，咳嗽，咳痰，或腹痛，泄泻，心悸，气短，胸闷，舌尖红，苔薄黄，脉疾数或结代。药用金银花 15g、连翘 15g、板蓝根 30g、黄连 10g、苦参 10g、当归 10g、赤芍 10g、丹参 30g、栝楼 15g、麦门冬 10g、生黄芪 15g。热邪重者加生石膏 30g、黄芩 10g、栀子 10g；咽喉红肿痛甚者加牛蒡子、射干各 10g；咳嗽痰多者加川贝母 10g；心悸甚者加炙甘草 15g、炒枣仁 15g；泄泻者加白术 15g、薏苡仁 15g；痄腮肿痛者加夏枯草 15g。

中后期：症见心悸怔忡，气短乏力，胸闷胸痛，自汗或盗汗，舌质嫩红，或有淤点，苔薄白，脉细数无力或结代。药用生黄芪 30g、太子参 15g、苦参 10g、丹参 30g、当归 10g、麦门冬 10g、生地黄 15g、酸枣仁 30g、赤芍 10g、栝楼 10g、板蓝根 30g、炙甘草 10g。胸闷痰多者加半夏 10g；自汗甚者加龙骨、牡蛎各 20g；胸痛甚者加延胡索、蒲黄、五灵脂、薤白各 10g。每日 1 剂，水煎分早晚 2 次温服，10d 为 1 个疗程，连用 3 个疗程。

2. 三参通脉饮

党参 30g、丹参 30g、北沙参 30g、生龙骨 30g、茯苓 10g、白术 30g、柏子仁 15g、酸枣仁 24g、甘松 9g、炙甘草 9g。水煎，每日 1 剂，早晚分 2 次温服。4 周为 1 疗程。邪热留滞，低热，咽痛，口干苦，苔黄腻，加金银花、连翘、川黄连、苦参；痰浊阻络，胸脘胀满，纳呆，口中黏腻，大便不实，苔白腻，加法半夏、川贝母、厚朴、郁金；心气虚甚，动则气短，精神疲乏，自汗，舌质淡胖，加黄芪、白参或红参；心阴虚甚，五心烦热，口干，不寐，舌质红胖嫩，加天冬、麦门冬、玉竹。

3. 升阳益心汤

人参 12g、莲子 12g、半夏 12g、五味子 12g、甘草 12g、肉苁蓉 15g、栝楼 15g、黄连 15g、虎杖 15g、连翘 15g、枸杞子 15g、柏子仁 15g、大青叶 18g、黄芪 20g、丹参 20g。每日 1 剂，水煎服，1 日 3 次。并配合以西药 ATP、肌苷、维生素 C 等药物治疗。

（姚喜才）

第二节　神经系统疾病

一、眩晕

（一）概述

眩晕属于祖国医学的"眩晕"范畴，临床辨证分型为肝肾亏虚，肝阳上亢，痰湿中阻，气血亏虚等。是一种主观感觉，可由多个系统病变引起。因病因不同而有不同的名称，真性眩晕又叫做旋转性眩晕，患者自感周围景物向一个方向旋转或自身旋转。耳性眩晕又叫做周围性眩晕，一般是指前庭神经颅外段的病变所致。脑性眩晕又叫做中枢性眩晕，是指前庭神经颅内段连同其神经核、大脑、小脑等病变引起的眩晕。常见的病因如动脉硬化、颈椎外伤后瘢痕挛缩导致脊神经受压，椎动脉反射性痉挛晚期椎间盘纤维环钙化骨性融合为脊柱强直，不可逆转，致残率高,颈椎骨质增生、颈椎蜕变、椎体间轻度滑移,均可导致椎间孔狭小,压迫椎动脉和神经根而眩晕。

(二)临床特点

1.周围性眩晕

(1)梅尼埃病:又叫做膜迷路积水。眩晕反复发作,伴恶心、呕吐、耳鸣、出汗、面色苍白、腹痛、腹泻,若病情不能控制则发展为耳聋。

眩晕发作时,睁眼时自感周围环境或房子旋转,闭眼时则感觉自身在转动,睁眼可使症状加重,因症状较重患者不能走路和站立故常闭目静卧,急性发作时可伴有节律眼球震颤,属非炎症性内耳病变。

(2)迷路炎:常由中耳炎直接破坏骨壁引起,个别由于炎症扩散引起,检查可见鼓膜穿孔,严重者可有眼球震颤,平衡失调,听力丧失,除眩晕、恶心、呕吐、出汗等外,全身症状较重。

(3)迷路卒中:突发眩晕、伴恶心、呕吐、出汗等外,无听力丧失及耳鸣,多见于老年人迷路动脉病变所致。

(4)晕动病:内耳迷路受机械刺激所致,眩晕的发作常由于乘船、乘车等引起。

(5)听神经瘤:除眩晕、恶心、呕吐等症状外,病变侧角膜反射的损害,较早出现。

2.中枢性眩晕

(1)椎—基底动脉供血不足:眩晕呈摆动性、旋转性、地面移动、站立不稳,常伴共济失调等。

(2)多发性硬化症:眩晕、恶心、呕吐等外,多见眼震,少见耳聋耳鸣,锥体束症多见。

3.躯体疾病所致眩晕

躯体疾病所致眩晕有心血管疾病、高血压、低血压、糖尿病、贫血等。

(三)常用中成药治疗

1.华佗再造丸

(1)药物组成:川芎、吴茱萸、冰片。

(2)功能及适应证:活血化瘀,行气止痛,化痰通络。适应于淤血或痰湿痹阻经络之中风瘫痪,拘挛麻木,口眼歪斜,语言不清。

(3)用法用量:口服,每次4~8g,每日2~3次。重症每次8~16g或遵医嘱。常用量,每次8g(48~50粒),早晚各1次,连服10d,停药1d,30d为1疗程,可以连服3个疗程。预防量与维持量1次4g,早晚各服1次。

(4)注意事项:孕妇忌服。服药期间如有燥热感,可用白菊花蜜糖水送服,或减半服用,必要时可暂时停服1~2d。

2.脑立清丸

(1)主要成分:磁石、赭石、珍珠母、清半夏、神曲(炒)、牛膝、薄荷、脑冰片。

(2)功能及适应证:平肝潜阳,醒脑安神。适应于治疗头晕目眩、耳鸣口苦、心烦难寐。

(3)用法用量:口服,每次10粒,每日2次。

(4)注意事项:①孕妇忌服。②体弱虚寒者不宜服,其表现为气短乏力、倦怠食少、面色苍白、大便稀溏。③有肝脏疾病、肾脏疾病者应在医师指导下服用。④按照用法用量:服用,长期服用应向医师咨询。⑤药品性状发生改变时禁止服用。⑥儿童必须在成人监护下服用。⑦请将此药品放到儿童接触不到的地方。⑧如正在服用其他药品,使用本品前应咨询医师和药师。

（四）现代进展

1.参芪通脉汤

黄芪 30g,白术 15g,当归 15g,丹参 30g,川芎 20g,葛根 20g,水蛭 3g,地龙 6g,桔梗 6g。水煎,每日 1 剂,分 2 次内服。若自汗出者,加浮小麦 30g、防风 12g;脘闷、腹胀、纳呆者,加白豆蔻 9g、砂仁 6g、木香 6g;泄泻、便溏者,加薏苡仁 30g、泽泻 15g、炒扁豆 15g;怔忡、不寐者,加珍珠母 30g、远志 10g、酸枣仁 15g。

2.抑眩汤

陈皮、半夏、茯苓、枳壳、竹茹、银杏叶各 10g,甘草 6g,白茅根、葛根各 30g,仙鹤草、天麻各 15g,蜈蚣(冲服)2 条。水煎,每日 1 剂,分 2 次内服。眩晕较重,呕吐频发者,加旋覆花、代赭石、生姜各 10g 以镇逆止吐;若脘闷不适,舌苔厚腻,加白豆蔻 9g、砂仁 6g 芳香化湿;头目胀痛,心烦口苦,渴不欲饮,舌苔黄腻,脉弦滑者加黄连、黄芩各 6g 清热泻火;耳鸣重听,加郁金、石菖蒲各 10g 以化痰开窍;失眠者加远志 10g、炒枣仁、夜交藤、珍珠母各 30g 镇静安神;大便秘结者,加大黄 6g。

3.自拟方

杜仲 30g,仙茅 30g,仙灵脾 30g,葛根 30g,天麻 20g,茯苓 20g,白术 15g,桑寄生 20g,法半夏 10g,黄芪 30g,当归 15g,川芎 15g,甘草 10g。水煎,每日 1 剂,分 2 次内服。伴有头目胀痛、耳鸣等肝阳上亢表现者,加生石决明 30g、钩藤 15g;伴有形寒肢冷、健忘恍惚、智力减退等肾精不足表现者加熟地黄 30g、茱萸肉 15g、菟丝子 15g;伴有胸腹满闷、恶心欲呕等痰浊壅盛表现者加制南星 10g、白豆蔻 10g;伴舌质紫暗,淤血明显者加赤芍 10g、地龙 10g。同时静脉滴注葛根素注射液 500mg,每日 1 次。

二、偏头痛

（一）概述

偏头痛是指由于血管舒缩功能发作性不稳定及某些体液物质暂时改变引起的头痛。发作时可有偏盲、视幻觉等脑功能短暂障碍先兆,或有恶心、呕吐等自主神经功能紊乱表现,45% ~ 55%的患者有家族史。一般认为,由于某种原因使 5 - 羟色胺含量增高,导致颅内动脉收缩,相应的脑细胞功能障碍。继之血 5 - 羟色胺代谢增强排泄增多,颅外动脉扩张而头痛发作,部分 5 - 羟色胺、缓激肽、组胺使血管壁痛觉阈值降低及血管壁发生无菌性炎症而加剧头痛。中医认为头为"诸阳之会"、"清阳之府",髓海所在,六腑清阳之气,五脏精华之血,皆上注于头,凡六淫之邪外袭上犯于头,阻抑清阳或内伤诸疾,致气血逆乱,淤阻经络,脑失所养,头痛发作。临床辨证分型为肝阳上亢、肾精不足、气虚血亏、淤血阻络、脾虚痰蒙。

（二）临床特点

1.症状

发作性头痛,常为一侧性、双侧或者全头的搏动性疼痛或肿痛,多不超过 24h,有的也可长达数日。情绪激动、疲劳、月经来潮均可诱发,临床症状为明显的自主神经症状如:恶心、呕吐、便意、面色苍白等,呕吐过后常常想睡,醒后症状消失。眼型者:头痛发作之前常有发作性黑矇、闪辉暗点等先兆,持续数分钟或数十分钟。普通型者:只见上述症状。椎基底动脉型者:以耳鸣、眩晕、够音及吞咽障碍、咽部异物感等为先兆。眼肌麻痹型:发作时伴有眼肌麻痹。偏瘫型:发作时伴有肢体一过性偏瘫,或有家族遗传史。

2.辅助检查

脑阻抗血流图:头痛期呈现高血容量,头痛前期呈现低血容量。

(三)常用中成药治疗

1.镇脑宁胶囊

(1)主要成分:川芎、藁本、细辛、天麻、水牛角、丹参等。

(2)功能及适应证:熄风通络。适应于内伤头痛,动脉硬化,或伴有恶心、呕吐、视物不清、肢体麻木、头晕耳鸣等。常用于高血压,动脉硬化,血管神经性头痛。

(3)用法用量:口服,每次4~5粒,每日3次。

(4)注意事项:阴虚阳亢者慎用。忌食辛辣食品,戒烟酒。

2.正天丸

(1)主要成分:川芎、当归、红花、细辛、防风、独活、附子等。

(2)功能及适应证:舒风活血,养血平肝,通络止痛。适应于治疗外感风邪、淤血阻络、血虚失养、肝阳上亢引起的多种头痛。常用于治疗神经性头痛、颈椎病性头痛、经前头痛。

(3)用法用量:口服,饭后服用,每次6g,每日2~3次,15d为1疗程。

(4)注意事项:忌食辛辣食品,戒烟酒。孕妇忌服。

(四)现代进展

1.通络消痛汤

川芎20g,当归15g,细辛3g,蜈蚣3g,白芷10g,防风8g,丹参15g,薄荷5g,白芍药15g,黄芪15g,三七3g,炙甘草10g。前额头痛者加白芷至20g;后枕头痛者加羌活10g;巅顶头痛者加藁本10g;单侧头痛者加柴胡10g;部位不固定者加白僵蚕15g、天麻10g;头晕者加天麻10g、枸杞子15g;眼眶胀痛者加菊花10g、蔓荆子10g;心烦失眠者加酸枣仁15g;恶心呕吐者加半夏10g;心悸者加远志10g、珍珠母15g(先煎);耳鸣者加菊花10g、灵磁石15g(先煎)。服药期间戒烟酒,忌食辛辣、肥腻食物。

2.镇偏汤

川芎30g,当归、全蝎、白芍药各15g,细辛3g,木瓜20g,桃仁、红花各10g。水煎服,每日1剂,分早晚2次温服。气血不足者加黄芪30g、何首乌20g,生地黄、党参各15g;肝阳上亢者加石决明30g、钩藤15g、野菊花20g;肝气淤滞者加柴胡10g、香附15g;肝肾不足者加川断、枸杞子、牛膝各10g、吴茱萸15g;前额痛加白芷12g;后枕痛加藁本10g;巅顶痛者加细辛5g;太阳穴痛加柴胡12g;阴虚明显见五心烦热、口干者加北沙参30g、石斛10g;妇女经期头痛当归量宜大于川芎(当归25g、川芎15g);每因风寒外感而发者加荆芥、防风各10g。

3.自拟方

地龙15g,丹参30g,防风12g,天麻10g,川芎12g,当归20g,黄芪30g,白术10g,菊花15g,熟地黄20g,酸枣仁30g,合欢皮10g,远志6g,甘草6g。水煎,每日1剂,分早晚2次温服。偏左侧或右侧痛加柴胡12g、黄芩12g;后枕部痛加羌活10g、藁本10g;前额痛加白芷10g、葛根10g;巅顶痛加吴茱萸5g。服药期间忌烟、酒、茶及其他刺激性食物。

三、失眠症

(一)概述

失眠症属于祖国医学"不寐"的范畴,轻者入寐困难,或寐而不甜,时寐时醒,醒后不能再寐,严重者可整夜不能入寐。多由于心理社会因素,郁而化火,扰动心神,或膏粱厚味,蕴成痰热,上扰心神,或心虚胆怯,心神不安,或思虑劳倦,内伤心脾。以失眠、头晕、心悸、健忘、心神不安为主症。临床辨证分型为肝郁化火、痰热内扰、心脾两虚、心胆气虚等。是指长时间、持续性睡眠的质和量让人不满意的状态,其原因有:环境的、心理的、生理的、精神疾病、药物、饮食及因工作倒班睡眠节律的改变等。

(二)临床特点

(1)难以入睡、早醒、睡眠浅表。

(2)睡眠感缺乏。

(3)失眠每周发生3次,且持续1个月以上伴有社会功能损害、苦恼、精神活动效率低下。

(三)常用中成药治疗

1.脑心舒口服液

(1)主要成分:蜜环菌浓缩液、蜂王浆。

(2)功能及适应证:滋补强壮,镇静安神。适应于治疗身体虚弱,心神不安,失眠多梦,神经衰弱,头目眩晕等。

(3)用法用量:口服,每次10mL,每日2次。

(4)注意事项:忌食辛辣食品,戒烟、酒。

2.乌灵胶囊

(1)主要成分:乌灵菌粉。

(2)功能与适应证:补肾健脑,养心安神。适应于心肾不交所致的神经衰弱,伴有失眠健忘,腰膝酸软等。

(3)用法用量:口服,每次3粒,每日3次或遵医嘱。

(4)注意事项:忌食辛辣、油腻、烟酒、咖啡、茶叶。

(四)现代进展

1.归脾汤加减

白术30g,茯苓神30g,黄芪30g,龙眼肉30g,酸枣仁30g,党参15g,木香15g,甘草8g,当归3g,远志3g,生姜5片,大枣1枚。若不寐较重者,加五味子9g、柏子仁15g养心安神,或加夜交藤、龙骨、牡蛎各15g镇心安神;若偏心血虚,头晕心悸,面色无华,加熟地黄、白芍药、阿胶各15g以养心血;若脾失健运,气虚痰阻,见脘痞纳呆,便溏,苔滑腻,去当归,加白扁豆12g、薏苡仁15g、制半夏9g、陈皮9g、茯苓15g、厚朴9g以健脾理气化痰。每日1剂,水煎,分2次服,1个月为1个疗程。

2.解郁安神汤

柴胡10g,白芍药10g,当归10g,白术10g,茯苓10g,玄参10g,生地黄10g,麦门冬15g,五味子15g,浮小麦15g,知母8g,川芎8g,柏子仁8g,酸枣仁8g,生龙骨20g,甘草5g。水煎,每日1剂,分早晚2次温服。若兼胸闷、胁胀、善太息者,可加郁金、香附疏解肝郁;如心血不足者,可加熟地黄、阿胶养心血;如见脘闷纳呆,苔滑腻者,加半夏、陈皮、厚朴以健脾理气化湿。

3.逍遥丸

当归10g,柴胡10g,远志10g,白芍药15g,茯苓神15g,白术15g,夜交藤15g,柏子仁20g,酸枣仁30g,珍珠母30g,甘草5g。临床根据病症适当加减,若肝郁化火,加牡丹皮、栀子、丹参、莲子心;血虚较甚加生地黄、龙眼肉;脾虚较甚加太子参。服用方法:水煎,每日1剂,分2次温服,服法遵"日午夜卧服",一煎午睡前服,二煎晚间睡前服。晚餐后禁饮茶及咖啡。

四、坐骨神经痛

(一)概述

属于祖国医学的"痹症"范畴,多由于素体虚弱,营卫不固,风寒湿邪流注肌肉关节筋脉,气血运行不畅而发病,临床辨证分型为行痹、痛痹、着痹、热痹。是指沿坐骨神经分布区域产生的疼痛,统称为坐骨神经痛。坐骨神经痛是一种症状,可因多种原因引起。一般分为原发性和继发性,原发性系指由于坐骨神经本身的病变所引起,寒冷潮湿多为诱因;继发性即继发于其他疾病所影响之后,坐骨神经受到相应病变影响而发病,有根性和干性之分,根性病变位于坐骨神经的椎管内部分,常见的有腰椎间盘突出症、脊椎结核、外伤等;干性病变位于坐骨神经干的椎管外,常见的有髋、骶髂关节的炎症,盆腔疾患如炎症、肿瘤、妊娠子宫压迫等以及坐骨神经炎等。

(二)临床特点

1.症状

多有受寒或外伤史,沿坐骨神经分布区域的放射性疼痛,当神经根受压时,喷嚏、咳嗽等动作均可引起疼痛加重,患者常常采取保护性姿势(如侧弯着腰等)以减轻疼痛。

2.体征

有坐骨神经分布区域轻重不一的压痛点,感觉、运动障碍如患肢拇趾背屈力弱,跟腱反射消失,小腿外侧感觉减退,坐骨神经牵拉征阳性。

根据临床病史,坐骨神经分布区域的疼痛,腰椎 CT 和磁共振可明确诊断。

(三)常用中成药治疗

1.祖师麻片

(1)主要成分:祖师麻浸膏。

(2)功能及适应证:祛风除湿,活血止痛。适应于治疗风湿痹症。适应于治疗关节炎、类风湿性关节炎。

(3)用法用量:口服,每次 3 片,每日 3 次。

(4)注意事项:有胃病的患者可以饭后服用,并且配合健胃药品使用。

2.强力天麻杜仲胶囊

(1)主要成分:天麻、杜仲(盐制)、制首乌、附子(制)、羌活、当归、生地黄、玄参、川牛膝。

(2)功能及适应证:散风活血,舒筋止痛。适应于中风引起的筋脉挛痛、肢体麻木、行走不便、腰腿酸痛、头痛头昏。

(3)用法用量:口服,每次 2~3 粒,每日 2 次。

(4)注意事项:忌食辛辣食品,戒烟、戒酒。

(四)现代进展

1.活络定痛饮

白芍药 15g,秦艽 15g,姜黄 15g,海桐皮 15g,怀牛膝 15g,络石藤 15g,地龙 30g,桑寄生 30g,木瓜 10g,川芎 10g,甘草 10g,鸡血藤 25g,防己 25g,制川乌 6g。腰痛甚者加杜仲、独活各 15g;下肢痛甚加鬼箭羽、没药各 10g;如风热痛加黄连 15g、忍冬藤 25g。水煎,每日 1 剂,分 2~3 次服,药渣熏洗局部,每日 2 次。

2.益肾除痹汤

桑寄生 15g,牛膝 15g,茯苓 15g,当归 12g,独活 12g,知母 12g,苍术 12g,黄芪 25g,乳香 9g,小茴香 6g。水煎,每日 1 剂,分早晚 2 次内服。下肢关节屈伸不利者加木瓜、鸡血藤;痛剧者加威灵仙、细辛、延胡索;夜尿多者加淫羊藿、狗脊;气滞血淤者加桃仁、红花、没药;寒湿甚者加细辛、熟附子;骨质增生者加狗脊、补骨脂、木瓜;椎间盘突出者加三七、泽兰、全虫。

3.乌附麻辛桂姜汤加味

制川乌 12g,熟附子 12g,麻黄 6g,细辛 6g,桂枝 10g,干姜 10g,川牛膝 12g,蜈蚣 1 条,乳香 10g,没药 10g,甘草 6g,生姜 3 片,大枣 5 枚。水煎,每日 1 剂,分早晚 2 次内服。10d 为 1 疗程,间隔 3d 续服下 1 疗程。若气虚重者加黄芪 30g;血虚重者加当归 10g;肾虚者加杜仲 12g;麻木不仁者加鸡血藤 30g;重着沉困者加防己 10g、薏苡仁 30g;湿热明显者去制川乌、熟附子、干姜,加忍冬藤 30g、薏苡仁 30g、防己 10g。

五、多发性神经炎

(一)概述

多发性神经炎也叫做周围神经炎、末梢神经炎。主要病理演变是轴索的变性,节段性脱髓鞘及神经细胞的变性。其病因复杂,常见的有服用某些药物,某些代谢障碍性疾病如 B 族维生素缺乏、酒精中毒、CO 中毒、糖尿病以及感染所引起的如带状疱疹、流感、菌痢等。病变或单纯侵犯运动神经纤维或感觉神经纤维,常对称发病,下肢多较重。个别病例表现为单侧以手套袜套样感觉障碍分布,初期感觉过敏,以后随病情发展可有感觉减退或消失,由于肌张力减退、肌萎缩而运动异常。如果自主神经异常则手足多汗、潮红、皮肤变薄、角化过度等。常急性起病,少数为慢性起病,从远端开始。病情恢复则从近端开始,属于祖国医学的"痿证"、"痹证"范畴,多由于感受湿邪、湿热,耗伤津液,内因劳倦体虚,气血阴精亏损,涉及肺、脾、胃、肝、肾。辨证分型为肝肾亏虚、脾胃虚寒、湿热侵袭、气血不足等。

(二)临床特点

1.症状

多见继发于感染、中毒、内分泌病、结缔组织病等。临床表现为肢体末端对称性手套袜套样感觉障碍。可有原发病的症状和体征,自主神经和瘫痪症状。

2.体征

感觉、运动、自主神经功能不同程度的损害,膝反射大多减弱,个别亢进。

3.辅助检查

肌电图可有运动、感觉传导速度变慢等下运动神经元变性损害征。

临床根据曾服用某些药物或感染、中毒等病史,结合肌电图和特征性的对称性、肢体末端对称性手套袜套样感觉障碍可做出诊断。

(三)常用中成药治疗

1.葛根素葡萄糖注射液

(1)主要成分:葛根素等。

(2)功能及适应证:通脉活络。适应于治疗心绞痛,心肌梗死。

(3)用法用量:静脉滴注,1 次 0.5g(250mL),每日 1 次,缓慢滴注 3h,10d 为 1 个疗程。

(4)注意事项:有出血倾向者慎用,个别病例出现皮肤瘙痒、头痛头昏、皮疹等,停药后可自行消失。偶见谷丙转氨酶轻度升高。

2. 骨康胶囊

（1）主要成分：补骨脂、续断、三七。

（2）功能及适应证：消肿止痛，舒筋通络，补肾壮骨。适应于治疗骨折。

（3）用法用量：口服，每次 3～4 粒，每日 3 次。

（4）注意事项：孕妇禁用。

（四）现代进展

1. 祝氏消痹汤

川芎 10g，肉桂 6g，薏苡仁 30g，伸筋草 10g，生白芍药 10g，杜衡（马蹄香）2g，人参（高丽参）8g，金雀根 10g，白术 15g，鸡血藤 20g，枫荷梨 15g，鹿茸 7g，黄精 10g。疼痛甚者加红花、桃仁；自汗者加红枣、浮小麦；病在上肢者加桑枝、姜黄；病在下肢者加川牛膝、淫羊藿。水煎，每日 1 剂，早晚分 2 次内服，药渣再加水 2000mL、天仙子 15g，水煎取汁 1500mL 外用，熏洗患肢，每日 2 次。

2. 补阳还五汤

生黄芪 30～60g，赤芍、丹参、薏苡仁、忍冬藤各 15g，当归、桃仁、牡丹皮、地龙、僵蚕各 10g，川芎、红花各 6g。水煎，每日 1 剂，分 2 次内服。偏热者加知母、丝瓜络各 10g；偏寒者加桂枝 10g、细辛 5g；夹湿者加苍术、防己各 10g；纳呆者加鸡内金 10g、炒麦芽 15g；气血虚弱明显者酌加党参 15g、白术 10g、熟地黄 15g、枸杞子 10g、杜仲 10g。

3. 马钱子散

马钱子（生）300g，牛膝、甘草、麻黄、僵蚕、苍术、全蝎、乳香、没药各 36g。将牛膝、甘草、麻黄、苍术、全蝎、僵蚕用沙锅炒成黄色（避免炒得过度），粉碎过罗。将乳香、没药用盖房子瓦炒至基本不起泡为止（不要炒焦，以免影响药效），研末。马钱子用凉水浸泡，春夏 10～15d，3d 换水 1 次，秋冬 15～20d，5d 换水 1 次，以泡透为度。泡透后剥去皮，劈开心（皮心有毒，要深埋，以免中毒），再用凉水洗 2～3 次，切成细条晒干。用香油炸至起小泡呈黄褐色为度，急速捞出，防止过老，立即研末过罗（防止时间过长还性）。最后把诸药混匀，即成马钱子散。强壮者每次 1.89～2.84g，最多不超过 3.15g；年老体弱者每次 1.57～1.89g，儿童 0.63～1.26g。每晚临睡前用 30～60mL 黄酒冲服，白开水亦可。

六、重症肌无力

（一）概述

重症肌无力属于祖国医学的"痿证"范畴，是指肢体筋脉弛缓，无力软弱，久之则肌肉萎缩的一种病症。多由于感受湿邪、湿热，耗伤津液，内因劳倦体虚，气血阴精亏损，涉及肺、脾、胃、肝、肾。

辨证分型为肝肾亏虚、气血不足、脾胃虚寒、湿热侵袭等。是一种自身免疫性疾病，病变发生在神经肌肉的接头处。

本病与胸腺病变有关，重症肌无力患者切除胸腺后，症状可有不同程度缓解。病的早期，休息可使症状减轻。晚期，休息也不能缓解。晨轻暮重是本病的特点。临床上多先侵犯眼肌，表现眼睑下垂，以后可逐渐累及的肌肉有吞咽肌、颈肌、面肌、上下肢的肌肉，终至腹肌、肋间肌受累而呼吸困难危及生命。

（二）临床特点

1. 症状

大多起病缓慢，个别急性发病，横纹肌无力为主要临床表现，晚重晨轻，患肌多次活动后症状加重，疲乏无力，休息后减轻，临床以眼外肌最先受累较多，其次是咀嚼肌、吞咽肌，当累及呼吸肌时出现重症肌无力危象，个别累及四肢肌肉。

2. 辅助检查

新斯的明等抗胆碱酯酶类药物可使症状改善，免疫球蛋白及乙酰胆碱受体抗体效价测定呈现增高，胸腺检查或见肥大。

（三）常用中成药治疗

1. 参苓白术散

（1）主要成分：人参、茯苓、白术（炒）、山药、白扁豆（炒）、莲子、薏苡仁、砂仁、桔梗、甘草。

（2）功能及适应证：健脾益气。适应于治疗体虚乏力。食少便溏。

（3）用法用量：口服，每次1袋，每日2～3次。

（4）注意事项：①泄泻兼有大便不通畅，肛门有下坠感者忌服。②服用本药时不宜同时服用藜芦、五灵脂、皂荚及其制剂。③不宜喝茶和吃胡萝卜以免影响药效。④不宜和感冒类药同时服用。⑤高血压、心脏病、肾脏病、糖尿病患者及孕妇应在医师指导下服用。⑥本品宜饭前服用或进食同时服。⑦按照用法用量：服用，小儿应在医师指导下服用。⑧服药2周后症状未改善应去医院就诊。⑨药品性状发生改变时禁止服用。

2. 八珍冲剂

（1）主要成分：党参、白术、茯苓、甘草、当归、川芎、白芍、熟地黄等。

（2）功能及适应证：气血双补。适应于治疗各种气血两虚所致的贫血、免疫功能低下与失衡的患者；具有升白细胞及抗辐射损伤功能，常用于肿瘤患者的放疗、化疗前后的辅助治疗以及妇女的月经不调、月经过多、产后出血等。

（3）用法用量：温开水冲服。普通患者：每次3.5g，每日2次，疗程2周。肿瘤患者：建议每次7g，每日3次，疗程2周，或遵医嘱。

（4）注意事项：忌食辛辣食品，戒烟、戒酒。

（四）现代进展

1. 自拟方

山药10g，当归15g，麦门冬10g。气虚明显加黄芪30g；肝阴虚加枸杞子20g；肺热加藿香6g、知母15g；肝热加菊花10g；清热用小柴胡汤加减：柴胡10g，黄芩10g，党参15g，半夏12g，甘草10g。

2. 自拟强力水丸

熟地黄30g，龟板20g，枸杞子20g，黄精30g，穿山甲20g，黄芪60g，白芍药30g，粉碎制成水丸装瓶备用。患者口服上药每日3次，每次5～10g，小儿酌减，3个月为1疗程，同时嘱患者保持思想乐观，预防感冒，勿疲劳，禁用氨基苷类、磺胺类等药物。连续用药3个疗程。

3. 参龟培元冲剂

人参30g，黄芪30g，白术10g，龟板20g，何首乌15g，山茱萸25g，穿山甲3g，陈皮6g。复视、斜视者加枸杞子30g、白芍药15g，以补肾柔肝；痰湿内停，舌苔白腻厚重者去龟板、山茱萸，加丝瓜络12g、路路通12g，以化湿通络；四肢无力者加狗脊15g、杜仲12g，以补肾强筋；双目凝视者加石菖蒲 12g、天麻 12g,以通窍明目;吞咽困难者加紫河车 20g、鹿角胶 15g,以大补气血。每袋 6g,成人每次服 12g,每日 3 次;儿童每次服 6g,每日 3 次。

七、癫痫

(一)概述

癫痫属于祖国医学的"痫证",发作时,精神恍惚,甚者突然仆倒,不省人事,口吐白沫,两目上视,四肢抽搐,或口中如做羊叫声。多由于先天因素,突受惊恐,饮食不节,劳累过度,痰浊内阻,气机逆乱,风阳内动。临床辨证分型为肝风痰浊、肝肾阴虚、痰热内阻、脾虚胃弱等。是一种慢性疾病,反复发作。

其病理改变是脑灰质神经元群的过度异常放电。分为原发性和继发性,原发性病因不清,继发性病因包括感染、血管病、肿瘤、脑外伤、中毒等。癫痫发作常以疲劳、感染、突然停服药、便秘、过敏等为诱因。精神运动性发作多由间脑、额、颞皮质病变引起。视觉性发作多由对侧枕叶病变引起,局灶运动性发作多由对侧中央前回病变引起。

(二)临床特点

1. 症状

抽搐突然发作,意识障碍,精神、感觉、自主神经功能异常为主要症状,发作间歇时无任何不适。

(1)全身性发作

大发作:全身强直阵挛,临床表现为突发突止的全身性强直、阵挛、伴有意识丧失、呼吸暂停和尿失禁,一次发作数分钟不等,有的患者发作前有征兆,发作过后对当时情况无记忆,如果一次发作意识尚未清楚又出现大发作或连续全身抽搐不止者叫做发作连续状态。

小发作:失神发作,出现突发突止的意识障碍,或静止不动、或双目凝视,事后无记忆,一次发作可持续数秒钟或数十秒,如果持续数小时乃至数日者,称为小发作连续状态。

(2)部分性发作

运动性发作:发作时临床可见局部阵挛性抽搐,时间短暂,无意识障碍,如果间歇性持续性发作数小时、数日、数周者,叫做局限性发作连续状态。如果阵挛性抽搐从局部扩散到同侧远端肢体或半身者,叫做杰克逊癫痫,当扩散到全身而致大发作时或可能有意识障碍。感觉性发作:多以口角、嘴、舌、肢端的发作性针刺感、触电感、麻木感,有时也可有疼痛、温热、感觉缺失感。

自主神经发作:以儿童或青少年多见,可见恶心、呕吐、出汗、寒战、潮红、发热、心悸和瞳孔异常等等,自主神经功能紊乱症状,常伴有眩晕、疼痛麻木等感觉症状和恐惧等精神症状,头部痛者称为头痛性癫痫,腹部痛者称为腹痛型癫痫。精神运动性发作:临床表现自动症和精神错乱,前者大概为机械性地继续发作之前的动作,或者是一些无意识动作,或为错觉、幻觉的反应动作。

(3)癫痫发作常以过度疲劳、暴饮暴食、惊恐、感染、来月经等情况为诱发因素。

(4)24h 动态脑电图可见到癫痫波(尖波、慢波、棘波或棘慢波综合等)。

(5)抗癫痫药物治疗有效,积极寻找病因排除原发性癫痫。

2. 辅助检查

头颅核磁共振、脑电图、脑磁图可帮助诊断。

（三）常用中成药治疗

1. 脑立清胶囊

（1）主要成分：磁石、冰片、牛膝、珍珠母、神曲、薄荷脑、代赭石、半夏（制）、猪胆汁。

（2）功能及适应证：平肝潜阳，醒脑安神。适应于肝阳上亢引起的头晕目眩，耳鸣口苦，心烦难寐及高血压等症。

（3）用法用量：口服，每次3粒，每日2次。

（4）注意事项：孕妇及体弱虚寒者忌服。

2. 全天麻胶囊

（1）主要成分：野生天麻。

（2）功能及适应证：平肝，潜阳，散风止痉。

（3）用法用量：口服，每次2～6粒，每日3次。

（4）注意事项：忌食辛辣食品，戒烟、戒酒。

（四）现代进展

1. 自拟五虫散加味

全蝎、僵蚕、蜈蚣、地鳖虫、蝉蜕、大黄、黄连、炒黄芩、天竺黄、川贝母、郁金、石菖蒲、丹参、玄明粉、西洋参、胆南星、竹茹等，上药共研成末，混匀，每次6g(12岁以下患者每次3g)，每日2次，3个月为1疗程，视病情服3～4个疗程，到完全控制1年以上无大发作时停用，汤剂视患者近期是否发作或有无大发作而稍有变更。对于病情稳定，近期无发作者，用温胆汤加味（川连6g，陈皮10g，法半夏12g，茯苓12g，炙甘草3g，炒枣仁15g，柏子仁12g，煅龙骨30g，煅牡蛎30g，川芎15g，胆南星10g，石菖蒲15g，郁金15g，丹参15g，青礞石30g，炒黄芩12g，浙贝母12g)；对近期有小发作者在上方基础上加用西洋参30g，全蝎6g，僵蚕12g，天竺黄12g，大黄4g，葛根30g，蔓荆子15g，并将石菖蒲加量至30g；对近期有大发作者，在上方基础上加用生铁落60g，炙远志6g，茯神15g，地鳖虫15g等。以上汤剂剂量均为12岁以上成人剂量，儿童剂量酌减。

2. 抑痫散

天麻90g，全虫90g，丹参90g，当归90g，硼砂30g，明矾45g，制香附90g，木香90g，郁金90g，上药中除硼砂、明矾外都要烘干，然后与硼砂、明矾共为细末，混合均匀。上药共为细末，每次8g，每日3次，白开水送服。

3. 涤痰通关饮

地龙15g，白芷8g，桔梗、甘草、浙贝母、僵蚕各6g。抽搐频繁者，加全蝎、蜈蚣各6g，以熄风止痉；痰涎壅盛者，加白金丸（郁金、明帆）祛痰解郁；纳呆、腹胀者，加神曲、莱菔子各8g，以消食导滞。水煎，每日1剂，分2次内服。

八、精神分裂症

（一）概述

精神分裂症的概念是建立在临床表现基础上的，属于祖国医学的"癫狂"范畴，多由于阴阳失调，七情内伤，痰气上扰，气血凝滞为主要因素，或有悲喜交加或有惊恐恼怒。临床辨证分型为痰气郁结、痰火上扰、心脾两虚等。

症状复杂多样，涉及所有的精神功能。分为附加症状和基础症状，基础症状表现以情感、思维、内在驱动力为主,可见自我矛盾、孤僻、思维涣散、思维中断、思维控制、思维剥夺等。附加症状表现为幻觉、妄想等,正常的思维和混乱的思维并存,并常可迅速转换。患者常急迫地讲话或沉默、焦虑恐惧。精神分裂症患者,幻想不理智的工作生活,超越了健康人所限定的界限。

(二)临床特点

1.症状标准

具备下述症状中二项以上,并且不是继发于智能、意识障碍及情感低落或高涨。单纯型精神分裂症另有规定。

(1)情感不协调或情感倒错。

(2)持续1个月以上的反复出现语言性幻听,假性幻听,评论性、命令性、争论性幻听,或者思维化声。

(3)逻辑倒错,联想散漫,或病理性象征性思维。

(4)妄想心境、妄想知觉、或毫无关联的两个或多个妄想、或自相矛盾的妄想内容、离奇荒谬、不需核实即可肯定病理性。

(5)与以往相比,现在明显懒散、孤僻、情感淡漠、思维贫乏、意志减退。

(6)可见控制体验,或被动体验,或思维被播散体验,或被洞悉感。

(7)插入思维,或思维中断,或被撤走,或强制思维。

(8)怪异愚蠢行为或紧张症状群。

2.严重程度标准

自制力丧失或不完整,有下述情况一项以上者。

(1)社会功能受损明显。

(2)无法和患者进行有效的交谈。

(3)现实检验能力受损。

3.病程标准

精神障碍的持续时间在3个月以上,单纯型另有规定。

4.排除标准

(1)排除脑器质性精神障碍、躯体疾病所致的精神障碍、精神活性物质及非依赖性物质所致的精神障碍所引起。

(2)如果临床症状既符合精神分裂症同时也符合情感性精神障碍,精神分裂症的症状持续时间要长于情感性精神障碍2周以上。

5.单纯型精神分裂症

(1)符合精神分裂症诊断标准的第6项症状标准,以思维贫乏、情感淡漠、意志缺乏、社会性退缩等阴性症状为主要临床表现。

(2)起病隐袭,缓慢发展,病程至少2年,并逐渐趋向精神衰退。

(3)从无明显的阳性精神病症状。

(4)症状明显缓解后半年以上,无复发迹象及并发症。

(三)常用中成药治疗

1.眩晕宁片

(1)主要成分:泽泻、白术、茯苓、陈皮、半夏(制)、女贞子、墨旱莲、菊花、牛膝、甘草。

（2）功能及适应证：健脾利湿，滋肾平肝。适应于治疗痰湿中阻、肝肾不足引起的头晕等。

（3）用法用量：口服，每次 4～6 片，每日 3～4 次。

（4）注意事项：忌食辛辣食品，戒烟、戒酒。

2.十味龙胆花颗粒

（1）主要成分：龙胆花、列香杜鹃、甘草、川贝母、藏木香等。

（2）功能及适应证：清热化痰，止咳平喘。适应于治疗痰热壅肺所致的咳嗽、喘鸣、痰黄，或兼有发热、流涕、咽痛、口渴、尿黄、便秘。常用于治疗急性支气管炎、慢性支气管炎。

（3）用法用量：开水冲服，每次 3g，每日 3 次。

（4）注意事项：忌食辛辣食品，戒烟、戒酒。

（四）现代进展

1.泻火定狂汤

黄芩、黄连、黄柏各 9g，当归、龙胆草、大黄、知母各 6g，芦荟、生地黄各 5g，生石膏、代赭石各 12g，甘草 3g。水煎，每日 1 剂，分 2 次内服。同时给予利培酮每天 3mg 口服。

2.自拟方

半夏 15g，陈皮 20g，茯苓 20g，胆南星 9g，石菖蒲 30g，炒枣仁 20g，远志 20g，郁金 15g，丹参 30g，赭石 15g，竹茹 20g。水煎，每日 1 剂，分 2 次内服。10 剂为 1 个疗程。

九、痴呆

（一）概述

痴呆属于祖国医学的"痿证"范畴，多由于脾胃虚寒，肝肾亏虚，日久髓海不足，脑失所养而萎缩导致痴呆，以神思恍惚、不能胜任日常生活能力为主症。临床辨证分型为肝肾阴虚髓海失养、痰热阻滞上扰心神等。是指持续严重的认知功能障碍，又称慢性脑综合征。其病因为颅内、代谢、血管、中毒、缺氧、中枢神经系统变形性疾病等。临床可见智能缓慢减退，伴有人格障碍但无意识障碍。

（二）临床特点

1.症状

（1）慢性起病，记忆力减退。

（2）严重时可见虚构、思维缓慢，社会功能受损。

（3）注意力逐渐受损，可见时间、地点、人物的定向障碍。

（4）语言障碍如：命名不能、言语重复等，病重者可见缄默。

2.体征

体格检查：很重要，明确神经系统的定位体征。

3.辅助检查

血清钙、磷，肝肾，甲状腺等有助于诊断明确。

诊断首先要了解病史，智能情况、社会功能的受损情况。

（三）常用中成药治疗

1.月见草油软胶囊

（1）主要成分：含亚麻酸和亚油酸等人体必需的不饱和脂肪酸。

（2）功能及适应证：抑制血栓形成，适应于高脂血症等。

（3）用法用量：口服，每次 2 ~ 3 粒，每日 3 次或遵医嘱。

（4）注意事项：忌食辛辣、油腻、烟、酒。

2. 血栓心脉宁

（1）主要成分：川芎、丹参、毛冬青、麝香、牛黄、水蛭、蟾酥、冰片、槐米花、人参茎叶皂甙。

（2）功能及适应证：益气化淤，通经活络。适应于各类中风头晕，头胀，肢体麻木，运动失灵，口眼歪斜，语言障碍，吞咽困难，记忆力障碍，胸痹以及冠心病，心绞痛，心肌供血不足，糖尿病，高脂血症。

（3）用法用量：饭后服用，每次 4 粒，每日 3 次。20d 为 1 疗程。

（4）注意事项：忌食辛辣、油腻食品，戒烟、戒酒。孕妇忌服。

（四）现代进展

1. 通脉益智汤

远志 10g，党参 10g，茯苓 15g，石菖蒲 15g，全蝎 3g，法半夏 10g，天麻 10g，三七 5g。水煎服，每日 1 剂，分早晚 2 次温服。兼痰湿者，加陈皮、枳实、胆南星；肝肾虚者，加肉苁蓉、杜仲、熟地黄；脾虚者，加黄芪、白术、山药；心悸失眠者，加麦门冬、酸枣仁、夜交藤；肝经有热者，加夏枯草、栀子；血淤者，加桃仁、红花。

2. 益智醒脑汤

石菖蒲 30g，丹参 30g，红花 30g，益智仁 30g，黄精 30g，菟丝子 30g，益母草 30g，山茱萸 15g，覆盆子 15g，龟板 15g，远志 15g，酸枣仁 15g，党参 15g，丁香 15g，沙参 15g，枸杞子 15g，五味子 10g，桃仁粉 30g（冲服）。水煎，每日 1 剂，分早晚 2 次温服。

3. 补肾活血汤

熟地黄 20g，山茱萸 15g，山药 15g，何首乌 20g，枸杞子 20g，巴戟天 20g，肉苁蓉 20g，石菖蒲 15g，远志 10g，水蛭 3g（分 2 次冲服），蒲黄 15g，紫河车 20g，太子参 20g，陈皮 10g。髓海不足加猪脊髓 20g、桑寄生 15g、金毛狗脊 15g；肝肾亏损者加鸡血藤 30g、夜交藤 30g、桑葚子 15g、地骨皮 10g；脾肾两虚者加黄芪 30g、白术 15g、大枣 10 枚；心肝火旺者加磁石 30g（先煎）、黄连 5g、栀子 5g、玄参 15g；痰浊阻窍者加半夏 12g、胆南星 12g、象贝 15g、白术 15g；气滞血淤者加桃仁 10g、红花 10g、麝香 1g（冲服）、郁金 12g。水煎，每日 1 剂，分早晚 2 次温服。

十、脑出血

（一）概述

脑出血属于祖国医学的"卒中"范畴，多由于风、火、痰三者相互影响，同时为患，五志过极，心火暴盛，肝阳暴张，痰火内扰，肝风内生，风火相煽，神志恍惚发为卒中。临床辨证分型为肝肾阴虚、风阳上扰、痰湿内阻、蒙蔽清窍、脾虚湿胜、淤血阻络等。是指由于脑血管的原因引起脑内自发性出血，临床表现突然发病，病情演变迅速，多在几分钟或几小时发展到高峰，头痛剧烈，随即呕吐多伴有意识障碍甚至昏迷。

（二）临床特点

1. 症状

患者多有原发性高血压史，遇劳累过度、心情紧张、兴奋增强等情况时突然发病，发病急，发展快，常有头痛、呕吐等颅压增高的症状，根据出血量的多少、部位不同而有相应的临床表现，如：偏瘫、吞咽困难、昏迷等。

2.体检

神经系统检查可见相应的锥体束征及肢体定位体征。

3.辅助检查

头颅 CT、MRI 可以确诊。

（三）常用中成药治疗

1.云南白药胶囊

（1）主要成分:略(保密方)。

（2）功能及适应证:化淤止血,活血止痛,解毒消肿。适应于治疗跌打损伤,淤血肿痛,吐血、咯血、便血、痔血、崩漏下血、疮疡肿毒。常用于治疗软组织挫伤、闭合性骨折、支气管扩张及肺结核咯血、溃疡病出血、皮肤感染性疾病。

（3）用法用量:口服,早晚饭后服用,每次 3 粒,每日 2 次。

（4）注意事项:忌食辛辣食品,戒烟、戒酒。

2.八珍冲剂

（1）主要成分:党参、白术、茯苓、甘草、当归、川芎、白芍、熟地黄。

（2）功能及适应证:气血双补。适应于治疗气血两虚所致的贫血、免疫功能低下与失衡的患者;具有升白细胞和抗辐射损伤功能。

（3）用法用量:温开水冲服。普通患者每次 3.5g,每日 2 次,疗程 2 周。中重度患者建议每次 3.5g,每日 3 次,疗程 2 周。

（4）注意事项:忌食辛辣食品,戒烟、戒酒。

（四）现代进展

1.凉血逐淤汤

生大黄 15g(后下),水牛角 30g(先煎),生地黄 15g,桃仁 10g。浓煎取汁 50mL,后加入冰片 0.25g,直肠保留灌肠。每日 1 次,治疗 21d 后统计疗效。

2.地黄饮子

熟地黄 15g,肉苁蓉 12g,巴戟天 12g,山茱萸 12g,赤芍 12g,远志 6g,地龙 10g,法半夏 10g,石菖蒲 10g,黄芪 10g,决明子 15g,竹苑 15g。气虚甚加红参 16g、黄芪 30g;血虚甚加当归 12g、鸡血藤 30g;阴虚甚加旱莲草 10g、女贞子 16g;血淤加丹参 20g、三七末 3g;少寐加夜交藤 30g、合欢皮 15g;心悸加枣仁、柏子仁各 15g;痰多加胆南星 10g;肝阳偏亢加天麻 15g、钩藤 30g(后下)。水煎,每日 1 剂,分早晚 2 次温服。

3.自拟方

生大黄 15g,郁金 15g,牡丹皮 15g,玄参 15g,丹参 20g,当归 20g,地龙 10g,天麻 10g,生地黄 10g,钩藤 10g,黄芪 30g,水牛角 30g,水蛭 3g,三七 10g。将水蛭 3g、三七 10g 粉碎成细末,分 2 次冲服。水煎服,每日 1 剂,分早晚 2 次温服。痰多加竹沥、石菖蒲、胆南星;大便燥结冲服番泻叶;躁动不安加服安宫牛黄丸。

十一、脑梗死

（一）概述

脑梗死属于祖国医学的"卒中"范畴,多由于平素气血亏虚,心脾肾三脏阴阳失调,加以忧思恼怒,或饮酒饱食,或房事过度导致气血闭阻,或气逆风动,痰热上扰,蒙蔽清窍而发病。临床辨证分型为经脉空虚风邪人中、肝肾不足、风阳上扰等。是由于脑部血液循环障碍,使脑组织缺血、缺氧引起的局部脑组织坏死、软化。临床上最多见的类型为脑动脉粥样硬化血栓形成性脑梗死和栓塞性脑梗死。

(二)临床特点

1.症状

本病多见于老年人,男性高于女性,通常在夜间睡眠、休息等安静状态下血流缓慢时发病,症状可进展数小时甚至数日达高峰,常见的有:肢体活动障碍,失语、偏盲、偏身感觉障碍、眩晕、昏迷等。

2.体征

共济失调,四肢瘫痪,肌张力增高或减低。

3.辅助检查

头颅 CT 或 MRI 可明确诊断。

(三)常用中成药治疗

1.银杏天宝

(1)主要成分:银杏叶。

(2)功能及适应证:活血化瘀,益气固阳。适应于治疗缺血性脑血管病,急慢性脑梗死,脑外伤所致的血管性痴呆、记忆力减退、中枢性面瘫、失语、偏瘫、缺血性心血管病、冠心病、心绞痛、心肌梗死、高脂血症,以及末梢循环障碍、手足麻痹冰冷、四肢酸痛。眼部血液循环障碍及神经障碍,糖尿病引起的视网膜病变及神经障碍、视力模糊、慢性青光眼、老年黄斑变性。耳部血液循环障碍及神经障碍,耳鸣、眩晕、听力障碍、耳迷路障碍。

(3)用法用量:口服,每次 1 片,每日 3 次,或遵医嘱。

(4)注意事项:忌食辛辣食品,戒烟、戒酒。

2.丹芪偏瘫胶囊

(1)主要成分:黄芪、丹参、川芎、远志、石菖蒲、人工牛黄等。

(2)功能及适应证:益气活血。适应于治疗气虚血淤型缺血性中风病(脑梗死)恢复期,伴有半身不遂、偏身麻木、口眼歪斜、语言蹇涩等。

(3)用法用量:口服,每次 4 粒,每日 3 次,4 周为 1 疗程

(4)注意事项:忌食辛辣食品,戒烟、戒酒。

(四)现代进展

1.滋阴平肝汤

生地黄 30g,玄参 30g,白芍药 15g,龟板 15g(先煎),龙骨 15g,牡蛎 15g,天冬 15g,续断 15g,桑寄生 15g,全蝎、三七粉(冲服)、白附子各 6g,川牛膝 20g,天麻 10g,西洋参 5g(冲服),白花蛇 2 条。

脑梗死者加全蝎 6g、红花 10g;血压高者加钩藤 30g(后下);语言不利或失语者加石菖蒲、郁金各 10g。辅以针刺治疗。

2.护脑通络汤

当归 20g,黄芪 30g,茯苓 30g,丹参 30g,鸡血藤 30g,石菖蒲 10g,白附子 10g,红花 10g,赤芍 10g,地龙 10g,胆南星 15g,栝楼 15g,豨莶草 15g,天麻 15g,全蝎粉 3g(冲服)。

水煎,每日 1 剂,分早晚 2 次温服。并隔日进行光量子治疗,疗程为 10d。

3. 建瓴汤加味

怀牛膝 30g,生赭石 24g,生龙骨 12g,生牡蛎 12g,生地黄 18g,天冬 15g,钩藤 15g,白芍药 12g,天麻 12g,菊花 12g,玄参 12g。水煎,每日 1 剂,分早晚 2 次温服。

十二、帕金森病

(一)概述

帕金森病属祖国医学的"痿证"范畴,多由于正气不足,感受湿热毒邪,高热不退,肺热津伤,或久处湿地、冒雨涉水、过食肥甘等引起湿热侵袭,或脾肾具虚致髓海空虚,病因相互作用最终导致筋脉失养,出现震颤、强直、行动徐缓等临床症状。临床辨证分型为肝肾不足、脾胃虚寒、湿热内蕴、肺热津伤等。是一种原发性慢性退行性神经疾病,也称做震颤麻痹。其定义是:病理学上表现为黑质和蓝斑核变性,残存神经细胞内出现 Lewy 小体;临床上表现为静止性震颤,肌张力增高,动作缓慢,姿势反射障碍四大症状;另外,在无其他并发症的前提下,疾病的初中期对左旋多巴制剂反应良好。

(二)临床特点

(1)必须至少存在下列二项主要症状(其中一定要具备①或②):①静止性震颤。②运动迟缓。③齿轮样(或血管样)肌强直。④姿势反射障碍。

(2)排除脑外伤,脑肿瘤,病毒感染,脑血管瘤,或其他已知神经系统疾病和已知药物、化学毒品所引起。

(3)患者没有下列(阳性)体征:明显的核上性眼肌麻痹。①小脑征和核性发音障碍。②直立性低血压。③锥体束征。④肌萎缩。

(4)左旋多巴制剂有效。

(5)患者的初发症状、体征或病程中有两侧不对称性。

(6)诊断:明确诊断须具备上述(1)~(5)条,加病理诊断;似明确诊断须具备上述(1)~(5)条;可能的诊断须具备上述(1)~(4)条。

(三)常用中成药治疗

1. 疏血通注射液

(1)主要成分:水蛭、地龙。

(2)功能及适应证:活血化瘀、通经活络。适应于瘀血阻络所致的缺血性中风病急性期,症见半身不遂、口舌歪斜、语言蹇涩。常用于急性期脑梗死见上述表现者。

(3)用法用量:静脉滴注,每日 6mL,加于 5% 葡萄糖注射液(或 0.9% 氯化钠注射液)250～500mL中,缓慢滴入。

(4)注意事项:①有过敏史及过敏性疾病史者禁用。②孕妇禁用。③无瘀血症者禁用。④有出血倾向者禁用。⑤对本品过敏者禁用。

2. 脑得生片

(1)主要成分:三七、川芎、红花、葛根、山楂(去核)。

(2)功能及适应证:活血化瘀,疏通经络,醒脑开窍。适应于治疗脑动脉硬化、缺血性脑中风及后遗症等。

(3)用法用量:口服,每次 6 片,每日 3 次。

(4)注意事项:忌食辛辣食品,戒烟、戒酒。

（四）现代进展

1. 二陈汤加大定风珠加减

陈皮 10g,半夏 12g,茯苓 15g,白芍药 15g,生地黄 20g,麦门冬 10g,龟板 10g,阿胶 10g(烊化),火麻仁 12g,苍术 15g,全蝎 10g,水蛭 3g(研末冲服),川芎 6g,党参 15g,甘草 6g。每日 1 剂,水煎 2 次取汁 300mL,分早、中、晚 3 次分服。

2. 自拟方

当归 30g,丹参 15g,枸杞子 15g,黄精 18g,厚朴 10g,天麻 10g,何首乌 18g,石楠叶 15g,杜仲 30g,山药 15g,僵蚕 15g,龟板 18g,磁石 9g。水煎,每日 1 剂,分早晚 2 次温服。气虚者加黄芪 30g、白芍药 30g、炙甘草 15g;血虚者加阿胶 15g;舌质紫暗、面色晦暗等血淤者加红花 6g、桃仁 6g、赤芍 9g、水蛭 3g;肢体拘急明显者加白芍药 12g、木瓜 15g;肢体僵硬失灵者加蜈蚣 2 条(去头足)、鸡血藤 15g;震颤明显者,酌加地龙 9g、全蝎 6g;神情呆滞明显者,加石菖蒲 15g、郁金 15g;急躁易怒者加玫瑰花 15g、合欢皮 12g;便秘、口干、多汗等内热症状明显者,酌加知母 15g、黄柏 15g、石斛 12g;脘闷纳呆者酌加陈皮 12g、谷芽 12g、麦芽 12g。配合小剂量西药美多巴、安坦或金刚烷胺治疗。

（姚喜才）

第三节　泌尿系统疾病

一、急性肾小球肾炎

（一）概述

急性肾小球肾炎(AGN)简称急性肾炎,属于祖国医学的"水肿"范畴,多由于素体虚弱感受风寒,脾肾气虚,风水泛滥而发病,以头、面、眼睑甚至全身的水肿为首发症状。临床辨证分型为风水泛滥、脾肾阳虚、湿热内蕴等。急性起病,以血尿、蛋白尿、水肿和高血压为主要表现,并可有一过性氮质血症的一组疾病。

（二）临床特点

1. 症状

多见于链球菌感染后 1~3 周,发生血尿(约 30% 患者可见肉眼血尿,几乎所有患者有肾小球源性血尿),蛋白尿、水肿(80% 以上有水肿,常为起病的初发表现,典型为晨起眼睑水肿或伴有下肢轻度凹陷性水肿,少数可波及全身)和高血压,甚至少尿及氮质血症等,伴血清 C_3 下降,病情于发病 8 周内可逐渐减轻到完全恢复正常者即可诊断为急性肾小球肾炎。

2. 实验室检查

尿化验可见蛋白尿、颗粒管型、红细胞,血清补体 C_3 下降,甚至尿素氮升高。

（三）常用中成药治疗

1. 六味地黄胶囊

(1)主要成分:熟地黄、山茱萸(制)、山药、牡丹皮、茯苓、泽泻。

(2)功能及适应证:滋阴补肾。适应于治疗肾阴亏损,头晕目眩,腰膝酸软,盗汗遗精,骨蒸潮热,消渴等。常用于治疗高血压、糖尿病、慢性前列腺炎、慢性肾炎、食管上皮细胞重度增生、神经衰弱、更年期综合征、甲状腺功能亢进、功能性子宫出血等。

(3)用法用量:口服,每次2粒,每日2次,或遵医嘱。

(4)注意事项:忌食辛辣食品,戒烟、戒酒。

2.汇仁肾宝

(1)主要成分:生地黄、枸杞子、麦门冬等。

(2)功能及适应证:温阳补肾,调和阴阳,安神固精,扶正固本。适应于治疗腰腿痛、夜尿频多、精神不振、畏寒怕冷、阳痿早泄、遗精滑精、女性月经过多及白带清稀。

(3)用法用量:口服,空腹服用效果更佳,每次10~20mL,每日3次,4瓶为1疗程。

(4)注意事项:忌食辛辣食品,戒烟、戒酒。

(四)现代进展

1.小蓟饮子加减

生地黄20g,小蓟12g,滑石9g,木通9g,蒲黄6g,藕节9g,淡竹叶9g,栀子9g,炙甘草6g。舌质红,苔黄腻者加白茅根9g、牛膝6g;舌质淡,苔薄白者加党参9g、当归6g、白术6g、益母草6g。水煎,每日1剂,早晚2次分服。

2.四妙勇安汤

金银花30g,玄参30g,当归30g,甘草15g,白茅根60g,穿山甲10g,僵蚕10g,川芎10g。尿蛋白多者加黄芪30g、石苇30g;水肿明显者加金钱草30g、萆薢30g、益母草30g;血尿明显者加小蓟20g、蒲黄20g、三七20g;肾病常因外感而加重或复发,故常加疏散外邪宣肺利水之品如苏梗10g、荆芥10g;咽喉肿痛加蝉蜕10g、蒲公英10g、薄荷10g、郁金10g;血压增高者加天麻10g、钩藤10g、益母草20g。每日1剂,日服3次,10d为1疗程连用3个疗程。

3.越婢汤加减

麻黄6~12g,杏仁6~12g,炙甘草6~10g,石膏20~30g,防风6~12g,防己6~12g,白术6~12g,茯苓6~12g,赤小豆15~20g,车前子(包)6~12g。伴血压高者,加菊花、枸杞子;伴血尿及尿红细胞者,加小蓟、仙鹤草;尿蛋白者,加石菖蒲、重用防己;咽痛者,加金银花、连翘;皮肤疮疡者,加紫花地丁、蒲公英。

二、慢性肾小球肾炎

(一)概述

慢性肾小球肾炎,简称慢性肾炎,属于祖国医学的"水肿"范畴。

多由于素体虚弱感受风寒,脾肾气虚,风水泛滥而发病,以头、面、眼睑甚至全身的水肿为首发症状,多伴有腰痛、疲乏。

临床辨证分型为风水泛滥、湿热内蕴、脾肾阳虚等。是病情迁延、病变缓慢进展、最终将发展成慢性肾衰竭的一组肾小球疾病。

(二)临床特点

1.症状

起病缓慢,病情迁延,神疲乏力,腰部酸痛,临床表现时轻时重。

2.体征

水肿多为眼睑和下肢轻至中度可凹性水肿,血压高,肾功能不全时易出现高血压。

3.实验室检查

(1)蛋白尿,尿蛋白常在 1~3g/d。

(2)血尿,呈肾小球源性血尿。

(三)常用中成药治疗

1.黄葵胶囊

(1)主要成分:黄蜀葵花。

(2)功能及适应证:清利湿热,解毒消肿。适应于慢性肾炎伴有水肿、腰痛、蛋白尿、血尿、舌苔黄腻等。

(3)用法用量:口服,每次5粒,每日3次,8周为1个疗程。

(4)注意事项:本品宜饭后服用。个别患者用药后出现上腹疗胀满不适。孕妇忌服。

2.六味地黄胶囊

(1)主要成分:熟地黄、山茱萸(制)、山药、牡丹皮、茯苓、泽泻。

(2)功能及适应证:滋阴补肾。适应于治疗肾阴亏损,头晕目眩,腰膝酸软,盗汗遗精,骨蒸潮热,消渴等。常用于治疗高血压、糖尿病、慢性前列腺炎、慢性肾炎、食管上皮细胞重度增生、神经衰弱、更年期综合征、甲状腺功能亢进、功能性子宫出血等。

(3)用法用量:口服,每次2粒,每日2次,或遵医嘱。

(4)注意事项:忌食辛辣食品,戒烟、戒酒。

(四)现代进展

1.黄芪粥

生黄芪 30g,陈皮 5g,鸡内金 9g,生薏苡仁 30g,赤小豆 30g,糯米 30g。先以水 800~1000mL,煎煮黄芪、陈皮、鸡内金 45min,过滤去渣,加入薏苡仁、赤小豆、糯米,再用文火煮熬成粥,分 3~4 次食用,每日 1 剂。若水肿明显者,可加入茯苓 20g、猪苓 18g、泽泻 20g;血尿明显者,加入地榆 15g、白茅根 20g、仙鹤草 15g;易于感冒者,加入白术 20g、防风 15g;素体偏热或有热象者,加板蓝根 30g、连翘 30g;腰膝酸软明显者,加怀牛膝 18g、杜仲 15g。90d 为 1 个疗程,1个疗程结束后,复查尿常规。

2.六味地黄汤加减

生地黄 20g,茯苓 20g,黄芪 30g,泽泻 30g,益母草 30g,当归 15g,山药 15g,山茱萸 15g。水煎,每日 1 剂,早晚 2 次分服。若水肿明显,少尿者,加车前草、白茅根,并加大茯苓、泽泻用量;背寒,舌淡边有齿痕者,加熟附子、肉桂;淤血明显,舌质暗红有淤点者,加桃仁、红花或水蛭粉;血压偏高者,加夏枯草,重用益母草;蛋白尿不消者,加芡实、金樱子;有血尿者,加知母、黄柏、大蓟、小蓟;急性发作有表证者,加麻黄、防己、金银花、板蓝根;曾用激素者,加菟丝子、鹿角霜,并逐渐减量至停用。

三、肾病综合征

(一)概述

肾病综合征是一组以大量蛋白尿、低蛋白血症、水肿和高脂血症为主要特征的临床综合征。

其最基本的特征是大量蛋白尿。肾病综合征可由多种肾脏疾病引起,包括以下几种。

(1)肾小球疾病。

（2）肾炎性肾病综合征。

（3）继发于全身疾病的肾损害如播散性红斑狼疮性肾炎、过敏性紫癜性肾炎、糖尿病肾病、淀粉样变肾病、肿瘤性肾损害。

（4）静脉血栓形成和缩窄性心包炎等肾损害引起的肾病综合征。

因此，肾病综合征可分为原发性和继发性两类。属于祖国医学的"水肿"范畴，多由于风邪外袭，肺失宣降，脾虚水湿不运，脾肾俱虚，水液停聚而发病。以腰痛，头面、眼睑、四肢、腹背甚至全身水肿为主症。

临床辨证分型为脾肾阳虚、水湿壅盛、风水泛滥等。

（二）临床特点

（1）尿蛋白多于 3.5g/d。

（2）血浆蛋白低于 30g/L。

（3）水肿。

（4）血脂升高。

以上四项中，前两项必备。后两项具备其一者，肾病综合征诊断成立。

（三）常用中成药治疗

1. 复方丹参片

（1）主要成分：丹参浸膏。

（2）功能及适应证：活血化瘀，理气滞重。适应于胸闷，心绞痛。

（3）用法用量：饭后服用，每次 3 片，每日 3 次。

（4）注意事项：忌食辛辣食品，戒烟酒。

2. 肾元胶囊

（1）主要成分：水蛭、益母草。

（2）功能及适应证：活血化瘀，利水消肿。适应于治疗水肿属于淤血内阻、水湿阻滞者。治疗慢性肾炎所引起的水肿、腰痛、蛋白尿、头昏、乏力等。

（3）用法用量：口服，每次 4~5 粒，每日 3 次。

（4）注意事项：出血者、孕妇、女性月经期忌服。

（四）现代进展

辨证治疗方

医源性肾上腺皮质功能亢进，属中医阴虚火旺的表现，治宜滋补肝肾，清热泻火。方药：生地黄 25g，知母 10g，牡丹皮 10g，玄参 10g，女贞子 10g，益母草 10g，枸杞子 10g，生大黄 3g，龙胆草 5g，共用 8 周。水煎，每日 1 剂，早晚分 2 次温服。结合大剂量激素冲击，中医阴阳两虚证候，宜阴阳双补，重点补肾阳不足：熟地黄 20g，山药 10g，山茱萸 12g，金银花 15g，茯苓 12g，泽泻 10g，牡丹皮 10g，熟附子 4g，肉桂 6g，车前子 10g（包），益母草 12g，锁阳 9g，肉苁蓉 12g，菟丝子 10g，补骨脂 10g，黄柏 6g，共用 6~9 个月，激素减量。缓解期，应着重防止复发，治宜补肾健脾，方药：熟地黄 15g，山茱萸 12g，枸杞子 12g，山药 10g，金银花 12g，党参 15g，黄芪 15g，白术 10g，女贞子 15g，益母草 12g，丹参 10g，木香 3g，陈皮 6g，共用 1.5~2 年，给维持量激素。激素停用后巩固疗效，防止复发（主要复发原因为感染，尤其是感冒），故应补肺益气固表，方药：黄芪 15g，白术 10g，防风 9g，连翘 10g，疗程可依病情而定，疗效显著。

四、IgA 肾病

（一）概述

IgA 肾病属于祖国医学的"水肿"范畴,多由于素体虚弱感受风寒,脾肾气虚,风水泛滥而发病,以头、面、眼睑甚至全身的水肿为首发症状。临床辨证分型为风水泛滥、脾肾阳虚、湿热内蕴等。是指肾小球系膜区以 IgA 或 IgA 沉积为主的原发性肾小球病,是肾小球源性血尿最常见的病因。

（二）临床特点

1. 症状

多在呼吸道或消化道感染后发病,几乎均有血尿,伴低热,腰痛,全身不适。也可见起病隐匿一类患者,表现为无症状性尿异常。

2. 体征

可见颜面部及双下肢水肿。

3. 辅助检查

(1)血清 IgA 水平升高,对提示本病很有意义。

(2)确诊必须靠肾活检免疫病理学检查。

(3)须排除过敏性紫癜肾炎、肝硬化性肾小球疾病及狼疮性肾炎后才能诊断 IgA 肾病。

（三）常用中成药治疗

1. 河车大造丸

(1)主要成分:紫河车、熟地黄、天门冬、麦门冬、杜仲(盐炒)、牛膝(盐炒)、黄柏(盐炒)、龟甲(制)。

(2)功能及适应证:滋阴清热,补肾益肺。适应于治疗肺肾两亏、虚劳咳嗽、骨蒸潮热、盗汗遗精、腰膝酸软。

(3)用法用量:口服,每次 1 丸,每日 2 次。

(4)注意事项:忌食生冷、辛辣食物。

2. 杞菊地黄口服液

(1)主要成分:菊花、枸杞子、熟地黄、山药、茯苓、泽泻、丹皮、山茱萸。

(2)功能及适应证:补益肝肾。适应于治疗肝肾阴虚所引起的头痛头晕、耳鸣或耳聋,耳中如有蝉鸣;眼病中属于肝肾阴虚者,如中心性视网膜病变、青光眼、老年性白内障、视神经盘炎、视神经萎缩,以及伴有腰膝酸软、五心烦热、盗汗、脉细弱等。

(3)用法用量:口服,每次 10mL(1 支),每日 2 次。

(4)注意事项:忌食生冷、辛辣食物。

（四）现代进展

1. 二参五草汤

党参 12g,丹参 12g,鱼腥草 25g,白花蛇舌草 25g,旱莲草 15g,鹿衔草 12g,生甘草 8g,白茅根 30g,黄芪 15g,生地黄 12g。肉眼血尿加仙鹤草 20g,生大黄 4g,三七 6g,小蓟 12g;伴感染者加蒲公英 25g,败酱草 20g,石决明 15g;外感或咽部症状明显者加金银花 15g、木蝴蝶 15g、胖大海 10g。水煎服,每日 1 剂,分早、中、晚 3 次服,肾阴虚明显者加浓缩六味地黄丸,每次 8 粒,每日 3 次。6 周为 1 个疗程,2 周检测 1 次,2 个疗程后评定疗效。

2. 血尿平

北沙参 30g,旱莲草 30g,益母草 30g,仙鹤草 30g,白花蛇舌草 30g,龙骨 30g,三七粉 2g(冲),茜草 20g,白茅根 30g。水煎,每日 1 剂,早晚分 2 次温服。外感型者加蝉蜕 12g、桂枝 9g、黄芩炭 15g、葛根 20g、甘草 10g;脾肾气虚者加太子参 30g、怀牛膝 12g、芡实 20g、金樱子 20g、山药 30g;肺脾气虚者加炙黄芪 30～50g、白术 15g、百合 20g、桂枝 6g;尿频、尿痛者加金钱草 30g、鱼腥草 30g、小蓟 20g、大蓟 20g;明显蛋白尿者加地龙、僵蚕、全蝎各 12～15g。

3. 自拟方

半枝莲 30g,白花蛇舌草 30g,白术 15g,山药 15g,旱莲草 15g,藕节 30g。水煎,每日 1 剂,早晚分 2 次温服。脾虚气弱加黄芪、薏苡仁;气虚下陷加党参、升麻;肺气不固加黄芪、防风;脾虚湿重加茯苓、薏苡仁;湿热壅盛加白茅根、苎麻根;热邪偏重加凤尾草、紫草;肾气不固加杜仲、益智仁;淤血阻滞加茜草根、生蒲黄;阴液亏损加枸杞子、女贞子;虚火上炎加知母、黄柏。

五、肾盂肾炎

(一)概述

肾盂肾炎属于祖国医学的"水肿"范畴,多由于素体虚弱感受外邪,脾肾气虚,湿热内蕴而发病,以腰痛、头、面、眼睑水肿为首发症状。临床辨证分型为脾肾阳虚、湿热内蕴等。是尿路感染中的一种重要临床类型,是由细菌、病毒、真菌等直接引起的肾盂肾盏和肾实质的感染性炎症。根据病程长短可分为急性和慢性肾盂肾炎。

(二)临床特点

1. 症状

女性多见,临床以泌尿系感染为主,表现为发热、寒战、尿频、尿急、尿痛等。多伴有腰痛,可见脓尿或血尿。

2. 体征

肾区可有叩击痛及不同程度的水肿。

3. 辅助检查

(1)测定尿细菌定量培养计数常＞100000/mL 尿,其符合率达 90％以上。尿细胞计数评判标准为白细胞计数＞30 万/小时为阳性。

(2)慢性肾盂肾炎可出现肾功能障碍,血尿素氮、肌酐增高等。

(3)静脉肾盂造影中见肾盂肾盏变形、缩窄。

(三)常用中成药治疗

1. 三金片

(1)主要成分:金樱根、金沙藤、积雪草。

(2)功能及适应证:清热解毒,利湿通淋。适应于治疗下焦湿热、热淋、小便短赤、淋漓涩痛,常用于急慢性肾盂肾炎、膀胱炎、尿路感染等。

(3)用法用量:口服,每次 3 片,每日 3～4 次。

(4)注意事项:忌食辛辣食品,戒烟、戒酒。

2. 癃闭舒胶囊

(1)注意事项:补骨脂、益母草等。

(2)功能及适应证:温肾化气,清热通淋,活血化瘀,散结止痛。适应于治疗肾气不足,湿热淤阻之癃闭所致尿频、尿急、尿痛、尿细如线,小腹拘急疼痛,腰膝酸软等。常用于前列腺增生。

(3)用法用量:口服,每次3粒,每日2次,20d为1个疗程。

(4)注意事项:个别患者服药后有轻微的口渴感、胃部不适、轻度腹泻,不影响继续服药。

(四)现代进展

1.清利通淋汤

栀子15g,黄柏10g,泽泻10g,茯苓10g,生地黄10g,赤芍15g,荔枝草15g,甘草6g。水煎,每日1剂,早晚2次分服。

2.地龙验方

生地龙40条,生大蓟150g,白糖150g。制法:把活地龙洗去泥土,置清水内,加入3~5滴食用植物油,使其吐出腹中泥土,如此反复2次,至中黑线消淡呈透明状为止,然后放置于干净钵子内,撒上白糖,不久地龙即成汁。另取大蓟150g煎水,煮沸5~10min,趁滚沸时取汁冲入活地龙化成之糖汁即成。用法:空腹趁热尽其量饮服。治疗方法:患者均停用抗生素和其他中西药,只服用地龙验方制剂,每日1剂,分2~3次服用,5剂为1疗程,间隔2~3d,继用第2个疗程。若无鲜大蓟者,可用干大蓟30g,水煎20min,两煎取汁300mL趁热冲入地龙糖汁,分2~3次服用。

3.加味知柏地黄汤

知母10g,黄柏10g,生地黄12g,泽泻15g,茯苓15g,牡丹皮6g,山茱萸10g,山药12g,篇蓄20g,瞿麦20g,红藤20g,败酱草30g。兼神疲乏力加太子参15g、生黄芪40g;兼血尿加景天三七15g、仙鹤草15g、白茅根30g、生槐花15g;兼腰膝酸软加桑寄生12g、杜仲12g、川续断15g;见蛋白尿加凤尾草30g、金樱子30g等。水煎,每日1剂,早晚2次分服。1个月为1疗程,一般服药2~3疗程。

六、急性肾衰竭

(一)概述

急性肾衰竭属于祖国医学的"水肿"范畴,多由于素体虚弱,感受风寒,脾肾气虚,风水泛滥而发病,以头面、眼睑甚至全身的水肿为首发症状。临床辨证分型为风水泛滥、脾肾阳虚、湿热内蕴等。是由于各种原因引起的肾功能急骤(几小时至几天内)突然减退而出现的临床综合征。

(二)临床特点

1.临床表现

烦躁不安,恶心呕吐,食欲差,肾小球滤过率明显降低所致的氮质潴留,以及肾小管重吸收和排泄功能障碍所致的水、电解质和酸碱平衡失调的相应的症状。

2.体征

全身可见水肿,血压增高,心力衰竭及心律失常、心包炎等。

3.辅助检查

尿液检查:少尿期每日尿量在400mL以下,尿蛋白多为+~++,血肌酐绝对值每日平均增加4.42μmol/L或8.84μmol/L;或在24~72h内血肌酐值相对增加25%~100%。血钾常大于5.5mmol/L;血pH值常低于7.35。

（三）常用中成药治疗

1. 杞菊地黄胶囊

（1）主要成分：枸杞子、菊花、熟地黄、山茱萸（制）、山药、茯苓、牡丹皮、泽泻（盐制）。

（2）功能及适应证：滋肾养肝。适应于治疗肝肾阴亏，眩晕耳鸣，畏光，迎风流泪，视物昏花。

（3）用法用量：口服，每次5~6粒，每日3次。

（4）注意事项：脾胃虚寒，大便稀溏者慎用。忌食辛辣食品，戒烟、戒酒。

2. 六味地黄胶囊

（1）主要成分：熟地黄、山茱萸（制）、山药、牡丹皮、茯苓、泽泻。

（2）功能及适应证：滋阴补肾。适应于治疗肾阴亏损，头晕目眩，腰膝酸软，盗汗遗精，骨蒸潮热，消渴等。常用于治疗高血压、糖尿病、慢性前列腺炎、慢性肾炎、食管上皮细胞重度增生、神经衰弱、更年期综合征、甲状腺功能亢进、功能性子宫出血等。

（3）用法用量：口服，每次2粒，每日2次，或遵医嘱。

（4）注意事项：忌食辛辣食品，戒烟、戒酒。

（四）现代进展

1. 保留灌肠方

生大黄20~30g（后下），煅龙牡30g（先煎），紫丹参20~30g。湿浊证加枳实6~10g、土茯苓20~30g；湿热证加六一散20~30g（包煎）、黄芩10~15g；阳气亏虚加肉桂5~10g、制附片10~15g（先煎）。治疗方法：每日1剂，水煎浓缩至400mL，保持药液温度37~39℃高位保留灌肠60min以上，每日2次，连续使用2周为1个疗程，1个疗程后如要继续使用，宜停用2~3d后再进行。

2. 复方大承气汤

生大黄15g（后下），芒硝15g（冲兑），枳实15g，赤芍15g，桃仁10g，炒莱菔子30g，红藤20g。偏热毒蕴结有便秘者加忍冬藤20g、蒲公英30g；偏热甚有发热者，加柴胡10g、黄芩10g；偏气郁有腹痛者，加延胡索10g、川楝子10g；偏气闭有神昏者，加石菖蒲10g、远志10g；偏伤口感染有炎症者，加栀子10g、金银花20g。根据中药的煎法用上药加水600~800mL，煎至300~400mL，保留灌肠，每日1次，连续1~3周，待化验BUN及钠滤过分数和肾衰指数已转正常，且能正常大便后5d停止灌肠。

3. 中药保留灌肠方

大黄30g，丹参30g，蒲公英30g，牡蛎30g，熟附子15g，土茯苓60g，槐米20g。上药加水600mL，水煎浓缩至200mL去杂质备用。每日灌肠1次，连续用3~5d。

七、慢性肾衰竭

（一）概述

慢性肾衰竭（简称慢性肾衰）属于祖国医学的"水肿"范畴，多由于素体虚弱感受风寒，脾肾气虚，风水泛滥而发病，以头面、眼睑甚至全身的水肿为首发症状。临床辨证分型为风水泛滥、脾肾阳虚、湿热内蕴等。是慢性肾功能不全的严重阶段，为各种肾脏疾病持续发展的共同损害，主要表现为代谢产物潴留，水、电解质、酸碱平衡失调和全身各系统症状，又称为尿毒症。病因可分为原发性和继发性两类。其中原发性主要为慢性肾小球肾炎和肾小管间质性肾炎，继发性主要为糖尿病肾病和高血压肾动脉硬化症。本病起病缓慢,早中期症状不典型,晚期症状复杂,病情危重,预后不良,病死率很高。

(二)临床特点

1. 症状

肾衰竭早期,往往无临床症状,仅表现为基础疾病的症状,到了病情发展到残余肾单位不能调节适应机体最低要求时,肾衰竭症状才会表现出来。出现水、电解质和酸碱平衡失调的临床表现,水肿、腹泻等,并累及全身各个脏器和组织,可有呕吐、食欲差、烦躁不安、消化道出血、贫血、血压高、心力衰竭等全身症状。

2. 体征

周身水肿,或血压增高。

3. 辅助检查

实验室检查可有贫血、酸中毒、电解质紊乱。血尿素氮和肌酐增高,内生肌酐清除率明显减低。

(三)常用中成药治疗

1. 金水宝胶囊

(1)主要成分:发酵虫草菌粉。

(2)功能及适应证:补益肺肾,秘精益气。适应于治疗肺肾两虚,精气不足,久咳虚喘,神疲乏力,不寐健忘,腰膝酸软,月经不调,阳痿早泄等。常用于治疗慢性支气管炎、慢性肾功能不全、高脂血症、肝硬化。

(3)用法用量:口服,每次3粒,每日3次,用于慢性肾功能不全者,每次6粒,每日3次。

(4)注意事项:忌食辛辣食品,戒烟、戒酒。

2. 六味地黄丸

(1)主要成分:熟地黄、山茱萸、牡丹皮、茯苓等。

(2)功能及适应证:滋阴补肾。适应于治疗肾阴亏损所致的头晕耳鸣、腰膝酸软、骨蒸潮热、盗汗遗精、消渴等。

(3)用法用量:口服,每次6g(30粒),每日2次。

(4)注意事项:忌食辛辣食品,戒烟、戒酒。

(四)现代进展

1. 排毒汤

自拟排毒汤主方:党参,黄芪,熟附子,大黄,旱莲草,益母草。脾虚湿盛型:治则益气健脾,利湿通便,方用自拟排毒汤合五苓散加减:大黄6g(后下),黄芪30g,党参15g,桂枝6g,茯苓30g,猪苓30g,白术15g,泽泻10g,车前子15g(另包),薏苡仁20g,益母草10g,甘草6g;脾肾阳虚型:温补脾阳,化气行水,方用自拟排毒汤合济生肾气汤加减:大黄10g(后下),党参15g,黄芪30g,熟附子10g(先煎),牛膝15g,肉桂6g,山茱萸12g,山药12g,熟地黄15g,泽泻12g,车前子15g(另包),牡丹皮10g,茯苓30g,益母草15g,旱莲草15g,甘草6g;肾气衰败、浊毒不降型:温肾助阳,解毒降浊,方用自拟排毒汤合黄连温胆汤加减:生大黄10g(后下),黄芪30g,熟附子10g(先煎),黄连10g,竹茹12g,法半夏10g,泽兰10g,芒硝10g(冲),益母草30g,苏叶10g,茯苓30g,猪苓15g,甘草6g。水煎,每日1剂,早晚2次分服。恶心呕吐者采用直肠点滴,每次100mL,每日3~4次,直肠保留30min。对于重症患者同时配合西药对症治疗。

2. 肾愈汤

黄芪15g,党参15g,熟地黄15g,牡丹皮10g,山药15g,茯苓15g,泽泻9g,山茱萸10g,生大黄6g,丹参15g,白花蛇舌草30g,甘草6g。水煎,每日1剂,早晚2次分服。一般治疗2个月为1个疗程,治疗中观察患者症状,血BUN、电解质变化,可配合饮食疗法,必要时用抗生素,支持疗法及透析,中药灌肠。

3. 参芪地黄汤加味

太子参15g,枸杞子15g,生薏苡仁15g,生地黄10g,山茱萸10g,茯苓12g,生黄芪20g,山药20g,泽泻20g,丹参20g,车前子30g(包),六月雪30g,生牡蛎40g,制大黄3~20g。水煎,每日1剂,早晚2次分服。偏阴虚者适当加大生地黄、枸杞子剂量,并加用何首乌15~20g;气虚明显者加大黄芪用量至30g;腰膝酸软、肾虚明显者加续断、桑寄生各15~20g;阳虚明显者加淫羊藿10g或菟丝子10g;瘀血明显者加桃仁10g、红花6g;湿浊重恶心呕吐明显者加藿香、佩兰、陈皮、半夏各10~12g;湿热明显者加石苇、瞿麦、蒲公英各10~15g;制大黄的用量则根据大便的情况调整,使大便每日保持在2~3次为度。结合西药1月为1疗程,治疗3月判定疗效。

八、前列腺增生

(一)概述

前列腺增生,亦称良性前列腺肥大,属于中医"癃闭"范畴,认为本病多为劳伤肾精、致使三焦水液的运行及膀胱气化失常而发生。发病机制不外乎中气不足、气血游滞、肾元亏虚、肺热气壅、湿热下注、肝郁气滞以及尿道阻塞。是老年人常见病。多发生于50岁以上中年男性,前列腺可有不同程度的增生,临床以进行性加重排尿困难为主要特征。严重者可发生尿潴留。

(二)临床特点

1. 症状

(1)早期由于前列腺增生刺激以至压迫了后尿道和膀胱颈,引起尿频、尿急等。

(2)有尿急,但不能迅速排出,排尿不如以前通畅、时间长、有尿不尽感,排尿困难等表现。

(3)小便失禁,特别是在睡眠中遗尿。

(4)黏膜面血管扩张甚至破裂,发生出血,表现为血尿。

(5)急性尿潴留,即因饮酒、受凉、劳累、房事、憋尿等使前列腺及膀胱颈部突然充血、水肿造成急性梗阻而不能自行排尿。

(6)长期膀胱颈部梗阻易造成急性尿路感染,使上述症状加重。

(7)肾积水、肾功能不全、临床上出现氮质血症,食欲减退、恶心、呕吐、贫血等。

夜尿频影响休息和精神过度紧张可引起血压升高等症状。

2. 辅助检查

前列腺B超可以观察前列腺形态和结构,测定前列腺体积,估算前列腺重量,显示内部回声,并可提供鉴别诊断的依据。

残余尿的测定可了解梗阻的程度,并能排除尿道狭窄。诊断:凡50岁以上的男性,出现进行性排尿困难,须考虑有前列腺增生的可能。

(三)常用中成药治疗

1. 前列舒丸

(1)主要成分:熟地黄、薏苡仁、山茱萸、山药等。

（2）功能及适应证：扶正固本，滋阴益肾，利尿。适应于治疗慢性前列腺炎、前列腺增生，伴有尿频、尿急、尿滴沥、血尿等。

（3）用法用量：口服，每次 6g，每日 3 次，或遵医嘱。

（4）注意事项：尿闭不通者不适用本药。

2. 癃闭舒胶囊

（1）注意事项：补骨脂、益母草等。

（2）功能及适应证：温肾化气，清热通淋，活血化瘀，散结止痛。适应于治疗肾气不足，湿热淤阻之癃闭所致尿频、尿急、尿痛、尿细如线，小腹拘急疼痛，腰膝酸软等。常用于前列腺增生。

（3）用法用量：口服，每次 3 粒，每日 2 次，20d 为 1 个疗程。

（4）注意事项：个别患者服药后有轻微的口渴感、胃部不适、轻度腹泻，不影响继续服药。

（四）现代进展

1. 芪桂二仙汤加味

黄芪 30g，桂枝 15g，仙茅 15g，仙灵脾 15g，猪苓 15g，川芎 10g，地龙 10g，泽泻 10g。水煎，每日 1 剂，早晚 2 次分服。肾阳虚衰为甚者，加鹿角片、王不留行、车前子温阳以利尿；对前列腺增生Ⅲ度、质硬而小便不利者，加活血化瘀之桃仁、炮山甲、莪术；对伴有腰膝酸痛、头晕耳鸣等肝肾阴虚患者，加怀牛膝、女贞子、枸杞子补益肝肾。

2. 通关汤

穿山甲 25g，黄芪 20g，党参 20g，白术 20g，川芎 15g，赤芍 15g，泽兰 15g，茯苓 15g，猪苓 15g，泽泻 15g，益智仁 15g，乌药 15g，肉桂 15g，川牛膝 10g，甘草 5g，琥珀 3g（研末冲服）。水煎，每日 1 剂，早晚 2 次分服。1 个月为 1 疗程，连用 3 个疗程。

3. 通窍煎

熟地黄 10g，山茱萸 10g，泽泻 10g，淫羊藿 10g，当归尾 10g，炮山甲 10g，桃仁 10g，茯苓 15g，猪苓 15g，白术 15g，肉桂 6g，生大黄 6g。水煎，每日 1 剂，早晚 2 次分服，疗程 13 周。

九、泌尿系结石

（一）概述

泌尿系结石是泌尿外科最常见的疾病之一，包括肾结石、输尿管结石、膀胱结石与尿道结石。男性多于女性。属于祖国医学的"淋证"范畴，多由于湿热蕴结于下焦，以小便频数短涩，滴沥刺痛，欲出未尽，小腹拘急，或痛引腰腹，尿中有时夹有沙石，或排尿时突然中断，尿道刺痛窘迫，或腰腹绞痛难忍，甚者尿中可见带血为主证。临床辨证分型为石淋，湿热下注、气滞血淤、肾阴虚、肾阳虚证型。

（二）临床特点

1. 症状

（1）肾和输尿管结石主要表现与活动有关的血尿和疼痛，腰部或上腹部疼痛，呈持续性钝痛或阵发性剧烈绞痛，常放射至同侧下腹部或外阴，绞痛发作时可伴有出冷汗、恶心、呕吐，有肉眼血尿或镜下血尿。

（2）膀胱结石表现为排尿困难，尿流中断、尿末剧痛或血尿，合并感染时，出现尿频、尿急、尿痛加重，尿道结石表现为排尿困难，尿流滴沥或尿潴留。

2. 体征

肾区或肋脊角区有叩击痛,触诊时沿输尿管走向及膀胱区有压痛。

3. 辅助检查

B 超及 X 线片检查可见尿路结石。

(三)常用中成药治疗

1. 复方石淋通片

(1)主要成分:广金钱草、石韦、海金沙等。

(2)功能及适应证:清热利湿,通淋排石。适应于治疗肝胆湿热型湿热、石淋涩痛。常用于治疗尿路结石、泌尿系统感染。

(3)用法用量:口服,每次 4~6 片,每日 3 次。

(4)注意事项:忌食辛辣食品,戒烟、戒酒。

2. 净石灵胶囊

(1)主要成分:金钱草、淫羊藿、元胡(醋制)、海金砂、冬葵子、车前子、鸡内金、滑石、茯苓等。

(2)功能及适应证:补肾利尿,通络排石。适应于治疗肾结石、输尿管结石、膀胱结石,以及由结石引起的肾盂积水、尿路感染等。

(3)用法用量:口服,每次 5 粒,每日 3 次。饭后 1h 饮水 300~500mL,并做跳跃运动 10~15 次,体弱者酌减。每次排尿注意结石排出情况。

(4)注意事项:双肾结石,直径超过 1.5cm,或结石嵌顿时间较长的患者忌服。

(四)现代进展

1. 加味知柏地黄汤

知母 15g,黄柏 15g,生地黄 10g,三棱 10g,茯苓 10g,泽泻 10g,金钱草 30g,鸡内金 30g,川牛膝 30g,海金砂 30g,滑石 30g,山药 30g,车前子(包)30g,冬葵子 30g,薏苡仁 30g。

2. 石韦散加味

金钱草 30g,海金砂 18g,鸡内金 12g,桃仁 12g,地龙 12g,丹参 15g,杜仲 15g,牛膝 10g,木通 10g,沉香 5g,甘草梢 5g 等。腹痛加白芍药、延胡索;小便痛甚加琥珀、王不留行;湿热重、小便黄赤者加黄柏、大黄、蒲公英;若尿血加小蓟、白茅根、蒲黄;肾阴虚加女贞子、旱莲草;气虚加党参、黄芪。水煎,每日 1 剂,早晚 2 次分服。

3. 自拟排石汤

金钱草 30g,海金砂 20g,石韦 20g(包煎),鸡内金 20g,川厚朴 10g,川楝子 10g,大黄 15g,金银花 20g,蒲公英 20g,龙胆草 20g。水煎,每日 1 剂,早晚 2 次分服。伴头晕者加天麻 9g、钩藤 10g(后下);痛甚者加用延胡索 12g 或 654-210mg 肌内注射;体虚气短者加黄芪 30g、党参 20g;恶心呕吐者加竹茹 12g、法半夏 10g;小便痛者加灯芯草 10g、琥珀粉 5g(冲服)、车前子 20g(包煎)、甘草梢 6g。

(姚喜才)

第四节　血液系统疾病

一、特发性血小板减少性紫癜

(一)概述

特发性血小板减少性紫癜属中医"血证"、"衄血"、"发斑"、"虚劳"等范畴。病理变化为外感热毒,内伏营血,络脉所伤,而血不循经,溢于脉外;或热邪传里,胃热熏蒸,以及过食辛辣酒浆,致胃中伏热,热邪扰动阴血,血液溢于肌肤;亦可由劳倦内伤,反复出血,损伤心脾,气随血耗,血失统摄,溢于脉络之外;阴虚火旺,阴虚则络脉失养,火旺则脉络受伤,虚火内动,扰乱营血,血随火动,离经妄行,致血溢脉外。临床辨证分型多为脾肾两虚、肝肾亏虚等。特发性血小板减少性紫癜(ITP)是由于血小板免疫性破坏,导致外周血血小板减少的常见出血性疾病。临床分急性和慢性两种,病程在 6 个月以下者为急性型,超过 6 个月者为慢性型,两者病因病机及转归迥然不同。儿童80%为急性型(AITP),无性别差异,春冬两季易发病,多数有病毒感染史,为自限性疾病,一般认为是急性病毒感染后的一种天然免疫反应,一旦病原清除,疾病在 6～12 个月痊愈。而成人 ITP95% 以上为慢性型(CITP),男女之比约 1∶3,一般认为属自身免疫性疾病的一种。本病病死率约为 1%,多因颅内出血而死亡。

(二)临床特点

1. 症状

(1)急性型 ITP 一般起病前 1～2 周常有病毒感染史。起病急骤,突然发生广泛的皮肤黏膜出血。皮肤出血表现为全身多发性淤点,可发生在身体任何部位,严重者多个淤斑可在皮下融合成片和(或)血肿。鼻腔、齿龈出血多见,还可伴胃肠道、泌尿道出血。颅内出血少见,但如出现头痛和呕吐,往往是颅内出血的先兆,须提高警惕。

(2)慢性型 ITP 一般起病隐袭,多在确诊前数月甚至数年已有反复皮肤淤点、鼻出血、齿衄、月经增多、手术或外伤后出血时间延长等病史。出血程度不一,症状一般较轻,以成年女性多见,通常在中青年发病率高,尤其是育龄妇女。有些女性仅有月经过多表现,月经过多者常伴缺铁性贫血,本病多因呼吸道感染或过劳而导致急性发作。急性发作时,也可见到消化道、泌尿道出血,甚至颅内出血而造成死亡。

2. 体征

紫癜色淡,多发生于下肢,少有血疱和血肿。

3. 辅助检查

(1)血常规:血小板计数减少,急性型或慢性型急性发作期血小板数通常可低于 20×10^9/L 以下,慢性型慢性期血小板计数一般为 $30 \times 10^9 \sim 80 \times 10^9$/L。血小板计数在 10×10^9/L 以下时常有广泛或自发性出血倾向,在 50×10^9/L 以上时多无症状。白细胞计数一般正常,部分出现淋巴细胞相对增多和嗜酸性粒细胞增多,失血过多时可引起继发性贫血,呈小细胞低色素性贫血。出血时间可延长,凝血时间正常。

(2)骨髓检查:骨髓特征性变化是巨核细胞计数正常或增多,但成熟障碍,以颗粒巨核细胞增生为主,产血小板巨核细胞明显减少或阙如,血小板罕见。红系可轻度增生,其余各系无异常。

(3)血小板抗体检测:用酶联免疫法或荧光免疫法检测 ITP 患者血小板相关抗体 PAIgG、PAIgM、PAIgA、PACs 均可增高,与血小板减少程度成正比。PAIgG 增高者占 95%,PAIgM 增高者占 20%,后者常伴严重出血。

(4)血小板寿命检测:用核素法(^{51}Cr 或 ^{111}Ih 标记血小板)或丙二醛法检测血小板生存时间,显示 ITP 患者的血小板寿命明显缩短。

(5)其他:血小板黏附试验和聚集试验均减低,血块退缩时间不良,束臂试验阳性及凝血酶原消耗不良;外围血总 T 细胞(T_3)和 T 辅助细胞(TH)明显减低,T 抑制细胞(Ts)明显升高,TH/Ts 比值下降甚至倒置;部分患者雌二醇(E2)水平明显升高,且与 Ts 呈正相关关系。

根据以上临床表现以及辅助检查不难诊断。

(三)常用中成药治疗

1. 复方红衣补血口服液

(1)主要成分:花生红衣、枸杞子、大枣、木耳。

(2)功能及适应证:补血,益气,健脾。适应于治疗缺铁性贫血,以及白细胞减少症的辅助治疗。

(3)用法用量:口服,每次 10mL,每日 3 次。

(4)注意事项:久置出现沉淀,摇匀后即可服用,不影响疗效。忌食辛辣食品,戒烟、戒酒。

2. 肝精补血素口服液

(1)主要成分:党参、枸杞子。

(2)功能及适应证:益气补血,滋补肝肾。适应于治疗气血亏虚,肝肾不足所致的贫血、神经衰弱。

(3)用法用量:口服,饭后服用,每次 10~20mL,每日 2 次。

(4)注意事项:忌食辛辣食品,戒烟、戒酒。

(四)现代进展

1. 一元二丹三白四生加味汤

玄参 20g,丹参 20g,牡丹皮 20g,白术 20g,白芍药 20g,白茯苓 20g,生槐花 20g,旱莲草 20g,地榆 20g,仙鹤草 20g,生首乌 20g,生黄芪 40g,当归 15g,生地黄 30g。儿童按年龄酌情减量。血虚者加熟地黄、阿胶、枸杞子;伴有感染者选加金银花、连翘、蒲公英、大青叶。水煎,每日 1 剂,早晚 2 次分服。

2. 羊枣黄芪汤加味

羊蹄根 30g,红枣 50g,黄芪 45g,水煎,每日 1 剂,早晚 2 次分服。气虚者加党参 30g、制黄精 20g、炒白术 15g、茯苓 12g,气血两虚者再加熟地黄 15g、鸡血藤 30g、当归 12g、炒白芍药 15g;阴虚火旺者基本方加生地黄 15g、黄芩 15g、旱莲草 30g、玄参 15g、阿胶 10g(烊冲);血热妄行者加侧柏叶 15g、牡丹皮 12g、生地黄 15g、水牛角 30g、茜草 30g。

3. 自拟方

黄芪 30g,丹参 30g,红花 9g,党参 24g,白术 9g,茯苓 9g,生蒲黄 9g,当归 12g,鳖甲 9g(先煎),生地黄 9g,阿胶 9g(分 3 次烊化),白僵蚕 3g(研末分 2 次冲服),甘草 9g。水煎,每日 1 剂,早晚 2 次分服。齿衄、鼻出血加艾叶 9g、生荷叶 9g、生侧柏叶 9g、白茅根 15g;紫斑、紫癜加玄参 15g、紫草 15g、牡丹皮 10g;白细胞减少加苦参 10g、生地榆 10g;血红蛋白减少加熟地黄 24g、枸杞子 15g;脾大加白芨 15g、坤草 10g。

二、白细胞减少症和粒细胞缺乏症

（一）概述

白细胞减少症和粒细胞缺乏症是由多种原因引起的综合征。祖国医学认为属于"虚痨"范畴,多无症状或有非特异性症状如发热,倦怠乏力,并有易感染倾向,感染部位以肺、尿路、皮肤多见,临床辨证分型为气阴两亏、脾肾阳虚等。当周围血液中白细胞计数持续低于4000/mm³,中性粒细胞百分数正常或稍减少,称为白细胞减少症（主要是中性粒细胞减少）。临床可无症状或有轻度乏力和感染等表现。如周围血液中白细胞计数低于2000/mm³,中性粒细胞极度减少,甚至完全缺乏,临床以发热、衰竭、口咽或直肠溃疡性损害为主要表现者,称为粒细胞缺乏症,外周血中粒细胞绝对值低于$(0.5 \sim 1.0) \times 10^9/L$,使机体极易合并感染,病情危重且病死率高,需要积极抢救。

（二）临床特点

1. 症状

（1）白细胞减少：原因不明者,临床一般无症状,或仅有全身乏力、低热、胃口不好、头晕、失眠、心悸等,很少有反复感染的征象,病程较长,多为慢性良性过程,常在适当休息和治疗后,病情改善或恢复正常。继发性者,临床表现随病因而异。感染引起者因原发疾病而有相应的临床症状和体征,如因理化因素引起者多有头晕、乏力、失眠等,如因药物引起者常在治疗原发疾病的过程中发生,继发者本身并无特征性的临床表现,仅在血液检查时发现。

（2）粒细胞缺乏症：发病急,常有近期使用某种药物史,如磺胺类、抗生素类、抗癌药等。偶有感染或放射物质接触史。为突发畏寒、高热、咽痛、出汗,随之出现咽喉、口腔、肛门与直肠等处溃疡,甚至坏死。或有黄疸,或并发严重肺炎。病程进展较快,常可导致败血症,如果治疗不及时,病死率较高,尤其是老年患者。

2. 辅助检查

（1）白细胞减少：①外周血检查白细胞计数：成人$< 2.0 \times 10^9 \sim 4.0 \times 10^9/L$；儿童$10 \sim 14$岁$< 4.5 \times 10^9/L$；$5 \sim 9$岁$< 5.0 \times 10^9/L$。②血红蛋白和血小板可正常。③骨髓象：骨髓象一般正常,典型患者呈粒细胞系统增生不良或成熟障碍,粒细胞可有空泡、中毒颗粒及核固缩等退行性改变。

（2）粒细胞缺乏症：①白细胞总数$< 2.0 \times 10^9/L$,中性粒细胞绝对值$< 0.5 \times 10^9/L$,严重者分类仅占$1\% \sim 2\%$甚至阙如,绝大多数为淋巴细胞和单核细胞。②红细胞和血小板变化不大。③血沉增快。④骨髓检查：粒系细胞增生极度低下,或者呈显著成熟障碍,有一过性原始粒细胞和早幼粒细胞多,但成熟粒细胞极少见,红细胞系统和巨核细胞系统一般正常。

（三）常用中成药治疗

1. 强力升白片

（1）主要成分：鞣质、皂苷。

（2）功能及适应证：补益气血。适应于治疗白细胞减少症。

（3）用法用量：口服,每次$2 \sim 4$片,每日3次。

（4）注意事项：忌食辛辣食品,戒烟、戒酒。

2. 复方阿胶浆

（1）主要成分：阿胶、红参、熟地黄、党参、山楂。

（2）功能及适应证：补气养血。适应于治疗气血两虚，头晕目眩、心悸失眠，食欲缺乏及贫血。

（3）用法用量：口服，每次20mL，每日3次。

（4）注意事项：①服用本品同时不宜服用藜芦、五灵脂、皂荚及其制剂；不宜喝茶和吃萝卜，以免影响药效。②凡脾胃虚弱，呕吐泄泻，腹胀便溏，咳嗽痰多者慎用。感冒患者不宜服用。③本品宜饭前服用。④按照用法用量：服用，小儿、孕妇、高血压及糖尿病患者应在医师指导下服用。⑤服药2周或服药期间症状无改善，或症状加重，或出现新的症状，应立即停药并去医院就诊。⑥药品性状发生改变时禁止服用。⑦儿童必须在成人监护下使用。⑧请将此药品放在儿童不能接触到的地方。⑨如正在服用其他药品，使用前请咨询医师或药师。⑩本品放置一定时间后，如有沉淀、不影响内在质量和疗效，可摇匀后服用。

（四）现代进展

1.补肾培元汤

紫河车5g，鹿角霜10g，黄芪30g，枸杞子10g，女贞子10g，何首乌10g，当归10g，三七5g等。用法：将紫河车、三七研细末，余药冷水浸泡0.5h后煎煮2次，过滤取汁混合约300mL，分2次送服。

2.健脾益肾升白汤

黄芪30g，党参15g，白术10g，鸡血藤10g，女贞子10g，覆盆子10g，补骨脂10g。水煎，每日1剂，早晚2次分服。

3.自拟方

炙黄芪20g，党参10g，炒白术15g，茯苓12g，熟地黄10g，当归10g，阿胶10g，女贞子15g，墨旱莲15g，补骨脂15g，鸡血藤15g，炒谷芽、炒麦芽各15g。水煎，每日1剂，早晚2次分服。

三、缺铁性贫血

（一）概述

缺铁性贫血属于祖国医学的"眩晕"、"心悸"的范畴，大多与脾胃虚弱、反复出血、虫积有关，以面色萎黄或苍白、头晕、心悸为主证，临床辨证分型为气血亏虚、脾气虚弱等。是体内铁缺乏，影响正常铁血红蛋白的合成所引起的贫血。是贫血中最常见的类型，可发生在各年龄组，尤其多见于青壮年期妇女及婴幼儿。临床以头晕、乏力、心悸、气短、面色苍白为主。

（二）临床特点

1.症状

面色苍白，头晕，头昏，心悸，怔忡，多梦，失眠，皮肤干燥，舌质淡白，脉细。

2.体征

唇色爪甲淡白。

3.辅助检查

（1）白细胞总数正常或轻度减低。

（2）红细胞总数及血红蛋白降低、平均红细胞体积降低、平均红细胞血红蛋白含量降低、平均红细胞血红蛋白浓度降低。

（3）网织红细胞总数大多正常、血小板总数高低不一。

（4）血涂片可见到红细胞大小不等、中心淡染区扩大，严重者可见环行红细胞。

（5）血清铁蛋白、血清铁均降低。

（6）总铁结合力增高、血清铁饱和度减少。

（7）红细胞游离原卟啉测定可增高。

（8）骨髓象分析:骨髓增生活跃,粒红比例降低,红细胞系统增生明显活跃。中幼红细胞比例增多,中幼红细胞体积比一般的中幼红细胞略小、边缘不整齐、细胞质少、染色偏蓝、核固缩,粒细胞系统细胞和巨核细胞数量和形态均正常,用普鲁士蓝染色可见骨髓含铁血黄素阴性,铁粒幼细胞阴性或减低。

（三）常用中成药治疗

1. 复方红衣补血口服液

（1）主要成分:花生红衣、枸杞子、大枣、木耳。

（2）功能及适应证:补血,益气,健脾。适应于治疗缺铁性贫血,以及白细胞减少症的辅助治疗。

（3）用法用量:口服,每次 10mL,每日 3 次。

（4）注意事项:久置出现沉淀,摇匀后即可服用,不影响疗效。忌食辛辣食品,戒烟、戒酒。

2. 健脾生血颗粒

（1）主要成分:党参、茯苓、白术(炒)、鸡内金(炒)、硫酸亚铁等。

（2）功能及适应证:健脾和胃,养血安神。适应于治疗小儿脾胃虚弱及心脾两虚型缺铁性贫血;成人气血两虚缺铁性贫血。伴有面色萎黄或苍白,食少纳呆,腹胀脘闷,大便不调,烦躁多汗,倦怠乏力,舌胖色淡,苔薄白,脉细弱等。

（3）用法用量:温开水冲服,饭后服用。1 岁以内每次 2.5g,1 ~ 3 岁每次 5g,3 ~ 5 岁每次 7.5g,5 ~ 12 岁每次 10g,成人每次 15g,每日 3 次,或遵医嘱,4 周为 1 个疗程。

（4）注意事项:忌茶;勿与含鞣酸类药物合用。服药期间,部分患儿可出现牙齿颜色变黑,停药后可逐渐消失。少数患儿服药后,可见短暂性食欲下降、恶心、呕吐、轻度腹泻,多可自行缓解。

（四）现代进展

1. 归脾汤加减

黄芪 30g,白术 15g,党参 15g,当归 25g,茯苓 15g,远志 10g,阿胶 10g,益母草 10g,甘草 6g。水煎,每日 1 剂,早晚 2 次分服。疗程 3 个月。偏气虚者重用黄芪、党参;偏血虚者重用阿胶、当归;偏阳虚者加淫羊藿、炮姜;偏阴虚者加生地黄、牡丹皮。

2. 地芍阿胶汤

阿胶 10g(烊化),白芍药 15g,熟地黄 15g,黄芪 30g,当归 10g,川芎 10g,龙眼肉 10g,炙甘草 5g,鸡子黄 2 枚先煎化开。水煎,每日 1 剂,早晚 2 次分服,每次服后嚼服 8 枚红枣。

3. 健脾补血汤

黄芪 30g,太子参 15g,焦山楂 10g,鸡内金 10g,枸杞子 10g,阿胶 5g(烊化),大枣 3 枚,甘草 3g。水煎,每日 1 剂,早晚 2 次分服。

四、再生障碍性贫血

（一）概述

再生障碍性贫血属于祖国医学的"血证""虚劳"范畴,以贫血、出血、发热为主症。临床辨证分型为脾肾两虚、气血不足、肝肾阴虚等。是由多种病因所引起的骨髓造血组织明显减少，导致骨髓造血功能衰竭的综合征。表现为全血细胞减少、进行性贫血、出血和继发感染，临床上分为急性型和慢性型，原发性和继发性。继发性者多由于受药物、化学物质、电离辐射或感染疾病等导致骨髓造血干细胞及骨髓微环境受损导致骨髓多能干细胞不能增殖、分化、成熟及释放而发病。

（二）临床特点

1. 症状

贫血、出血以皮肤、黏膜出血为主，内脏出血进行性加重，反复继发感染。

（1）急性型：进行性出血、贫血、严重感染，常常发生颅内出血，较易合并败血症，多在数周或数月内进入衰竭状态，病程一般 8 个月左右。

（2）慢性型：起病缓慢，进展也相对缓慢，首发表现为贫血，出血多限于体表且较轻，多为呼吸道轻度感染，病程一般 4 年以上，骨髓检查呈现造血组织"向心性萎缩"和灶样增生。

2. 体征

肝、脾、淋巴结多无肿大。

3. 辅助检查

（1）急性型：骨髓检查提示增生低下或显著减低，淋巴细胞相对增多，粒细胞、巨细胞及幼红细胞三系列都显著减少。

（2）慢性型：骨髓象因部位不同而不一样，造血细胞在受侵犯的部位明显减少，增生部位巨核细胞也减少，并且粒细胞和红细胞系列都成熟停滞在较晚阶段。成熟红细胞也许轻度大小不均、多嗜碱性，网状细胞、浆细胞、淋巴细胞都增多。

（三）常用中成药治疗

1. 八珍颗粒

（1）主要成分：熟地黄、当归、党参、白术(炒)、白芍、茯苓、川芎、炙甘草。

（2）功能及适应证：补气益血。适应于治疗气血两亏，面色萎黄，食欲缺乏，四肢乏力，月经过多。

（3）用法用量：温开水冲服，每次 1 袋(3.5g)，每日 2 次。

（4）注意事项：①孕妇慎用。②不宜和感冒类药同时服用。服本药时不宜同时服用藜芦或其制剂。③本品为气血双补之药，性质较黏腻，有碍消化，故咳嗽痰多、脘腹胀痛、纳食不消、腹胀便溏者忌服。④宜饭前服用或进食同时进服。⑤按照用法用量：服用，高血压患者、小儿及年老体虚者应在医师指导下服用。⑥服药期间出现食欲缺乏、恶心呕吐、腹胀便溏者，应去医院就诊。⑦药品性状发生改变时禁止服用。⑧儿童必须在成人的监护下使用。⑨请将此药品放在儿童不能接触到地方。⑩如正在服用其他药品，使用本品前请咨询医师或药师。

2. 参麦注射液

（1）主要成分：红参、麦门冬。

（2）功能及适应证：益气固脱，养阴生津生脉。适应于治疗气阴两虚型之休克、冠心病、病毒性心肌炎、慢性肺心病、粒细胞减少症。能够提高肿瘤患者的免疫机能，与化疗药物合用时，有一定的增效作用，并能减少化疗药物所引起的不良反应。

（3）用法用量：肌内注射，每次 2～4mL，每日 1 次，静脉滴注，每次 10～60mL(用 5% 葡萄糖注射液 250～500mL 稀释后应用)，或遵医嘱。治疗休克，用本品 20mL 加入 50% 葡萄糖注射液 50mL 中,静脉注射,然后用本品 40mL 加入 5% 葡萄糖注射液 50mL 中,静脉滴注维持。治疗心血管疾病,用本品 10~40mL 加入 5% 或 10% 葡萄糖注射液 250~500mL 中,静脉滴注,每日 1 次,10~15d 为 1 个疗程。治疗癌症患者,用本品 40~60mL 加入 5% 或 10% 葡萄糖注射液 500mL 中,静脉滴注,每日 1 次,10~15d 为 1 个疗程。

(4)注意事项:不宜在同一个容器中与其他药物混用。本品是纯中药制剂,保存不当可能影响产品质量,所以使用前必须对光检查,发现药液出现混浊、沉淀、变色、漏气等现象时不能使用。偶见过敏反应,对本类药物有过敏史患者禁用。

(四)现代进展

1.归脾汤合六味地黄汤

人参 15g(另煎),炙黄芪 30g,鸡血藤 30g,仙鹤草 20g,肉桂 15g,当归 15g,山药 15g,补骨脂 15g,枸杞子 15g,炙甘草 15g,菟丝子 15g。阴虚加玄参 10g、麦门冬 10g、山茱萸 15g、乌梅炭 10g、杜仲炭 15g;阳虚加仙茅 10g、肉苁蓉 15g、巴戟天 10g、熟附子 6g;阴阳两虚加黄精 15g、续断 10g、紫河车 15g;热在骨髓加丹参 15g、乳香 20g、没药 10g、血竭 3g;伴有出血加三七 20g、槐花 10g、大蓟 15g、小蓟 15g;感染加金银花 30g、败酱草 20g、板蓝根 15g、鱼腥草 20g。水煎,每日 1 剂,早晚 2 次分服。

2.补肾加和解方

熟地黄 20g,鸡血藤 25g,鹿茸 5g(研末),何首乌 20g,紫河车 10g,补骨脂 20g,人参 10g,山茱萸 20g,黄芪 25g。肾阴虚型加枸杞子 20g、女贞子 15g、阿胶 10g、黄精 15g;肾阳虚型加菟丝子 15g、肉苁蓉 15g、锁阳 15g;阴阳两虚同时加入两型药物。和解方:柴胡 20g,半夏 20g,黄芩 15g,栀子 15g,黄柏 12g,白花蛇舌草 20g,猪苓 15g,赤芍 12g,当归 15g,川芎 12g,丹参 12g,甘草 10g。水煎,每日 1 剂,早晚 2 次分服。

3.自拟方

玲羊角粉 0.3~1.0g,水牛角 5~30g 或犀牛角粉 0.3~1.0g,金银花、生地黄、熟地黄各 10~50g,麦门冬、牡丹皮、当归、玄参各 5~15g,鸡血藤 10~30g,黄柏、甘草各 5~10g 等。肝肾阴虚加女贞子、龟板、山茱萸等;脾肾两虚加肉桂、鹿胶、仙灵脾、黄芪等;气虚加党参、灵芝、白术等;出血加仙鹤草、茜草等;血虚加阿胶、首乌等。水煎,每日 1 剂,早晚 2 次分服。

(姚喜才)

第五节　代谢及内分泌系统疾病

一、甲状腺功能亢进症

(一)概述

甲状腺功能亢进症(简称甲亢)属于祖国医学的"瘿气"范畴,多由于素体阴虚加之长期的精神抑郁,突然遭受精神创伤,引起肝郁气滞,郁而化火导致本病的发生。临床辨证分型为心肝两虚、气滞痰凝、肝火亢盛等。是多种病因导致甲状腺功能增强,分泌甲状腺激素过多所致的临床综合征。病因和发病机制尚未明确,近代研究证明本病是在遗传基础上,因感染、精神创伤等应激因素而诱发。根据不同病因分为甲状腺性甲亢、垂体性甲亢、伴肿瘤甲亢或甲状腺炎等。如毒性弥散性甲状腺肿、自主性高功能甲状腺结节、垂体瘤、甲状腺滤泡性癌肿、亚急性甲状腺炎等。临床表现多数起病缓慢,少数在精神创伤或感染等应激后急性发病。

(二)临床特点

1. 症状

典型的临床表现有甲状腺激素分泌过多症状群:心悸、怕热、多汗、焦躁易怒、食欲亢进、疲乏无力、体重减轻、大便次数增多,女性月经减少。

2. 体征

以心血管系统症状为主,如:心动过速、心律失常、心脏增大、收缩压上升、脉压差增大、期前收缩、房颤等,还可有眼球突出、周围血管症等。

3. 实验室检查

(1)血脂测定:血胆固醇可降低。

(2)尿肌酸可升高。

(3)24h 尿 17 - 羟皮质类固醇升高。

(4)血清总甲状腺素(TT4)、总三碘甲状腺原氨酸(TT3)游离甲状腺素升高。TT3 增高幅度常大于 TT4。

(5)免疫学检查:甲状腺刺激性抗体可阳性。

(6)甲状腺摄^{131}I 率增高:3h >25% 或 24h >45%、峰值前移。

(7)促甲状腺激素释放实验(TRH)兴奋实验:TSH 细胞不被 TRH 兴奋。

(8)血清促甲状腺激素降低。

(9)抗甲状球蛋白抗体(TGA)和抗甲状腺微粒体抗体(TMA)均阳性。

(三)常用中成药治疗

1. 参芪五味子片

(1)主要成分:五味子、党参、黄芪、酸枣仁。

(2)功能及适应证:健脾益气,宁心安神。适应于治疗各种原因所致的气血虚证,伴有心悸气短、动则气喘易汗、少寐多梦、倦怠乏力、健忘等。

(3)用法用量:口服,每次 3～5 片,每日 3 次。

(4)注意事项:忌食辛辣食品,戒烟、戒酒。

2. 杞菊地黄胶囊

(1)主要成分:枸杞子、菊花、熟地黄、山茱萸(制)、山药、茯苓、牡丹皮、泽泻(盐制)。

(2)功能及适应证:滋肾养肝。适应于治疗肝肾阴亏,眩晕耳鸣,畏光,迎风流泪,视物昏花。

(3)用法用量:口服,每次 5～6 粒,每日 3 次。

(4)注意事项:脾胃虚寒,大便稀溏者慎用。忌食辛辣食品,戒烟、戒酒。

(四)现代进展

1. 当归六黄汤加减

当归15g,黄芩10g,黄柏10g,生地黄10g,熟地黄10g,黄连6g,黄芪30g。口干咽燥者加天花粉30g;手抖者加钩藤15g、木瓜10g;失眠者加酸枣仁10g、柏子仁10g;汗多者加浮小麦30g;易饥者加生石膏50g;瘿瘤肿大明显者加海藻15g、山慈菇15g、黄药子10g、莪术10g、三棱10g。

每日 1 剂,水煎服,取汁 600mL,分 3 次口服。

2. 辨证分型

太子参 15g,生地黄 15g,煅龙骨 15g(布包),生牡蛎 15g(布包),夏枯草 15g,黄连 15g,连翘 15g,白芍药 15g,山药 15g,龟板 25g(先煎),甘草 5g。气阴两虚型:西洋参 5g(蒸兑),麦门冬 15g,五味子 5g,龟板 25g(先煎),当归 15g,山药 15g,百合 15g,黄芪 15g,生地黄 15g,旱莲草 15g,茯苓神 15g,甘草 5g。眼突甚者选加菊花、枸杞子、车前子(包)、珍珠母、蝉蜕;颈肿甚者选加鳖甲、浙贝母、黄药子、蚤休、山慈菇。水煎,每日 1 剂,早晚 2 次分服。

二、尿崩症

(一)概述

尿崩症属于祖国医学的"消渴"范畴,多由于素体阴虚,复因饮食不节,情志失调,劳欲过度而发病,以多饮、多尿为主症。临床辨证分型为肾阴亏虚、阴阳两虚等。是由于抗利尿激素缺乏,肾小管重吸收水的功能障碍,从而引起多尿、烦渴、多饮与低比重尿为主要表现的一种疾病。临床分为特发性和继发性,特发性病因未明,继发性多继发于下丘脑—神经垂体部位的肿瘤和手术。

(二)临床特点

1. 症状

症状为多尿、烦渴与多饮,起病常较急,尿色淡如清水。

2. 体征

24h 尿量可多达 5~10L,但最多不超过 18L。禁水一定时间后,由于抗利尿激素缺乏,尿量仍多,尿比重及渗透压仍低。

3. 辅助检查

(1)尿颜色淡如水样,尿比重低于 1.006,尿渗透低于 200mosm/L。

(2)禁水-血管紧张素胺实验:禁水 6~8h 后尿比重低于 1.010,注射血管紧张素胺后尿比重升到 1.015 以上。

(3)血浆血管升压素降低。

(4)CT 或磁共振检查可排除垂体或其附近的肿瘤。

(三)常用中成药治疗

1. 缩泉胶囊

(1)主要成分:山药、益智仁(盐炒)、乌药。

(2)功能及适应证:补肾缩尿。适应于治疗肾虚之小便频数,夜卧遗尿。

(3)用法用量:口服,成人每次 6 粒,5 岁以上儿童每次 3 粒,每日 3 次。

(4)注意事项:忌食辛辣食品,戒烟、戒酒。

2. 补肾宁片

(1)主要成分:羊鞭、淫羊藿、枸杞子、肉苁蓉、人参、海马。

(2)功能及适应证:温肾助阳,益气固本。适应于治疗肾阳虚衰所致阳痿,以及妇女更年期综合征。

(3)用法用量:口服,每次 3~5 片,每日 3 次,或遵医嘱。

(4)注意事项:阴虚内热者慎用。忌食辛辣食品,戒烟、戒酒。

(四)现代进展

1. 自拟方

枸杞子,女贞子,山茱萸,熟地黄,生山药,覆盆子,五味子,菟丝子,补骨脂,乌梅,麦门冬,天冬,桑螵蛸,益智仁,煅龙骨(先煎),煅牡蛎(先煎),知母,黄柏。口渴甚者加生地黄、玉竹;尿频甚者加桑葚子。水煎,每日1剂,早晚2次分服。2个月为1个疗程,1个疗程未愈者,可继续服下一个疗程。

2. 补中益气汤加减

补中益气汤为主方。口渴甚者加花粉、生地黄、乌梅、葛根;小便多者加泽泻、车前子(包);食欲缺乏者加六曲、鸡内金;大便干燥者加大当归用量;手足心热者加地骨皮;便溏者加山药、白扁豆;胃火炽盛者加石膏、黄连。水煎,每日1剂,早晚2次分服。

3. 固泉汤

黄芪60g,桂枝10g,茯苓10g,白术20g,枣仁20g,山药30g,菟丝子15g,金樱子15g,生地黄20g,桑螵蛸15g,覆盆子15g,苏木10g,鸡内金10g,乌药10g,知母20g,升麻6g。水煎,每日1剂,早晚2次分服。苔白腻者,茯苓改为20g,加泽兰15g;苔黄腻,有湿热者加泽兰15g、黄柏6g;便秘者加麻仁20g;睡眠差者加五味子10g;口干甚者,加玉竹20g、麦门冬20g。

三、糖尿病

(一)概述

糖尿病属于中医的"消渴证",其病因多与饮食不节、情志不调、房劳过度有关。临床辨证分型多为肺热津伤、胃热炽盛、肾阴亏虚等。是一组由遗传和环境因素相互作用而引起的临床综合征。因胰岛素分泌绝对或相对不足以及靶组织细胞对胰岛素敏感性降低,引起糖、蛋白、脂肪、水和电解质等一系列代谢紊乱。临床以高血糖为主要共同标志,久病可引起多个系统损害。病情严重或应激时可发生急性代谢紊乱和酮症酸中毒等。按患者的发病年龄、临床表现和病情等分为1型和2型糖尿病。糖尿病慢性并发症可遍及全身各个器官,常伴有动脉硬化性心脏病,脑血管疾患,糖尿病性肾病变,眼部病变,神经病变等。实验室检查尿糖阳性,但尿糖阴性不能排除糖尿病的可能。血糖测定是判断糖尿病病情和疗效的主要指标,空腹静脉血糖正常范围为3.9~6.1mmol/L。症状可持续1~20年。病情控制不好可因眼晶状体渗透压改变而视力模糊,或见皮肤瘙痒、疖肿。

(二)临床特点

1. 症状

(1)1型糖尿病,也称胰岛素依赖性糖尿病,其病因和发病机制未完全阐明,目前认为与遗传因素、环境因素、病毒感染及免疫机制有关,可发生于任何年龄,但多发生于青幼年,临床表现因血糖增高渗透性利尿作用而引起多尿、口渴和多饮。患者体内葡萄糖不能利用,蛋白质和脂肪消耗增多,引起乏力、体重减轻。为了补偿损失的糖分,维持机体活动,需多进食物,形成典型的"三多一少"表现,即多饮、多食、多尿、体重减轻的临床表现。病情加重时出现酮症酸中毒和高渗性非酮症糖尿病昏迷为糖尿病的急性并发症,需积极抢救治疗。

(2)2型糖尿病,也称非胰岛素依赖性糖尿病,多见于40岁以后中、老年人,大多数患者起病缓慢,临床症状相对较轻或阙如,不依赖胰岛素,但在饮食和口服降糖药效果欠佳时,或因并发症和伴发病的存在,有时也需要用胰岛素控制高血糖。病情较1型糖尿病相对较轻。

2.体征

肾功能不全时可出现眼睑或四肢的水肿,血糖控制不好常见体重减轻。

3.辅助检查

(1)尿糖测定:晨起空腹测定阳性。

(2)血糖测定:空腹血糖 > 7mmol/L(需另一天再次证实)。餐后 2h 血糖 > 11.1mmol/L(需另一天再次证实)。

(3)糖化血红蛋白:明显增高广泛应用于诊断和治疗监测。

(4)血清 C 肽测定:显著降低提示可能有酮症酸中毒。

(5)血脂测定:胆固醇及甘油三酯均增高。

(6)糖尿病酮症酸中毒时:肾功能测定血尿素氮增高,血糖增高多在22.2mmol/L 以上,血电解质测定血钾、血钠均降低,尿常规检查尿蛋白、尿糖、尿酮体可见阳性,尿镜检有时可见管型,白细胞总数增高、中性粒细胞百分比增高可达80% 以上。

(三)常用中成药治疗

1.参芪降糖颗粒

(1)主要成分:人参皂甙、五味子、山药、生地黄、麦门冬等。

(2)功能及适应证:益气养阴,滋脾补肾。适应于治疗消渴症。常用于治疗 2 型糖尿病。

(3)用法用量:温开水冲服,每次 1g,每日 3 次,1 个月为 1 疗程。效果不显著或治疗前症状较重者,每次用量可达 3g,每日 3 次。

(4)注意事项:有热症者禁用,待实热证退后可服用。禁食辛辣食品,戒烟、戒酒。

2.糖脉康颗粒

(1)主要成分:黄芪、生地黄、赤芍、丹参、牛膝、麦门冬、黄精。

(2)功能及适应证:养阴清热,活血化瘀,益气固肾。适应于治疗气阴两虚血瘀所致的口渴喜饮、倦怠乏力、气短懒言、自汗、盗汗、五心烦热、胸中闷痛、肢体麻木、刺痛、便秘。常用于治疗 2 型糖尿病及伴有上述证候者。

(3)用法用量:温开水冲服,每次 1 袋,每日 3 次。

(4)注意事项:孕妇慎服或遵医嘱。忌食辛辣食品,戒烟、戒酒。

(四)现代进展

1.加味滋水清肝饮

黄芪 30g,生地黄 30g,山药 30g,山茱萸 12g,茯苓 12g,泽泻 12g,栀子 12g,当归 12g,白芍药 12g,玄参 12g,仙灵脾 12g,苍术 9g,柴胡 9g 等。水煎,每日 1 剂,早晚 2 次分服。偏上消加北沙参、玉竹、麦门冬;偏中消加生石膏、知母;偏下消加龙骨、补骨脂、益智仁;血糖降低不满意者加生石膏、黄精;伴有白内障加谷精草、木贼草;血压高者加夏枯草、牛膝、钩藤、菊花、石决明;伴有周围神经炎者加鸡血藤、木瓜;伴有冠心病者加丹参、栝楼、薤白、半夏;尿中出现酮体加黄芩、黄连;腰痛加桑寄生、川断、杜仲;乏力加太子参、白术;失眠心悸加柏子仁、酸枣仁、五味子。

2.知柏地黄汤加减

知母 10g,黄柏 8g,山药 30g,生地黄 15g,山茱萸 10g,牡丹皮 8g,茯苓 12g,泽泻 6g,枸杞子 15g,苍术 10g,玄参 15g,生黄芪 15g,覆盆子 15g,五味子 10g。水煎,每日 1 剂,早晚 2 次分服。口渴引饮甚者加天花粉 10g,麦门冬 10g,葛根 10g;小便频数,量多色白者,去黄柏,加桑螵蛸

10g、益智仁 10g;气短、乏力、多汗,气虚明显者去黄柏,加太子参 10g、麦门冬 10g,并加重黄芪用量至 30g,以加强益气养阴的作用;夏季多湿,苔白腻者,去黄柏,加薏苡仁 15g、白术 15g,以除湿健脾;老年人见小便清长,夜尿频多,饮一溲一,舌淡胖,脉细弱者,本方去黄柏,易生地黄为熟地黄 15g,加菟丝子 15g、补骨脂 10g、仙灵脾 20g、巴戟天 10g,避附片大热易生燥火之弊不用。

3.清肝泻心法

龙胆草 10g,栀子 10g,黄芩 10g,黄连 5g,大黄 5g,苍术 10g,玄参 15g,合欢皮 20g,天花粉 15g。并发高脂血症加刺蒺藜、水蛭;原发性高血压加石决明、夏枯草;白内障加谷精草、青葙子。水煎服,每日 1 剂,分 3 次服。1 个月为 1 疗程,1~2 个疗程观察疗效。

四、糖尿病肾病

(一)概述

糖尿病肾病属于祖国医学的"癃闭"、"腰痛"、"水肿"、"虚损"范畴,多由于脾肾功能失调,阳气虚损,湿热内蕴。以神疲倦怠、恶心纳呆、尿少尿闭、头痛烦躁为主症。临床辨证分型为湿浊内阻气血阻滞、寒湿内蕴脾肾阳虚、湿热内阻脾肾两虚、血热风动邪陷心肝等。常见于糖尿病病史超过 10 年的患者,常常是胰岛素依赖性糖尿病患者的死因。在非胰岛素依赖性糖尿病患者,其严重程度仅次于脑血管和冠状动脉粥样硬化病变,糖尿病可由不同途径损害肾脏,但只有毛细血管间肾小球硬化症与糖尿病存在直接关系,故称为糖尿病肾病。

(二)临床特点

1.症状

(1)本病的发生具有遗传倾向,多发生于病程较长、未能得到有效控制的糖尿病患者。

(2)持续性蛋白尿,可发现眼底微动脉瘤,常伴有高血压,呈肾病综合征表现,晚期可出现肾衰竭。

2.体征

可有全身性水肿,腰痛。

3.辅助检查

(1)尿常规检查:尿中除有大量蛋白外可见透明管型或颗粒管型。

(2)血沉增快多与水肿相平行。

(3)蛋白电泳显示球蛋白升高,尿微量清蛋白排泄率增高。

(4)肝功能测定:血浆总蛋白降低,清蛋白/球蛋白比值可倒置。

(5)血脂测定:血胆固醇在Ⅰ型原发性肾病时增高,Ⅱ型时可不增高。

(6)肾功能测定:血尿素氮、肌酐有一过性增高。

(三)常用中成药治疗

1.葛芪胶囊

(1)主要成分:葛根、黄芪、金荞麦、杜仲、淫羊藿、生地黄、玄参、天花粉、人参。

(2)功能及适应证:益气养阴,生津止渴。适应于治疗气阴两虚所致消渴症,伴有倦怠乏力、气短懒言、烦热多汗、口渴喜饮、小便清长、耳鸣腰酸。常用于治疗 2 型糖尿病伴有上述症状者。

(3)用法用量:口服,每次 2~3 粒,每日 3 次。

(4)注意事项:定期复查血糖。忌食辛辣食品,戒烟、戒酒。

2. 八珍益母胶囊

(1)主要成分:益母草、党参、白术(炒)、茯苓、熟地黄、当归、白芍(酒炒)、川芎、甘草。

(2)功能及适应证:补气血,调月经。适应于治疗妇女气血两虚,体弱无力,月经不调。

(3)用法用量:口服,每次 3 粒,每日 3 次。

(4)注意事项:忌食辛辣食品,戒烟、戒酒。

(四)现代进展

1. 藿朴夏苓汤合玉屏风散

藿香 12g,厚朴 6g,姜半夏 9g,猪苓 9g,薏苡仁 30g,白豆蔻 6g,淡豆豉 9g,杏仁 12g,赤芍 18g,泽泻 9g,防风 15g,生黄芪 30g,白术 15g。如大便干结加大黄;心悸气短加西洋参、麦门冬、五味子;视物昏花加谷精草;睡眠不安者加炒酸枣仁;腰痛加杜仲、续断;夜尿多加益智仁;畏寒肢冷加菟丝子、巴戟天;双下肢水肿加益母草、泽兰、车前子(包)。水煎,每日 1 剂,早晚 2次分服。

2. 自拟方

白术 21g,杜仲 21g,莲子肉 10g,肉豆蔻 9g,山药 12g,山茱萸 12g,肉桂 9g,当归 10g,川芎 10g,牛膝 9g,丹参 21g,五味子 10g。脾胃虚寒甚者,易白术为焦白术;易出汗者加煅龙骨 21g、煅牡蛎 21g;夜寐不佳者加合欢皮 15g、夜交藤 15g;痰湿甚者加半夏 9g、陈皮 9g。水煎,每日 1剂,早晚 2 次分服,10 剂为 1 疗程。

3. 益肾汤

黄芪 30g,熟地黄 15g,山茱萸 10g,山药 10g,茯苓 20g,泽泻 15g,牡丹皮 12g,丹参 20g,玄参 15g,益母草 30g。偏重于气阴虚者加党参 30g、麦门冬 20g、五味子 15g;阴虚重者加生地黄 15g、沙参 15g;阳虚重者加仙茅 20g、淫羊藿 15g;水肿明显者加桑白皮 15g、车前子 10g(包)。水煎,每日 1 剂,早晚 2 次分服。

五、痛风

(一)概述

痛风属于祖国医学的"痹症"范畴,多由于长期的精神抑郁,复感寒湿邪而发病,以关节不适疼痛,屈伸不利为主症。临床辨证分型为脾肾阳虚、寒湿阻滞、气血淤阻等。是一组长期嘌呤代谢障碍、血尿酸增高引起组织损伤的疾病。本病可分为原发性和继发性两大类,原发性者由先天性嘌呤代谢紊乱引起,常伴有肥胖、糖尿病、高脂血症、动脉硬化、高血压、冠心病等,属遗传性疾病。继发性者可由肾脏病、血液病及药物引起。

(二)临床特点

1. 症状

原发性者多见于 40 岁以上,继发性者有进食含高嘌呤饮食、肾脏病等病史。多与精神紧张、过度疲劳、饮食过多、酗酒、关节轻微损伤、受寒为诱因,表现为多发性关节痛,以第一跖趾关节起病,渐渐累及踝、手、腕、肘、膝及足部其他关节,肩、髋很少受累。

2. 体征

痛风性急性关节炎反复发作逐渐加重、在关节滑液的白细胞内可找到尿酸钠结晶,痛风结石形成。其严重者可导致关节活动障碍和畸形,肾尿酸结石和(或)痛风性肾实质病变。

3. 辅助检查

(1)高尿酸血症:血尿酸男性 488μmol/L 以上,女性在更年期以前 387μmol/L,更年期以后同男性。

(2)24h 尿尿酸可增高。

(3)关节腔穿刺液检查:可见尿酸盐结晶有诊断意义。

(4)X 线检查受累关节可有圆形或不整齐的穿凿样透亮缺损,由尿酸盐侵蚀骨质所致,为痛风的 X 线特征。

(5)服秋水仙碱后症状迅速缓解,可作为诊断性治疗。

(三)常用中成药治疗

1. 贞芪扶正颗粒

(1)主要成分:黄芪、女贞子。

(2)功能及适应证:补气滋阴。适应于提高人体免疫功能,保护骨髓和肾上腺皮质功能,治疗各种疾病引起的虚损,配合手术、放射治疗、化学治疗,促进正常功能的恢复。

(3)用法用量:温水开水冲服,每次 1 袋,每日 2 次。

(4)注意事项:糖尿病患者慎用。忌食辛辣食品,戒烟、戒酒。

2. 川黄液

(1)主要成分:丹参、党参、制何首乌、枸杞子、杜仲、川芎、黄芪、当归。

(2)功能及适应证:益气养血,滋肝补肾,活血化瘀。适应于治疗气血两虚、肝肾不足、脉络不通所致证候。常用于治疗免疫能力低下,化疗、放疗后白细胞减少,糖尿病并发周围神经炎,高脂血症等。

(3)用法用量:口服,每次 10mL,每日 3 次。

(4)注意事项:体内有出血症者忌服,婴儿、孕妇慎用。如有少量沉淀,摇匀后服用。

(四)现代进展

1. 青风汤和水调散

青风藤 20g,秦艽 20g,泽泻 50g,萆薢 30g,黄柏 10g,白术 15g,当归 15g,僵蚕 9g。脾虚湿盛加党参 15g、茯苓 30g、鸡内金 10g;湿热阻滞加竹茹 10g、连翘 10g、车前子 10g(包);痰淤阻络加半夏 10g、丹参 35g、红花 10g。水煎,每日 1 剂,早晚 2 次分服。外敷水调散,药用:黄柏、煅石膏等量,研细末,加水适量调成糊状。涂于纱布上外敷患处,每日换药数次。

2. 四妙散加味

苍术 20g,黄柏 15g,川牛膝 20g,薏苡仁 30g,防己 20g,泽泻 30g,独活 20g,防风 20g,地龙 20g。湿热蕴结者加连翘、黄柏等;痰淤阻滞者加白芥子、桃仁、胆南星等;湿毒弥散者加土茯苓、苦参、生大黄等;肝肾阴虚者加白芍药、山茱萸、墨旱莲等;痛剧者加穿山甲、蜈蚣、全蝎、露蜂房等;合并尿路结石者加金钱草、石苇、鸡内金等;尿血及蛋白尿者加小蓟、白茅根、黄芪、乌贼骨。上方每剂文火煎取汁 250mL,早晚 2 次分服,每日 1 剂。

3. 自拟痛风汤加味

土茯苓 30g,薏苡仁 30g,威灵仙 30g,泽兰 20g,泽泻 20g,秦艽 15g,地龙 15g,桃仁 12g。化热者加虎杖 15g、三妙丸;痛甚者加全蝎 10g、蜈蚣 2 条、炒延胡索 15g、五灵脂 10g;漫肿较甚者加僵蚕 15g、白芥子 10g、陈胆南星 15g;热重者加生地黄 15g、寒水石 15g。水煎,每日 1 剂,早晚 2 次分服。4 周为 1 个疗程。

六、高脂血症

（一）概述

高脂血症属于祖国医学的"胸痹""眩晕""淤证""游证"范畴,多由于饮食不节,湿热内生,痰湿阻滞,或情志不调,气滞血淤而发病。临床辨证分型为气滞血淤、痰郁互结、脾肾阳虚、脾虚痰盛等。由于脂肪代谢或转运异常使血浆一种或多种脂质高于正常称为高脂血症。脂质不溶于水,必须与蛋白质结合以脂蛋白形式存在,才能在血液循环中运行,所以又称为高脂蛋白血症。高脂血症常表现为高胆固醇血症、高甘油三酯血症或两者兼有。原发性高脂血症罕见,常继发于糖尿病、肥胖症、脂肪肝、肾病、饮酒等。

（二）临床特点

(1)血清胆固醇或甘油三酯水平超过正常值。

(2)继发性高脂血症有糖尿病、肾病综合征、尿毒症、甲状腺功能减退、胰腺炎、胆道阻塞或肝内胆管胆汁淤积、药物影响等病史。

(3)有动脉硬化的证据,阳性家族史,高胆固醇、高糖类饮食习惯等有助于帮助诊断。

（三）常用中成药治疗

1. 心可舒片

(1)主要成分:丹参、葛根、三七、木香、山楂。

(2)功能及适应证:活血化瘀,行气止痛。适应于气滞血淤型冠心病引起的胸闷,心绞痛,高血压所致的头晕,头痛,颈项疼痛,心律失常,高脂血等。

(3)用法用量:口服,每次 4 片,每日 3 次或遵医嘱。

(4)注意事项:孕妇慎用。

2. 冰蛹通脉含片

(1)主要成分:葛根、冰片。

(2)功能及适应证:活血通脉,化浊。适应于脑动脉硬化,高脂血症,缓解脑供血不足所致的头晕、头痛、健忘等。

(3)用法用量:舌下含服,每次 1 片,每日 3 次或遵医嘱。

(4)注意事项:请在医生指导下使用。孕妇及有明显出血倾向者忌服。

（四）现代进展

1. 调脂汤

法半夏 10g,陈皮 10g,蒲黄 10g,姜黄 10g,茯苓 30g,山楂 30g,泽泻 15g,草决明 15g,丹参 15g,何首乌 15g,大黄 6g。每日 1 剂,水煎 3 次,取汁 600mL,分 3 次服,2 个月为 1 疗程。

2. 参芪降脂汤

生黄芪 30g,熟地黄 30g,泽泻 30g,山药 30g,荷叶 30g,首乌 30g,党参 15g,山茱萸 15g,白术 12g,茯苓 20g,生山楂 20g,水蛭粉 3g(分吞冲服)。痰热内蕴、舌红苔黄者加石菖蒲、天竺黄;腰酸肢冷加菟丝子。水煎,每日 1 剂,早晚 2 次分服。对照组:辛伐他汀 10mg,每晚睡前 1 次口服。

3. 化痰祛淤汤

陈皮 5g,法半夏 10g,茯苓 20g,丹参 30g,泽泻 15g,红花 15g,神曲 15g,鸡内金 20g,山楂 15g,决明子 30g,虎杖 30g,何首乌 15g。水煎,每日 1 剂,早晚 2 次分服。

七、肥胖症

(一)概述

肥胖症属于祖国医学的"痰证""淤证"范畴,多由于饮食不节,湿热内生,痰湿阻滞,或情志不调,气滞血淤而发病。临床辨证分型为气滞血淤、痰郁互结、脾肾阳虚、脾虚痰盛等。是指体内脂肪堆积过多,体重增加。分为单纯性肥胖症和继发性肥胖症。无明显病因可寻者称单纯性肥胖症;有明确病因者(例如下丘脑—垂体的炎症、肿瘤、创伤、皮质醇增多症,甲状腺功能减退症,性功能减退症,糖尿病,胰岛素瘤等)称为继发性肥胖症。

(二)临床特点

1.症状

诊断根据体征和体重,除外肌肉发达、水潴溜所致的体重增加,并有脂肪堆积的证据,可做出诊断。

2.体征

体重超过理想体重的 20%,为轻度肥胖,超过 30% 为中度肥胖,超过 40% 为重度肥胖。继发性肥胖还伴有原发病的症状。

3.辅助检查

(1)嗜酸性粒细胞计数减少提示可能为库欣综合征。

(2)血糖明显降低、血胰岛素、C – 肽观测值明显升高提示可能为胰岛 β 细胞瘤。

(3)甲状腺功能检查:血清总三碘甲状腺原氨酸、血清总甲状腺素下降提示可能为甲状腺功能减退。

(4)尿 17 – 羟类固醇、尿 17 – 酮类固醇升高提示可能为皮质醇增多证。

(三)常用中成药治疗

1.绞股蓝总甙

(1)主要成分:绞股蓝等。

(2)功能及适应证:养心健脾,益气和血,除痰化淤,降血脂。适应于高脂血症,见心悸气短、胸闷肢麻、眩晕头痛、健忘耳鸣、自汗乏力或脘腹胀满等心脾气虚、痰阻血淤者。

(3)用法用量:口服,每 1 次 1 片,每日 3 次,或遵医嘱。

(4)注意事项:忌食辛辣食品,戒烟、戒酒。

2.六味地黄丸

(1)主要成分:熟地黄、山茱萸、牡丹皮、茯苓等。

(2)功能及适应证:滋阴补肾。适应于治疗肾阴亏损所致的头晕耳鸣、腰膝酸软、骨蒸潮热、盗汗遗精、消渴等。

(3)用法用量:口服,每次 6g(30 粒),每日 2 次。

(4)注意事项:忌食辛辣食品,戒烟、戒酒。

(四)现代进展

1.化痰减肥汤

茯苓,桂枝各 5～10g,白术 10～15g,生山楂 15～30g,大黄、泽泻各 6～10g,甘草 3～6g。水煎,每日 1 剂,早晚 2 次分服。3 个月为 1 疗程,每间隔 1 个月可停药 1 周。服药期间,避免高脂、高糖及高盐饮食。

2.芪星汤

黄芪 30g,胆南星 5g,茯苓 15g,苍术 10g,枳壳 10g,陈皮 10g,栝楼壳 15g,葛根 30g,甘草 5g。水煎,每日 1 剂,早晚 2 次分服。腹胀满、不思饮食甚者加山药、内金、大腹皮;口渴、烦热甚者加知母、黄连、乌梅;大便燥结者枳壳改枳实加生大黄(后下);小便频数不畅、夜尿多者加金樱子、枣皮、车前子;四肢困重、头晕目眩甚者则加白术、僵蚕、泽泻。全部病例原则上都不改变治疗前的饮食、生活习惯。

3.参苓白术散合二陈汤加减

党参 15g,茯苓 15g,白术 12g,薏苡仁 30g,砂仁 5g(后下),桔梗 10g,陈皮 10g,半夏 10g,厚朴 10g,山药 15g,甘草 3g。倦怠乏力加黄芪 20g;腹胀食滞加山楂 15g;痰多而黏加胆南星 10g、竹茹 12g;大便不畅加制大黄 10g、桃仁 10g。水煎,每日 1 剂,早晚 2 次分服。10 剂为 1 疗程。

(姚喜才)

第五章　蒙医治疗用药

第一节　治伤风感冒

一、邦赛·如克巴

（一）处方

驴耳风毛菊、石膏、火绒草、南沙参、川乌（制）、甘草各等。

（二）制法

以上6味药粉碎成细粉，制成散剂。

（三）功能

伤风感冒等。

（四）用法

每次1勺，亦可视病情而定。

二、撒替·朱瓦

（一）处方

肉豆蔻010、苦参005、紫草茸005、公丁香005、葡萄005、火绒草005、甘草005、紫草005、马齿苋005、茜草005、白糖005。

（二）制法

以上11味药粉碎成细粉，制成散剂。

（三）功能

伤风感冒，胸痛，咳赤白痰均有效。

（四）用法

每日可服几次，每次1勺。

（乌日根）

第二节　治胃腑疾患类方剂

一、玛克西·西瓦

（一）处方

肉苁蓉、寒水石（制）、地丁、白糖各等份。

（二）制法

以上 4 味药粉碎成细粉,制成散剂。

（三）功能

祛阴热证,胃炎,胃部灼痛,吐酸水,口苦,嘴臭,均有奇效。

（四）用法

每次内,每日 1~3 次,凉开水送服。

二、桑赛·寸汤

（一）处方

箆齿蒿、地丁、藏青果各等份。

（二）制法

以上 3 味药粉碎成细粉,制成汤剂。

（三）功能

泻火,止痛,调和气血。

（四）主治

对胃火,胃火上亢,头痛有奇效。

（五）用法

量依病情而定,煎服。

三、勇瓦·尼瓦

（一）处方

姜黄、地丁各等份。

（二）制法

制成散剂。

（三）功能

祛痛,开窍。

（四）主治

胃肠寒虚(包括胃肠痉挛),阴火上亢,眼花等。

（五）用法

每次 1 勺,童尿(还原水)送服。

四、泵嘎日·敦巴

（一）处方

地丁、木鳖子(制)、地梢瓜、川乌(制)、黄柏、寒水石(制)、肉苁蓉各等份。

（二）制法

以上 7 味药粉碎成细粉,制成散剂。

（三）功能

养阴泻火。

（四）主治

头痛,口苦,胸刺痛,发热,阴热壅腑等。

（五）用法

每次 1 勺,用白糖水送服。

五、达立·敦巴

（一）处方

照山白、石榴、豆蔻、肉桂、荜茇、红花、藏青果各等份。

（二）制法

以上 7 味药粉碎成细粉,制成散剂。

（三）功能

理气祛寒,养阴泄火。

（四）主治

胃肠不和,寒虚壅腑,阴热证等。

（五）用法

温开水送服。

六、助消六味散（Ⅰ）

（一）处方

干姜、荜茇、胡椒、栀子、诃子、川楝子、白硇砂、光明盐、紫硇砂、大风子。

（二）制法

以上 10 味药粉碎成细粉,制成散剂。

（三）功能

助消化,祛寒湿。

（四）主治

食欲缺乏,嗜睡,二便不畅,宿食不消,胃痛等。

七、助消六味散（Ⅱ）

（一）处方

干姜、荜茇、胡椒、石摘、紫硇砂、光明盐。

（二）制法

以上 6 味药粉碎成细粉,制成散剂。

（三）功能

助消化,祛寒湿。

（四）主治

食欲缺乏,嗜睡,二便不畅,宿食不消,胃痛等。

（五）用法

温开水送服。

八、法克塔拉·苏木角尔

（一）处方

黑冰片、藏青果、熊胆各等量。

（二）制法

以上 3 味药粉碎成细粉,制成散剂。

（三）功能

触胃如石,胃觉冷感,疼痛。

（四）主治

胃肠不和,寒虚壅腑,阴热证等。

（五）用法

每次 1 勺,每日 1~3 次,温开水送服。

九、高德玛哈散

（一）处方

紫硇砂、干姜、辣椒、蔓荆子、藏青果、荜茇各等份。

（二）制法

以上 6 味药粉碎成细粉,加白糖制成散剂。

（三）功能

宿食不消,恶心,腹胀,食欲缺乏。

（四）用法

温开水送服

十、那木吉克·朱西

（一）处方

藏青果、光明盐、木鳖子(制)、石榴、豆蔻、荜茇、地梢瓜、熊胆、肉豆蔻、公丁香、广木香、山奈、肉桂、黑冰片各等份。

（二）制法

以上 14 味药粉碎成细粉,加白糖制成散剂。

（三）功能

养阴,理气,助消化。

（四）主治

阴虚诸证,恶心,打嗝,食欲缺乏等。

（五）用法

适量,温开水送服。

（乌日根）

第三节　治肠腑类痢疾病方剂

一、冲那克·阿汤

（一）处方

藏青果、干姜、荜茇、紫硇砂、光明盐各等份。

（二）制法

以上5味药粉碎成细粉，制成散剂。

（三）主治

寒型腑疾（如子宫寒虚）、腹部着凉、完谷下泻等。

（四）用法

适量，煎服。

二、止泻方

（一）处方

月石020、植盆子020、川乌（制）020、地梢瓜020、熊胆（适量）。

（二）制法

用胆类和胆类膏替熊胆。

（三）主治

各种因素引起的腹痛、腹泻。

（四）用法

用量视病情而定，酒送服。

三、舍布如·如克巴

（一）处方

石榴、紫硇砂、光明盐、干姜、荜茇、胡椒。

（二）制法

以上6味药粉碎成细粉，制成散剂。

（三）主治

足阳明胃、足阴（大）肠病。

（四）用法

每日几次，每次1勺，红糖和酒送服。

（乌日根）

第二篇　西药学

第一章 药物学基本知识

　　临床药学(Clinical pharmacy)是随着现代药剂学、临床药理学和治疗学等新理论、新技术的发展而形成的一门医药结合型的综合性药学分支学科。它以生物药剂学和药物动力学为基础理论支持,以合理用药为核心研究内容,通过药师参与临床药物治疗,探讨药物应用规律,保证临床患者合理用药,提高药物治疗水平,达到药物使用安全、有效的目的。临床药学在临床药物学中占有核心地位,尽管它的发展和兴起只有短短30多年的时间,但它在临床药物治疗中的地位却越来越重要。它的内容从药物治疗、药物不良反应监测、药物情报咨询直至药品的质量控制和新制剂、新剂型的研制等,涉及范围很广,大大拓宽了临床药物学的学科领域。临床药学也是医疗单位必须开展,也完全能够开展的工作,只是根据医院的规模和性质不同,开展项目多少和深入程度有所差别而已。

　　医药发展史有力地证明了,医与药偏废任何一方,人类都将受到惩罚。在医院里,医师与药师的精细分工使医学与药学变得耳目闭塞,成人发展的桎梏。天下之势,分久必合、合久必分。当今药学界的知识爆炸动摇了医与药的平衡关系,而临床药学却搭起了鹊桥,成了医药重新联姻的纽带。开展临床药学的实际意义,就是确保患者用药安全有效、提高医疗水平,使临床药物学与临床密切结合,达到合理用药的目的。

第一节　临床药学的具体任务

　　临床药学的主要任务就是要运用现代医药学知识,围绕合理用药这个核心问题,不断提高临床药物治疗水平,其具体任务有以下几个方面。

一、药师深入临床,参与药物治疗

　　这是临床药学最基本的,也是最重要的工作。要求临床药师深入临床第一线,参与查房、会诊、抢救、病案讨论会等,发挥自己的专业特长,帮助医师选择治疗药物,指导合理用药;有选择地向临床推荐新药,并介绍相关的药物情况;及时解答医护人员提出的药物治疗、相互作用、配伍禁忌以及药物不良反应等方面的问题;对患者进行服药指导,建立药历,对药物治疗的全过程进行监护和处理。

二、治疗药物监测

　　治疗药物监测(Therapeutic drug mornitoring,TDM)是开展临床药学工作的重要手段,目前大部分大医院都配备了专门的仪器设备、实验室和专业人员来承担此项任务。TDM就是利用现代化的分析测试手段,对一些重点药物和重点患者进行血药浓度监测,并根据测量结果,设计出个体化给药方案,达到合理用药的目的。目前被列为常规监测的药物主要有抗生素类、心血管类、抗癫痫、抗肿瘤、抗哮喘和抗免疫等10余个品种,如地高辛、环孢素、苯妥英钠、茶碱、庆大霉素、卡马西平等。还可以结合临床开展群体药动学研究,集合零散的血药浓度数据,采用相应的数学方法,得到群体药动学参数,再反馈求出个体药动学参数,方便临床应用。

三、药学信息服务

开展药学信息咨询对临床药学和药学的发展有很大的促进作用。

各医院可以根据自己的实际情况,配备图书、杂志、计算机硬件、软件、网络等辅助资源,开展临床药物咨询和信息服务,满足药物治疗多方面的需求;结合临床实际,定期编辑出版《药讯》,供临床用药参考和交流;收集整理有关药物治疗方面的信息资料,并对文献资料进行选择、分类、整理、汇编和贮存,建立专用的药学信息资料检索系统。

四、药物不良反应监察

药物不良反应(Adverse drug reaction,ADR)监察应列为常规工作,应有专人负责,并建立报告制度。一旦发现药物不良反应,应按规定及时填报药物不良反应报告表,同时对所发现的药物不良反应进行因果分析,做出客观评价,确定药物不良反应的性质、类型和等级,并将登记的不良反应情况定期上报给上一级药物不良反应监察中心。

五、开展处方分析

处方分析也是临床药学的常规任务之一。该工作不需专门的仪器设备,简便易行,大医院小医院均可开展,通常是一项回顾性研究。

通过处方调查和分析,可以掌握本单位或本地区的用药情况,了解药品的动态消耗规律;也可以进行不同时期和不同单位之间的比较,评价药物使用的合理性,查找存在的问题,为今后的合理用药提供依据。

六、药物利用研究

药物利用研究(Drug utilization evaluation,DUE)是近年来新开展起来的研究领域,它从经济学的角度出发,结合临床疗效,对药物的合理使用进行评价,对卫生资源、经济效益进行综合评估,在国外受到卫生行政部门和生产企业的重视,发展很快。目前国内的研究工作主要在北京、上海等地的医疗单位中进行,并取得了较好的效果。工作的开展对于促进合理用药,协助药品监督管理部门进行宏观决策有重大意义。

可以针对某一类药物以及具有某些特性的药物,或某一疾病的药物治疗方案进行对照和评价,探讨其使用的合理性。

七、新制剂、新剂型研究

通过紧密联系临床,发挥医药结合的优势。根据临床的实际需要,设计处方,进行新剂型、新制剂的研究,开展满足临床要求、疗效确切的医院制剂工作,弥补市场供应不足,这也是中国临床药学工作的一大特色。医院制剂在中国的发展已有悠久历史。从协定处方到制备制剂、制订质量标准,已逐步走向标准化、规范化。

这其中已取得了不少可喜成果,许多医院制剂经深入研究和艰苦攻关,已获得国家新药证书,并转为药厂生产。

八、结合临床开展有关科学研究

开展临床药动学和药效学研究,寻找药物在患者体内的代谢规律和处置状况,寻找体内血药浓度和药物疗效之间的关系,为患者的合理用药提供科学依据;开展生物利用度研究,对临床所应用的各种剂型进行生物等效性评价,提出合理的给药方案;根据临床药物治疗中多种药物合并应用的情况,开展药物相互作用研究,进时对各种联合用药的方案做出科学评价;探讨临床药物配伍的可能性,特别是注射液的混合使用,如输液中的药物配伍和粉针剂的溶解等,以避免不合理的配伍变化,保证药物使用的安全有效。

(张丽琼)

第二节　临床药学的重点工作

(1)随着新药的发展,用药品种的增多,处方配伍复杂,为保证合理用药,提高疗效,重点掌握临床用药情况,进行具体分析研究,避免不合理用药和滥用药所造成的危害,减少药源性疾病,达到积极治病的目的。

(2)促进医药结合鼓励药师进入临床,积极参与合理用药,制订个体化给药方案,当好医生参谋,为减少药物不良反应积累临床资料和经验,为临床提供用药咨询,以指导合理用药。

(3)开展临床用药监测,研究生物体液、血药浓度及毒性的相互关系,以取得最佳给药方案,提高用药效果,减少不良反应,对推动临床用药监测技术的提高,起到很好的作用,在对血药浓度监测的基础上,又进一步发展到对游离药物及活性代谢物的监测,使监测技术又有新的跨越。

(4)逐步建立起我国的药物不良反应报告系统,并与世界卫生组织取得了联系。试点工作正在进行。

(5)配合临床开展药学研究,临床药学的崛起,推动着医院药剂工作的一批研究课题已取得令人瞩目的成果。这些单位和个人在提高临床药物学、临床应用水平方面,做出了应有的贡献。所以只要重视课题研究,常抓不懈,一定会成果、人才双收。

(6)提高药学人员的素质,以适应药学模式的转变。①把处方分析确定为考核医生的项目之一处方、病历记载着医生的用药史,合理与否,一查便知。处方和病例又是医师为患者进行药物治疗的书面凭据,应负法律责任。处方用药水平直接反映医师的医疗水平。处方分析不仅是临床药师赖以发现药物与人的关系的窗口,也应是考核医师的重要项目之一;②临床药师的观测结果为评价新老药品提供了科学依据药物交互作用有时会带来危害,但也会给人以启迪,教给人们如何避害趋利,获取好的结果。临床药学与临床理的研究可为评价新老药品,淘汰和筛选药品提供科学依据;③临床药学面临的问题要研究合理给药方案,就需要测定血药浓度。频繁的取血给患者带来痛苦,也给医、护招来麻烦。在未知某药确切的毒不良反应剂量而又急需抢救患者时,是按书本上的"规定剂量"还是按经验用量给药? 出了事故,如何分清责任? 它既涉及法律又涉及伦理;④指导临床合理用药。

(张丽琼)

第三节 药物代谢动力学和药物效应动力学

一、药物代谢动力学

药物代谢动力学是应用动力学原理,研究药物进入机体后的吸收、分布、代谢和排泄等体内过程的动态变化规律,并用数学方法描述这些过程以及机体或其他因素对这些过程的影响,即应用动力学原理研究药物体内过程的量变规律的学科。因此,根据体内药物浓度的测定结果,做出药物浓度—时间曲线,归纳出适当的数学模型,描述曲线运行的轨迹。根据数学模型公式求算各项参数,不仅可以阐明药物在体内的动态过程,还可以研究这些规律与药理作用或毒理作用的关系。根据药动学参数,制订合理的给药方案,使血药浓度保持在有效的范围内,并作为评价药物疗效与毒性的重要依据,从而达到用药安全合理的目的。

(一)药物体内过程

1. 吸收

药物的吸收(Absorption)是指药物自体外或给药部位经过细胞组成的屏蔽膜进入血液循环的过程。多数药物按简单扩散(Simple diffusion)机制进入体内。扩散速度除取决于膜的性质、面积及膜两侧的浓度梯度外,还与药物的性质有关。分子量小的(200 以下),脂溶性大的(油水分布系数大的),极性小的(不易离子化的)药物较易通过。药物多数是弱酸性或弱碱性有机化合物,其离子化程度受其 pka 值(酸性药物解离常数的负对数值)的影响。非离子型物可以自由穿透,而离子型药物就被限制在膜的一侧,这种现象称为离子障(Iron trapping)。例如弱酸性药物在胃液中非离子型多,在胃中即可被吸收。弱碱性药物在酸性胃液中离子型多,主要在小肠吸收。碱性较强的药物如胍乙啶 pKa = 11.4)及酸性较强的药物如色甘酸钠(pKa = 2.0)在胃肠道基本都已离子化,由于离子障原因,吸收均较难。

(1)胃肠道给药:口服给药是最常用的给药途径,小肠内 pH 接近中性,黏膜吸收面广,缓慢蠕动增加药物与黏膜接触机会,是主要的吸收部位。药物吸收后通过门静脉进入肝脏。有些药物首次通过肝脏就发生转化,减少进入体循环的量,叫做首过消除(First pass elimina‐ticm)。多数药物口服虽然方便有效,但其缺点是吸收较慢且不完全。所以口服给药不适用于在胃肠易被破坏的,对胃刺激大的,首过消除多的药物,也不适用于昏迷及婴儿等不能口服的患者。舌下(Sublingual)及直肠(per rectum)给药虽可避免首过消除,吸收也较迅速,但吸收不规则,较少应用。

(2)注射给药:静脉注射可使药物迅速而准确地进入体循环,没有吸收过程。肌内注射及皮下注射药物也可全部吸收,一般较口服快。吸收速度主要取决于局部循环。局部热敷或按摩可加速吸收,注射时加入少量缩血管药则可延长药物的局部作用时间。动脉注射可将药物输送至该动脉分布部位发挥局部疗效以减少全身反应。例如将溶纤药直接用导管注入冠状动脉以治疗心肌梗塞。注射给药还可将药物注射至身体任何部位发挥作用,如局部麻醉。但是,注射剂一般不能自我给药,不方便,如果剂量计算有误,过量注入的药物将无法清除。

(3)呼吸道给药:肺泡表面积大(达 200m²),与血液只隔一层肺泡上皮和一层毛细管内皮,而且血流量大,药物只要能到达肺泡,吸收极其迅速,气体及挥发性药物(如全身麻醉药)可直接进入肺泡。药物溶液需要经喷雾器分散为微粒才可到达肺泡。气雾剂可将药液雾化为直径达 5 微米左右的微粒,可以达到肺泡而迅速吸收,如在雾化器及口鼻罩间加用一个气室则效果更好。直径为 2～5 微米以下的微粒可重被吸收,直径为 10 微米的气雾剂治疗支气管哮喘。较大微粒可在小支气管沉积。异丙肾上腺素可制成直径为 10 微米雾粒的喷雾剂只能用于鼻咽部的局部治疗,如抗菌、消炎、祛痰、通鼻塞等。

(4)经皮给药:除汗腺外,皮肤不透水,但脂溶性药物可以缓慢通透。许多杀虫药可以经皮吸收中毒。利用这一原理可以经皮给药,以达到局部或全身治疗的目的。近年来有许多促皮吸收剂,如氮酮可与药物制成贴剂。如硝苯地平贴剂可达到持久的降压作用,对于容易经皮吸收的硝酸甘油也可制成缓释贴剂预防心绞痛发作,每日只贴一次。

2. 分布

药物进入循环后首先与血浆蛋白结合酸性药物多与血清蛋白结合,碱性药物多与酸性蛋白结合,还有少数药物与球蛋白结合。这种结合和药物与受体蛋白结合的情况相似。可见药物的血浆蛋白结合量受药物浓度,血浆蛋白的质和量及结合量解离常数的影响,各药不同而且结合率(血中与蛋白结合的药物与总药量的比值)随剂量增大而减少。药理学书籍收载的药物血浆蛋白结合率是在常用剂量范围内对正常人测定的数值。药物与血浆蛋白的结合是可逆性的,结合后药理活性暂时消失,结合物分子变大不能通过毛细管壁暂时"储存"于血液中。上述反应式中纵向虚线代表毛细管壁,在吸收过程中游离药物穿透毛细血管壁进入血液后与血浆蛋白结合,反应平衡向右移,有利于吸收。在消除过程中(如肝摄取及肾小管分泌),血中游离药物被除去反应平衡左移,有利于消除。药物与血浆蛋白结合特异性低,而血浆蛋白结合点有限,两个药物可能竞争与同一蛋白结合,发生置换现象。如某药结合率达 99% ,当被另药置换时下降 1% 时,则游离型(具有药理活性)药物浓度在理论上将增加达 1 倍,可能导致中毒。但一般药物在被置换过程中,游离型药物会加速被消除,血浆中游离型药物浓度难以持续增高。药物也可能与内源性代谢物竞争与血浆蛋白结合,例如磺胺药置换胆红素与血浆蛋白结合,可能导致新生儿核黄疸症。血浆蛋白过少(如肝硬化)或变质(如尿毒症)时药物血浆蛋白结合率下降,也容易发生毒性反应。

吸收的药物通过循环迅速向全身组织输送,首先向血流量大的器官分布,然后向血流量小的组织转移,这种现象称为再分布。如硫喷妥钠先在血流量大的脑中发挥麻醉效应,然后向脂肪等组织转移,效应很快消失。经过一段时间后血药浓度趋向"稳定",分布达到"平衡",但各组织中药物并不均等,血浆药物浓度与组织内浓度也不相同。这是由于药物与组织蛋白亲和力不同所致。因此这种"平衡"称为假平衡,这时血浆药物浓度高低可以反映靶器官药物结合量多少。药物在靶器官的浓度决定药物效应的强弱,故测定血浆药物浓度可以估算药物效应强度。某些药物可以分布至脂肪、骨质等无生理活性组织形成储库,或结合于毛发、指(趾)甲组织。药物的 pKa 及体液 pH 影响药物的分布,细胞内液 PH7.0 略低于细胞外液 pH7.4。弱碱性药物在细胞内液浓度略高,弱酸性药物在细胞外液浓度略高。根据这一原理,弱碱性药物苯巴比妥中毒时用碳酸氢钠碱化血液及尿液可使脑细胞中药物向血浆转移并加速自尿排泄。

血—脑屏障,脑是血流量较大的器官,但药物在脑组织中浓度一般较低,这是由于血—脑屏障所致。在组织学上血—脑屏障是血—脑、血—脑脊液及脑脊液脑 1 种屏障的总称,实际上能阻碍药物穿透的主要是前二者。脑毛细血管内皮细胞间紧密连接,基底膜外还有一层星状细胞包围,药物较难穿透,使许多药物被排除在中枢神经之外。脑脊液不含蛋白质,即使少量未与血浆蛋白结合的脂溶性药物也可以,进入其后药物进入静脉的速度较快,故脑脊液中药物浓度总是低于血浆浓度,这是大脑的自我保护机制。治疗脑病可以选用极性低的脂溶性药物,如磺胺药中的磺胺嘧啶。为了减少中枢神经不良反应,对于生物碱可将之季铵化以增加其极性,如将阿托品季铵化变为甲基阿托品后不能通过血—脑屏障,即不致发生中枢兴奋反应。胎盘屏障是胎盘绒毛与子宫血窦间的屏障,由于母亲与胎儿间交换营养成分与代谢废物的需要,其通透性与一般毛细血管无显著差别,只是到达胎盘的母体血流量少,进入胎儿循环慢罢了。例如母亲注射磺胺嘧啶后才能与胎儿达到平衡。利用这一原理可以在预期胎儿娩出前短时间内注射镇静镇痛药,新生儿不致遭受影响。应该注意的是几乎所有药物都能穿透胎盘屏障进入胚胎循环,在妊娠期间应禁用对胎儿发育有不良影响的药物。

3.生物转化

药物,作为外来活性物质,机体首先要将之灭活,同时还要促进其自体内消除。能大量吸收进入体内的药物多是极性低的脂溶性药物,在排泄过程中易被再吸收,不易消除。体内药物主要在肝脏生物转化而失去药理活性,并转化为极性高的水溶性代谢物而利于排出体外。生物转化与排泄统称为消除。

生物转化分两步进行,第一步为氧化、还原或水解,第二步为结合。第一步反应使多数药物灭活,但少数例外反而活化,故生物转化不能称为解毒过程。第二步与体内物质结合后,药物活性降低或灭活并使其极性增加。各药在体内转化过程不同,有的只经一步转化,有的以原形自肾排出,有的经多步转化生成多个代谢产物。

4.排泄

药物在体内最后的过程是排泄,肾脏是主要的排泄器官。游离的药物能通过肾小球过滤进入肾小管。随着原尿水分的回收,药物浓度上升。当超过血浆浓度时,那些极性低,脂溶性大的药物反向血浆扩散(再吸收),排泄较少也较慢。只有那些经过生物转化极性高的、水溶性代谢物不被再吸收而顺利排出。有些药物在近曲小管出载体主动运转入肾小管,排泄较快。在该处有两个主动分泌通道,一是弱酸类通道,另一是弱碱类通道,分别由两类载体运转,同类药物间可能有竞争性抑制。例如丙磺舒抑制青霉素主动分泌,使后者排泄减慢,药效延长并增强。碱化尿液使酸性药物在尿中离子化,酸化尿液使碱性药物在尿中离子化,利用离子障原理阻止药物再吸收,加速其排泄,这是药物中毒常用的解毒方法。

药物可自胆汁排泄,原理与肾排泄相似,但不是药物排泄的主要途径。药物自胆汁排泄有酸性、碱性及中性5个主动排泄通道。有些药有些药物在肝细胞与葡萄糖醛酸等结合后排入胆中,随胆汁到达小肠后被水解,游离药物被重吸收,称为肝肠循环。胆道引流患者,药物的血浆半衰期将显著缩短,如氯霉素、洋地黄等。乳汁pH略低于血浆,碱性药物可以自乳汁排泄,对哺乳婴儿可能有不良影响。胃液酸度更高,某些生物碱(如吗啡等)注射给药也可向胃液扩散,洗胃是中毒治疗和诊断的措施。药物也可自唾液及汗液排泄。粪中药物多数是口服未被吸收的药物。肺是某些挥发性药物的主要排泄途径,检测呼出气中的乙醇量是判断是否酒后驾车的快速简便的方法。

(二)药动学模型

药动学模型是对实验资料进行动力学处理的必要的假设条件,用房室模型模拟药物或其代谢产物在某一房室的动力学过程。房室不是解剖学上或生理学上的一个器官或一个系统,而是理论上虚拟的说明药物在其中或多或少均匀分布的体腔容积。

最简单的模型是一室模型,为了使动力学数据处理更符合实际情况,又提出较为复杂的二室模型和多室模型等。

1.一室模型

药物进入体循环瞬间即均匀分布于全身的体液和组织中,形成均一的单元,此时可把整个机体看作单一房室,称之为一室模型。该模型处理简单,对口服给药和肌内注射给药的血药浓度、尿药浓度分析有用,但有时应用一室模型分析体内过程所得的结果误差较大,不能对数据做出准确的解释,这种情况下只有用其他模型来分析才较为合理。

2.二室模型

药物进入体内至达到分布平衡前有一个分布的时间过程,先均匀分布到中心室,再以较慢的速度分布到血流缓慢、血供较少的外周室,最终在外周室和中心室之间达到平衡,这种模型称为二室模型。中心室和外周室并不代表特定的组织部位,它们是理论空间,用来说明药物以不同速度分布到体内各组织。二室模型假设简明,能较实际地反映药物的体内过程。

3.多室模型

有些药物在体内的处置情况更为复杂,以不同的速度分布于体内不同区域,称为多室模型。多室模型较为少见。

房室模型描述药物在体内空间的处置状况,而速率类型则表明药物在体内空间"运转"的速率特征,它们是经典药动学的两大基本要素。

(三)药物动力学参数

药物动力学参数是指足以代表与决定药动学模型的一些特征常数,主要参数如下。

1.生物半衰期

指药物在体内浓度减少一半所需要的时间,是衡量一个药物从体内消除速度的尺度。一般代谢快、排泄快的药物,其生物半衰期短;而代谢慢,排泄慢的药物,其生物半衰期长。常用药物的长短可分成五类:超快速消除类、快速消除类、中速消除类、慢速消除类及超慢速消除类。

各种药物的半衰期长短相差悬殊,对一个具体药物来说,它是药物的特征常数之一。了解药物半衰期,对指导临床用药有很大帮助。

2.血药浓度

一时间曲线下面积指血药浓度对时间做图,所得曲线下的面积。

3.表观分布

容积是给药剂量或体内药量与血浆药物浓度间相互关系的一个比例常数,表明当所给剂量如果以该药的血药浓度分布时所需的理论体积数。表观分布容积不具有直接的生理意义,只是表示药物分布在相等于血浆浓度时所占体液的容积。

二、药物效应动力学

(一)药物剂量和浓度与效应的关系

评价药物疗效最直接的方法是监测药理效应和临床效果,但在很多情况下无法定量评价,因此常通过测定血浆或体液中药物浓度来达到目的。药理效应与剂量在一定范围内成比例。由于药理效应与血药浓度关系较为密切,故在研究中更常用浓度—效应分析。以效应为纵坐标,药物浓度的对数为横坐标,做图得型曲线,称量效曲线。但有时这种关系不很明确,甚至相当复杂。

（二）药效学参数

1. 最小有效浓度

最小有效浓度刚能引起效应的阈浓度。

2. 半数有效量

最大效应的浓度或剂量。能引起50%阳性反应或50%最大效应浓度剂量

3. 最大效能

继续增加浓度或剂量而效应量不再继续上升时，这在效应反应中称为最大效能，反映药物的内在活性。

4. 药物效应强度

药物效应强度指能引起等效反应（一般采用效应量）的相对浓度或剂量，反映药物与受体的亲和力，其值越小，强度越大。药物的最大效能与效应强度含义不同，药物的最大效能值更具实际意义。

5. 治疗指数

半数中毒剂量和半数有效剂量之比或半数中毒浓度和半数有效浓度之比，是药物的安全性指标。但由于两条量效曲线的首尾可能重叠，即在没能获得充分疗效的剂量时可能已有少数患者中毒，另外该指标指示的药物效应和毒性反应的性质不够明确，所以这一安全指标并不十分可靠。

（三）影响药效学研究的一些因素

1. 药物方面的因素

（1）药物剂型：同一药物可以有不同剂型，适用于不同给药途径。

不同剂型虽然所含药量相等，但吸收速度不同，药效强度不尽相同，所以提出生物当量的概念，即药物不同制剂达到相同血药浓度的比值。

（2）联合用药及药物相互作用：临床上常同时应用两种或两种以上药物，以期达到增加疗效或减少不良反应的目的，但不恰当的联合用药使药物间发生相互作用，降低疗效，引发意外毒性。常见的相互作用有：配伍禁忌，影响药物吸收、排泄、血浆蛋白结合、肝脏转化，药效学上的拮抗或协同，干扰神经递质运转等。

2. 机体方面因素

年龄、性别、遗传、病理、心理等因素都会影响药物效应的发挥。

（四）速率过程

药物在体内不同时间都可能会发生量的变化，这就涉及速度过程，或称速率过程。速率过程主要由药物的吸收、分布、消除以及与其相互反应的生物环境的理化性质所决定。与机体药物动力学相应的速率过程主要有三种。

1. 零级速率过程

药物以恒定的速率在体内运转，与浓度无关，称零级速率过程。以恒定的速度进行静脉滴注就是典型的零级速率过程。

在零级速率过程中，药物的清除速率取决于剂量的大小，而在一定范围内，分布容积与剂量无关。

2. 一级速率过程

药物在机体内清除速率与药物量的一次方成正比。一些生理过程，如药物的吸收、分布、

代谢及肾清除都为一级动力学。

3. 非线性速率过程

受酶活力限制,一些药物浓度较高时出现饱和现象。在高浓度时为零级速率过程,而低浓度时为一级速率过程,称为非线性速率过程。

（张丽琼）

第四节　处方的书写

一、处方的性质

处方是指由注册的执业医师和执业助理医师在诊疗活动中为患者开具的,由取得药学专业技术职务任职资格的药学专业技术人员审核、调配、核对,并作为患者用药凭证的医疗文书。处方具有法律性、技术性、经济性。

1. 法律性

(1)医师具有诊断权和开具处方权,但无调配处方权。

(2)药师具有审核、调配处方权,但无诊断和开具处方权。

(3)因为开具处方或调配处方造成的医疗差错或者事故,医师和药师分别负有相应的法律责任。

2. 技术性

(1)开具处方或调配处方者必须由经资格认定的医药卫生技术人员担任。

(2)医师对患者做出明确的诊断后,在安全、有效、经济的原则下开具处方。

(3)药师对处方进行审核,并按医师处方准确、快速调配,发给患者使用。

3. 经济性

处方是药品消耗及药品经济收入结账的凭证和原始依据,也是患者在治疗疾病全过程中用药的真实凭证。

二、处方的分类

处方按其性质分为法定处方、医师处方和协定处方。

1. 法定处方

法定处方主要指《中国药典》、国家食品药品监督管理局颁布标准收载的处方,具有法律的约束力。

2. 医师处方

医师处方是医师为患者诊断、治疗和预防用药所开具的处方。

3. 协定处方

协定处方是医院药剂科与临床医师根据医院日常医疗用药的需要,共同协商制订的处方。适于大量配制和储备,便于控制药品的品种和质量,提高工作效率,减少患者取药等候时间。每个医院的协定处方仅限于在本单位使用。

三、处方的格式

处方由各医疗机构按规定的格式统一印制,印刷用纸应根据实际需要用颜色区分,并在处方右上角以文字注明。

处方的结构包括处方前记、处方正文和处方后记。处方前记包括医院全称、处方编号、患者姓名、性别、年龄等。

麻醉药品和第一类精神药品处方还应当包括患者身份证明编号,代办人姓名、身份证明编号;处方正文是处方的主要部分,包括药品的名称、剂型、规格、数量、用法等;处方后记包括医师签名,药品金额以及审核、调配、核对、发药的药师签名。

四、处方书写的要求

(1)处方记载的患者一般情况、临床诊断应清晰、完整,并与病历记载相一致。为便于审核处方,医师开具处方时,除特殊情况外须注明临床诊断。

(2)年龄必须写实足年龄,新生儿、婴幼儿写日、月龄,必要时注明体重。

(3)开具处方后的空白处应画一斜线,以示处方完毕。

(4)处方字迹应当清楚,不得涂改。如有修改,必须在修改处签名并注明修改日期。

(5)处方医师的签名式样和专用签章必须与在药学部门留样备查的一致,不得任意改动,否则应重新登记留样备案。

(6)处方一律用规范的中文或英文名称书写。医疗、预防、保健机构或医师、药师不得自行编制药品缩写名或使用代号。书写药品名称、剂量、规格、用法、用量要准确规范,药品用法可用规范的中文、英文、拉丁文或者缩写体书写,不得使用"遵医嘱"、"自用"等含糊不清的语句。

(7)处方中的药名应当使用经药品监督管理部门批准并公布的药品通用名、新活性化合物的专利药品名称和复方制剂药品名称,可以使用由卫生部公布的药品习惯名。

(8)每张处方只限于1名患者的用药。西药、中成药可以分别开具处方,也可以开具一张处方。中药饮片应单独开具处方。

(9)化学药、中成药处方,每一种药品须另起一行。每张处方不得超过5种药品。

(10)中药饮片处方的书写,可按君、臣、佐、使的顺序排列;药物调剂、煎煮的特殊要求注明在药品右上方,并加括号,如布包、先煎、后下等;对饮片的产地、炮制有特殊要求的,应在药名之前写明。

(11)药品剂量与数量一律用阿拉伯数字书写,剂量应当使用法定剂量单位。

(12)一般应按药品说明书中的剂量使用,需超剂量使用时,应注明原因并再次签名。

(13)麻醉药品、精神药品、医疗用毒性药品、放射性药品的处方用量应当严格执行国家有关的规定。

开具麻醉药品处方时,应有病历记录。

(14)处方一般不得超过7d用量;急诊处方一般不得超过3d用量;对于某些慢性病、老年病或特殊情况,处方用量可适当延长,但医师必须注明理由。

(张苗苗)

第五节　药品的质量与检查

一、影响药品质量的因素

影响药品质量的因素主要有环境因素、人为因素、药物本身因素等。

1. 环境因素

(1)日光:日光中的紫外线对药品变化常起着催化作用,能加速药品的氧化、分解等。

(2)空气:空气中的氧气易使某些药物发生氧化作用而变质。空气中的二氧化碳易被吸收,发生碳酸化而使药品变质。

(3)湿度:水蒸气在空气中的含量叫湿度,湿度对药品的质量影响很大。

湿度太大能使药品潮解、液化、变质或霉败,易引湿的药品有胃蛋白酶、甘油等;湿度太小会使含结晶水的药品失去结晶水而风化,易风化的药品有硫酸阿托品、硫酸可待因、硫酸镁、硫酸钠及明矾等。

(4)温度:温度过高促使某些药品的挥发、变形、氧化、水解以及微生物的寄生等;温度过低易引起药物的冻结或析出沉淀。

(5)时间:药物贮存一定时间后会降低疗效或变质,因此药典规定了药品的有效期。

上述因素对药品的影响往往不是单独进行的,而是互相促进、互相影响而加速药品变质的,故应根据药品的特性。

全面考虑可能引起变质的各种因素,选择适当的贮存条件和保管方法,以防止药品变质或延缓其变质的速度。

2. 人为因素

人为因素包括人员设置、药品质量监督管理情况、药学人员对药品保管养护技能以及对药品质量的重视程度、责任心、身体与精神状况等。

3. 药物本身因素

药品自身理化性质或效价不稳定,尽管贮存条件适宜,但时间过久也会逐渐变质。

(1)容易水解的药品:如青霉素类、头孢菌素类。

(2)容易氧化的药品:许多具有酚类(如肾上腺素、左旋多巴、吗啡、水杨酸钠等)、烯醇类(维生素 C)、芳胺类(如磺胺嘧啶钠)、吡唑酮类(氨基比林、安乃近)、噻嗪类(盐酸氯丙嗪、盐酸异丙嗪)结构的药物较易氧化。易氧化的药物要特别注意光、氧、金属离子对它们的影响,以保证药品质量。

(3)药品的包装材料对药品质量也有较大的影响。

二、药品外观检查的内容与方法

1. 检查内容

药品的性状,包括形态、颜色、气味、味感、溶解度等是药品外观质量检查的重要内容,它们有的能直接反映出药品的内在质量,对鉴别药品有着极为重要的意义。不同剂型的药物检查的内容有所不同。

2. 检查方法

检查时将包装容器打开,通过视觉、触觉、听觉、嗅觉等感官试验,进行检查。外观检查最基本的技术依据是比较法,合格品与不合格品的对照比较。

(张苗苗)

第六节　药品的保管方法

一、易受光线影响而变质的药品及其保管方法

1.保管方法

(1)避光保存,放在阴凉干燥、阳光不易直射到的地方。

(2)门、窗可悬挂遮光用的黑布帘、黑纸,以防阳光照射。

(3)采用棕色瓶或用黑色纸包裹的玻璃器包装,以防止紫外线的透入。

2.易受光线影响而变质的药品

(1)生物制品:肝素、核糖核酸、抑肽酶注射剂、泛癸利酮片等。

(2)维生素类:维生素C、维生素K、B族维生素(B$_1$、B$_2$、B$_6$、B$_{12}$)片剂及注射剂,复方水溶性维生素(水乐维他)、赖氨酸、谷氨酸钠注射液等。

(3)平喘药:氨茶碱及茶碱制剂。

(4)肾上腺皮质激素:氢化可的松、醋酸可的松、地塞米松注射液。

(5)抗结核药:对氨基水杨酸钠、异烟肼、利福平片剂及注射剂。

(6)止血药:酚磺乙胺(止血敏)、卡巴克络(肾上腺色腙、安络血)注射液。

(7)抗休克药:多巴胺、肾上腺素、硝酸甘油、硝普钠、香丹注射液等。

(8)利尿药:呋塞米(速尿)、布美他尼、氢氯噻嗪、乙酰唑胺、异山梨醇片剂、溶液剂及注射剂。

(9)镇痛药:哌替啶、复方氨基比林(安痛定)、布洛芬片剂、胶囊及注射剂。

(10)外用消毒防腐药:过氧化氢溶液(双氧水)、乳酸依沙吖啶溶液(利凡诺)、呋喃西林溶液、聚维酮碘溶液(碘伏)、磺胺嘧啶银乳膏。

二、易受湿度影响而变质的药品及其保管方法

1.保管方法

(1)用玻璃瓶装、软木塞塞紧、蜡封、外加螺旋盖盖紧。

(2)控制药库内的湿度在45%～75%左右,可设置除湿机、排风扇或通风器,辅用吸湿剂如石灰、木炭等。

(3)根据天气采取措施:在晴朗干燥的天气,可打开门窗;当雾天、雨天或室外湿度高于室内时,应紧闭门窗。

2.易受湿度影响而变质的药品

(1)维生素:维生素B$_1$片、维生素片、维生素C片及泡腾片、复合B族维生素片、鱼肝油丸、复方氨基酸片或胶囊、多种维生素和微量元素片。

(2)助消化药:胰酶片、淀粉酶片、胃蛋白酶片及散剂、含糖胃蛋白酶散、多酶片、干酵母、硫糖铝片、甘珀酸钠片及胶囊。

（3）抗贫血药：硫酸亚铁片、乳酸亚铁片、葡萄糖酸亚铁片、多糖铁丸、富马酸亚铁片。

（4）电解质及微量元素：氯化钾片、氯化铵片、碘化钾片、复方碳酸钙片（钙尔奇 D、凯思立 D）、碳酸氢钠片。

（5）镇咳平喘药：复方甘草合剂片、苯丙哌林片、氯哌斯汀片、福尔可定片、异丙肾上腺素片、氨茶碱片、多索茶碱片。

（6）解热镇痛药：阿司匹林片、卡巴匹林钙散。

（7）镇静及抗癫痫药：溴化钾片、苯妥英钠片。

（8）消毒防腐药：含碘喉片、西地碘片（华素含片）、氯己定片（洗必泰含片）。

（9）肠内营养素：要素膳、爱伦多、安素。

（10）含水溶性基质的栓剂：甘油栓、克霉唑栓、氯己定栓。

三、易受温度影响而变质的药品及其保管方法

1. 保管方法

（1）一般药品贮存于室温（10～30℃）即可。

（2）对怕热药品，可根据其不同性质要求，分别存放于"阴凉处"（不超过20℃）、"凉暗处"（遮光并且温度不超过20℃）或"冷处"（2～10℃）。

（3）对挥发性大的药品如浓氨溶液、乙醚等，在温度高时容器内压力大，不应剧烈震动。开启前应充分降温，以免药液（尤其是氨溶液）冲出造成伤害事故。

2. 易受温度影响而变质的药品

（1）需要在阴凉处贮存的常用药品

1）抗菌药物：头孢拉定、诺氟沙星、利福平片及胶囊、左氧氟沙星片及注射剂。

2）镇静催眠药：佐匹克隆、唑吡坦、氯硝西泮、艾司唑仑片。

3）钙通道阻滞剂：维拉帕米片及注射剂、硝苯地平片。

4）抗心力衰竭药：洋地黄毒苷片、地高辛片、甲地高辛片、毛花苷 C 片及注射剂、去乙酰毛花苷（西地兰 D）注射剂。

5）解痉药：溴甲阿托品片、丁溴东莨菪碱胶囊。

6）肝胆疾病辅助用药：硫普罗宁片、水飞蓟素片、门冬氨酸钾镁注射剂及口服液、苯丙醇片、羟甲香豆素片及胶囊。

7）血浆代用品：羟乙基淀粉（706 代血浆）。

（2）需要在凉暗处贮存的常用药品

1）抗过敏药：色甘酸钠胶囊。

2）胃黏膜保护药：胶体酒石酸铋、胃膜素、麦滋林S。

3）止吐药：甲氧氯普胺片剂及注射剂、昂丹司琼注射液、托烷司琼注射剂、格雷司琼片剂及胶囊剂、阿扎司琼注射剂。

4）利胆药：曲匹布通片、熊去氧胆酸片、鹅去氧胆酸片；维生素：维生素 A 滴剂。

5）脱水药：甘油果糖。

6）酶类制剂：胰蛋白酶、糜蛋白酶、玻璃酸酶、三磷腺苷注射液、溶菌酶片。

7）氨基酸制剂：复方氨基酸注射剂。

（3）需要在冷处贮存的常用药品

1）胰岛素制剂、人血液制品、抗毒素、抗血清制品、生物制品。

2）维生素：维生素 D：滴剂及注射剂、降钙素鼻喷雾剂。

3）子宫收缩及引产药：缩宫素、麦角新碱、地诺前列酮、垂体后叶素注射剂。

4）抗凝药：尿激酶、凝血酶、链激酶、巴曲酶、降纤酶注射剂。

5）微生物制剂：双歧三联活菌（培菲康）胶囊。

6）抗心绞痛药：亚硝酸异戊酯吸入剂。

（4）不宜冷冻的常用药品

1）胰岛素制剂：胰岛素、胰岛素笔芯（诺和灵、优必林）、低精蛋白胰岛素、珠蛋白锌胰岛素、精蛋白锋胰岛素。

2）人血液制品人血清蛋白、胎盘球蛋白、人血球蛋白、人血丙种球蛋白、乙型肝炎免疫球蛋白、破伤风免疫球蛋白，人纤维蛋白原。

3）静脉大输液：脂肪乳（力能、英特利匹特、力基）、甘露醇、氨基酸注射液、羟乙基淀粉氯化钠注射液（万汶）。

4）局部麻醉药：罗哌卡因（耐乐品）、丙泊酚（得普利麻、静安）。

5）外用消毒防腐药：甲醛（福尔马林）。

四、中药饮片和中成药保管方法

1. 中药饮片保管办法

中药材变质的原因，除空气、湿度、日光和温度等因素的影响外，还受到昆虫和微生物的侵蚀。

因此保管方法中防止霉变及防治虫蛀两项最为重要。

（1）防霉变：严格控制药材水分和储存场所的温度、湿度、日光和空气的影响，使真菌不易生长繁殖。选择阴凉干燥通风的库房，垛堆应离地用木条垫高，垛底垫入芦席或油毛毡等隔潮。地面上铺放生石灰、炉灰或木炭、干锯末等防潮剂，使药材保持干燥，以防止霉变。

（2）防虫蛀：药材进库前，应把库内彻底清理，以杜绝虫源，必要时可用适量的杀虫剂对四壁、地板、垫木以及一切缝隙进行喷洒。

（3）防鼠：因中药含糖、淀粉、脂肪等有机物质，中药库必须有防鼠设备。

（4）防止真菌、害虫的生长繁殖：批量大的中药材干燥、压缩成包以减少与空气的接触。

2. 中成药保管办法

（1）防潮：散剂（六一散、冰硼散）、冲剂及颗粒剂（尤其是泡腾型）。

（2）防霉变、酸败：煎膏剂（十全大补膏、益母草膏、枇杷膏）密闭贮存于阴凉干燥处。

五、危险品的主要特征及性状

危险品系指易受光、热、空气等外来因素影响而引起自燃、助燃、爆炸或具有强腐蚀性、刺激性、剧烈毒性的药品，如果处置、保管不当，能引起爆炸、燃烧等严重事故。

1. 易爆炸品

易爆炸品如苦味酸、硝化纤维、硝酸铵、高锰酸钾等。

2. 自燃及遇火燃烧的药品

自燃及遇火燃烧的药品如黄磷在空气中即能自燃，金属钾、钠遇火后能燃烧等，其他如碳粉、锌粉及浸油的纤维药品亦极易燃烧。

3.易燃液体

易燃液体如汽油、乙醚、石油醚、乙醇、甲醇、松节油等。

4.极毒品及杀害性药品

氰化钾(钠)、亚砷酸及其盐类、汞制剂、可溶性钡制剂等。

5.腐蚀性药品

腐蚀性药品如硫酸、硝酸、盐酸、甲酸、冰醋酸、苯酚、氢氧化钾、氢氧化钠等。

六、危险品的保管方法

(1)贮存于危险品库内,不得与其他药品同库贮存,并远离电源。同时应专人负责保管。

(2)应分类堆放,特别是性质相抵触的物品(如浓酸与强碱)。灭火方法不同的物品,应该隔离贮存。

(3)库内严禁烟火,禁止进行明火操作,并应有消防安全设备(如灭火器、沙箱等)。

(4)危险品的包装和封口必须坚实、牢固、密封,并应经常检查是否完整无损,如有渗漏,必须立即进行安全处理。

(5)少量危险品必须与其他药品同库短期贮存时,亦应保持一定的安全距离,隔离存放。

(6)氧化剂保管应防高热、日晒,与酸类、还原剂隔离,防止冲击、摩擦。

(7)钾、钠、钙金属应存放于煤油中。

(8)易燃品、自燃品应与热隔绝,并远离火源,存放于避光阴凉处。

(张苗苗)

第七节 药物临床使用的安全性

一、影响药物临床使用安全性的因素

(一)影响药物安全性的因素

1.药物因素

药物因素包括药物本身的不良反应、药物相互作用、药物制剂及药物使用等方面。

2.患者因素

患者因素包括年龄、性别、遗传、基础疾病、过敏体质、不良生活方式、感应性、疾病特征与病情、依从性。

3.医务人员因素

临床安全用药涉及诊断、处方、配方、给药、监测、评价的整个用药过程,医师、药师、护士等人员的失误均可能使患者受损。

(1)医师主要是缺乏药物知识,特别是新药知识,责任心欠缺,临床用药监控不力等。

(2)药师可因审方、配发失误,对患者用药说明不详,与医护人员协作、沟通不够,以及对药物安全性监测不力而使患者受损。

(3)护士可因不正确执行医嘱,给药操作失误,临床观察、报告不力等而损害患者。

（二）用药差错的分类及监测

用药差错可按用药阶段而分类如下。

1. 处方差错

在处方书写、选药、剂量、剂型、途径、滴速等方面发生差错。

2. 抄写差错

护士在抄写医嘱时发生的各种差错。

3. 配方差错

配发错误的药物、剂量、剂型,不适当的配制、标签、包装,配发贮存不当或变质、过期失效的药品。

4. 给药差错

（1）投药差错。

（2）未经处方的用药差错,包括继续使用已停用的药物。

（3）剂量差错或重复用药。

（4）途径差错。

（5）速率差错。

（6）剂型差错,包括将片剂粉碎。

（7）时间差错。

（8）配制差错或发生配伍变化的配伍。

（9）操作差错。

（10）应用过期或变质药品的失误。

5. 监测差错

未对药物治疗方案,或临床、实验室数据做出评价。

用药差错监测:我国尚未开展用药差错监测报告工作。根据美国用药差错报告系统的分级方法,用药差错按患者机体受损害程度而分为9级(A～I),其中A级无损害,B～H级有损害,I级死亡。

二、常用药物的安全用药

（一）抗菌药物

1. 滥用的危害

（1）产生耐药性:滥用抗菌药物的过程就是培养耐药性细菌的过程。细菌耐药性的产生和不断增加破坏生态环境,严重威胁人类身体健康和生命安全。

（2）引起菌群失调:应用抗菌药物(特别是广谱抗生素)在杀灭致病菌的同时,也会对体内的正常菌群产生不同程度的影响,破坏人体内微生态环境的稳定,引起菌群失调、二重感染和造成内源性感染(医院感染),增加患者的痛苦,延长住院时间,增加病死率,增加医疗费支出。

（3）引起不良反应及药源性疾病发生:抗菌药物产生的不良反应大都是渐进的、积累的,故有隐蔽性,一时难以觉察,使者病情加重,甚至发生致残或致死。可引起肝、肾损害,药物性营养不良等不良反应及药源性疾病。

2. 治疗性应用的基本原则

（1）诊断为细菌性感染者,方有指征应用抗菌药物。

（2）尽早查明感染病原,根据病原种类及细菌药物敏感试验结果选用抗菌药物。住院患者必须在开始抗菌治疗前,先留取相应标本以明确病原菌和药敏结果。危重患者在未获知病原菌及药敏结果前,可先给予抗菌药物经验治疗,获知细菌培养及药敏结果后,对疗效不佳的患者调整给药方案。

（3）按照药物的抗菌作用特点及其体内过程特点选择用药。

（4）应综合患者病情、病原菌种类及抗菌药物特点制订抗菌药物治疗方案:在制订治疗方案时应遵循下列原则。

1）品种选择:根据病原菌种类及药敏结果选用抗菌药物。

2）给药剂量:按各种抗菌药物的治疗剂量范围给药。

3）给药途径:轻症感染可接受口服给药者,应选用口服给药。重症感染、全身性感染患者初始治疗应予静脉给药,病情好转应及早转为口服给药。宜尽量避免抗菌药物的局部应用;

4）给药次数:应根据药动学和药效学相结合的原则给药。

5）疗程:抗菌药物疗程因感染不同而异,一般宜用至体温正常、症状消退后 72～96h,特殊情况要妥善处理。但是,败血症、感染性心内膜炎、化脓性脑膜炎、伤寒、布氏杆菌病、骨髓炎、溶血性链球菌咽炎和扁桃体炎、深部真菌病、结核病等需较长的疗程方能彻底治愈,并防止复发。

6）抗菌药物的联合应用要有明确指征,单一药物可有效治疗的感染,不需联合用药。

3. 预防性应用的基本原则

（1）内科及儿科预防用药

1）用于预防 1 种或 2 种特定病原菌入侵体内引起的感染,可能有效:如目的在于防止任何细菌入侵,则往往无效。

2）预防在一段时间内发生的感染可能有效;长期预防用药,常不能达到目的。

3）患者原发疾病可以治愈或缓解者,预防用药可能有效。原发疾病不能治愈或缓解者(如免疫缺陷者),预防用药应尽量不用或少用。

4）普通感冒、麻疹、水痘等病毒性疾病,昏迷、休克、中毒、心力衰竭、肿瘤、应用肾上腺皮质激素等,不宜常规预防性应用抗菌药物。

（2）外科手术预防用药

1）外科手术预防用药目的:预防手术后切口感染,以及清洁－污染或污染手术,手术部位感染及术后可能发生的全身性感染。

2）外科手术预防用药基本原则:根据手术野有无污染或污染可能,决定是否预防用抗菌药物。清洁手术,通常不需预防用抗菌药物。清洁－污染手术,需预防用抗菌药物,由于此类手术部位存在人体寄殖菌群,手术时可能污染手术野引致感染。污染手术,需预防用抗菌药物。对于术前已存在细菌性感染的手术,如腹腔脏器穿孔腹膜炎、脓肿切除术、气性坏疽截肢术等,属抗菌药物治疗性应用,不属预防应用范畴。

3）预防用抗菌药物的选择,抗菌药物的选择视预防目的而定。预防手术部位感染或全身性感染,需依据手术可能的污染或已经污染的细菌种类选用,选用的抗菌药物必须是疗效肯定、安全、使用方便及价格相对较低的品种。

4）预防给药方法:在术前 0.5～2h 内给药,或麻醉开始时给药,使手术切口暴露时局部组织中已达到足以杀灭手术过程中入侵切口细菌的药物浓度。如果手术时间超过 3h,或失血量大（＞1500mL），可手术中给予第2剂。抗菌药物的有效覆盖时间应包括整个手术过程和手术结束后4h，总的预防用药时间不超过24h，个别情况可延长至48h。手术时间较短（＜2h）的清洁手术，术前用药一次即可。接受清洁—污染手术者的手术时预防用药时间亦为24h，必要时延长至48h。污染手术可依据患者情况酌量延长。对手术前已形成感染者，抗菌药物使用时间应按治疗性应用而定。

（二）肾功能减退患者抗菌药物的应用

应尽量避免使用肾毒性抗菌药物，确有应用指征时，必须调整给药方案；根据感染的严重程度、病原菌种类及药敏试验结果等选用无肾毒性或肾毒性低的抗菌药物；根据患者肾功能减退程度以及抗菌药物在人体内排出途径调整给药剂量及方法。

（1）主要由肝胆系统排泄或由肝脏代谢，或经肾脏和肝胆系统同时排出的抗菌药物，用于肾功能减退者可维持原治量或剂量略减。

（2）主要经肾排泄，本身并无肾毒性或仅有轻度肾毒性的抗菌药物，肾功能减退者可应用，但剂量需适当调整。

（3）肾毒性抗菌药物避免用于肾功能减退者。如确有指征使用，则需进行TDM并据以调整给药方案。也可按照肾功能减退程度（以内生肌所清除率为准）减量给药，疗程中需严密监测患者肾功能。

（三）肝功能减退患者抗菌药物的应用

肝功能减退时，抗菌药物的选用及剂量调整需要考虑肝功能减退对该类药物体内过程的影响程度以及肝功能减退时该类药物及其代谢物发生毒性反应的可能性。

（1）红霉素等大环内酯类（包括酯化物）、林可霉素、克林霉素主要由肝脏清除的药物，肝功能减退时并无明显毒性反应发生，肝病时仍可正常应用，但需谨慎，必要时减量给药，治疗过程中需严密监测肝功能。

（2）氯霉素、利福平、红霉素酯化物等药物主要经肝脏或有相当量经肝脏清除或代谢，肝功能减退时可导致毒性反应的发生，应避免使用此类药物。

（3）青霉素类、头孢菌素类药物经肝、肾两途径清除，肝功能减退者药物清除减少，血药浓度升高，同时有肾功能减退的患者血药浓度升高尤为明显，但药物本身的毒性不大，可谨慎使用。严重肝病患者，尤其肝、肾功能同时减退的患者在使用此类药物时需减量。

（4）氨基糖苷类抗生素等药物主要由肾排泄，肝功能减退者不需调整剂量。

（四）老年患者抗菌药物的应用

老年人需注意以下事项。

（1）老年人肾功能呈生理性减退，接受主要自肾排出的抗菌药物如青霉素类、头孢菌素类和其他β内酰胺类的大多数品种时，应按肾功能减退情况减量给药，可用正常治疗量的2/3～1/2。即属此类情况。

（2）老年患者宜选用毒性低并具杀菌作用的抗菌药物，青霉素类、头孢菌素类等内酰胺类为常用药物：毒性大的氨基糖苷类、万古霉素、去甲万古霉素等应尽可能避免应用，有明确应用指征时需严密观察下慎重使用，同时进行TDM并据此调整剂量。

（五）新生儿患者抗菌药物的应用

新生儿需注意以下事项。

（1）应避免应用毒性大的抗菌药物，包括主要经肾排泄的氨基糖苷类、万古霉素、去甲万古霉素等，以及主要经肝代谢的氯霉素。确有应用指征时，必须进行 TDM，并据此调整给药方案。不能进行 TDM 者，不可选用上述药物。

（2）避免应用或禁用可能发生严重不良反应的抗菌药物。禁用可影响新生儿生长发育的四环素类、氟喹诺酮类，避免应用可导致脑性核黄症及溶血性贫血的磺胺药和呋喃类药。

（3）青霉素类、头孢菌素类等 β 内酰胺类药物需减量应用，以防止药物在体内蓄积导致严重中枢神经系统毒性反应的发生。

（4）抗菌药物在新生儿的药动学随日龄增长而变化，因此使用抗菌药物时应按日龄调整给药方案。

（六）小儿患者抗菌药物的应用

小儿应注意以下几点。

1. 氨基糖苷类抗生素

有明显耳、肾毒性，小儿患者应尽量避免应用。临床有明确应用指征且又无其他毒性低的抗菌药物可供选用时方可选用该类药物，并在治疗过程中严密观察不良反应。有条件者应进行 TDM，并根据其结果个体化给药。

2. 万古霉素和去甲万古霉素

万古霉素和去甲万古霉素也有一定肾、耳毒性，小儿患者仅在有明确指征时方可选用。在治疗过程中应严密观察不良反应，并应进行 TDM，个体化给药。

3. 四环素类抗生素

不可用于 8 岁以下小儿。

4. 氟喹诺酮类抗菌药

避免用于 18 岁以下儿童。

（七）妊娠期和哺乳期患者抗菌药物的应用

妊娠期需考虑药物对母体和胎儿两方面的影响。

（1）对胎儿有致畸或明显毒性作用的抗菌药物应避免应用，如四环素类、氟喹诺酮类等。

（2）对母体和胎儿均有毒性作用者，妊娠期避免应用，如氨基糖苷类、万古霉素、去甲万古霉素等。确有应用指征时须在 TDM 下使用。

（3）药物毒性低，对胎儿及母体均无明显影响，也无致畸作用者，妊娠期感染时可选用。如青霉素类、头孢菌素类等 β 内酰胺类和磷霉素等。妊娠期患者接受氨基糖苷类、万古霉素、去甲万古霉素、氯霉素、磺胺药、氟胞嘧啶时必须进行 TDM，据以调整给药方案。

美国 FDA 按照药物在妊娠期应用时的危险性分为 A、B、C、D 及 X 类，可供药物选用时参考。A 类：妊娠期患者可安全使用；B 类：有明确指征时慎用；C 类：在确有应用指征时，充分权衡利弊决定是否选用；D 类：避免应用，但在确有应用指征、且患者受益大于可能的风险时严密观察下慎用；X 类：禁用。

哺乳期患者接受抗菌药物后，药物可自乳汁分泌，通常母乳中药物含量不高。少数药物乳汁中分泌量较高，如氟喹诺酮类、四环素类、大环内酯类、氯霉素类、磺胺甲恶唑、甲氧苄啶、甲硝唑等。青霉素类、头孢子菌素类等 β 内酰胺类和氨基糖苷类等在乳汁中含量低。

无论乳汁中药物浓度如何，均存在对乳儿潜在的影响，并可能出现不良反应。如氨基糖苷类抗生素可导致乳儿听力减退，氯霉素可致乳儿骨髓抑制，磺胺甲恶唑等可致核黄疸、溶血性贫血,四环素类可致乳齿黄染,青霉素类可致过敏反应等。因此哺乳期患者应避免选用氨基糖苷类、氟喹诺酮类、四环素类、氯霉素、磺胺药等。哺乳期患者应用任何抗菌药物时,均宜暂停哺乳。

(八)糖皮质激素

1.滥用危害

糖皮质激素有许多不良反应,盲目滥用危害很大。该药常见的不良反应和并发症有医源性皮质醇增多症、撤药症候群、疾病反跳等。

在大剂量使用糖皮质激素进行治疗时,突然停药患者会产生疲乏无力、发热、恶心、肌痛等症状;糖皮质激素类药物的使用不当还会引起消化性溃疡或使原有溃疡病复发或恶化;影响儿童生长和骨骼成熟;引起骨质疏松、自发性骨折和无菌性骨坏死;还可以引起白细胞计数增高、淋巴细胞减少和骨髓脂肪浸润等。

2.用药原则

(1)应根据患者身体和疾病情况,并充分考虑肾上腺皮质分泌的昼夜节律性,确定适宜的给药方法和疗程。糖皮质激素的疗程和用法可分为以下几种。

1)大剂量突击疗法:用于严重中毒性感染及各种休克。目前临床多用甲泼尼龙。

2)一般剂量长期疗法:用于结缔组织病、肾病综合征、顽固性支气管哮喘、中心性视网膜炎、各种恶性淋巴瘤、淋巴细胞性白血病等。一般用泼尼松相应剂量的其他皮质激素制剂,产生临床疗效后,逐渐减量至最小维持量,持续数月。

3)小剂量替代疗效:用于垂体前叶功能减退、阿狄森病及肾上腺皮质次全切术后。

4)隔日疗法:皮质激素的分泌具有昼夜节律性,每日上午 7 ~ 10 时为分泌高潮,随后逐渐下降,午夜 12 时为低潮。据此,长期疗法中对某些慢性病可采用隔日一次给药法,将一日或两日的总药量在隔日早晨一次给予。隔日服药以用泼尼松、泼尼松龙等中效制剂较好。

(2)妊娠期用药:糖皮质激素可透过胎盘屏障,使用药理剂量的糖皮质激素可增加胎盘功能不全、新生儿体重减少或死胎的发生率。

妊娠时曾接受一定剂量的糖皮质激素者,所产的婴儿需注意观察是否出现肾上腺皮质功能减退的表现。

(3)哺乳期用药:生理剂量或低药理剂量对婴儿一般无不良影响。但是,如乳母接受大剂量的糖皮质激素,则不应哺乳。

(4)小儿用药:激素可抑制患儿的生长和发育,如确有必要长期使用,应采用短效(如可的松)或中效制剂(如泼尼松),避免使用长效制剂(如地塞米松)。口服中效制剂隔日疗法可减轻对生长的抑制作用。长程使用糖皮质激素必须密切观察,发生骨质疏松症、股骨头缺血性坏死、青光眼、白内障的危险性都增加。

(5)老年用药:老年患者用糖皮质激素易发生高血压。老年患者尤其是更年期后的女性应用糖皮质激素易发生骨质疏松。

3.合理应用

(1)要有明确的指征和治疗目的,做到能不用就不用,能少用就少用,能短期使用就不长期使用。

(2)一般应以小剂量来控制或缓解其主要症状,当收到临床治疗效果时,就逐渐减量至停用。切不可大量长期应用,也不可骤然停药,以防肾上腺危象的发生。

（3）给予生理剂量的肾上腺皮质激素可使非肾上腺皮质功能减退患者易发生感染,在激素作用下,原来已被控制的感染可活动起来,最常见者为结核感染复发。但另一方面,可提高肾上腺皮质功能减退症患者对感染的抵抗力,在某些感染时应用激素可减轻组织的破坏、减少渗出、减轻感染中毒症状。

（4）在糖皮质激素应用期间应注意有无高血压、糖尿病、溃疡病、低血钾、骨质疏松、股骨头坏死和细菌感染等情况发生。如有则应给予相应的处理并停药。

（5）下列情况应慎用:心脏病或急性心力衰竭、糖尿病、憩室炎、情绪不稳定和有精神病倾向、全身性真菌感染、青光眼、白内障、肝功能损害、眼单纯性疱疹、高脂蛋白血症、高血压、甲状腺功能减退症(此时糖皮质激素作用增强)、重症肌无力、骨质疏松、胃溃疡、胃炎或食管炎、肾功能损害或结石、结核病等。

（6）以下情况不宜用糖皮质激素:严重的精神病史,活动性胃、十二指肠溃疡,新近胃肠吻合术后,较重的骨质疏松,明显的糖尿病,严重的高血压,未能用抗菌药物控制的病毒、细菌、真菌感染。

（7）长期应用糖皮质激素者,应定期检查以下项目:①血糖、尿糖或糖耐量试验,尤其是有糖尿病或糖尿病倾向者;②小儿应定期监测生长和发育情况;③眼科检查,注意白内障、青光眼或眼部感染的发生;④血清电解质和大便隐血;⑤高血压和骨质疏松的检查,老年人尤应注意。

（九）维生素滥用危害及其合理应用

1. 滥用的危害

（1）维生素 A:可防治夜盲症,但长期大量服用,会出现疲劳、软弱、全身不适、发热、颅内压增高、夜尿增多、毛发干枯或脱落、皮肤干燥瘙疼、食欲缺乏、体重减轻、四肢痛、贫血、眼球突出、剧烈头痛、恶心、呕吐等中毒现象。

（2）维生素 B_1 大量使用,会引起头痛、眼花、烦躁、心律失常、水肿和神经衰弱。临床妇女大量使用维生素 B_1 可引起出血不止。维生素 B_6 可用于治疗妊娠期呕吐,但接受大量维生素 B_6 可致新生儿产生维生素 B_6 依赖综合征。

（3）维生素 C:维生素 C 的治疗作用非常广泛,滥用情况也比较严重。虽然维生素 C 的毒性很小,但长期过量服用仍可产生一些不良反应。可引起腹泻、皮肤红而亮、头痛、尿频、恶心、呕吐、胃痉挛。

（4）维生素 D:维生素 D 是防治佝偻病的药物,但长期大量使用就会引起低热、烦躁哭闹、惊厥、厌食、体重下降、肝脏肿大、肾脏损害、骨骼硬化等病症,比佝偻病的危害更大。

（5）长期服用大量维生素 E:长期服用大量维生素 E(一日量 400～800mg),可引起视力模糊、乳腺肿大、腹泻、头晕、流感样综合征、头痛、恶心、胃痉挛、乏力。长期服用超量(一日量 > 800mg),对维生素 K 缺乏患者可引起出血倾向,改变内分泌代谢(甲状腺、垂体和肾上腺),改变免疫机制,影响性功能,并有出现血栓性静脉炎或栓塞的危险。

2. 合理应用

(1)区分治疗性用药和补充摄入量不足的预防性用药。

(2)严格掌握剂量和疗程。

(3)针对病因积极治疗。

(4)为了使维生素吸收更好,应掌握不同的药物用药时间有所不同。

(5)注意维生素与其他药物的相互作用,以免降低药效。

（十）非甾体抗炎药

1. 滥用的危害

（1）胃肠道损害

1）NSAID 中的吲哚美辛、阿司匹林、保泰松、甲芬那酸、吡罗昔康等都可以引起消化不良、黏膜糜烂、胃及十二指肠溃疡出血，严重者可致穿孔。

2）不能耐受 NSAID 或大剂量使用 NSAID 者，年老，有胃肠出血史、溃疡史，或同时使用糖皮质激素、抗凝血药，均是造成胃肠道损害的危险因素。

（2）肾损害

1）NSAID 引起肾功能不全的发生率仅次于氨基糖苷类抗生素。

2）布洛芬、萘普生可致肾病综合征。

3）酮洛芬可致膜性肾病。

4）吲哚美辛可致肾衰竭和水肿。

5）引起肾损害的危险因素有：大剂量长期使用 NSAID 或复方 NSAID，年老伴心、肾、肝等并发症，使用利尿剂者。

（3）肝损害

1）大多数 NSAID 均可导致肝损害。

2）长期大剂量使用对乙酰氨基酚可致严重肝脏损害，尤以肝坏死多见。

3）大剂量使用保泰松可致肝损害，产生黄疸、肝炎。

4）特异质患者使用水杨酸类可致肝损害。

（4）心脑血管意外：选择性 COX－2 抑制剂罗非昔布在临床试验中观察到连续服用 18 个月时出现心脑血管事件（心肌梗死、脑卒中、猝死）明显高于对照组。不过医药界对心血管的严重不良事件是否可能属本类药物的不良反应还有较大争议。

（5）其他不良反应：多数 NSAID 可抑制血小板聚集，使出血时间延长。阿司匹林、氨基比林、对氨基水杨酸可致粒细胞减少；阿司匹林、氨基比林、美洛昔康等可引起荨麻疹、瘙痒、剥脱性皮炎等皮肤损害；多数 NSAID 可引起头痛、头晕、耳鸣、视神经炎等中枢神经系统疾病；布洛芬、舒林酸偶可致无菌性脑膜炎。

2. 用药原则

（1）发热：治疗高热应先采用物理降温，无效时再考虑选用解热药。当遇到发热而未明确原因时，不能首选使用解热药，以免掩盖症状、贻误诊断。在查明发热原因并进行治疗的同时，再根据下列指征选用解热药。

1）发热 39℃ 以上，危及生命，特别是小儿高热惊厥。

2）发热虽不高，但伴有明显的头痛、肌肉痛、失眠、意识障碍，严重影响患者休息及疾病恢复时。

3）持续高热，已引起心肺功能异常，或患者对高热难以耐受时。

4）某些疾病治疗中，长期伴有发热而不能自行减退时，如急性血吸虫病、丝虫病、伤寒、布氏杆菌病、结核以及癌症发热等。

（2）疼痛：对于疼痛应找出原因后再采用药物止痛。解热镇痛药物仅有中等程度的镇痛作用，对于头痛、牙痛、肌肉痛、关节痛、神经痛、月经痛、中等程度的术后疼痛以及肿瘤疼痛的初期效果较好，而对于平滑肌痉挛性疼痛、创伤剧痛、肿瘤晚期剧烈疼痛等无效。

（3）炎症：本类药物的抗炎作用适用于治疗风湿性、类风湿性疾病，某些药物也用于治疗全身性红斑狼疮、骨关节炎、强直性脊柱炎以及痛风和其他非感染慢性炎症。

3.合理应用

（1）选择性 COX－2 抑制剂（如昔布类）与非选择性的传统 NSAID 相比，能明显减少严重胃肠道不良反应，但应使用最低的有效剂量，疗程不宜过长。有心肌梗死史或脑卒中史者禁用。

（2）无论使用何种 NSAID，剂量都应个体化；只有在一种 NSAID 足量使用 1～2 周后无效才更改为另一种。

（3）避免两种或两种以上 NSAID 同时服用，因其疗效不叠加，而不良反应增多。不过应当注意的是，在服用塞莱昔布时不能停服防治心血管病所需服用的小剂量阿司匹林，但两者同服会增加胃肠道不良反应。

（4）老年人宜选用血浆半衰期短的 NSAID 药物，对有溃疡病史的老年人，宜服用选择性COX－2 抑制剂以减少胃肠道的不良反应。NSAID 虽能减轻类风湿性关节炎的症状，但不能改变病程和预防关节破坏，故必须与缓解疾病的抗风湿药（DMARD）如柳氮磺吡啶联合应用。

（5）坚持阶梯式增加用药量直至达到最好疗效和阶梯式渐次减少用量。

（6）宜餐中服药。

（7）如口服胃肠不能耐受，可选用另外途径给药，如外涂、塞肛或肌内注射，一般选择栓剂塞肛；胃部不能耐受时，亦可选用肠溶剂型。

（8）长期应用本类药物的患者应定期检查肝、肾功能，肝、肾功能不全者应慎用或禁用。

（9）阿司匹林、吲哚美辛等易透过胎盘屏障，诱发畸胎，故孕妇应禁用。

（10）特异体质者可引起皮疹、哮喘等过敏反应，以哮喘最多见，因此，哮喘患者禁用。

（11）尽量避免使用或慎用含氨基比林的复方制剂。

（十一）输液剂

1.滥用危害

（1）不良反应增加：输液从配制到使用，每个环节都有可能被污染，即便是无菌操作的过程中也难免会出现针管、针头消毒不严。当体内输入了致热、致敏物质，如致热原、死菌、游离的菌体蛋白或其他代谢产物时，就可能发生反应。另外，药液渗出血管会引起局部肿痛；长期注射浓度过高、刺激性较强的药物，易引起血栓性静脉炎；有的人还会出现红疹、瘙痒、肿胀等过敏反应。

（2）浪费财力、人力：小病大治，轻病重治，滥用新、特、贵药，动辄输液，造成药物资源浪费，增加了患者负担。

（3）增加健康风险：有心、肺、肾等重要脏器功能不全的患者及老年人，不适当的输液会造成生命危险；静脉输液可导致血管损伤；用量过大或滴速过快，可导致心力衰竭和肺水肿，甚至死亡；夏季气温炎热，药液易被微生物污染；天气寒冷时，输入较冷的液体，易引起血管痉挛，对心、脑血管病患者不利。

2.用药原则与合理应用

（1）用药原则

1）了解患者的诊断与病情，明确用药目的，掌握所用药物的药理作用、给药途径、剂量、用法、不良反应及其防治措施。

2）输液剂均应视为处方药。

3）凡药物的口服与注射具有生物等效性的均应口服用药；在不同给药途径的选择上，能够肌内注射的就不要选择静脉注射。

4）尽可能减少输液疗程，积极采用序贯疗法。

5）应严格选用合格的注射器材，禁止交叉使用。

6）应尽量减少输液剂联合使用的种类，以避免不良相互作用和发生配伍禁忌。

7）注意药物在输液管道内的配伍变化；同时也要考虑输液中配伍品种增加，不良反应和不良反应发生率也相应增加的问题。

8）中药注射剂避免与其他注射剂配伍使用。

（2）合理应用

1）控制静脉输液给药的过度使用。

2）制订行政规章制度，限制医师滥用静脉滴注给药。

3）通过教育宣传，提高医师及患者对合理使用静脉输注给药的认识。

4）药师加强对静脉输液处方的审查。利用对药物理化性质、配伍禁忌、药物的稳定性、不相容性、用法用量等方面的了解，避免发生配伍问题。

（张苗苗）

第八节　治疗药物监测

近年来，治疗药物监测成为临床药学研究的重要内容之一，主要通过监测血药浓度、尿药浓度及其他体液中的药物浓度实现，其中最常用的为血药浓度监测。

药物的血浓度（简称血药浓度）是指用各种方式给药后未经分解或代谢的原药及有药理活性的代谢物在血浆或血清中的浓度，血药浓度的大小往往直接影响到药理作用的强弱和作用时间的长短。目前已很清楚，测定了血药浓度后，药物在体内的处置过程可用数学模型阐明，形成药物动力学，测定了血药浓度后，就有了药物在治疗过程中的疗效及毒不良反应的定量标准，利用这些标准调整临床用药剂量和给药方案，形成临床药物动力学；测定了血药浓度后，对不同剂型在生物体内呈现的生物效应进行阐明，并对这些剂型的生物利用度做出定量解释，与日常医疗实践相结合能有效提高临床用药的安全性与有成生物药剂学。TDM 日常医疗实践相结合能有效提高临床用药的安全性与有效性。国外很多医院或医学中心都成立了临床药理研究机构或治疗药物监测室等来承担此任务，其主要手段就是测定血药浓度，在药代动力学基础理论的指导下，应用电子计算机拟合各种数学模型，求出动力学参数，制订合理的给药方案，达到最佳的治疗效果。虽然国内不少医院在血药浓度监测、群体药代动力学、NONMEM 程序等方面做了一些探索，但还有许多工作需要深入开展。

一、TDM 的适用范围

TMD 虽然非常重要，但不是所有的药物都需要监测。通常要进行监测的情况如下。

（1）治疗指数低、安全范围窄、毒不良反应强的药物，如地高辛，毒性反应的发生率为

35%,且剂量不足和剂量过量的临床症状十分相似,通过监测,调整剂量,既做到有效,又可降低和避免毒性反应的发生。

(2)具有非线性药动学特性的药物,如保泰松、苯妥英钠、水杨酸钠等,当剂量增加到一定程度时,再稍加量即会引起血药浓度的明显增高,毒性也有不同程度的增加。

(3)患有肾、肝、心、胃肠道等疾病,常会引起药动学参数的显著变化。

(4)一些需要长期使用的药物,由于各种原因引起血药浓度逐渐升高,出现积蓄中毒,或者引起血药浓度逐渐降低而疗效不佳。

(5)合并用药时,由于药物相互作用而引起药物的吸收、分布或代谢的改变。

二、TDM 程序

治疗药物监测的程序大体可分为:申请、取样、测定、数据处理及结果分析五步。

(一)申请

临床提出申请,一般应填写申请表。表中内容除说明要测定什么药物外,还应填写患者的有关情况及用药的详细情况。在提出申请时,应明确监测的目的。实验室需要监测的有两种情况:一是有目的地解决或搞清楚药物治疗中存在的某一问题,事先研究过,并拟订了计划,规定了详细的要求,属于研究性质;另一种是常规的,监测目的也不一样,有的想了解一下当前患者的血药水平是否在有效范围内,有的想了解一下当前的给药方案是否合理,还有的想通过测定,制订一个合理的给药方案。这些目的应在申请表中说明,因为它们采样的设计,包括采样的时间与采样的次数,是不相同的。

测定样品除了血浆、血清及全血外,还可以测定唾液,尿液或脑脊液等体液中药物的浓度。至于取样的多少与具体时间,应根据监测的要求、目的及具体药物而定,也应根据数据处理的方法而定。采血时间是否恰当,与正确解释和运用分析结果有着非常密切的关系。因为大部分药物的有效浓度范围,是由药物在血浆中的浓度到达或接近稳态浓度在体内尚未达到分布平衡时,就采样化验,结果测得的血药浓度过低而盲目增加剂量,有导致中毒的危险。反之,若药物仍处于分布相,则过高的"假性"结果也会对治疗造成影响。若监测的原因是怀疑过高的药物浓度所致的毒性。

一般药物要通过 5 个半衰期才能达到反应,则应在血药浓度峰值时取样;若怀疑药物治疗失败,是由于患者未按医嘱服药,还是药物的生物利用度低,或是患者的清除率高所致,应在稳态浓度谷值时取样。

若改变了治疗方案,应在 5 个半衰期后采血,对毒性药物也可以在 3 个半衰期后采血,根据测得的血药浓度进行剂量的调整以避免中毒。为了评价毒性,采血可在任意时间进行。对消除慢的药物,如地高辛、苯妥英钠等,应在给药间隔末,即下次给药前取血。测定地高辛浓度时,应在给药 8h 后取血,如取血过早不能反映心肌中地高辛的浓度水平。对于消除快的药物如庆大霉素、普鲁卡因胺、氨茶碱等,由于在给药间隔期血药浓度波动大,常需 2 个血样,给药后不久(依达峰时间而定)采血一次,以测定峰浓度,下次给药之前,再采血一次以测谷浓度。如对丙戊酸有效的病例,可于次日晨服药前测谷浓度,在此次服药后再采血测相即一室其峰浓度。具有二室模型的药物,取血时间应在其 β 相(即一室消除相的开始时间)。

(二)测定

常用的方法有分光度法、色谱法和免疫学方法。

(三)结果解释

1.方法

结果的解释是 TDM 的关键。TDM 的意义有多大,就看我们对结果的分析水平有多高。要正确地解释结果,首先,要掌握必要的资料,详细了解患者的生理、病理状态,尤其对影响药物与蛋白结合率的因素要了解清楚;详细了解患者的用药情况,特别要弄清楚被监测药物的用药过程;了解被监测药物的有效血药浓度范围;了解该药物的剂量一血药浓度效应间的相关程度及其影响因素;了解该药物动力学参数的群体值。其次,比较实测结果与预计结果,如不相符,应做出相应的解释。

可以从患者服从治疗程度、药物剂型的生物利用度、药物蛋白结合率、影响动力学参数的生理与病理因素来考虑。同时还应观察血药浓度与药效的关系,也就是说血药浓度在有效范围时,临床上是否有效,遇到不一致的情况时,应究其原因,着重考察影响药效的因素。最后根据新参数,制订新的用药方案,用于临床后,重新监测血药浓度。一般来说,此时实测值与预计值较一致。如长期使用该药时,还应定期监测,以观察血药浓度是否有变化,这种情况是常常会发生的。

进行结果解释还应与临床医生研究,虚心听取他们的意见。医生对患者的病情、用药情况、药效的观察都是最清楚的。也应定期与患者交流,这样才能使结果的解释符合客观实际。

2.具体步骤

(1)临床资料的掌握。

(2)药代动力学资料的掌握。

(3)结果解释的程序(三步):第一步:明确测定目的,掌握资料;第二步:根据现有的动力学资料计算血药水平作为预测值,与实测值做比较表;第三步:综合判断,是否需要修改给药方案。

三、血药浓度测定方法的选择

治疗药物血药浓度测定的方法很多,每种药物可以有多种测定方法,各种方法各有其优缺点。常用的方法如下。

1.分光光度法

分光光度法包括可见一紫外分光光度法和荧光分光光度法。方法简便,费用低廉,但专属性和灵敏度较差,易受血液中其他成分的干扰。血样在测定前必须进行分离,与色谱法结合,可大大提高其专属性和灵敏度。

2.色谱法

色谱法包括薄层色谱法、气相色谱法及高效液相色谱法等。优点是分离度好,专属性强,常可以同时测定几种药物。选用不同的检测器不仅能改善选择性,也能提高灵敏度,尤其是高效液相色谱法,由于仪器性能的提高,在血药浓度测定中的应用越来越广泛。主要缺点是操作技能要求较高,而且成本也较高。

3.免疫学方法

免疫学方法包括放射免疫法及酶免疫法等,优点是灵敏度高,取样量少,不需要事先分离。酶免疫法成本低,测定快,仪器设备简单,缺点是易受代谢物的干扰。近年来由于荧光免疫法灵敏度高、稳定性好,在血药浓度监测中的应用日益广泛。国外还在方法学上不断推出新的技术,如系统筛选方法,能快速、系统地检测一些未知样品;自动分析仪操作简单、快速,提高效率和测定的精确度;商品性药盒的普及和价格下调,使放射免疫法和酶免疫法更为普遍;计算机技术的广泛应用以及建立试验中心和分工协作等。

（姜　伟）

第二章 药物相互作用与影响因素

第一节 药物的相互作用

一、药物相互作用的发生

各种药物单独作用于人体,可产生各自的药理效应。当多种药物联合应用时,由于它们的相互作用,可使药效加强或不良反应减轻,也可使药效减弱或出现不应有的不良反应,甚至可出现一些奇特的不良反应,危害用药者。因此,必须重视药物相互作用问题。

药物相互作用主要是探讨两种或多种药物不论通过什么途径给予(相同或不同途径、同时或先后)在体内所起的联合效应。但从目前水平来看,多种情况下只能探讨两种药物间的相互作用。超过2种以上的药物所发生的相互作用比较复杂,目前研究工作尚不多,此外主要探讨两种药物间的相互作用。

临床上常将一些药物合并给予,如在输液中添加多种注射药物。此时,除发生药物相互作用外,还可能发生理化配伍变化。有关这方面内容另行讨论。

二、药物相互作用对疗效的影响

药物相互作用,根据对治疗的影响,可分为有益的和有害的,尚有一些属争议性的。

1. 有益的相互作用

联合用药时若得到治疗作用适度增强或不良反应减轻的效果,则此种作用是有益的。①例如多巴脱羧酶抑制药(卡比多巴或苄丝肼),可抑制左旋多巴在外周的脱羧。两者合用可增加药物进入中枢而提高疗效,并减少外周部位的不良反应;②甲氧苄啶(TMP),使磺胺药增效;③阿托品和吗啡联用,可减轻后者所引起的平滑肌痉挛而加强镇痛作用等。

2. 不良的药物相互作用类型

①药物治疗作用的减弱,可导致治疗失败;②不良反应或毒性增强;③治疗作用的过度增强,如果超出了机体的耐受能力,也可引起不良反应,乃至危害患者。

3. 有争议性的药物相互作用

有一些药物相互作用在一定条件下是有益的,可为医疗所利用,但在其他时候也可以是有害的,常引起争议。如钙盐可增强洋地黄类药物的作用,一般认为应禁止联用。在很少数的特殊情况下,却需要联用,但必须在严密监护条件下进行。类似的情况不很多。此时,应根据实际情况进行判定。

4. 重点注意的问题

实际上对于药物相互作用中,有的相互作用是很少的,而不良的相互作用相有争议的相互作用是较普遍的,即大多数的药物相宜作用中包含了不安全因素,可能引起不良反应和意外。因此,不良的相互作用和有争议的相互作用是应该重点注意的问题。

三、药物相互作用的分类

药物相互作用,按照发生的原理,可分为药效学相互作用和药动学相互作用两大类。这两类相互作用都可引起药物作用性质或强度的变化。此外,还有掩盖不良反应的相互作用,它不涉及药物的正常治疗作用,只涉及某些药物不良反应或毒性,掩盖不良反应的表现。

四、药效学相互作用

药物作用的发挥,可视为它和机体的效应器官、特定的组织、细胞受体或某种生理活性物质(如酶等)相作用的结果。如不同性质的药物对受体可起激动(兴奋)或阻滞(拮抗或抑制)作用。2 种药物作用于同一受体或同一生、化过程中,就可发生相互作用,产生效应的变化。

一般地说,作用性质相同药物的联合应用,可产生效应增强(相加、协同),作用性质相反药物的联合,其结果是药效减弱(拮抗)。因此,可将药效学相互作用分成相加、协同和拮抗 3 种情况。

1. 相加

相加是指两种性质相同的药物联合应用所产生的效应相等或接近两药分别应用所产生的效应之和。可用下式来表示(设 A 药和 B 药的效应各为 1):A(1) + B(1) = 2。

2. 协同

协同又称增效,即两药联合应用所显示的效应明显超过两者之和,可表示为:A(1) + B(1) > 2。

3. 拮抗

拮抗即降效,即两药联合应用所产生的效应小于单独应用一种药物的效应,可表示为:A(1) + B(1) < 1。

4. 药效学不良反应示例

(1)丙吡胺加 β 受体拮抗药:这是一个药效增强的例子。两药均有负性肌力作用,均可减慢心率和传导,合用时效应过强,可致窦性心动过缓和传导阻滞,甚至心脏停搏。只有严密监护下方可联合应用,以保安全。

(2)红霉素加阿司匹林:两者均有一定的耳毒性,各自单独应用毒性不显著(阿司匹林可偶致耳鸣)。联合应用则毒性增强,易致耳鸣、听觉减弱等。具有耳毒性的药物尚有氨基苷类抗生素、呋塞米等。

(3)氯丙嗪与肾上腺素:氯丙嗪具有 α 受体阻断作用,可改变肾上腺素的升压作用为降压作用。使用氯丙嗪过量而致血压过低的患者,若误用肾上腺素以升压,则反导致血压剧降。

(4)氯丙嗪与苯海索:较大剂量的氯丙嗪用于精神病治疗,常可引起锥体外系反应(不良反应)。苯海索具有中枢抗胆碱作用,可减轻锥体外系反应。但氯丙嗪也有一定的抗胆碱作用。联合应用时可显示较强外周抗胆碱作用,不利于治疗。本例既是拮抗某一不良反应,又是另一不良反应加强的一个例子。

(5)应用降糖药常因引起低血糖而产生心悸、出汗反应,使用普萘洛尔可掩盖这些反应,但由于 β 受体拮抗药可阻抑肝糖的代偿性分解,而使血糖更加降低,增加了发生虚脱反应的危险性。心脏选择型 β 受体拮抗药(阿替洛尔、美托洛尔等)抑制肝糖分解的作用较轻,但仍有掩盖低血糖反应的作用,均应避免联合应用。这是一个使不良反应加剧并掩盖不良反应的相互作用例子。

5. 药动学相互作用

一种药物的吸收、分布、代谢、排泄、清除速率等常可受联合应用的其他药物的影响而有所改变,因而使体内药量或血药浓度增减而致药效增强或减少,这就是药动学的相互作用。

这种相互作用可以是单向的,也可以是双向的。药物 A 与药物 B 联合应用,A 使 B 的吸收、分布、代谢或消除起变化,而 B 则对 A 无作用,这是单向的。而当 A 作用于 B 的同时,B 也对 A 有作用,这是双向的。

药动学相互作用,根据发生机制的不同,可进一步分为:①影响药物吸收的相互作用;②影响药物血浆蛋白结合的相互作用;③药酶诱导作用;④药酶抑制作用;⑤竞争排泄;⑥影响药物的重吸收等。

(1)影响药物吸收的相互作用:本类相互作用发生于消化道中。经口给予的药物,其吸收可受到种种因素的影响。本类相互作用尚可进一步分为:①加速或延缓胃排空:加强胃肠蠕动的药物如西沙必利等可使胃中的其他药物迅速入肠,使其在肠道的吸收提前。反之,抗胆碱药则抑制胃肠蠕动,使同服药物在胃内滞留而延迟肠中的吸收;②影响药物与吸收部位的接触:某些药物在消化道内有固定的吸收部位。如核黄素和地高辛只能在十二指肠和小肠的某一部位吸收,甲氧氯普胺等能增强胃肠蠕动,使肠内容物加速移行,由于药物迅速离开吸收部位而降低疗效。相反,抗胆碱药减弱胃肠蠕动,使这些药物在吸收部位潴留时间延长,由于增加吸收而增效。而左旋多巴则因并用抗胆碱药延迟而入肠减缓吸收,因之降效;③消化液分泌及其pH 改变:消化液是某些药物吸收的重要条件。如硝酸甘油片(舌下含服),需要充分的唾液帮助其崩解和吸收。若使用抗胆碱药,由于唾液分泌减少而使之降效。许多药物在 pH 较低的条件下吸收较好,并用制酸药则妨碍吸收。抗胆碱药、H_2 受体阻断药及奥美拉唑等均减少胃酸分泌,也起阻滞吸收作用。大环内酯类抗生素在 pH 较高的肠液中吸收差。麦迪霉素肠溶片,虽然可减少在胃中被胃液破坏,但实际上进入肠道崩解后,在 pH≥6.5 时吸收极差。故现已不再生产肠溶片改成胃溶片。

(2)影响药物与血浆蛋白结合的相互作用:有两种情况的相互作用。

A. 药物与血浆蛋白的结合。许多药物在血浆内可与血浆蛋白结合。通常,药物(D)是有活性的,与蛋白(P)形成的结合物(D−P)为大分子不能透膜进入作用部位,就变为无活性的。但这种结合是可逆的,D−P 可逐渐分解,重新释放出有活性的药物。

各种药物与血浆蛋白结合有其特定的比率,如氨基比林为 15%,保泰松为 98%,苯巴比妥为 20%,吲哚美辛为 90%,磺胺二甲嘧啶为 30%,华法林为 95%,磺胺多辛为 95%,甲苯磺丁脲为 95%。

如果由于某些原因(如白蛋白低下,药物不能充分与之结合或由于药物相互作用)使结合率降低,则体内未结合型药物的比率相应增多,而药物的组织分布也随之增多,因之药物效应增强,药物的消除也往往加快。

B. 竞争血浆蛋白的药物相互作用:不同的药物分子与血浆蛋白的结合能力有差别。两种药物联合应用时,结合力强的药物分子(以 D_1 表示)占据了血浆蛋白分子,使结合力较弱的药物分子(以 D_2 表示)失去(或减少)了与血浆蛋白结合的机会。或者,结合力强者使弱者自结合物中置换出来。致使结合力较弱的药物未结合型的体内浓度升高而显示比率相应增多,因之药物有较强的效应。

竞争血浆蛋白发生在那些蛋白结合率较高的药物分子间才有临床意义。如甲苯磺丁脲的正常结合率为95%,未结合型者为5%。如若结合率降为90%,未结合型者为10%,即血中未结合型者浓度增加1倍,药效可明显增强。又如磺胺二甲嘧啶,其正常结合率为30%,未结合型者为70%,其结合率即使由30%降为15%,则未结合型者增至85%,即只增高约20%,药效变化不如前者显著。

在实际工作中,水合氯醛、氯贝丁酯、依他尼酸、萘啶酸、甲芬那酸、吲哚美辛、二氮嗪、阿司匹林、保泰松等均有较强的蛋白结合能力。它们与口服降糖药、口服抗凝药、抗肿瘤药(MTX)等联合应用,可使后面一些药物的未结合型者血药浓度升高。如不注意,可致意外。

(3)影响药物代谢的相互作用:药物在体内的代谢一般是经酶的催化,使药物由有活性者转化为无活性的代谢物(或低活性物)。也有少数活性药物(前体药物),在体内转化为有活性的药物而起作用。体内酶活性的变化必然会对药物代谢产物发生影响,而使其疗效相应改变。

A.酶抑药物:有些药物具有抑制药物代谢酶活性的作用,可使其他药物的代谢受阻,消除减慢,血药浓度高于正常,药效增强,同时也有引起中毒的危险。

以下是一些具有较强酶抑作用的常见药物:别嘌醇、乙胺碘呋酮、氯霉素、氯丙嗪、西咪替丁、环丙沙星、右丙氧芬、乙醇(急性中毒时)、红霉素、丙米嗪、异烟肼、酮康唑、美托洛尔、甲硝唑、咪康唑、去甲替林、口服避孕药、羟保泰松、奋乃静、保泰松、伯氨喹、普萘洛尔、奎尼丁、丙戊酸钠、磺吡酮、磺胺类药、硫利达嗪、甲氧苄啶、维拉帕米等。遇有这些药物时应警惕酶抑相互作用的发生。

B.酶促药物:和酶抑作用相反,某些药物具有诱导药物代谢酶,促使酶活性加强,可使其他药物代谢加速,而失效也加快。对于前体药物,则酶促药物可使其加速转化为活性物而加强作用。

具有酶诱导作用的常见药物有:巴比妥类(苯巴比妥为最)、卡马西平、乙醇(嗜酒慢性中毒者)、氨鲁米特、灰黄霉素、氨甲丙酯、苯妥英、格鲁米特、利福平、磺吡酮(某些情况下起酶抑作用)等。

(4)影响药物排泄的相互作用:两种药物同用,一种药物影响另一种药物的排泄。

A.竞争排泄:许多药物(或其代谢产物)通过肾脏随尿排泄。其中有些是通过肾小球滤过而进入原尿的,也有的通过肾小管分泌而排入原尿(排泄)。在某些情况下也可兼而有之。进入原尿的药物,有一部分可由肾小管重新吸收进入血液,有相当多的部分则随尿排出体外。两种或两种以上通过相同机制排泄的药物占据了孔道,使那些相对不易排泄的药物的排出量减少而潴留,使之效应加强。例如丙磺舒可减少青霉素、头孢菌素类的排泄而使之增效;丙磺舒减少甲氨蝶呤(MTX)的排泄而加剧其毒性反应,保泰松使氯磺丙脲潴留而作用加强等。

B.药物的重吸收:药物进入原尿后,随尿液的浓缩,相当多的水分、溶质(包括部分药物)能透膜重新进入血流。多数药物是以被动转运方式透膜重吸收的。被动透膜与药物分子的电离状态有关。离子态的药物因其脂溶性差但易被细胞膜所吸附而不能以被动转运方式透膜,只有分子态的药物才能透膜重吸收。人体血浆的pH为7.4,此值相对稳定。当有外来的酸或碱进入血液,血浆缓冲系统即加以调节。多余的酸或碱可排泄进入尿液而影响其pH(可由5~8不等)。某些食物也可影响尿的pH。

尿液pH变化对弱电解质类药物透膜重吸收的影响,酸类药物在溶液中有下列平衡:$HA \rightarrow H^+ + A^-$

H^+浓度对这一平衡起重要作用,在pH较低(H^+较多)时,这一平衡向左移动,即其中弱酸的分子增多,而离子(盐)减少。反之,在 pH 较高(即 H^+ 较少)的溶液中,平衡向右移动,弱酸较多以盐的形式存在,而游离酸(分子)相对减少。

弱碱在溶液中有如下平衡: $BH^+ \rightarrow B + H^+$

上式中,BH^+ 为弱碱盐(离子);B 为弱碱(分子)

即随 H^+ 增多(pH 下降),弱碱的离子态部分相应增多,而 H^+ 减少(pH 上升),则分子态部分相应增多。

弱电解质类药物的透膜取决于膜两侧体液的 pH 差。当尿液 pH 大于血液 pH 时:弱酸加速排出,弱碱重吸收增多而潴留。当尿液 pH 小于血液 pH 时:弱碱加速排出,而弱酸潴留。

例如,盐酸、氯化铵是酸化尿液的标准药物,可使尿液的 pH 降为 5 左右,有利于有机碱类药物的排泄,而使有机酸类潴留。

碳酸氢钠可使尿液 pH 上升为 8 左右,使有机酸类药物加速排泄,而有机碱则潴留。其他对尿液 pH 有影响的药物也有同样作用。

6. 掩盖不良反应

掩盖不良反应并不是真正的药物相互作用,而是当使用某种药物出现不良反应时,同时使用的其他药物掩盖了不良反应的症状。

掩盖不良反应不是对不良反应的对症治疗措施。它只给患者以虚假的自我良好感觉,而不减轻不良反应严重性。

例如,β 受体拮抗药掩盖降糖药引起的低血糖反应(出汗、心悸等),而不改变血糖水平。又如抗组胺药物可掩盖氨基苷类抗生素所引起的眩晕,而不减轻其耳毒性。

掩盖不良反应可加重不良反应的危害性,造成更严重的后果。

(敖　军)

第二节　药物相互作用评价

两种以上药物并用,在药代动力学和药效动力学上互相影响,相互作用效应可以是协同、拮抗、累加或是无关四种情况。合理并用可使治疗作用增强,不良反应减轻或减少,为此临床上许多配方希望能达到这种目的。如治疗冠心病时并用 β - 受体阻滞剂和硝酸酯类,基本上可以取得治疗作用增强,不良反应减轻。相反不合理并用不仅疗效降低,而且不良反应加重,甚至于产生严重的不良后果。药物相互作用是否发生,其作用的性质,程度受年龄、剂量、用药时间、病情等多重因素影响而存在很大的个体差异。个体差异直接影响其发生率,其个体差异大时其发生率低。个体差异还表现在药物相互作用的性质上,即不同个体并用相同药物可以出现不同性质的药物相互作用,程度上的个体差异可表现为并用相同的药物可出现不同程度的相互作用。

一、药代和药效动力学评价

由于药代动力学和药效动力学受遗传、年龄、性别、机体器官功能状态,病情等多种因素的影响,从而使药物的相互作用也存在个体差异,因此,在并用有些药物时,尽管并用的药物相同,但在不同的患者则出现不同的相互作用,不仅程度可以不同;而且性质也可以不同,在甲可能出现好的相互作用,而在乙可能出成不良相互作用,或许在丙不出现相互作用。例如,β-阻滞剂与钙拮抗剂的并用,大多介绍并用后可协同抑制心脏,引起严重的低血压,心动过缓,甚至心脏停搏,故不能并用。但也有报道并用这两种药物对那些窦房结功能和心脏传导功能很好的顽固性心绞痛和严重的高血压有很好的疗效。

二、药物相互作用的评价分级

有些药物并用后相互作用的发生率很高,所发生的相互作用在程度上和性质上相似,个体差异性很小。这些现象说明只了解某些药物之间有什么样的相互作用还不够,还须对其相互作用的发生率、程度、临床意义进行评价,才能进行正确的处置。否则,就不能为合理并用药物提供明确的概念。不能准确地指导临床实践。为此在美国曾经组织了一个较大的多学科专家评论小组,对各种药物的相互作用进行评价分级,他们的办法是将各种药物相互作用分为四级。

1. Ⅰ级

表示有高度的临床意义,发生率很高,文献证据很充分,所发生的相互作用显著,如是不良相互作用可产生严重不良后果,不能并用。

2. Ⅱ级

相互作用表示有中度的临床意义,发生率较低,不良相互作用可对患者产生中度损害。

3. Ⅲ级

相互作用是指有最低的临床意义,发生率很低,如果需要,可以十分慎重地并用。

4. Ⅳ级

相互作用是指无临床意义的相互作用,或虽可发生,但是提供的资料只是理论上的推论,或发生的是无不良反应的相互作用,可以并用。如异烟肼与维生素 B_6,维生素 B_6 对异烟肼的抗菌作用有轻度的减弱作用,但并不影响体内抗结核效果,而且维生素 B_6 对防止异烟肼的不良反应有积极作用,因此被评为四级。

三、药物相互作用的处方评价

处方中如果并用了 Ⅰ、Ⅱ级不良反应的相互作用药物,该处方可定为不合格处方;如果并用了可产生Ⅲ级不良相互作用的药物,需根据具体情况具体分析。比如,有心脏起搏、传导异常的患者并用了钙拮抗剂和β-受体阻滞剂,就应定为不合格。处方中允许并用Ⅳ级相互作用的药物。

(敖　军)

第三节　影响药物作用的因素

药物应用后在体内产生作用(效应),常常受到多种因素的影响,例如药物的剂量、剂型、给药途径、联合应用、患者的生理因素、病理状态等,都可影响药物的作用,不仅影响药物作用的强度,有时还可改变药物作用的性质。临床应用药物时,除应了解药物各种作用、用途外,还有必要了解影响药物作用的一些因素,以便更好地掌握药物使用的规律,充分发挥药物的治疗作用,避免引起不良反应。

一、剂量

药物不同剂量产生的药物作用是不同的。一般地说,在一定范围内剂量越大,药物在体内的浓度越高,作用也就越强。临床上应用的既可获得良好疗效而又较安全的剂量称为治疗量或常用量。在过去《中国药典》曾对某些作用强烈、毒性较大的药物规定了它的极量,即达到最大的治疗作用,但尚未引起毒性反应的剂量,超过了即可引起中毒。一般用药应在这个范围以内,不宜超过极量。有的药物还可在不同剂量下有时产生不同性质的作用。例如阿托品在逐渐增加剂量时,可依次出现心悸、散瞳、腹胀、面部潮红、兴奋躁动、神经错乱等效应。

不同个体对不同剂量的药物的反应存在差异。不过,大多数药物的常用剂量对多数患者还是可以达到治疗效果的,只有少数人需要加大或减少剂量,增减的量一般不宜过大;但也有少数药物在不同患者其所需剂量可以相差很大,如普萘洛尔和胍乙啶。

二、制剂类型及给药途径

同一药物的不同制剂和不同给药途径,会引起不同的药物效应。一般地说,注射药物比口服吸收快,作用往往较为显著。在注射剂中,水溶性制剂比油溶液或混悬剂吸收快;在口服制剂中,溶液剂比片剂、胶囊容易吸收。此外,由于制剂的制备工艺及原辅料等的不同,也能影响制剂的生物利用度等。例如,不同药厂生产的相同剂量的地高辛片,服用后其血药浓度可相差7倍;微晶螺内酯20mg胶囊的疗效,可与普通晶形的螺内酯100mg胶囊相仿。

有的药物给药途径不同,可出现不同的作用,如硫酸镁内服导泻、肌内注射或静脉滴注则有镇痉、镇静及减低颅内压等作用。

三、联合用药

有些药物在与其他药物同时应用或先后应用,有可能产生一定的相互影响,如使药效加强或减弱,使不良反应减少或者出现新的不良反应称为药物相互作用。假使联合用药的结果使药物效应加强,为协同作用;若使药物各自的效应减弱或抵消,则为拮抗作用。前者如磺胺甲恶唑与甲氧苄啶(TMP)的合用;后者如甲氧氯普胺与阿托品的合用。

2种或2种以上的药物配伍在一起,引起药理上或物理化学上的变化,影响治疗效果甚至影响患者用药安全,这种情况称为"配伍禁忌"。无论药物相互作用或配伍禁忌,都会影响药物的疗效及其安全性,必须注意分析,加以妥善处理。

四、患者因素

1. 年龄

年龄是影响药物作用的一个重要的因素。小儿与老年人对某些药物的反应与成年人不同,小儿的肝功能、中枢神经系统、内分泌系统等尚未发育完善,因此,在应用某些在肝内代谢的药物易引起中毒。例如氯霉素主要在肝脏内代谢,早产儿及新生儿的肝功能发育尚未完善,对氯霉素代谢缓慢,服用后极易引起中毒(灰婴综合征)。新生儿的肾功能尚未完善,一些经肾脏排泄的药物如巴比妥类、氨苄西林、地高辛等排泄缓慢,应用时剂量必须减少。肾上腺皮质激素可影响蛋白质和钙磷的代谢,小儿处于生长发育阶段,如长期应用可影响生长发育。

老年人的生理功能和代谢适应能力都逐渐衰退,对药物的代谢和排泄功能降低,对药物的耐受性也较差,用药剂量一般应比成年人量减少。

2. 性别

性别的不同也会影响药物的作用。妇女有月经、妊娠、分娩、哺乳期等特点,用药时应适当注意。妇女在月经期和妊娠时期,子宫对泻药或其他强刺激性药比较敏感,用药不慎,就有引起月经过多、流产、早产的危险。在妊娠期和哺乳期,由于某些药物能通过胎盘进入胎体或经乳汁被乳儿吸入体内,有引起中毒的可能,例如临产前不可用吗啡,因吗啡可通过胎盘,故有可能导致胎儿娩出后呼吸受到抑制。此外、还有一些药物如激素、抗代谢药物等,可致畸胎或影响胎儿发育,故在妊娠期间,切不可滥用药物。影响性功能的药物如性激素,对男、女性会引起不同的反应,若妇女使用雄激素或同化激素(尤其是长期应用),可能引起男性化,如长出胡须、多毛症、声音变粗、阴蒂肥大、月经紊乱等。

3. 精神状态

患者精神状态与药物的治疗效果有密切关系。患者如果能以乐观态度正确对待疾病,不但可减轻对疾病的痛苦的主观感受,而且还能增强对患者对疾病的抗御能力,有利于疾病的治愈。相反地,如果患者对疾病有严重的思想包袱,悲观失望,往往就会降低治疗效果。

4. 感应性

不同患者对同一药物的感应性可以有不同。有的患者对于某些药物特别敏感,例如普通患者服用 0.6~1.2g 以上的奎宁,才有耳鸣、头痛等症状;但对奎宁敏感者,虽只服 0.3g 以下的剂量即可出现此症状,这称为高敏性。相反地,有的患者对某种药物特别能耐受,必须用较大剂量才能产生应有的药物作用,这称为耐受性。

有些特异质患者对某些药物的作用,与一般人有质的不同。例如遗传性缺乏葡萄糖 - 6 - 磷酸脱氢酶的患者,在服用伯氨喹、磺胺类、呋喃妥因等或在吃蚕豆之后,可引起急性溶血性贫血。又如吗啡是中枢神经抑制性药物,但在特异质患者身上可以引起兴奋作用。还有一种变态反应,是指少数经过致敏的患者对某种药物产生由免疫反应异常所引起的特殊反应,如有人在用青霉素时引起的过敏性休克即属变态反应,亦称过敏反应。

5. 营养状况

患者的营养状况也能影响药物的作用,营养不良的患者,对药物作用较敏感,对药物的毒性反应的耐受性也较差。患者饮食对药物的作用有一定的影响。食物能延缓胃排空,因而能延缓口服药物的吸收、推迟药效的出现,并可能影响药物作用的强度和持续时间。食物可增加某些药物如呋喃妥因、普萘洛尔、吲哚洛尔、苯妥英钠、螺内酯、氢氯噻嗪、肼屈嗪、地西泮、双香豆素等药物的生物利用度,这些药物以饭后服用为好。灰黄霉素与高脂肪食物一道服用时也可增加其生物利用度,故宜在进餐时服用。还有一些药物,如异烟肼、利福平、氨苄西林(口服)等的生物利用度可因食物的影响而降低,最好在饭前 1h 服用。

6. 病理状态

病理状态对药物作用有一定影响。例如解热药对发热患者有效,但对正常人并无降低体温的作用。结肠溃疡患者服用磺胺脒后往往会引起中毒,即由于此药可从肠溃疡面大量吸收之故。肝功能严重不足时,在肝内代谢的药物如氯霉素的作用将加强;而在肝内活化的药物如泼尼松,其作用将减弱。肾功能不全时,药物排泄减慢,例如庆大霉素,用于肾功能严重不足时,半衰期可长达 24h(正常肾功能患者约为 2.3h),故必须延长给药间隔。

五、其他因素

例如病原体的抗药性(耐药性)、医疗环境、条件等,也都对药物作用有一定影响,都应给予足够的重视。

(敖　军)

第四节　药物的不良反应及不合理使用所致的危害

医生处方用药,既要考虑治疗效果,又要注意保证患者用药的安全,绝对不可不合理使用。

大多数药物都或多或少地有一些不良反应,特别是在长期使用以后或用量较大时,更容易在患者身上出现不良反应。即使像阿司匹林这样一般公认为比较安全的常用药物,倘若大量服用,也能引起中毒甚至死亡。文献曾有报道,曾有服 30～40g 而致死;久服可引起胃肠出血;还能诱发胃溃疡,使胃溃疡恶化,致使胃溃疡出血和穿孔;长期服用还可引起缺铁性贫血,在少数患者可引起巨幼红细胞性贫血,以及粒细胞减少,血小板减少;国内曾有 1 例因服用后引起血小板减少性紫癜而致死的报道;阿司匹林和其他水杨酸类药物偶可产生耳鸣、耳聋或眩晕及急性肾小球坏死、肾乳头坏死、肾炎、血尿、蛋白尿、管型尿等;对特异质患者,小剂量亦可引起荨麻疹、血管神经性水肿、哮喘等反应。又如枸橼酸哌嗪是一种家庭普遍应用、毒性较小的驱虫药,但据报道,服量稍大也会产生头昏、头痛、恶心、呕吐、腹泻等症状。抗疟药乙胺嘧啶在常用剂量比较安全,但如以 25mg/d 的剂量用至 1 个月以上时,可引起巨幼红细胞性贫血;服用过量能产生中毒甚至死亡。小儿用时更须特别注意,因为此药有香味,很容易服用过量。

一些新药,由于临床应用经验不够,对其不良反应观察及了解不够,加以早期新药管理不严,曾发生过严重不良后果。例如 20 世纪 50 年代在西欧市场上出售的新药沙利度胺,作为镇吐药广泛应用于妊娠反应,已引起 8000 多例畸形胎儿的悲惨后果,它至今仍用于预防和缓解麻风反应症状,与抗麻风药合用以减少反应或减轻反应程度,但禁用于妊娠早期。在日本,由于长期连续服用氯碘喹(加入成药中广泛出售),造成万余人患亚急性脊髓视神经炎的严重药害。国内一度曾应用呋喃西林内服治疗细菌性痢疾,后来各临床单位陆续发现其毒性反应颇为严重,特别是多发性周围神经炎,在一组 200 例的报道中竟有 6 例出现,且此种中毒症长久不易消除,因此禁用于内服。合成止痛药阿法罗定(安依痛),临床试用未发现其成瘾性,直到推广应用后才发现,虽当即加以控制使用,但已造成临床上一些困难。这类例子还很多。因此,在医生使用新药时必须充分掌握有关资料,十分慎重地用药,应密切观察患者用药以后的情况,尽量避免引起不良后果,对于宣传、推广新药,也必须持慎重的态度。

一、全身不良反应

1. 消化系统反应

不良反应中比较多见的是胃肠道反应。一些对胃肠道黏膜或迷走神经感受器有刺激作用的药物都可引起恶心、呕吐。如硫酸亚铁、抗酸药、吡喹酮、硝硫氰胺、林可霉素(洁霉素)、克林霉素(氯洁霉素)、丙戊酸钠(抗癫灵)、氨茶碱等都可以引起呕吐,偶致腹泻。吡喹酮尚可引起口腔溃疡、便血等。

细胞分裂抑制药如烷化剂氮芥、氟尿嘧啶、甲氨蝶呤等,可引起消化道黏膜损害,出现口干、舌痛、口腔痛、吸收不良、腹痛、便血、恶心、呕吐等。服用大剂量四环素族药物亦可引起类似不良反应。

阿司匹林、水杨酸钠、吲哚美辛、保泰松、羟布宗、甲芬那酸、氟芬那酸、乙醇、咖啡因、呋塞米、依他尼酸、甲苯磺丁脲、利血平、吡喹酮、维生素 D 等均可引发胃及十二指肠溃疡,导致出血。吲哚美辛、甲苯磺丁脲且可引起穿孔。吡罗昔康(炎痛喜康)亦可诱发消化道溃疡及出血。长期服用糖皮质激素可诱发或加剧消化性溃疡,引起出血或穿孔。氯丙嗪类、丙米嗪、阿米替林、苯海索、丙环定、神经阻滞降压药(美卡拉明、喷托铵等),均可引起肠蠕动减慢甚至肠麻痹。氯丙嗪类、阿米替林、氯氮平、多塞平等对 50 岁精神患者及有肠胃功能紊乱者,尤易诱发肠麻痹,甚至肠坏死。

苯乙双胍、利血平、普萘洛尔、依他尼酸、新斯的明、安贝氯铵(酶抑宁)等可引起腹泻。林可霉素与克林霉素亦可引起腹泻,林可霉素偶可引起严重腹泻,临床表现类似急性溃疡性结肠炎,有发热、腹胀、腹痛、便中带脓血黏液、白细胞升高等。

2. 肝毒性反应

氯丙嗪可引起黄疸(发生率 1% ~ 8%),一般能于停药后 1 ~ 2 个月恢复,极少数死于肝衰竭。奋乃静、氟奋乃静、三氟拉嗪等亦能引起类似的肝损害,但较少见(发生率 < 1%)。地西泮、氯氮䓬、甲丙氨酯等亦可引起黄疸。

苯妥英钠、扑米酮、三甲双酮等均偶可导致肝损害,表现为肝细胞坏死,兼有碱性磷酸酶升高。

氟烷引起的肝损害,其机制尚不明。丙戊酸钠有时出现肝毒性,碱性磷酸酶及氨基转移酶升高,多数死亡发生于儿童。

大剂量保泰松可引致肝损害,产生肝炎、黄疸,可由于继发肝硬化而致死。

特异体质患者大量应用水杨酸类可导致肝损害,呈现肝大,碱性磷酸酶及氨基转移酶升高,肝脂肪变性等。对乙酰氨基酚(扑热息痛)的血浆浓度如超过 300μg/mL 时能严重损害肝脏;如与乙醇同时应用,则对肝脏的损害更严重。

甲基多巴亦能引起肝损害(发生率 1% ~ 3%),国外有因此致死的报道。长期应用此药,可导致肝硬化。

奎尼丁、胺碘酮(乙胺碘呋酮)均可导致肝损害。前者平均服药 2 周后即可出现肝功能不正常。

烟酸长期大量使用可引起黄疸与氨基转移酶升高。氯贝丁酯(安妥明)久用后约有 1% 的患者氨基转移酶升高,但停药后多能恢复。

同化激素如甲睾酮、去氧甲睾酮、苯丙酸诺龙等均有诱发胆汁淤积型黄疸的可能。氯磺丙脲可诱发黄疸。

四环素不管口服或静脉给药,如剂量超过 1.5g/d,即可能引起肝损害。长期口服或大剂量静脉滴注四环素族药物,可因干扰代谢而造成脂肪浸润性肝损害,严重者可致死。有报道 6 例每日静脉滴注四环素 2 ~ 4g,用药 3 ~ 5d 全部出现黄疸、氮质血症、休克,于 5 ~ 13d 内死亡、尸检发现肝脏有广泛性脂肪变性。

依托红霉素(无味红霉素)能引起混合型或胆汁淤积型肝损害,其发生率 5% ~ 10%。氯霉素偶可引起肝细胞毒性黄疸及肝脂肪浸润,多见于成人。

林克霉素和克林霉素也可导致胆汁淤积型黄疸,停药后大都能恢复。大部分磺胺药都可引起黄疸。

异烟肼的黄疸发生率为 0.1% ~1% ,50 岁以上患者较为多见。利福平可致混合型黄疸,发生率可达 5% ~7% ,与异烟肼合用时,对肝胆毒性尤大,对氨水杨酸的黄疸发生率为 0.3% ~5% ,肝损害属于混合型,合用异烟肼时所致损害尤为严重。吡嗪酰胺可引起肝炎、肝坏死,甚至导致死亡。

氨苯砜是砜类药物中最常引起黄疸的药物,发生率 2% ~5% 。

氯喹偶可致肝细胞型黄疸,并可引起肝细胞坏死。伯氨喹较大剂量时或对敏感的新生儿疟疾患者可引起溶血及黄疸。六氯对二甲苯(血防 846)偶可致中毒性肝炎及溶血性黄疸。锑剂(酒石酸锑钾、锑 273 等)可引起肝大、肝区痛、黄疸、氨基转移酶升高,剂量大时可产生急性肝炎,严重者有黄疸加深、腹腔积液、肝萎缩、弥散性出血、昏迷等。硝硫氰胺亦可致肝损害,出现黄疸、肝功能减退。

多数抗肿瘤药都有肝毒性,例如甲氨蝶呤可引起肝细胞毒性黄疸,长期应用产生肝硬化。巯嘌呤更易引起黄疸,发生率达 10% ~40% 。氮芥类均有程度不同的肝毒。放线霉素 D、丝裂霉素 C 及普卡霉素等可导致中度或重度肝损害,门冬酰胺酶可引起肝细胞脂肪浸润。

糖皮质激素长期大量应用亦可能引起肝细胞脂肪浸润。氨丁三醇曾引起新生儿严重出血性肝坏死。

别嘌醇可致胆汁淤积型黄疸。

长期大剂量应用硫唑嘌呤,黄疸发生率可高达 10% ~40% 。

3.泌尿系统反应

抗生素中以卡那霉素、新霉素、杆菌肽、多黏菌素 B 对肾脏的毒性较显著。卡那霉素可引起蛋白尿、血尿等,长期或大剂量应用可使肾功能减退。卡那霉素对肾脏的反应在老年患者中较为多见。新霉素用药早期出现蛋白尿和管型尿、尿中有红、白细胞,以后可出现氮质血症、少尿、尿毒症,病理切片显示肾小管变性坏死及细胞浸润。局部伤口应用新霉素也可引起尿毒症。杆菌肽的临床表现为蛋白尿、管型尿、血尿、糖尿、尿素氮增高、肾功能减退等,受损害最显著的是肾小管。多黏菌素 B 大剂量时可造成肾小管坏死,临床表现为肾小管和肾小球功能减退,出现蛋白尿、管型尿、血尿。庆大霉素的肾脏毒性比卡那霉素小,患者仅在剂量过大、疗程过长时出现蛋白尿、管型尿及血尿,而且是可逆的。链霉素对肾脏可发生轻度的损害,如出现蛋白尿及管型尿,个别患者肾功能可发生轻度的损害,如出现蛋白尿及管型尿,个别患者肾功能有所减退等,但停药后一般即可恢复。紫霉素可引起蛋白尿、肾功能减退等。头孢菌素类毒性较低,但在过大剂量应用时亦可损害肾脏,尤其是头孢噻啶,在国外报道的一组 7000 例中,约 0.5% 发生程度不同的肾损害,严重者可引起肾小管坏死和急性肾衰竭。万古霉素在用量较大或疗程较长时,可出现蛋白尿、进行性氮质血症。两性霉素 B 可引起肾小管坏死、基底膜增厚。

一部分磺胺药(如磺胺甲嘧啶、磺胺甲恶唑等)因乙酰化结晶产物沉积而引起血尿、疼痛、尿闭等,还可因此而导致肾小管病变或间质性肾炎。增效磺胺复方制剂(如复方磺胺甲恶唑)亦可因结晶沉积导致肾功能损害。

不合理使用非那西丁及其复方解热镇痛药,可产生慢性间质性肾炎、肾乳头坏死,故现已少用。大剂量对乙酰氨基酚亦有类似反应。保泰松、羟布宗可引起水肿。吡罗昔康可致血尿。

有机汞剂可致肾小管变性坏死,甚至因肾衰竭而导致死亡。酒石酸锑钾可引起蛋白尿及管型尿。大量应用铋剂偶可致急性肾衰竭。巴比妥类可产生肾小管损害。

大量静脉滴注对氨水杨酸可致急性肾衰竭。抗肿瘤药白消安、苯丁酸氮芥亦可致急性肾衰竭。

血管收缩药去甲肾上腺素、甲氧明、去氧肾上腺素等可因产生肾血管痉挛而致急性肾衰竭,少尿或无尿。

利福平可引起急性尿路过敏症状(肾绞痛、尿闭、膀胱刺激症状等)。

丙吡胺可致排尿困难、尿潴留。西咪替丁能引起肾功能减退、急性间质性肾炎。

甲氧氟烷可引起肾功能损害。糖皮质激素、促皮质素、甲睾酮、苯丙酸诺龙、丙酸睾酮、黄体酮、口服避孕药等因引起钠、水潴留而产生水肿。

4. 神经系统反应

氯丙嗪及其衍生物可引起锥体外系反应,有学者统计其发生频率为氯丙嗪35%、奋乃静36%、三氟丙嗪36%、丙氯利嗪43%、氟奋乃静52%、三氟拉嗪60%。此外,利血平、氟哌啶醇、五氟利多、甲基多巴、左旋多巴、碳酸锂、甲氧氯普胺(灭吐灵、胃复安)、吡罗昔康等亦可致锥体外系反应。

异烟肼、巴比妥类、甲丙氨酯、格鲁米特可诱发惊厥。

糖皮质激素、米帕林(阿的平)、氯喹、丁卡因、甲氨蝶呤等可引起癫痫发作,萘啶酸可使癫痫发作加重。

乙醇、巴比妥类、甲丙氨酯、地西泮、格鲁米特、氯丙嗪、奋乃静、苯妥英钠、丙米嗪、氟尿嘧啶等均可引起共济失调,眼球震颤、复视。

硝硫氰胺可引起头痛、眩晕、失眠、多梦、共济失调等。吡喹酮可致头痛、头晕、失眠、乏力,走路有飘浮感,偶可引起癫痫发作。

布桂嗪(强痛定)可引起头痛、头晕、眩晕、眼花、黄视、乏力、全身发麻、发抖等。

白消安、哌嗪(驱蛔灵)、碳酸锂、三甲双酮、青霉胺等可致肌无力。

利血平、氧丙嗪类、美卡拉明等能引起精神抑郁,国内曾有服用利血平导致患者自杀的报道。服用中枢兴奋药,如咖啡因、氨茶碱、麻黄碱类等过多可引起焦虑情绪、精神不安、失眠。大量使用异烟肼亦可导致兴奋不安、幻听幻视等症状。

糖皮质激素可产生情绪欣快,常伴有精神兴奋和失眠。

大剂量溴剂、巴比妥类、水合氯醛等可引起精神错乱。

吡拉西坦(脑复康)可致精神运动性兴奋。

去甲肾上腺素、肾上腺素可引起急性颅内血压升高、血管剧烈收缩而导致脑血管意外。异烟肼、呋喃唑酮(痢特灵)、呋喃妥因、链霉素、卡那霉素、甲巯咪唑、甲硝唑、吲哚美辛、肼屈嗪、长春新碱等可诱发周围神经炎。

氯霉素内服可致视神经炎,其中有些病例因视神经萎缩而失明。异烟肼、乙胺丁醇久用亦可引视视神经炎。

长期滴用糖皮质激素眼药水可诱发青光眼和白内障。

长期应用氯喹可引起眼部病变,较严重的是视网膜退行性色素变性,黄斑区细小点状色素沉着,视力消退,最后导致失明。

三甲双酮可诱发黄视症。

喹碘方、扑米酮长期或大剂量使用可产生眼部症状如眼球震颤、双侧瞳孔大小不一及调节失常等。

引起听神经障碍者主要为耳毒性抗生素及奎宁、氯喹、水杨酸类、依他尼酸等。双氢链霉素、新霉素、卡那霉素、万古霉素、妥布霉素等对耳蜗神经可造成损害，产生听力减退或耳聋，老年病例尤易发生。此种损害是进行性而不可逆的，有时在停止用药后仍可继续加重，因此，在应用此类抗生素时应特别慎重。链霉素、庆大霉素主要损害前庭神经，产生眩晕和平衡失调，一般是暂时性的，对听力的影响比双氢链霉素小。奎宁、氯喹可引起耳鸣、暂时性聋，孕妇忌用。水杨酸类中以水杨酸钠的耳毒反应较显著，症状为耳鸣、暂时性聋、眩晕。依他尼酸钠耳毒性反应的发生率较高，且可产生永久性聋。呋塞米也有一定的耳毒性。

5. 造血系统反应

抗肿瘤药（如甲氨蝶呤、阿糖胞苷、巯嘌呤、白消安、环磷酰胺等），氯霉素、有机胂剂等均可引起再生障碍性贫血，甲丙氨酯、氯丙嗪、苯妥英钠、三甲双酮、卡马西平、阿司匹林、保泰松、吲哚美辛、氯喹、米帕林、枸橼酸乙胺嗪、甲苯磺丁脲等偶亦可引起。氯霉素引起再生障碍性贫血与剂量大小无关，且为不可逆性，病死率较高。长期应用阿司匹林可导致缺铁性贫血。

苯妥英钠、氯氮草、氯丙嗪、非那西丁、保泰松、吲哚美辛、甲芬那酸、奎尼丁、甲基多巴、氯磺丙脲、甲苯磺丁脲、维生素K及青霉素、链霉素、头孢唑吩、异烟肼、利福平、对氨水杨酸、氨苯砜、氯喹、伯氨喹、六氯对二甲苯（血防846）、磺胺类、呋喃类、萘啶酸等可致溶血性贫血。

长期使用抗癫痫药苯妥英钠、扑米酮、苯巴比妥及抗肿瘤药甲氨蝶呤、巯嘌呤、阿糖胞苷、氟尿嘧啶、羟基脲及阿司匹林等可导致巨幼红细胞性贫血。长期大量服用乙胺嘧啶亦偶可引起巨幼红细胞性贫血。

氯霉素、锑剂、磺胺类、氨基比林、安乃近、复方阿司匹林、吲哚美辛、异烟肼、丙硫氧嘧啶、甲硫氧嘧啶、氯氮平等均可引起粒细胞减少，其中以氯霉素最为多见。此外，氯丙嗪、对氨水杨酸、苯海拉明、阿司匹林、氢氯噻嗪、奎尼丁、伯氨喹、乙胺嘧啶等也偶引起粒细胞减少症。

西咪替丁、谷丙胺可引起粒细胞减少。

抗肿瘤药因抑制骨髓功能而导致血小板减少，其中以阿糖胞苷较多见，其次为环磷酰胺、白消安、甲氨蝶呤、巯嘌呤，再次为长春新碱。氢氯噻嗪也可引起，但发病较慢，程度较轻。长期应用雌激素也可产生血小板减少。偶尔引起血小板减少的药物尚有：奎尼丁、氯喹、奎宁、乙胺嘧啶、磺胺类、氯霉素、氨苄西林、头孢菌素类、红霉素、对氨水杨酸、利福平、水杨酸钠、阿司匹林、保泰松、吲哚美辛、氨基比林、安乃近、呋塞米（速尿）、螺内酯、甲苯磺丁脲、巴比妥类、马来酸氯苯那敏（扑尔敏）、甲丙氨酯、氯贝丁酯、双嘧达莫等。洋地黄、肾上腺素、樟脑、非那西丁等可引起白细胞增多，主要为中性粒细胞增多。

6. 循环系统反应

过量使用强心苷类常引起心律失常，严重时可致死。奎尼丁可致心力衰竭。胺碘酮可引起严重心律失常。静脉注射普鲁卡因胺可引起低血压、窦性心动过缓、室性停搏。钾在治疗过程中常发生严重心律失常，临床上呈现阿—斯综合征，为其致死原因。

注射肾上腺素可因血压升高而致脑出血，还可引起心律失常和心绞痛。静脉注射高浓度的去甲肾上腺素可产生室性早搏、室性心动过速、心房颤动、偶见心肌炎。异丙肾上腺素可引起室性心动过速、心房颤动和心绞痛。麻黄碱、苯丙胺、去甲肾上腺素、多巴胺、酚妥拉明可引起心律失常。

口服维拉帕米(异搏定),可引起阿—斯综合征致死。

新斯的明可使心率减慢,血压下降,乃至休克。

利血平可致窦性心动过缓,长期应用可致心力衰竭。肼屈嗪可引起窦性心动过速、心绞痛。

静脉滴注小檗碱可致急性心源性脑缺氧综合征,严重者可引起死亡。

乙胺嗪偶可产生心肌损害、室性早搏。氯喹可因窦房结抑制引起心律失常,严重者可致阿—斯综合征。帕马喹可致虚脱、室性异位搏动、房室传导阻滞。

快速静脉注射氨茶碱可使血压突降、心脏停搏而死。

钙剂静脉注射大量可引起室性早搏、心室颤动以至停搏。

柔红霉素及多柔比星可引起窦性心动过缓,心肌缺血,个别病例导致心力衰竭而死亡。苯妥英钠偶可致心力衰竭。多塞平、丙米嗪等过量使用可致心房颤动、室上性及室性心动过速,束支传导阻滞。抗高血压药所产生的直立性低血压可诱发脑供血不足或心肌梗死。

7. 其他不良反应

吗啡、可待因、哌替啶、巴比妥类、地西泮、萘啶酸、氨丁三醇、多黏菌素 B(静脉滴注)等可产生呼吸抑制。

新霉素、卡那霉素、庆大霉素、多黏菌素 E 及链霉素可使呼吸肌麻痹。

青霉素、对氨水杨酸、氯丙嗪、磺胺类、呋喃妥因、氢氯噻嗪等可引起过敏性肺炎。长期使用白消安、甲氨蝶呤、呋喃妥因、青霉胺等可导致肺间质纤维化症。

磺胺类、抗生素、解热镇痛药、维生素 K 等在引起过敏反应时常伴发哮喘。右旋糖酐、垂体后叶粉、阿司匹林、复方甘草合剂可诱发哮喘。

新霉素、苯佐卡因、奎尼丁、硫柳汞、甲醛等可引起接触性皮炎。

磺胺类、口服降糖药、氢氯噻嗪、呋塞米、氯丙嗪类、四环素、灰黄霉素、水杨酸类等可引起光敏性皮炎。磺胺类、阿司匹林、非那西丁、氨基比林、安乃近、保泰松、氯丙嗪、巴比妥类、甲丙氨酯、格鲁米特、苯妥英钠、汞剂、溴剂、砷剂、青霉素、链霉素、氯霉素、土霉素、四环素、氨茶碱、穿心莲片、颠茄片、阿托品,可待因、甲氨蝶呤等均可诱发药疹(主要为固定性药疹)。

据报道,某医院收治药疹 154 例中,由抗生素引起者占 27%,解热镇痛药占 19%,磺胺类占 17%,巴比妥类占 6%,汞制剂占 11%,以上 5 类共占 80%。普鲁卡因胺、肼屈嗪、甲基多巴、利血平、氯丙嗪、苯妥英钠、三甲双酮、美沙酮、异烟肼、保泰松、青霉素等可诱发红斑性狼疮。

二、过敏反应

常见的过敏反应包括皮疹、荨麻疹、皮炎、发热、血管神经性水肿、哮喘、过敏性休克等。其中以过敏性休克最为严重,甚至可导致死亡。青霉素的过敏反应率居各种药物过敏反应的首位,占用药人数的 0.7% ~ 10%。其过敏性休克反应率也最高,占用药人数的 0.004% ~ 0.015%。此外如链霉素、庆大霉素、卡那霉素、四环素类、博来霉素、两性霉素 B 及磺胺类、吡哌酸、苯巴比妥、甲丙氨酯、氯丙嗪、安乃近、复方阿司匹林、复方氨基比林、水杨酸钠、保泰松、辛可芬、吗啡、哌替啶、樟脑磺酸钠、尼可刹米、普鲁卡因、丁卡因、阿托品、氨茶碱、枸橼酸喷托维林(咳必清)、复方氢氧化铝片、贝那替秦(胃复康)、凝血质、卡巴克洛(安络血)、酚磺乙胺(止血敏)、右旋糖酐、对氨水杨酸、奎宁、酒石酸锑钾、呋喃丙胺、可的松、促皮质激素、黄体酮、缩宫素、胰岛素、链激酶、糜蛋白酶、透明质酸酶、辅酶 A、三磷腺苷、细胞色素 C、水解蛋白、维生素（B_1、B_2、B_6、B_{12}、C、K）、维丁素胶性韩注射液、肝素、抗毒血清、类毒素、疫苗、硫代硫酸钠、硫酸钡、碘造影剂、小檗碱等，均可引起过敏反应甚至过敏性休克，须注意。甚至有因嗅到青霉素气味引起过敏性休克而致死亡的。也有因头孢噻吩钠（先锋霉素Ⅰ）皮试或细胞色素 C 做过敏试验（划痕）时引起过敏性休克致死，以及庆大霉素、卡那霉素、氯霉素、乳糖酸红霉素引起过敏性休克致死。

三、依赖性

药物依赖性是由药物与机体相互作用造成的一种精神状态，有时也包括身体状态，表现出一种强迫性使用或定期使用该药的行为和其他反应，为的是体验它的精神效应，有时也是为了避免由于断药所引起的不舒适。可以发生或不发生耐受性。同一人可以对一种以上的药物产生依赖性（世界卫生组织推荐的定义）。

按照依赖情况，可分为两种：①躯体依赖性，有时也称生理依赖性。它是由于反复用药所造成的一种适应状态，中断用药后可产生一种强烈的躯体方面的损害，即戒断综合征，表现为精神和躯体出现一系列特有的症状，使人非常痛苦，甚至有生命威胁。以前曾称为"成瘾性"。产生躯体依赖性的药物均为中枢神经抑制药，如吗啡等；②精神依赖性，又称心理依赖性。它使人产生一种周期性地或连续性地用药欲望，产生强迫性用药行为，以便获得满足或避免不适感。产生精神依赖性在断药时一般不出现躯体戒断症状。以往曾称为"习惯性"，常易产生精神依赖性的药物有酒及某些催眠药等。

不合理使用能产生依赖性的药物，一旦产生依赖性以后，除可影响用药人的身心健康外，还可产生社会问题。因此，在使用这些药物时须特别注意，以免产生严重后果。

四、致畸

某些药物应用于孕妇可引起胎儿畸形，例如沙利度胺、丙米嗪、己烯雌酚、孕酮、雄激素、甲氨蝶呤、巯嘌呤、白消安、环磷酰胺、阿司匹林、地西泮、苯巴比妥、苯妥英钠、氟哌啶醇、四环素类、氯霉素、链霉素、奎宁、乙胺嘧啶、华法林、双香豆素、甲苯磺丁脲、氯磺丙脲、糖皮质激素等均有致畸的临床报道。

乙醇、苯丙胺、碳酸锂、氯丙嗪、苯海拉明等用于孕妇，亦有致畸的可能。

孕妇应用乙醇、吸入麻醉药、局部麻醉药（分娩时用大剂量）、雌激素类、碘化物、甲萘醌、有机汞剂、吩噻嗪类（大量）、黄体内分泌类、奎宁、水杨酸盐类、链霉素、四环素类、维生素 A 及维生素 D（大量）等时，尚可使胎儿产生其他的不良后果。

五、致癌

有一些药物可诱发恶性肿瘤，例如长期不合理使用解热镇痛药的肾脏病变患者，其肾盂癌及膀胱癌的发生率较一般人为高。抗肿瘤药中的烷化剂与抗代谢药，可诱发某些肿瘤。己烯雌酚可能引起女性生殖道腺癌并可能通过胎盘使胎儿致癌。砷剂可引起皮肤癌。另有一些药物有致癌的可能性，但尚未能肯定，如保泰松、氯霉素（白血病）、苯丙胺、苯妥英钠（恶性淋巴瘤）、利血平（乳腺癌）、氯贝丁酯（胃肠道肿瘤）、黄体酮（宫颈癌）、煤焦油软膏（皮肤癌）。另有一些药物经过试验初步证明可能致癌，如灰黄霉素、异烟肼。有的药物如土霉素在酸性介质中能产生致癌物二甲基亚硝胺，宜注意。中草药中，如野百合碱、某些鞣质等，亦可能有致癌性。

六、药物的不合理应用

1. 抗生素

抗生素的不合理使用现象,目前仍比较普遍而严重。不合理使用抗生素引起的过敏反应、其他不良反应、耐药性等一系列问题,已如前所述。对于一般伤风感冒,如亦用抗生素治疗,这不仅是一种浪费,而且可引起不良反应,促使细菌产生耐药性,增加并发症,延长病程。对小儿的上呼吸道急性感染应用抗生素预防,结果亦往往得不偿失,病程多数因之延长。对麻疹病例,应用抗生素预防细菌性感染,并发症常常增多。不合理使用耳毒性抗生素如卡那霉素、新霉素、万古霉素、妥布霉素、链霉素等,对耳蜗神经可造成损害,产生听力减退,甚至耳聋,老人及小儿尤易发生,必须警惕。大量或长期使用广谱抗生素(四环素族、氯霉素),由于体内各处敏感细菌被抑制,而未被抑制的细菌及真菌即乘机大量繁殖,因而可形成二重感染,其中尤以白念珠菌感染为多见。同时,长期应用抗生素,必至抑制肠内有助消化的非病原性菌如双歧杆菌的繁殖,从而导致消化不良、腹泻等症状。总之,抗生素的广泛不合理使用,必须引起警惕并设法加以制止。

2. 解热镇痛药

由于解热镇痛药中多数是家用成药,人们可以不经过医生处方而直接从药店买来应用,因此,不合理使用现象比较普遍。据统计,目前国内解热镇痛药中销售量最大的是解热镇痛片(含对乙酰氨基酚、阿司匹林、氨基比林等)。此外,安乃近片销售量也较大。这种不合理使用,必然会造成药源性疾病,如对肾的损伤或造血系统障碍,有时还形成对药物的依赖性,或体温下降过快而引起虚脱。

3. 中药

人们以为使用中药比西药安全。这种想法不完全对。中药相对地说比西药的毒性及不良反应轻,但中药中也有剧毒药,如服用不当,一样会引起不良反应。曾有报道因长期轮换服用朱砂、安神丸、活络丹、补心丹等而引起中毒的病例,乃由于这些中成药内都含有朱砂(汞化合物),长期服用可引起蓄积中毒。

云南白药是一种名中药,治疗内外出血和血瘀肿痛有良效,成人剂量 1 次 0.2 ~ 0.3g。如果 1 次内服量超过 0.5g,就可引起头晕、恶心呕吐、面色苍白、四肢厥冷,甚至形成肾衰竭。

六神丸、六应丸、梅花点舌丹等中成药,常用于治疗咽喉肿痛、腭扁桃体炎等,有较好疗效,但因内含蟾酥,具有一定毒性,若服用过多,可出现头晕、胸闷、心悸、气短、恶心呕吐、腹痛腹泻、口周及四肢麻木、大汗淋漓等中毒症状。

有的中成药(例如牛黄解毒丸)还可引起过敏,应加强警惕。

"药带三分毒",完全无毒的药物是很少的,中药也不例外。即使如著名中药人参,在滋补时服用过多或过滥,也会引起不良后果。因此,中药也须合理使用。

4. 补药

补药是一般人对维生素及其他营养物质(如氨基酸、葡萄糖、微量元素等)、补血药或某些中药补益药(如中药人参)的俗称。人体对于这些药物的需要大都有一定限度,例如维生素,每日需要量并不大,一般从日常膳食中即可得到充分的供应,原不必另外再求补充。只有需要量较大的儿童、孕妇、哺乳期妇女或吸收功能发生障碍的患者(如慢性腹泻),才需要适当地补充维生素。即使是这些真正需要维生素量较大的人,以及维素缺乏症患者,也不可以随便应用维生素,而是应该缺什么补什么,并适当掌握用量。不合理应用维生素,不仅造成浪费,而且还可能引起维生素之间的不平衡而影响机体功能,甚至造成中毒。

以维生素 A 为例,小儿 1 次用量超过 30 万 U(约为浓缩鱼肝油 6g),成人超过 50 万 U,就可能引起急性维生素 A 中毒,症状为头痛、恶心、呕吐、烦躁、嗜睡、前囟隆起,还可有眼球震颤、复视、视盘水肿等。若小儿每日服 5 万~10 万 U 以上,连续服用超过 6 个月,或不满半岁的婴儿每日服 1.85 万 U,连用 3 个月,都可引起慢性维生素 A 中毒。

主要表现为:四肢疼痛、肢体深部硬且有触痛、颞部及枕部可有肿块状突起(不满半岁的婴儿常出现颅骨软化)、皮肤瘙痒、脱屑、毛发干脆易脱落、口唇皲裂、食欲减退、偶有牙龈出血及鼻出血。

不合理使用维生素 D 同样也可以引起中毒。若小儿每日服 2 万 U,连用几周或几个月之后,可导致高钙血症、异位性钙化和纤维性骨炎。临床表现主要为由高钙血症所引起,包括头痛、厌食、恶心、呕吐、口渴、嗜睡、多尿、脱水、高热及昏迷,尿内出现蛋白和红细胞。如不及时停药,可引起肾脏钙化,导致肾衰竭,严重者可因高钙血症及肾衰竭而死亡。

在治疗维生素缺乏症时,开始虽可以给予较大剂量或进行注射以便迅速补充需要量,但一俟得到弥补以后,即应减少剂量至每日需要量,并尽快改注射为口服。在预防维生素缺乏症时,一般采用口服给药即可,没有必要采用注射。

至于中药补益药,人们往往认为"有益无损",多服一点无妨。其实,即使像人参这样以药性平和著称的中药,如不合理使用也会同样造成不良后果。根据中医经验,人参虽可益气健脾,但如长期过量应用,亦可引起脘腹胀满,食欲减退。观察还证明,一些病例在长期服用人参后,常出现失眠、易激动等现象,需要停药一段时间才能好转。据国外报道,在连续服用人参超过 1 个月的 133 例中,大多数出现兴奋状态、失眠、欣快感、神经衰弱、咽喉刺痒、高血压等症状,有的还出现皮疹、水肿、清晨腹泻等。其中 14 例,每日服人参 3g,最多时服 15g,经 24 个月后检查,发现 10 例表现欣快、烦躁、激动、失眠;4 例因用量较大,导致人格解体和混乱感。中医学认为,一切实证、热证,均忌用人参,阴虚火盛者使用后常出现便秘、鼻出血;初感外邪而无虚证;服用后,则会使表邪久滞不去,加重病情;故人参长于补虚,只宜用于虚证,一般健康状况尚好,并无虚证表现的人,就没有必要使用。

5. 激素及其他药物

激素方面也存在着不合理使用的现象。有人以雄性激素睾酮为补品,但却不知此药如应用过多,效果适得其反,不仅不能促进性功能,反而由于阻止腺垂体促性腺激素的分泌,而使睾丸功能减退,生殖器官萎缩。雌性激素长期使用可能引起卵巢的退化、萎缩。促皮质素(ACTH)可影响激素的正常分泌,诱发糖尿病、高血压等,必须引起警惕。大剂量或长期使用糖皮质激素,可引起与皮质功能亢进症相类似的不良反应,如高血压、满月脸(面胖)、骨质疏松、脱钙、溃疡、糖尿、精神异常、多毛、痤疮、踝部水肿、勃起障碍、月经障碍等。

钙剂大量服用的结果,血钙量增加,导致肌肉及关节痛、共济失调、多尿、尿石等毒性反应,静脉注射钙剂且能引起心跳过缓、心室颤动;注射过快可引起心脏停搏,因此滥用钙剂是很危险的。

口服葡萄糖亦有滥用现象,其实我们每日从食物中摄取的糖一般说来完全可以满足生理需要。

6.联合用药

药物的联合应用在某些情况下(例如为了取得协同作用、抵消不良反应、延续耐药性的产生等)是必要的。但药物种类繁多,性质各异,药物联用后往往不是各起作用互不影响,而是在药理或理化方面产生相互作用,以致可能引起种种不良反应,严重时甚至导致死亡。联合的药物愈多,产生不良反应的可能性越大。

(敖 军)

第三章　血液疾病合理用药学

第一节　抗贫血药

循环血液中红细胞数或血红蛋白量持续低于正常值的病理现象称为贫血。

贫血常见有三种类型:①缺铁性贫血:因铁摄入或吸收不足或铁丢失过多引起,患者红细胞呈小细胞、低色素性表现,故也称小细胞低色素性贫血;②巨幼红细胞性贫血:因叶酸或维生素 B_{12} 缺乏所致,红细胞呈大细胞、高色素性表现;由内因子缺乏导致维生素 B_{12} 吸收障碍而引起的巨幼红细胞性贫血称为恶性贫血;③再生障碍性贫血(简称再障):因感染、药物、放疗等因素引起骨髓造血功能障碍,血液中红细胞、粒细胞及血小板等成分均减少。

一、铁剂

常用的铁剂有口服用铁剂硫酸亚铁、枸橼酸铁酸铁胺、富马酸亚铁(富血铁)、乳酸亚铁;注射用铁剂有葡萄糖酸亚铁、右旋糖酐铁、山梨醇铁等。

(一)体内过程

口服高价铁或有机铁必须还原成 Fe^{2+} 后才能在十二指肠和空肠上段被吸收。

胃酸、维生素 C、果糖、半胱氨酸等还原性物质,有助于 Fe^{3+} 变成 Fe^{2+} ,从而促进铁的吸收。鞣酸(如浓茶)、抗酸药、胃酸分泌抑制药、胃酸缺乏、食物中的磷酸盐、草酸盐和四环素等可妨碍铁吸收。

(二)作用

铁是血红蛋白、肌红蛋白、细胞色素系统、电子传递链主要的复合物,是过氧化物酶和过氧化氢酶的重要组成部分,也是红细胞成熟阶段合成血红素必不可少的物质。吸收入骨髓的铁,吸附在有核红细胞膜上并进入细胞内的线粒体,与原卟啉结合,形成血红素。后者再与珠蛋白结合,形成血红蛋白,一般口服一周后症状开始改善,血红蛋白每日可增加 0.1% ~ 0.3% ,2 ~ 4 周血红蛋白明显升高,恢复至正常需 1 ~ 3 个月。

(三)临床应用

临床主要用于治疗下列因素引起的缺铁性贫血。

1. 长期慢性失血

月经过多、痔疮出血、钩虫病、子宫肌瘤等造成的贫血。

2. 铁需要量增加

妊娠期、哺乳期、儿童生长发育期等铁的需要量增加,而体内铁不足造成的贫血。

3. 铁吸收障碍

慢性胃炎、慢性消化性溃疡、慢性肠炎及腹泻等造成铁的吸收障碍引起的贫血。

4. 红细胞大量破坏

疟疾、溶血等引起红细胞大量破坏造成的贫血。

（四）不良反应和用药监护

1. 胃肠症状

口服铁剂可致恶心、呕吐、上腹部疼痛及腹泻等反应,饭后服用可减轻;肠内的硫化氢与铁结合成硫化铁,使肠蠕动减弱,可致便秘、黑便。

2. 中毒症状

长期应用铁剂,过多的铁沉积在组织中,可引起皮肤色素沉着、肝硬化、心力衰竭等慢性中毒症状。小儿误服硫酸亚铁1g以上可致急性中毒,表现为坏死性胃肠炎、恶心、呕吐、休克、昏迷、呼吸困难等症状,甚至引起死亡。可用碳酸盐洗胃及特殊解毒剂去铁胺注入胃内以结合剩余铁,并采取抗休克等措施抢救。

二、叶酸

叶酸广泛存在于动植物性食物中,其中以酵母、肝脏及绿叶植物中含量最多。

（一）作用

叶酸吸收后,在体内经叶酸还原酶和二氢叶酸还原酶还原为有活性的四氢叶酸,四氢叶酸能传递一碳基团($-CH_3$、$-CHO$、$=CH_2$,在维生素 B_{12} 的协助下,参与氨基酸和核酸的合成。当叶酸缺乏时,DNA 合成受阻,红细胞有丝分裂发生障碍,影响了红细胞的成熟与分裂,引起巨幼红细胞性贫血。同时,生长迅速的组织也因叶酸缺乏而受损,表现为舌炎、胃炎及腹泻等症状。

（二）临床应用

主要用于治疗各种原因所致的巨幼红细胞性贫血。

（1）用于营养不良、婴儿期及妊娠期叶酸需要量增加等原因所致的巨幼红细胞性贫血,治疗时以叶酸为主,辅以维生素 B_{12}、B_6、C 等效果更好。

（2）对甲氨蝶呤、乙胺嘧啶、甲氧苄啶等二氢叶酸还原酶抑制剂所致的巨幼红细胞性贫血,需用甲酰四氢叶酸钙(亚叶酸钙)治疗。

（3）维生素 B_{12} 缺乏所致的恶性贫血,大剂量叶酸可纠正低血色素,而不能改善神经损害症状,治疗时应以维生素 B_{12} 为主,叶酸为辅。

（三）不良反应和用药监护

不良反应少,罕见过敏反应。久服可致厌食、恶心、腹胀等。

三、维生素 B_{12}

维生素 B_{12} 为含钴复合物,广泛存在于动物内脏、牛奶、蛋黄中。维生素 B_{12} 口服后需与胃壁细胞分泌的糖蛋白(内因子)结合形成复合物,才能顺利地运送到小肠上段吸收。恶性贫血者因胃黏膜萎缩,胃壁细胞分泌的内因子减少,可出现吸收障碍,应注射给药。

（一）作用

1. 参与叶酸代谢

维生素 B_{12} 促使同型半胱氨酸变成甲硫氨酸,并使 N5 – 甲基四氢叶酸转变为有活性的四氢叶酸,促进四氢叶酸循环再利用。

维生素 B_{12} 缺乏时可引起叶酸循环障碍,出现与叶酸缺乏相似的巨幼红细胞性贫血,即恶性贫血。

2.维持有鞘神经纤维功能的完整性

维生素B$_{12}$参与三羧酸循环,有助于维持神经髓鞘脂质合成和有鞘神经纤维功能。维生素B$_{12}$缺乏时,神经髓鞘脂蛋白合成发生障碍,出现神经损害症状,表现为感觉异常、运动失调等神经症状。

(二)临床应用

1.用于恶性贫血及其他巨幼红细胞性贫血的治疗

本品与叶酸合用在纠正异常血常规方面起协同作用,但不能相互代替,即叶酸不能代替维生素B$_{12}$改善神经系统症状,而维生素B$_{12}$单独使用在纠正异常血常规方面不如叶酸疗效好。

2.维生素

B$_{12}$可用于神经炎、神经萎缩、神经痛、白细胞减少症、再生障碍性贫血等的辅助治疗。

(三)不良反应和用药监护

不良反应较少。极少数患者可出现过敏性休克。

四、红细胞生成素

红细胞生成素(EPO)是由肾皮质近曲小管管周细胞产生的含有166个氨基酸的糖蛋白。现临床应用的EPO是用DNA重组技术制成的。

(一)作用和临床应用

EPO与红系干细胞表面上的EPO受体结合,促使红系干细胞增生、分化、成熟,并促使网织红细胞从骨髓中释放入血,以促进红细胞的生成和提高血红蛋白数量。

临床主要用于治疗各种原因所致的贫血,对慢性肾衰竭所致的贫血疗效最好,对骨髓造血功能低下、结缔组织病(如系统性红斑狼疮)、化疗等所致的贫血均有效。

(二)不良反应和用药监护

(1)主要不良反应是血压升高,与红细胞快速增加有关;也可引起头痛、骨痛、寒战、注射部位血栓形成等。

(2)孕妇、哺乳妇慎用,高血压、过敏、血小板减少性紫癜者禁用。

(张春光)

第二节　促凝血药

正常人血液在血管内循环流动,既不凝血,也不出血,取决于机体凝血系统与抗凝血系统所保持的动态平衡,这一平衡一旦被破坏,则可导致出血性或血栓性疾病。促凝血药是能通过促进凝血过程或抑制纤溶过程而产生促进凝血功能的药物,临床主要用于出血性疾病的预防和治疗。

一、促进凝血因子生成药

(一)维生素K

维生素K包括维生素K$_1$、K$_2$、K$_3$、K$_4$。维生素K$_1$存在于植物中,如菠菜、西红柿等;维生

素 K_2 由肠道细菌合成或从腐败鱼粉中获得。维生素 K_1、K_2 为脂溶性,需要胆汁协助才能吸收。维生素 K_3、K_4 为人工合成品,为水溶性,口服易吸收。

1.作用

(1)促凝血作用

维生素 k 是羧化酶的辅酶,为凝血因子 Ⅱ、Ⅶ、Ⅸ、Ⅹ 的合成所必须。在肝脏内羧化酶催化凝血因子 Ⅱ、Ⅶ、Ⅸ、Ⅹ 的谷氨酸残基发生 γ – 羧化,使这些因子具有结合 Ca^{2+} 的能力,具有凝血活性。当维生素 K 缺乏时,肝脏只能合成无凝血活性的凝血因子 Ⅱ、Ⅶ、Ⅸ、Ⅹ,导致凝血障碍,凝血酶原时间延长而引起出血。

(2)镇痛作用

维生素 K_1、K_3 有缓解平滑肌痉挛所致的疼痛作用。

2.临床应用

(1)主要用于防治维生素 K 缺乏引起的出血性疾病。

1)梗阻性黄疸、胆瘘、慢性腹泻、肠炎等患者的维生素 K 吸收障碍所致出血。

2)长期使用广谱抗菌药,或早产儿、新生儿维生素 K 来源不足所致出血。

3)用于水杨酸类、香豆素类过量或"敌鼠钠"中毒所致出血。

(2)缓解胆石症和胆道蛔虫引起的胆绞痛和胃肠绞痛。

3.不良反应和用药监护

(1)口服有消化道反应,静脉注射过快可致面部潮红、出汗、血压急剧下降,甚至危及生命,一般应肌内注射。如需静脉注射给药时,应使用单独的静脉通道,且注射速度不宜超过 5mg/min。

(2)大剂量维生素 K_3、K_4 可致新生儿、早产儿高胆红素血症和溶血。葡萄糖 – 6 – 磷酸脱氢酶缺乏者可诱发急性溶血性贫血。

(二)酚磺乙胺

酚磺乙胺又名止血敏。能增加血小板数量、增强血小板聚集功能、增强毛细血管抵抗力并降低其通透性,止血作用迅速。主要用于手术前后减少渗血、鼻黏膜、消化道、泌尿系统出血等。

毒性较低,偶见过敏反应。

二、抗纤维蛋白溶解药

(一)氨甲苯酸

氨甲苯酸(PAMBA)又名止血芳酸、对羧基苄胺、抗血纤溶芳酸。口服易吸收,生物利用度为 70%,经肾排泄,$t_{1/2}$ 约 1h。

1.作用

氨甲苯酸能竞争性抑制纤溶酶原激活物的作用,使纤溶酶原不能被激活为纤溶酶,阻止纤维蛋白裂解,从而发挥止血作用。大剂量时还可直接抑制纤溶酶的作用。

2.临床应用

(1)止血作用

主要用于纤溶酶活性亢进所致出血,如产后出血、子宫、肺、肝、脾、胰、前列腺、甲状腺、肾上腺等手术后的异常出血;也可用于肺结核咯血或痰中带血、血尿、前列腺肥大出血、上消化道出血等治疗。

（2）对抗纤溶酶原激活物的作用：用于链激酶、尿激酶过量引起的出血。

3.不良反应和用药监护

（1）用量过大可引起血栓形成，诱发心肌梗死。用药后要注意观察患者反应，有血栓形成倾向者或有血管栓塞病史者慎用或禁用。

（2）能抑制尿激酶的作用，致血栓形成而阻塞尿路，故尿路出血者禁用。

（二）氨甲环酸

氨甲环酸（AMCHA）又名止血环酸。作用和用途与氨甲苯酸相似，排泄较慢，止血作用转氨甲苯酸强。不良反应较多，可出现头痛、恶心、呕吐、食欲缺乏、嗜睡等。

三、收缩血管药

垂体后叶素

垂体后叶素是由动物垂体中提取的成分，内含加压素（抗利尿激素）和缩宫素。

1.作用和临床应用

（1）收缩血管

对内脏血管作用尤为明显，能使肺及肠系膜的小动脉、毛细血管收缩。临床用于肺咯血以及门脉高压引起的上消化道出血。

（2）抗利尿

可增加远曲小管和集合管对水的重吸收，发挥抗利尿作用，故可治疗尿崩症。

2.不良反应和用药监护

可出现心悸、胸闷、面色苍白、腹痛、血压升高、恶心及过敏等。

3.禁忌证

冠心病、动脉硬化、高血压、心力衰竭患者禁用。

（张春光）

第四章 传染性疾病合理用药

第一节 甲型病毒性肝炎

甲型病毒性肝炎是由甲型肝炎病毒(hepatitisA virus,HAV)引起的一种以肝脏损害为主的急性传染病。早在 8 世纪,我国就有流行性黄疸及传染性肝炎的记载。本病呈世界性分布,发病率高,传染性强,其发病率过去一度占各型病毒性肝炎首位,近年发病率下降。但各国流行情况不同,其流行情况与社会经济、卫生水平和文化素质等密切相关。以甲肝感染率高低分为高发区、中发区和低发区。甲肝的高发区包括东南亚、印度次大陆、非洲、南美洲和我国等地。

一、病原学

HAV 是小核糖核酸病毒(picornavirus)科的一员,归入嗜肝 RNA 病毒(heparnavirus)科。HAV 直径 27~32nm,无包膜,球形,由 32 个壳粒组成 20 面体对称核衣壳,内含单股 RNA,由 7500 个核苷酸组成。该病毒抵抗力较强,能耐受 6℃1h,10~12h 部分灭活;100℃1min 全部灭活;紫外线(1.1 瓦,0.9cm 深)1min,余氯 10~15ppm30min,3% 福尔马林 5min 均可灭活。

二、流行病学

(一)传染源

甲肝传染源是急性期患者和亚临床感染者。猩猩和狨猴虽可自然感染,但作为传染源的意义是有限的。潜伏期后期及黄疸出现前数日传染性最强,黄疸出现后 2 周粪便仍可能排毒,但传染性已经明显减弱。本病尚未发现持续带病毒者。

(二)传播途径

甲肝通过粪—口途径传播。带有病毒的粪便污染水源、蔬菜、食品、用具等均可引起流行。上海市对 1988 年甲肝流行时被毛蚶感染的狨猴进行研究的结果表明,毛蚶可将 HAV 浓缩 29 倍,HAV 可在毛蚶体内存活 3 个月之久。

(三)易感人群

成人多因早年隐性感染而获得免疫力,初接触 HAV 的儿童易感性强。我国甲型肝炎以学龄前儿童发病率高,青年次之,20 岁以后血清甲型肝炎病毒抗体(抗 HAV)阳性高达 90% 以上,近年来发达国家成人甲型肝炎发病率相对增高,我国京、津、沪等大城市由于卫生条件改善,发病年龄已经后移,30 岁以上成人病例占 31.2%。1988 年上海甲型肝炎爆发流行时 31 万余人发病,20~39 岁年龄组高达 89.5%。甲型肝炎病后免疫力持久。秋冬季发病率较高。

三、发病机制

甲型肝炎发病机制至今尚未充分阐明。首先,HAV 侵入肝细胞之前,是否先在消化道及肠上皮细胞内增生;其次,HAV 侵入肝细胞之后,通过什么机制引起肝细胞病变,这些重要问题均无肯定的答案。既往认为甲型肝炎的发病机制是 HAV 对肝细胞有直接杀伤作用。近年研究表明,实验感染 HAV 的动物肝细胞及 HAV 体外培养时均不发生细胞病变;致敏淋巴细胞对 HAV 感染的靶细胞显示细胞毒性;患者外周血 CD8$^+$ 细胞亚群升高;患者肝组织内炎症反应明显,浸润较多的 CD8$^+$ 细胞、CD4$^+$ 细胞及 B 细胞;针对 I 类 MHC 抗原的特异性抗体能阻抑 CD8$^+$ 细胞对 HAV 感染靶细胞的杀伤作用;患者外周血淋巴细胞产生并释放 γ 干扰素(INF－γ)。根据这些研究结果,目前认为甲型肝炎的发病机制倾向于宿主免疫反应为主。发病早期,可能是由于 HAV 在肝细胞内大量增生及 CD8$^+$ 细胞毒性 T 细胞杀伤作用共同导致肝细胞损害,内源性 INF－γ 诱导受感染肝细胞膜 I 类 MHC 抗原表达则促进 Tc 细胞的细胞毒性作用。病程后期,可能主要是免疫病理损害,即内源性 INF－γ 诱导 I 类 MHC 抗原表达,促使 Tc 细胞特异性杀伤受 HAV 感染的肝细胞,导致肝细胞坏死,同时 HAV 清除。

四、临床表现

甲型肝炎潜伏期为 2~7 周,平均 4 周,临床分为急性黄疸型、急性无黄疸型、亚临床型、急性淤胆型、急性重型。

(一)急性黄疸型

1. 黄疸前期

急性起病,多有畏寒发热,体温 38℃ 左右,全身乏力,食欲缺乏,厌油,恶心,呕吐,上腹部饱胀不适或轻泻,少数病例以上呼吸道症状为主要表现,继之尿色加深,本期一般持续 5~7d。

2. 黄疸期

热退黄疸显现,可见皮肤巩膜不同程度黄染,肝区隐痛,肝大,触之有充实感,有叩痛和压痛,尿色进一步加深。本期持续 2~6 周。

3. 恢复期

黄疸逐渐消退,症状逐渐消失,肝脏逐渐回缩至正常,肝功能逐渐恢复,本期持续 2~4 周。

(二)急性无黄疸型

起病较缓,除无黄疸外,其他临床表现与黄疸型相似,症状一般较轻。多在 3 个月内恢复。

(三)亚临床型

部分患者无明显临床症状,但肝功能有轻度异常。

(四)急性淤胆型

急性淤胆型旧称毛细胆管性肝炎。现证明其病损在肝细胞泌胆机制而不在毛细胆管,故"毛细胆管性肝炎"一词已经废弃。本型实为急性黄疸型肝炎的一种特殊形式,特点是肝内胆汁淤积性黄疸持续较久,消化道症状、肝实质损害表现不明显,而黄疸很深,多有皮肤瘙痒及粪色变浅,预后良好。

(五)急性重型

此型病例少见,但病死率较高。其指急性黄疸型肝炎起病<2 周出现极度乏力,消化道症状明显,迅速出现 II 度以上(按 IV 度划分)肝性脑病,凝血酶原活动度低于 40% 并排除其他原因,肝浊音界进行性缩小,黄疸急剧加深者应考虑重型肝炎的发生。

五、检查

(一)常规实验室检查

外周血白细胞总数正常或偏低,淋巴细胞相对增多,偶见异型淋巴细胞,一般不超过

10%,这可能是淋巴细胞受病毒抗原刺激后发生的母细胞转化现象。黄疸前期末尿胆原及尿胆红素开始呈阳性反应是早期诊断的重要依据,血清丙氨酸转氨酶(ALT)于黄疸前期早期开始升高,血清胆红素在黄疸前期末开始升高。血清 ALT 高峰在血清胆红素高峰之前,一般在黄疸消退后 1 周至数周恢复正常。急性黄疸型血清絮状反应和浊度试验多呈异常,血浆球蛋白也见轻度升高,但随病情恢复而逐渐正常。急性无黄疸型肝炎和亚临床型病例肝功能改变以单项 ALT 轻中度升高为特点。急性淤胆型病例血清胆红素显著升高而 ALT 仅轻度升高,二者形成明显反差,同时伴有血清碱性磷酸酶(ALP)及丙谷氨酰转肽酶(rGT)明显升高。

(二)特异性血清学检查

(1)特异性血清学检查是确诊甲型肝炎的主要指标。血清 IgM 型甲型肝炎病毒抗体(抗HAV – IgM)于发病数日即可检出,黄疸期达到高峰,一般持续 2～4 月,以后逐渐下降乃至消失。目前临床上主要用酶联免疫吸附法(ELISA)检查血清抗 – HAV – IgM,以作为早期诊断甲型肝炎的特异性指标。

(2)血清抗 – HAV-IgG 出现于病程恢复期,较持久,甚至终身阳性,是获得免疫力的标志,一般用于流行病学调查。

(3)利用克隆的 HAV-cDNA 片段制成探针,采用 cDNA-RNA 分子杂交技术可以检测出患者急性期粪便中和血清中的 HAV-RNA。聚合酶链反应(PCR)问世以来,为 HAV-RNA 的检测提供了更为灵敏的手段。需采用逆转录 PCR(RT-PCR)法,先用逆转录酶将 HAV-RNA 转为cDNA,然后进行 PCR 检测。

(4)免疫电镜检查 HAV 颗粒。甲肝患者在潜伏期和急性期早期为粪便排病毒高峰期,故在前驱期和发病 1 周内采集粪便标本制成粪便提取液,即可检测甲肝病毒抗原,又可检测HAV 颗粒。由于检查 HAV 颗粒可直接观察到甲肝病毒,故在研究工作中应用广泛。常用方法为将粪便提取液与甲肝抗体(免疫血清或患者恢复期血清)混合,经 37℃孵育 1h 后置于冰箱中过夜,超速离心后将沉淀溶解滴铜网,磷钨酸负染,置电镜下观察,可见到凝集成片的27nm 病毒颗粒。

六、诊断

本病主要依据流行病学资料、临床特点、常规实验室检查和特异性血清学诊断。流行病学资料应参考当地甲肝流行疫情,病前有无甲型肝炎患者密切接触史及个人、集体饮食卫生状况。急性黄疸型病例黄疸期诊断不难。在黄疸前期获得诊断称为早期诊断,此期表现似"感冒"或"急性胃肠炎",如尿色变为深黄是疑及本病的重要线索。急性无黄疸型及亚临床型病例不易早期发现,诊断主要依赖肝功能检查。需凭特异性血清学检查方能做出病因学诊断。慢性肝炎一般不考虑甲型肝炎之诊断。

七、治疗

本病尚无特效治疗,治疗原则以适当休息、合理营养为主,药物治疗为辅。应避免饮酒及使用对肝脏有害的药物。

(一)一般治疗

急性期应强调卧床休息,至症状明显减退后逐步增加活动。饮食宜清淡,热量要足够。进食过少者,应每日补充葡萄糖及维生素 C。可酌情使用适当的护肝药物。

（二）淤胆型肝炎的治疗

1.利胆、退黄药物

熊脱氧胆酸（ursode oxychonic acid，UDCA）是一种亲水的双羟胆汁酸，可改变循环胆汁酸的组成，具有细胞膜保护作用。用法：750mg/d。

2.对症治疗

皮肤瘙痒时可使用消胆胺，该药为一种树脂，在小肠内能与胆盐结合随粪便排出，使患者止痒。用法：早餐前、后，中、晚餐各一次，每次4g，用药8周无效者停用。

3.激素

上述治疗无效时，可酌情使用糖皮质激素。常用泼尼松每日30～60mg，早上一次顿服，见效后缓慢减量停药。用药10d仍无明显疗效者应逐渐停用。

八、预后

本病预后良好，无慢性化倾向，发生肝衰竭者罕见，无演化成肝癌的危险。

九、预防

（一）管理传染源

早期发现传染源并予以隔离。隔离期自发病起共3周。患者隔离后对其居住、活动频繁地区尽早进行终末消毒。

（二）切断传播途径

提高个人和集体卫生水平，养成餐前便后洗手习惯，共用餐具应消毒，提倡分餐制；加强水源、饮食、粪便管理。

（三）保护易感人群

对有甲型肝炎密切接触史的易感者，可用免疫球蛋白（人血丙种球蛋白或人胎盘丙种球蛋白）进行预防注射，用量为0.02～0.05mL/kg，注射时间越早越好，不宜迟于2周。因我国成人血中大都含有抗—HAV-IgG，故我国正常成人血清中的免疫球蛋白对预防HAV感染有一定的效果。控制甲型肝炎流行的根本措施是广泛开展疫苗接种，目前减毒活疫苗已经研制成功并已经广泛使用。

（贾贻红）

第二节　乙型病毒性肝炎

乙型肝炎是由乙型肝炎病毒（HBV）引起的肝脏炎症性改变。在我国已成为危害人们身体健康的最重要的疾病之一。估计全国HBV感染人口约为1.2亿，其中活动性乙型肝炎患者约为2800万。据估计，全球慢性乙型肝炎病毒（HBV）感染者多达3.6亿。慢性感染者中50%～75%有活跃的病毒复制和肝脏炎症改变，部分慢性肝炎可进展为肝硬化、肝衰竭或原发性肝癌。慢性乙型肝炎病毒感染的自然病程漫长。可持续30～50年并且多在青壮年时期发病，对国计民生影响重大。

一、病原学

乙型肝炎病毒（HBV）属于嗜肝 DNA 病毒科的一员。完整的 HBV 颗粒也称为 Dane 颗粒，其基因组为环状部分双链 DNA，由约 3200 个碱基对组成。HBV 具有较强的抵抗力，对热、低温、干燥、紫外线和一般浓度的化学消毒剂耐受；对 0.5% 过氧乙酸、3% 漂白粉敏感，100℃ 加热 10min 或高压蒸气消毒可灭活。

二、流行病学

乙型肝炎病毒感染呈世界性分布，估计全球约有 3.5 亿人口现行慢性感染，每年新增感染人数为 5 千万人左右，死亡约 1 百万人。HBV 感染高流行区的流行特征是感染多发生在婴幼儿，其 HBsAg 携带率接近人群的平均携带率，HBeAg 阳性率很高。亚洲为 HBV 高流行区。乙型肝炎病毒主要通过体液—血液传播，途径主要有母婴传播、密切生活接触、血液和性接触传播。

（一）传染源

乙型肝炎患者和携带者都可以成为传染源。急性乙型肝炎患者从起病前数周开始，持续于整个急性期。慢性无症状携带者数量大，无明显症状难于发现，是我国 HBV 传播最重要的传染源。

（二）传播途径

1.母婴传播

由带有 HBV 的母亲传给胎儿和婴幼儿，是我国乙型肝炎病毒传播的最重要途径。可通过宫内、围生期垂直传播和出生后的水平传播。HBsAg 和 HBeAg 双阳性或仅有 HBsAg 阳性的母亲所生婴儿，如不接种乙肝疫苗，将分别有 90%～95% 及 25%～40% 成为 HBsAg 携带者。婴儿期感染 HBV 将长期或终生带毒。

2.血液传播

输入被 HBV 污染的血液和血制品后，可引起输血后乙型肝炎。近年来，由于对献血员进行严格筛选，输血后乙型肝炎的发生率已明显降低。

3.医源性传播

使用被 HBV 污染的医疗器械引起的传播，如手术和牙科器械、注射器等所致的 HBV 传播。

4.日常生活接触传播

HBV 可以通过日常生活密切接触传播给家庭成员，主要通过隐蔽的胃肠道外传播途径而患者不自知。如在日常生活中共用剃须刀、牙刷等引起 HBV 的传播；或易感者有渗液的皮肤病灶，接触带有 HBV 的体液等，是家庭内水平传播的重要途径。

5.性接触传播

HBV 可以经性接触传播。因此，婚前应做 HBsAg 检查，对一方为 HB－sAg 阳性，另一方为乙型肝炎易感者，在婚前应做乙肝疫苗的预防接种。

（三）人群易感性

人群对 HBV 普遍易感。重点预防对象包括新生儿、未行预防接种的 HBsAg 阳性者家庭成员、接触乙型肝炎患者的医护人员、化验员等。

三、发病机制

乙型肝炎发病机制尚未充分阐明。目前研究认为,疾病的发生是病毒与宿主免疫系统相互作用的结果。乙肝病毒感染是肝炎发生的始动因子,而病变主要是免疫应答的结果。受感染的肝细胞膜上由于存在病毒核心抗原表达,为宿主细胞毒性 T 细胞识别引起免疫应答,在清除病毒的同时导致感染 HBV 的肝细胞损伤。而机体对病毒的免疫耐受可能是乙型肝炎慢性化的关键因素之一。

四、临床表现

感染 HBV 后的表现是多样的。其包括无症状携带、急性肝炎、慢性肝炎、肝衰竭等。乙型肝炎的潜伏期为 45~160d,平均为 90d。

(一)急性乙型肝炎

起病急,总病程 2~4 个月。典型病例可分为黄疸前期、黄疸期、恢复期。

(二)慢性乙型肝炎

慢性乙型肝炎指肝脏病变无改善或反复发作,病程超过 6 个月的乙型肝炎。急性肝炎病程超过 6 个月而仍在好转中者,难以诊断为慢性肝炎。临床常表现为反复疲乏、食欲减退、肝区钝痛等,体检发现肝脾大、肝掌、蜘蛛痣等。化验检查多数患者已有 HBsAg 阳性史多年,血清丙氨酸转氨酶(ALT)反复异常,血清球蛋白、胆红素增高等。慢性肝炎根据组织病变可分为轻、中、重度。

(三)重型肝炎

重型肝炎指由于大范围的肝细胞死亡或急剧的肝功能严重破坏而引起的临床综合征。根据发病的基础和缓急又分为急性重型肝炎、亚急性重型肝炎、慢性重型肝炎。急性重型肝炎是指以急性黄疸型肝炎起病,<2 周出现极度乏力;消化道症状明显;迅速出现Ⅱ度以上(按Ⅳ度划分)肝性脑病;凝血酶原活动度低于 40% 并排除其他原因者;肝浊音界进行性缩小;黄疸急剧加深,或黄疸很浅,甚至尚未出现黄疸,但有上述表现者均应考虑本病。亚急性重型肝炎以急性黄疸疸肝炎起病,15d 至 24 周出现极度乏力,消化道症状明显;同时凝血酶原时间明显延长,凝血酶原活动度低于 40% 并排除其他原因者。慢性重型肝炎在慢性肝炎或肝硬化病史的基础上出现亚急性重型肝炎的表现。

五、实验室检查

(一)肝功能检查

1.血清酶的检测

以血清丙氨酸转氨酶(ALT)为主,升高 2 倍以上时,结合病原学检测及临床表现有诊断价值。重型肝炎时肝细胞大量坏死,黄疸加深而 ALT 反而下降,提示预后不良。草酰乙酸转氨酶(AST)意义与 ALT 相同,但特异性稍差。血清碱性磷酸酶(AKP)的显著升高有利于肝外梗阻性黄疸的鉴别。

2.血清蛋白

肝损害时血清清蛋白水平下降,慢性肝损害时抗原性物质绕过肝滤过功能进入体循环,导致大量免疫球蛋白产生。白/球蛋白比值下降或倒置反映肝功能的显著下降。

3. 血清和尿胆色素检测

黄疸型肝炎时血清直接和间接胆红素均升高,急性肝炎早期尿中尿胆原增加。

4. 凝血酶原时间检测

肝损害时凝血酶原时间延长、凝血酶原活动度下降,与肝损害程度呈正比。

(二)病原学检测

1. 血清免疫学检测

常用 ELISA 法检测乙型肝炎病毒标志物。

2. 分子生物学检测

使用分子杂交技术或实时定量仪可定性或定量检测 HBV – DNA 水平。

六、诊断

根据流行病学史、临床表现、肝功能检查及病原学检测,乙型肝炎的诊断并不困难。必要时行肝脏组织病理活检,以明确诊断及了解病情程度。有以下任何一项阳性,可诊断为现症 HBV 感染:①血清 HBsAg 阳性;②血清 HBV-DNA 阳性;③血清抗-HBc-IgM 阳性;④肝内 HBcAg 和(或)HBsAg 阳性,或 HBV-DNA 阳性。

(一)急性乙型肝炎的诊断

急性乙型肝炎的诊断必须与慢性乙型肝炎急性发作鉴别。诊断急性乙型肝炎可参考下列动态指标:①HBsAg 滴度由高到低,HBsAg 消失后抗 – HBs 阳转。②急性期抗 – HBr-IgM 滴度高,抗 – HBc-IgG 阴性或低水平。

(二)慢性乙型肝炎的诊断

临床符合慢性肝炎,并有一种以上现症 HBV 感染标志阳性。

(三)慢性 HBsAg 携带者的诊断

无任何临床症状和体征,肝功能正常,HBsAg 持续阳性6 个月以上者。

七、治疗

乙型肝炎的治疗包括一般治疗、辅助治疗、对症治疗以及抗病毒治疗在内的综合治疗。对不同的病情选择不同的策略。

急性乙型肝炎具有自限性,以辅助治疗和对症治疗为主。轻度的病情较稳定的慢性乙型肝炎,给予相应的对症和辅助治疗并随访观察病情;对肝功能持续或反复异常、肝组织活检炎症活动较重的病例,应争取规范的抗病毒治疗,必要时加以辅助治疗。对于重型肝炎的病例,应以支持、对症治疗为主,积极防治并发症,度过危险期,病情稳定后视病情再做进一步治疗。

(一)一般治疗

急性肝炎早期和慢性肝炎急性发作期应强调卧床休息至症状明显减轻。慢性肝炎时患者多有程度不同的心理负担,应予以耐心解释,有条件者配合心理治疗。

(二)辅助治疗

辅助治疗主要包括护肝及降酶治疗。

1. 护肝药物

(1)缓解肝脏炎症的药物:目前应用最广泛的是甘草酸制剂,临床效果较为确切。其包括两种形式:口服的为甘草甜素片,静脉应用的为甘利欣注射剂。

（2）其他一些非特异护肝药物：主要是一些参与肝脏生理活动的化合物。其包括维生素类（B族、C、E、K等），促进解毒功能的药物（肝泰乐等），能量制剂（辅酶A、ATP、肌苷等）等。

护肝药物应根据情况选取1~2种，不易繁多，以免加重肝脏负担。

2.降酶药物

降酶药物大多从我国中草药物中发展而来。

（1）联苯双酯是合成的五味子丙素的中间体，具有明显的降酶作用。剂量15mg，每日三次，用药一个月无效者可加大剂量至30mg/次。半数患者停药后在半年内ALT反跳，可再次给药。为防止反跳发生，应在ALT正常后继续服用2~3个月并逐渐减量，可每半个月检查一次肝功能，如无波动则减药5mg，2~3个月停药。

（2）中药：中药五味子、垂盆草等均有显著的降酶作用，可酌情选用。

3.退黄药物

（1）苯巴比妥酶诱导剂，可用于肝内胆汁淤积，也是长效的镇静剂，在肝脏功能损害较重的患者慎用，以免诱发肝性昏迷。剂量30~60mg，每日3次。

（2）熊脱氧胆酸双羟基胆汁酸，具有利胆、细胞膜保护作用。剂量750mg/d，分两次口服，不可与消胆胺或氢氧化铝制剂同用。

（三）重型肝炎的治疗

重型肝炎的治疗主要以综合疗法为主，主要措施是加强护理，进行监护，密切观察病情。加强支持疗法，维持水和电解质平衡，补给新鲜血液或血制品、富含支链氨基酸的多种氨基酸，应用抑制炎症坏死及促肝细胞再生的药物。改善肝微循环，降低内毒素血症，预防和治疗各种并发症。

1.支持治疗

患者应绝对卧床休息，最好能在监护病房密切观察病情。严格隔离消毒，防止医院内感染，加强口腔和皮肤的护理。

营养物质及热量的供应：饮食中蛋白量根据病情调整，有低蛋白血症、水肿明显而无肝性脑病患者，可给予高蛋白饮食，成人每日约100g；当并发肝性脑病时，则严格限制蛋白质供应。应提供充足的糖类及维生素，脂肪不作限制，可静脉滴注葡萄糖液及支链氨基酸。

维持电解质及酸碱平衡：低钠血症补钠勿过度，低钾时视尿量予以口服和静脉补钾，注意纠正酸碱失衡。

2.并发症的处理

（1）肝性脑病的防治：①除去诱因：尽可能防止肝毒性药物的使用，勿过量进食蛋白，预防感染与胃肠道出血，保持大便通畅。②减少毒素的吸收：口服乳果糖、食醋保留灌肠以酸化肠道环境；口服头孢唑啉，抑制肠道菌群繁殖。③维持氨基酸平衡：支链氨基酸对脑病的治疗可能有效。④防治脑水肿：应防止和处理一些加重脑水肿的因素，如减少刺激、防治低血糖、缺氧等。保持液体的平衡，防止低血钠及过多液体输入。及早使用脱水剂或（和）利尿剂。

（2）出血的防治：使用足量的止血药，维生素K_1 10mg，每日3次，连用3d；输入新鲜血浆、血小板或凝血酶原复合物。使用胃黏膜保护剂或制酸剂，如雷尼替丁、洛赛克等，防治消化道出血。积极防治DIC。

（3）继发感染的防治：输入新鲜的血浆及丙种球蛋白，对防治感染非常重要。发生感染时应选用针对性强的药物，并且避免使用肝毒性药物。长时间使用抗生素应注意避免发生感染。

（4）急性肾功能不全的防治：积极防止诱发因素，避免引起血容量降低。如避免强烈利尿，及时纠正水和电解质平衡紊乱，积极预防出血和感染。少尿时积极纠正低血容量，可使用低分子右旋糖酐、血浆等。

3. 人工肝支持与肝脏移植

人工肝支持治疗已逐渐证明并不能降低重型肝炎的病死率，正在发展的生物人工肝可能会带来一些希望。肝脏移植是终末期肝病患者的最终选择。

（四）抗病毒治疗

抗病毒治疗是治疗慢性乙型肝炎、阻止病变活动的有效方法。目前抗乙肝病毒的药物主要有免疫调节剂和核苷类似物两大类。其中，核苷类似物中已广泛用于临床治疗的是拉米夫定。

1. 干扰素（imerferon，IFN）

干扰素是一种具有广泛生物学活性的细胞因子，它在自然控制病毒的感染中起着重要作用。目前临床上抗乙肝、丙肝病毒治疗多用 IFN - α，特别是 80 年代初生产重组 IFN 以来，已用于大量患者的治疗，经验已渐趋成熟。适应证包括有 HBV 复制的活动性慢性乙型肝炎、丙型病毒性肝炎。

（1）剂量和疗程：经长期临床实践，慢性乙型肝炎应用 IFN - α 的治疗方案已渐趋规范化。IFN - α5 百万单位（MU）每周 3 次，共用 24 ~ 38 周，是国内外目前通行的方案。前几年的疗程大多不足，延长疗程是近年的趋势。用大剂量虽疗效稍有提高，但有些患者不能耐受不良反应；用较小剂量如 3MU，3 次/周 ×16 周，HBeAg 和血清 HBV - DNA 阴转者降至 30%；更小的剂量如 1MU，3 次/周 ×16 周，与未治疗组相比，HBeAg 和 HBV - DNA 阴转率分别为 17% 和 7%，无显著差异。

国内外用 IFN - α 治疗慢性乙型肝炎已有较多经验，对治疗方案及其疗效已有大体近似的认识，可遵循通行方案，在疗程中按个例的效应情况予以适当调整。密切观察治疗前 8 周的 HBeAg 和血清 HBV - DNA 定量，如稳定在 ±30% 范围内，完成疗程亦难奏效；如 HBeAg 和血清 HBV - DNA 下降，尤其是同时 ALT 上升，有较大可能获得疗效，应继续疗程；如 6 个月时 HBeAg 和血清 HBV - DNA 明显降低而尚未阴转，宜继续治疗至两者阴转。

（2）治疗评价：治疗结束时和随访 6 个月对治疗效果进行评价，治疗效应可分为完全应答（持续性应答）、部分应答和无应答。

疗效评价指标及检测方法：细分为以下几部分。①生化学指标：ALT，如伴有总胆红素等生化学指标异常者可进行相应指标的评价。②病毒核酸测定：HBV - DNA。可根据各医院实际情况选择经国家食品药品监督管理局（SFDA）批准的试剂和检测方法，要求治疗前后在同一实验室采用同一检测方法，以达到较好的可比性。③病毒血清标志物指标（经 SFDA 批准的试剂检测）：HBsAg、抗 - HBs、HBeAg 和抗 - HBe、抗 HBc。④组织学指标：提倡有条件的医院按中华医学会传染病与寄生虫病学会和肝病学会修订的《2000 年病毒性肝炎防治方案》制订的标准并参照 Knodell 的 HAI 指数，对治疗前后的肝脏炎症活动度分级和纤维化分期进行评价。

疗效评价标准：①生化学应答：完全应答：2 次监测 ALT 均恢复正常（间隔 1 个月）；无应答：ALT 未恢复正常。值得注意的是评价生化学应答时应排除其他药物或疾病对 ALT 升高或下降的影响；②病毒学应答：完全应答按所采用的 HBV - DNA 检测方法说明书上提供的实验敏感性和检测范围确定,临床上一般认为采用国际公认的检测方法或敏感性相当的检测方法检测 HBV – DNA 定量 < 10^5 拷贝/mL 或斑点杂交法阴性为完全应答;部分应答为未达完全应答标准但 HBV-DNA 载量下降大于 2 个数量级;无应答为未达上述标准;③血清免疫学应答:完全应答为 HBeAg/抗 HBe 血清转换;部分应答为 HBeAg 阴转但未出现抗 HBe;无应答为未达上述标准。评价血清免疫学应答时应考虑是否为不能产生 HBeAg 的 HBV 变异株,有条件的医院可进行 HBeAg 定量检测,观察治疗前后的动态变化。HBeAg 阴性的患者不进行血清免疫学应答评价。

综合疗效评价:①完全应答为疗程结束时,生化学、病毒学和血清免疫学所有指标均达到完全应答;②部分应答为疗程结束时,生化学、病毒学和血清免疫学指标介于完全应答和无应答之间;③无应答为疗程结束时,生化学、病毒学和血清免疫学指标均为无应答。HBeAg 阴性伴 HBV-DNA 活跃复制的慢性乙型肝炎患者不进行血清免疫学应答评价,但应进行生化学和病毒学指标的疗效评价。

清除 HBeAg 是 IFN-α 治疗的目标。近 10% 的患者,治疗结束后虽血清 HBV-DNA 持续消失,ALT 正常,而 HBeAg 仍可阳性。这些患者大多在第二年内 HBeAg 阴转。此类 HBeAg 延迟清除的患者与完全效应者同样有临床、生化和组织学的好转。大部分 HBeAg 早期或延迟消失的患者,都随之抗 HBe 血清转换。HBeAg 消失至抗 HBe 出现,常有 0.5～2 年的转换期,一般发生在治疗中,小部分在治疗结束后。约 10% 的患者观察 4 年以上 HBeAg、抗 HBe 和 HBV-DNA 仍继续阴性。这一 HBeAg 阴性状态较不稳定,有再活动的可能。

IFN-α 治疗后仅小于 10% 的患者 HBsAg 清除,一般发生在治疗中或治疗结束后的 3 个月内,亦可在 HBeAg 消失后数年出现 HBsAg 延迟清除。HBsAg 清除多发生在感染史较短的患者。HBsAg 消失后,75%～90% 的患者可有抗 HBs 血清转换,但一般水平较低,罕有超过 1000IU/L 者。

作为对 IFN 的完全效应标准,血清 HBV-DNA 消失是以斑点杂交判定。HBeAg 消失后 6～12 个月,仍有约 85% 的患者可用 PCR 检出血清 HBV-DNA;HBsAg 消失后 1 年则仅 15%;5 年后随访多数还可在其肝组织中检出少量残存的病毒,个别甚至还可检出 HBV mR-NA。

因而,无论 HBsAg 或 HBV-DNA 转阴,甚至两者都已转阴,须经数年观察才能肯定病毒清除。如此微量病毒的致病意义不明,如反映极低水平的病毒转录活性,可能有再活动的高危性。

另一方面,约有 15% HBsAg(+)的 IFN-α 效应者血清 HBV-DNA(-),HBsAg 将在病毒血症(PCR)消失后的 12～24 个月内阴转。

治疗过程中,ALT 升高常提示有较大可能获得疗效。在完全效应者中,90% 降至正常,其余亦接近正常。

完全效应者在治疗结束后一年肝组织检查,显示界面性炎症和小叶内浸润较治疗前明显好转,2～7 年中随访较前有更大进步。部分效应者也可有相当程度的改善。肝组织学恢复常是不完全,而且缓慢,即使 HBsAg 消失已多年,肝组织检查仍可残留汇管区炎症和纤维化。

(3)复发率:完全效应者随访 5～7 年大多数疗效持续稳定,但完全效应并不是病毒完全清除,10%～20% 在一年内感染再活动。复发多数由于治疗不充分,如重复治疗,一般仍有良好效应;少数由于产生 IFN 抗体,换药后可能有效。一年后还可能有约 10% 延迟复发。完全效应者病情再活动须除外重叠其他病毒感染。

HBV 引起再活动(ALT 升高,HBV-DNA 再现)有两种情况:①抗 HBe 逆转为 HBeAg,占再活动的 80% 以上,可因 HBV 以低复制水平保留在肝内或外周血单个核细胞中,以后自发,或因免疫抑制剂或细胞毒性药物,或因其他病毒感染(如人免疫缺陷病毒 HIV、流感病毒)而激发野生型 HBV 再活动;②近 20% 因 HBV 变异,主要是前 C/A83 变异株,其特点是同时抗 HBe 和斑点杂交 HBV-DNA 转为阳性。

(4)无效应者的再治疗:由于干扰素治疗应答者的复发率高,因此可采用多疗程重复治疗。有学者先用 2 个疗程 IFN-α 治疗,然后对其中无应答或有应答后复发的患者进行第 3 个疗程的治疗,结果提示对 IFN 无应答或有应答后复发者进行重复治疗均不能产生长期的治疗反应,多数患者在各疗程中的反应情况相似,因此认为多疗程治疗仅限于对以往疗程有反应者。但也有学者认为,按通行方案治疗失败的患者,再按通行方案治疗也有相当数量的患者获得效应,提示对 IFN-α 无应答者再刺激有可能激发免疫应答。因而,再用 IFN-α 仍是无效应者的一种治疗选择。当然,亦可换用其他抗病毒药,如核苷类药物。

(5)疗效预测:因不可能在治疗前或治疗结束前测定 IFN-α 形成的抗 HBV 状态的确切疗效,IFN-α 治疗慢性乙型肝炎的最后结果只能是推测性的。

治疗前 ALT 高值、肝脏病变活动、血清 HBV-DNA 低水平的患者中,较多获得满意结果,可能上述特点反映了宿主对 HBV 较强的免疫应答。另一方面,婴幼儿期尤其是由母亲围生期传播者、感染长久症状又不明显者,治疗效果相对较差,可能由于这些患者存在一定的免疫耐受性。另外,女性患者的疗效明显优于男性,这可能与女性自然清除 HBV 能力较强有关,也可能是女性的性激素水平有助于发挥干扰素的抗病毒作用。

目前认为,治疗前病程小于 2 年者,用药疗效最好,病毒转阴率高,而无效者的平均病程则长达 10 年。从理论上讲,患者越早得到治疗其应答率越高。干扰素仅能清除外周的 HBV 而对整合的 HBV 无效,而这些整合的 DNA 仍可转录为 RNA,再由后者翻译为病毒蛋白。随着病程延长,肝细胞整合 HBV 的几率越大,越易产生免疫耐受,对药物的敏感性越低。

ALT 须在 100IU/L 以上,且以持续增高者为好。近年的研究表明,ALT 主要反映病变的活动性,并不能确切反映肝组织炎症(免疫)的程度,故用做预期指标并不经常准确。有研究表明,在治疗期间的早期出现 ALT 下降至正常者,可能正在出现应答反应。

HBV-DNA 的血清水平越低,可能越易被 IFN-α 治疗所清除,超过 200pg/mL 者效应较低。

IFN-α 治疗慢性乙型肝炎的应答性虽有多个相关因素,各个因素都直接或间接反映患者的抗病毒免疫活性或其反面的免疫耐性,将上述多个因素归纳起来,实际只是一个可预期干扰素应答的指标——肝组织的炎症(免疫)活性。

(6)不良反应:应用 IFN-α 后不良反应较大,大多数不良反应为剂量依赖性,停止治疗后可逆转。在第一次注射 IFN-α 后约 6 ~ 8h 多数患者出现类流感症状,如寒战、发热、头痛、肌痛、关节痛等。通常这些类流感症状随着继续治疗而减轻、消退。在治疗过程中,常持续乏力、食欲欠佳,脱发也较常见。IFN 治疗常引起中性粒细胞或血小板数下降,在 IFN-α 治疗期间应定期检查肝功能、血常规,如出现严重不良反应应调整剂量或停药。

2. 胸腺肽

胸腺肽(thymosin)在我国临床应用已 20 余年,但各种制剂制备方法和质量控制不统一,临床观察不规范,疗效难以肯定。目前化学合成的胸腺肽 α1($T_{\alpha 1}$)的主要活性成分是由 28 个氨基酸组成的多肽。$T_{\alpha 1}$ 能明显抑制嗜肝 DNA 病毒的复制,在土拨鼠肝炎病毒(WHV)和鸭肝炎病毒(DHBV)模型中，$T_{α1}$显示有抗病毒活性。$T_{α1}$主要是通过诱导 T 细胞分化成熟、增强细胞因子的生成和增强 B 细胞的抗体应答而发挥抗病毒作用。早期研究报道，$T_{α1}$用于治疗少数临床病例，能使患者病情改善，HBeAg 转阴率较对照组高。但最近的临床试验并未能获得类似早期试验的效应率。一组用 $T_{α1}$ 治疗 HBeAg 阳性病例的多中心、双盲对照试验中，49 例治疗组 6 个月、12 个月的持久完全效应率分别为 14%（7/49 例），10%（5/49 例）；而 48 例对照组 6 个月、12 个月的持久完全效应率分别为 4%（2/48 例），8%（4/48 例），两组相比差异无显著性（P＞0.05）。

目前，$T_{α1}$的推荐剂量为 1.6mg 或 $90μg/m^2$，2 次/周，皮下注射，持续 6 个月。治疗结束时 $T_{α1}$的效应率很低，超出对照组不多。但在随访观察中完全效应的病例逐渐增加，提示 $T_{α1}$ 无直接抑制病毒的作用，血清病毒水平下降是由于其免疫调节的结果。乙型肝炎单一使用 $T_{α1}$ 治疗的效应率町能不高，大体比对照组高 15%。而与抗病毒药物（如干扰素、拉米夫定）联合治疗的临床试验目前正在进行中。临床试验表明患者对 $T_{α1}$ 的耐受性良好，未发现严重的不良反应。

3.拉米夫定(lamivudine)

治疗结束时和随访 6 个月对治疗效果进行评价，效应可分为完全应答（持续性应答）、部分应答和无应答。

(1)剂量：推荐 100mg/d 作为成人较合适的治疗剂量。儿童的剂量：小于 12 岁者为 3mg/（kg·d）；大于或等于 12 岁者与成人剂量相同。

(2)疗程：目前认为，拉米夫定的理想疗程是治疗前 HBeAg 阳性的 HBV 感染，需至少用药 1 年以上后，经 2～3 次复查（间隔 3～6 个月）均为出现 HBeAg 血清转换、HBV-DNA 阴性（PCR）方可停药；否则无限期继续治疗；出现病情发作时亦需无限期继续治疗。对于治疗前为 HBeAg 阴性的 HBV 感染，治疗效果差，停药后复发率高，目前暂无确定疗程，多主张继续治疗。

(3)治疗前影响 HBeAg 血清转换及治疗效果的因素：治疗前影响 HBeAg 血清转换的因素有两个，即血清 ALT 水平，血清 HBV-DNA 水平。血清 ALT 水平越高，血清 HBV-DNA 水平越低，可能其治疗效果会越好，HBeAg 血清转换率越高。应用拉米夫定一年，治疗前 ALT 小于正常上限 2 倍者，HBeAg 血清转换率为 5%；ALT 在 2～5 倍正常上限者，HBeAg 血清转换率为 34%；ALT 大于正常上限 5 倍者，HBeAg 血清转换率为 64%。LAM 治疗者的 HBeAg 血清转换率与患者年龄、性别、种族、是否用过干扰素、纤维化的严重程度及是否肝硬化等因素无关。这些特点与干扰素不尽相同。另外，HBeAg 阳性的慢性乙型肝炎治疗效果比 HBeAg 阴性的慢性乙型肝炎好。因此，预测拉米夫定治疗效果较好的因素有 ALT 高水平，HBV-DNA 低水平，HBeAg 阳性。

(4)适应证：拉米夫定治疗慢性乙型肝炎适应证与 IFN-α 相同，因其毒不良反应小，故能用于不能耐受 IFN-α 的患者以及伴有自身免疫疾病而不能使用千扰素的患者。治疗前 HBeAg 阳性的患者，治疗 1 年时综合疗效达到完全应答者建议至少继续用药 6 个月，期间每 3 个月复查 1 次 ALT、HBV-DNA、HBeAg/抗 HBe，仍持续完全应答者可停药观察。治疗前 HBeAg 阳性的患者，治疗 1 年时综合疗效达到部分应答者，建议继续用药直至达到完全应答后再继续用药至少 6 个月，期间每 3 个月复查 1 次 ALT、HBV-DNA、HBeAg/抗 HBe，仍持续完全应答者可停药观察。治疗前 HBeAg 阳性患者治疗 1 年时综合疗效仍无应答可停药观察，或改用其他有效的抗病毒药治疗。对于有肝脏组织学检查等其他临床指征显示病情进展合并肝功能失代偿或肝硬化的患者,不宜轻易停药,并应加强对症保肝治疗。

HBeAg 阴性伴 HBV-DNA 活跃复制的慢性乙型肝炎患者,综合疗效完全应答者疗程至少 2 年;对于完成 1 年治疗仍无应答者可改用或加用其他有效治疗方案。

1)HBeAg 阳性的慢性乙型肝炎:ALT 高、病毒水平低也是预期 LAM 疗效较好的标志。

2)慢性乙型肝炎合并有糖尿病或甲状腺功能亢进症:慢性乙型肝炎、糖尿病或甲状腺功能亢进症等慢性疾病均较常见,因此慢性乙型肝炎合并糖尿病或合并甲状腺功能亢进症的病例在临床上并不罕见。近年来,对糖尿病和甲状腺功能亢进症疾病的研究表明,此两病均与自身免疫性因素相关,因此,干扰素治疗应属禁忌。这类患者的抗病毒治疗可用拉米夫定。

3)HIV 和 HBV 混合感染:HIV 感染及免疫功能低下者其 HBV 处于高水平复制状态,且对 IFN 治疗极少产生免疫应答。免疫抑制患者对 IFN 应答少,可能由于免疫抑制药物的使用阻碍了 IFN 的抗病毒作用。因此,对这一群体可选用拉米夫定治疗。以 H 剂量 600mg 治疗 HBV 和 HIV 混合感染,使治疗前 HBV-DNA 血清水平高达 3000pg/mL 以上,治疗 2 个月时分子杂交检测病毒 DNA 也多阴转。一组有进展性 AIDS 的 HBV 混合感染患者 40 例,不能耐受 IFN-治疗,以 600mg 或 600mg 继以 300mg 的日剂量治疗 12 个月后 26/27 例(96.3%)血清 HBV 水平由 5pg/mL 以上降至其下,70% 患者 PCR 检测病毒 DNA 阴转。

4)预防肝移植的 HBV 再感染:HBV 感染相关的晚期肝硬化或终末期肝病的患者接受肝移植,HBV 再感染可高达 90% 以上。因此,肝移植的 HBV 再感染的预防已成为移植后的重要问题之一。IFN-α 治疗移植肝的 HBV 感染,效应很低而移植排斥率很高,应属禁忌。近年来,拉米夫定预防和治疗 HBV 再感染的研究较多。实践证明,拉米夫定预防和治疗肝移植后 HBV 再感染是安全有效的,即使使用强力免疫抑制剂也不影响拉米夫定的疗效。在移植前 4 周或在移植后开始拉米夫定治疗,HBV-DNA 可转阴,移植后可持续保持病毒阴性、肝组织学正常。在长期随访中有些患者病毒转阳,少数肝组织学显示肝炎复发,基因分析证实系 HBV-DNA 的 YMDD 变异所致,移植患者用拉米夫定后发生病毒变异似较一般慢性肝炎患者为多。过去用乙型肝炎免疫球蛋白(HBIG)预防肝移植的 HBV 再感染,但价格高昂,不能有效清除病毒,且仅少数有效,无效多因 S 基因变异。现用拉米夫定预防肝移植的 HBV 再感染,无效则因 P 基因变异引起。

近年研究主张,拉米夫定与高效价乙肝免疫球蛋白(HBIG)合用可抑制 HBV-DNA 复制,可较有效地预防肝移植后因肝炎复发所致的移植失败。临床试验比较单用 HBIG 与合用 HBIG 和拉米夫定于肝移植者的疗效。一组为单用 HBIG10000IU,在肝移植后的患者,每日 1 次,共 7 次,随后每月 1 次至患者的 HBsAg 转阴为止。另一组为合并用药,肝移植前给予拉米夫定 150mg,每日 1 次(0.2~9 个月,平均 1.7 个月),至肝移植后再加用 HBIG,用法同上,6 个月后停用 HBIG,只给予拉米夫定治疗。1 年和 2 年随访,单用 HBIG 者复发率分别为 9% 和 22%,合用者均为 0%;单用者 2 年生存率为 81%,合用者为 90%。

5)活动性肝硬化:晚期肝硬化而炎症活动的患者,肝功能多迅速恶化而失代偿,LAM 能较快抑制病毒复制从而控制病变进展,已有的治疗报道未见有明显不良反应。

(5)联合用药的问题:试用拉米夫定与干扰素(IFN-α)联合应用,能否提高疗效,减少耐药性。比较单用拉米夫定 100mg 每日 1 次(52 周)与拉米夫定 100mg/d(共 24 周)合并 IFN-α-2b10MU 每日 3 次(共 16 周),ALT 复常率分别为 44% 和 18%($P=0.05$)。HBeAg 阴转率分别为 33% 和 21%,抗 HBe 阳转率分别为 18% 和 12%,均无显著差异。但拉米夫定的不良反应轻微,而合用者出现较多的不良反应,丧失工作能力天数明显增加,生产力显著下降。因此,目前大多数学者并不主张拉米夫定与 IFN-α 联合应用。拉米夫定和另一种核苷类药物泛昔洛韦(FCV)联合应用可有协同作用,其抑制 HBV 反转录酶可能不在同一个作用点,部分地区的报道认为,拉米夫定加 FCV 联合应用组的抗病毒效果优于单用 IAM 组,但尚缺乏随机双盲的多中心临床实验结果。拉米夫定和胸腺肽(商品名:日达仙)联合应用与单用拉米夫定比较的多中心临床实验正在进行中。

(6)停药后反跳:患者在停药后血清 HBV-DNA 往往又回复至治疗前水平,ALT 亦可增高。拉米夫定不能清除复制源 cccDNA,对已与宿主细胞基因整合的 DNA 亦无作用;且经原位杂交研究,治疗前、治疗后肝组织 HBV-DNA 含量并无改变,免疫组化染色肝细胞内 HBV-DNA 水平治疗组与安慰组相同,提示拉米夫定只能清除血循环中的 HBV-DNA,而对肝细胞内 HBV-DNA 无影响。故停药容易复发。6 个月疗程停药后有 16% 的患者病毒复制反跳,伴有肝病变活动,甚至出现黄疸,个别患者发生急性肝衰竭。用拉米夫定对抗 HBe 未转换的患者须谨慎停药,在肝硬化的患者尤应警惕停药后急性加重。根据 289 例的资料,在停药后 63 例(21.1%)ALT增高超过正常值上限 2 倍以上,22 例(7.6%)ALT > 500IU/L,8 例(2.8%)胆红素增高。在安慰剂 23 例中,仅 2 例(9%)ALT 大于正常值上限 2 倍以上。这个现象应引起重视。

目前对停药的时机仍在探索之中。有学者提出,应用拉米夫定至少一年后,在分别 2~3次(相隔 1 个月以上,一般相隔需 3~6 个月)复诊时,均为 HBeAg 阴性、抗一 HBe 阳性及HBV-DNA 转阴(PCR 法)后方可考虑停药。对未获得 HBeAg 血清转换的患者以及 HBeAg 阴性的病例应延长疗程。

(7)病毒变异与耐药性:目前,体内外实验均证明耐药性的产生与 P 基因变异有关,但为何 P 基因变异会导致 HBV 耐药仍不十分清楚。长期应用拉米夫定治疗,HBV 可产生病毒的变异和耐药性。耐药性定义为患者在持续治疗中血清 HBV-DNA 再现。病毒变异发生在长期治疗过程中,36 周前不会发生变异。世界各地用拉米夫定治疗 52 周,HBV 变异的平均发生率为 23%,我国慢性乙型肝炎患者中的发生率为 15%。在肝硬化晚期进行肝移植的患者,变异发生率可高达 26%~32%,可能与因肝移植接受免疫抑制剂的治疗有关。其中半数 ALT 增高,肝组织学显示肝炎病变活动。移植前后开始预防性服药,耐药发生率稍低。拉米夫定耐药的病例中,可发生纤维淤胆性肝炎及合并急性肝衰竭而致死。

(8)预测拉米夫定耐药株产生的可能因素:一是治疗前血清中病毒水平。治疗基线时血清 HBV-DNA 滴度的中位数较高者发生耐药株变异的可能性增高。二是治疗前 HBV 基因组的情况。有报道认为,前 C 区变异株感染的患者发生耐药株变异的频率较野株感染者高。三是机体免疫状态的影响。经过回顾性调查研究的结果表明,免疫抑制的患者(如接受器官移植者,合并 HIV 感染者等)易于发生拉米夫定的耐药。

(9)防止耐药性产生的途径:避免单一用药,采用联合同时用药。发展新的核苷类似物,选用需多位点变异才能导致耐药的药物。近年来,已发现一些新的核苷类似物,对拉米夫定和泛昔洛韦双重耐药株仍然有效。

综上所述,拉米夫定治疗慢性乙型肝炎,对迅速抑制 HBV - DNA 复制、降低病毒负荷、促进 HBeAg 血清转换、改善肝组织炎症坏死病变、延缓肝纤维化进程、提高肝移植成活率均具有良好疗效,且安全性和耐受性良好。但该药也存在两大问题,即停药后的复发和长期用药后变异耐药株的产生。

4. 阿德福韦(adefovir dipivoxil)

(1)剂量:推荐 10mg/d 作为成人较合适的治疗剂量。儿童的剂量目前无数据。

(2)适应证和疗程:阿德福韦主要的适应证是对拉米夫定耐药的慢性乙型肝炎病毒感染的病例。确切的疗程正在探索中。目前初步认为对于治疗前是 HBeAg 阳性的 HBV 感染,需至少用药 1 年以上。

(3)药理作用:阿德福韦双特戊酰氧甲酯是阿德福韦的一种口服前药,是腺苷单磷酸的磷酸盐核苷类似物,在体外有抗嗜肝病毒、逆转录病毒的活性能力。阿德福韦在细胞内的活性成分是阿德福韦单磷酸盐,它可选择性抑制病毒多聚酶,其所需要的药物浓度比抑制人类 DNA 多聚酶 α、β、γ 所需要的药物浓度低得多。核苷类似物如拉米夫定或泛昔洛韦,在转化成有活性形式的三磷酸盐之前,需依赖于细胞型或细胞特异的核酸激酶,在细胞内先转化成单磷酸盐的形式。阿德福韦含有单磷酸盐基团,在广泛存在的宿主细胞酶的作用下,添加两个磷酸盐基团,很容易地转化成三磷酸盐形式。因此,阿德福韦可能较其他核苷类治疗药物抗 HBV 活性方面具有更广泛的细胞类型。另外,每天给药一次,阿德福韦二磷酸盐在细胞内的活性代谢的半衰期约为 36h。

阿德福韦在体外 HepG2 和 HB611 肝癌细胞株中有抗人乙肝病毒活性,在原代鸭肝细胞系中有抗鸭乙肝病毒活性,在细胞培养中,以 0.2～1.2 的药物浓度足以使病毒复制减少 50%。

在动物和人的体内和体外试验中均已证明,阿德福韦双特戊酰氧甲酯是一种乙型肝炎潜在治疗药物。在全球性的阿德福韦双特戊酰氧甲酯临床发展规划中,有关慢性乙型肝炎的几项研究均已证明,阿德福韦双特戊酰氧甲酯具有抑制 HBV 复制,使得 HBeAg 发生血清学转换和 ALT 正常。

根据阿德福韦双特戊酰氧甲酯全球性的临床研究数据,每天 10mg 剂量用于治疗慢性乙型肝炎患者 12 周后,可以使血清 HBV - DNA 水平下降 1.4～4.0log10。在治疗 48 周有 53% 患者在组织学上有改善,12% 患者发生血清学转换,HBV - DNA 水平平均下降 3.56log10 拷贝/mL,48% 患者 ALT 恢复正常。阿德福韦双特戊酰氧甲酯在慢性乙型肝炎的临床对照研究中,报告的最常见的不良反应是乏力、头痛、胃肠道反应(恶心、腹泻),实验室检测值发生异常的较轻微,与其他治疗组发生的相近似。

5. 恩替卡韦(entecavir,ECV)

鸟嘌呤核苷类似物,由 ECV 的三磷酸盐抑制病毒聚合物,在 GepG2.2.15 细胞中能抑制 HBV 的复制;在土拨鼠模型中能抑制土拨鼠肝炎病毒(WHV)。ECV 阻断嗜肝 DNA 病毒复制的 3 个时期:引导、逆转录和 DNA 依赖的 DNA 合成。ECV 通过对底物 dGTP 的竞争而抑制 P 基因,并能以很高的亲和力与 P 基因结合,故而有较强的抗病毒活性(EC_{50} = 3.71mmol/L)。慢性感染 WHV 的土拨鼠口服 ECV0.1mg/(kg·d),4 周内病毒聚合酶水平与治疗前比较降低了 1000 倍,3 个月治疗后病毒阴性(PCR 法)。但停药后 WHV 病毒水平又回到治疗前水平。小样本的临床试验认为 ECV 小剂量 0.1mg/d 即可,疗程需 24 周。治疗期间血清病毒水平可降到检测线以下,部分病例 HBeAg 转阴。未见重要不良反应,但有 10% 以上的病例 ALT 增高超过治疗前 3 倍。

(五)治疗性疫苗

目前对慢性乙型肝炎的抗病毒治疗效果尚不满意,现有的抗病毒药物(IFN - α 和 LAM)

的持久效应还不高,还有不良反应和耐药性发生,而且费用也非大多数患者所能负担,因此治疗性疫苗的研制为慢性乙型肝炎治疗可能提供了一个新的研究方向。治疗性疫苗已在某些感染性疾病中得到应用,但用于慢性乙型肝炎治疗还处于探索性阶段。近年来,国内外学者研究的治疗性疫苗包括蛋白疫苗和DNA疫苗,这两种疫苗能在部分人或实验动物体内激发特异性体液免疫和细胞免疫反应,从而取得抗乙肝病毒效果。

蛋白疫苗主要包括HBsAg疫苗、HBsAg/前S2疫苗、HBsAg免疫复合物及CTL多肽疫苗等。DNA疫苗包括编码HBsAg的DNA疫苗、编码HBsAg/前S2(S1)的DNA疫苗;编码HBeAg或HBeAg的逆转录病毒载体等。

1. HBsAg/前S2疫苗

该疫苗每0.5mL剂量中含20μgHBsAg/前S2蛋白,以氢氧化铝为佐剂。在HBsAg/前S2蛋白颗粒中至少存在3种特异性抗原决定簇,前S2的加入使它比HBsAg疫苗有了更多的应答者。有学者用该疫苗接种32例慢性乙型肝炎患者,每月1次,共3次,接种后约44%的患者血清HBV-DNA转阴或其滴度下降50%,表明该疫苗抑制HBV复制的效率与其他抗病毒治疗药物相仿。另有学者的研究表明,在接种HBsAg/前S2疫苗的慢性乙型肝炎中,抗原特异性外周血单个核细胞(PBMC)增生反应明显高于对照组($P < 0.05$),有41.2%(7/17)的患者发生强而持久的细胞免疫反应,29.4%(5/17)的患者血清HBV DNA转阴或下降50%以上。该研究表明,慢性乙型肝炎患者接种后出现的细胞免疫反应与疫苗的抗病毒效应相关。该疫苗在用于慢性乙型肝炎的治疗中尚未发现免疫综合征相关疾病的症状,因而较为安全。

2. HBsAg疫苗

给转基因小鼠注射HBsAg疫苗,有些是效应者,有些则是无应答者。应答者清除病毒的机制可能是通过非细胞免疫途径来实现,因转基因小鼠的血清HBV-DNA水平在接种疫苗后下降,而ALT水平却未见升高。另有实验表明,对HBsAg疫苗有应答的转基因小鼠其树突状细胞(DC)刺激T细胞增生和抗-HBs产生的能力明显高于无应答者,一项初期临床研究对46例慢性乙型肝炎患者给予HBsAg疫苗,每月注射一次即10Mg,共3次后,继续用IFN-α治疗,最终的效应率与作为对照的43例单用IFN-α的患者并无显著差异。我国各地都试用过HBsAg疫苗(单用或联合猪苓多糖等),并无肯定的结果。因此,试图用普通预防用HBsAg疫苗治疗慢性乙型肝炎患者,表明无效也无害。

3. HBsAg免疫复合物疫苗

该疫苗联合应用乙型肝炎疫苗和乙型肝炎免疫球蛋(HBIG),每单位剂量中含60μg HBsAg和38μgHBIG,以氢氧化铝为佐剂。早期的动物实验表明,以鸭乙肝病毒(DHBV)实验感染的一日龄雏鸭,发现对病毒抗原DHBsAg和DHBcAg免疫耐受,以含Freund完全免疫佐剂的病毒抗原注射不引起免疫应答。而用灭活金葡萄球菌作为固相基质,通过兔抗-HBs血清偶联特异性抗原(纯化DHBsAg),构建一种抗原—抗体复合物作为免疫原,给免疫耐受鸭注射3次,17只中有12只血清DHBV-DNA消失、DH-BsAg清除;16只中有8只可检出低滴度的抗-DHBS。国内有学者用HBsAg免疫复合物疫苗对14例慢性乙型肝炎患者进行肌内注射,每3周1次,共3次。治疗6个月后,有9例(64.3%)血清HBV-DNA转阴,6例(42.9%)HBeAg转阴。所有接受治疗者均未出现免疫综合征相关疾病的症状。该疫苗对慢性乙型肝炎的治疗作用机制尚未完全阐明,可能是通过抗体将抗原凝聚成较大分子,改变抗原提呈的方式,加强对HBsAg的摄取和加工处理而实现的。

八、预防

（一）管理传染源

正确指导患者及其家属进行消毒、隔离和预防。对 HBsAg 携带者和乙型肝炎患者，不能献血及从事饮食业、托幼机构的工作。对所有献血员，应常规做 HBsAg 检查。

（二）切断传播途径

严格掌握输血及血制品的适应证。防止医源性传播，提倡使用一次性注射器、检查和治疗用具。对血液透析病房、传染病房应加强消毒隔离工作，防止交叉感染。

（三）保护易感人群

乙肝疫苗的免疫接种是控制 HBV 感染及流行的最有效的预防措施。目前多使用重组 HBsAg 疫苗。乙肝疫苗接种对象为和 HBV 感染的高危人群。

1. 新生儿预防接种

在出生时、出生后 1 个月和 6 个月各肌内注射 $10\mu g$ 重组乙肝疫苗。

2. HBsAg，HBeAg 阳性的母亲所生新生儿的预防

使用乙肝疫苗和乙肝免疫球蛋白（HBIG）联合免疫，具有较好的预防效果。在新生儿出生时即刻注射 HBIG 1mL（200IU/mU，一个月后再注射等量 HBIG。出生后 2 个月、3 个月及 6 个月各肌内注射重组乙肝疫苗 $10\mu g$，保护率可达 95% 以上。

3. 成人高危人群的预防接种

肌内注射 10 重组乙肝疫苗，按 0、1、6 个月接种 3 次。

4. 意外暴露者被动免疫

未行预防接种意外接触含有 HBV 的血液和体液，并有皮肤黏膜损伤者，可肌内注射 HBIG 2mL。在接种 HBIG 后，应同时接种乙肝疫苗，并按上述程序全程接种。

（贾贻红）

第三节　丙型病毒性肝炎

丙型病毒性肝炎由丙型肝炎病毒（hepatitis C virus，HCV）引起。人们早在 1974 年就开始认识此病，当时称为非甲非乙型肝炎（NonA，NonB hepatitis，NANBH）。1989 年将此病毒命名为丙型肝炎病毒。目前，全世界已有 1.7 亿 HCV 感染者，我国有 3.2% 的人群感染。该病 80% 可转变为慢性持续性感染，部分患者可发展为肝硬化或进展为肝细胞性肝癌，其所导致的终末期肝病是重要死亡原因之一。

一、病原学

丙型肝炎病毒（HCV）在电镜下为直径约 $36\sim62nm$ 大小的球形颗粒，其序列结构与黄病毒相似，归于黄病毒科丙型肝炎病毒属。HCV 的基因组是一单股正链 RNA，全长大约由 9500 个核苷酸组成。根据基因结构的差异，将 HCV 分为 6 型，50 多个亚型。我国存在多种 HCV 基因型，包括 1a、1b、2a、2b、3a 等，其中以 1b 和 2a 为主，占 70% ~80% 以上。HCV 的 RNA 在

复制过程中有很高的变异率。其在感染的个体中发生基因序列变异,以形成相互关联而各不相同的品种为主,而 HCV 病毒在长期进化过程中日积月累的变异可使病毒基因序列形成明显的差别,即基因型。

研究表明,HCV 基因型与疾病严重性相关,1b 型 HCV-RNA 载量高,肝病理变化较重,易导致肝硬化和肝癌;此外,HCV 基因型与 IFN-α 疗效相关。丙型肝炎病毒的高变异性使其逃逸宿主机体的免疫监视而导致感染持续存在。

二、流行病学

目前的研究表明,HCV 感染呈世界范围分布,在不同性别、不同年龄、不同种族的人群中均可发病,以血液传播为主,还可通过生活密切接触、性途径、母婴途径、经移植物途径等肠道外传播方式传播。

(一)传染源

丙型肝炎的主要传染源是慢性丙肝病毒感染者,亚临床感染者也具有重要的流行病学意义,急性患者在起病前 12d 即具传染性,并可长期持续或终生携带病毒。

(二)传播途径

丙型肝炎病毒的传播途径与乙型肝炎传播方式相似,以体液传播为主。

1. 经血传播

HCV 感染经血或血制品传播,输血后肝炎中丙肝占 60%~80%。

2. 医源性传播

医疗器械、针头、针灸用品、拔牙等均可传播丙型肝炎病毒,这些均与污染血液相关。

3. 性接触传播

有研究报道无输血史的丙肝患者中,有性接触或家庭内接触肝炎史者颇为多见,还发现丙型肝炎发病与接触新的性伙伴明显相关,说明 HCV 存在性传播。

4. 母婴传播

HCV 也可经母婴垂直传播。

5. 日常生活接触传播

尽管经血传播是主要的传播途径,但仍有部分散发性丙型肝炎无输血或肠道外暴露史。日常生活密切接触也可能是散发性丙肝的传播途径之一。

三、发病机制

丙型肝炎的发病机制是一个复杂的问题,至今尚未完全阐明。目前的研究认为,丙型肝炎病毒感染后导致肝细胞损伤可能通过以下途径:一是 HCV 可能具有直接致肝细胞病变的作用;二是 HCV 通过免疫(体液和细胞免疫应答)介导肝细胞损伤。此外,HCV 的变异能力很强,甚至在同一患者不同时期所分离的毒株也有差异,这一点可能与 HCV 感染后易慢性化和感染持续有关。

四、临床表现

丙型肝炎的临床表现与乙型肝炎相似但较轻,黄疸的发生率亦较乙型肝炎为低,但易慢性化,发生率为 50%~70%。丙型肝炎的潜伏期为 2~26 周,平均为 50d;输血后丙肝潜伏期缩短至 7~33d,平均 19d。

（一）急性丙型肝炎

急性丙型肝炎约占 HCV 感染的 20%。急性丙肝多数为无黄疸型肝炎,常因症状轻或无症状而未能诊断。大约 25% 的急性丙型肝炎出现黄疸及与其他型病毒性肝炎相同的非特异性症状。潜伏期平均为 7 周,检测血清中 HCV RNA 可作为早期感染的指标。大多数患者在随后的几周中血清转氨酶水平增高,部分患者伴有乏力、食欲缺乏、恶心等症状,甚至出现进展性黄疸,暴发性肝衰竭少见。

（二）慢性丙型肝炎

HCV 感染持续超过 6 个月而进展成为慢性丙型肝炎。大多数慢性丙型肝炎患者表现为 ALT 增高、反复波动。约三分之一患者 ALT 持续正常,但有其他肝功能损害和肝纤维化的表现。多数患者无明显症状或症状较轻,许多患者在感染 HCV 多年后才发现,部分患者在出现肝病相关并发症时才就诊发现。

国外根据临床演变类型和 ALT 的变化,把慢性 HCV 感染分成 5 种临床类型:①反复异常型,表现为 ALT 反复明显波动,波动幅度较大后有一段平稳期,是慢性肝炎最常见的过程。肝活检可见肝细胞变性、炎性细胞浸润与坏死,伴不同程度的肝纤维化。此类型慢性肝炎的转归易进入终末期肝病(相当于肝硬化失代偿期)。②慢性持续型:ALT 呈轻度升高,并表现为持续性,肝活检呈不同程度的慢性肝炎病理改变,少数患者也可进展为终末期肝病。③健康携带者:在急性丙肝 ALT 恢复正常后,肝功能一直正常,但抗 HCV 和 HCV - RNA 持续阳性。在慢性丙型肝炎中,约 60% 以上的患者 20 年以内进展缓慢。无慢性肝病特异症状及体征。20% ~30% 的慢性丙型肝炎患者在 20 ~30 年中进展成肝硬化。10% ~15% 的 HCV 感染患者仅为轻、中度慢性肝炎,不发展至肝硬化。

在慢性 HCV 感染后 20 年,肝细胞癌发生率 1% ~5%,形成肝硬化后,则发生率为 4% ~10%。成人 HCV 感染过程可受一些因素影响。长期饮酒可使肝硬化、失代偿性肝硬化和肝细胞癌的可能性增加,另外 HCV1 型可能较其他型肝病进展快且治疗困难。

（三）儿童 HCV 感染

儿童 HCV 感染一般认为主要由输血、血制品或母婴传播所致。在儿童期感染 HCV 且发展为持续感染的患者,因症状不明显较少进行治疗,肝脏损伤进展也较成人缓慢。

五、诊断

在 HCV 感染的实验室检查中,常规检测 HCV 抗体、HCV RNA 和 ALT、胆红素等指标,此外,还可进行血清免疫球蛋白检测、外周血淋巴细胞分群、HCV 分型、腹部影像学检查等,在进行治疗前和治疗期间,为了解肝脏病变情况,应常规行肝组织学检查。

（一）HCV 抗体检测

HCV 抗体检测是初步筛选 HCV 感染的常用方法。主要检测抗 - HCV 和抗 - HCV IgM,方法主要有酶联免疫吸附(ELISA)、酶免疫分析(EIA)和重组免疫斑点分析(RIBA)几种。

（二）HCV RNA 检测

血清中 HCV RNA 阳性是诊断 HCV 感染的"金标准"。HCV 抗体阳性而 HCV RNA 阴性者代表既往感染。此外,监测血清中 HCV RNA 可以评价治疗反应。

（三）HCV 基因分型

研究认为 HCV 基因型与 IFN 治疗反应有关,故有条件者可进行基因分型。

(四)其他生化检查

多数 HCV 感染患者有 ALT 水平升高,但单独 ALT 升高不能作为 HCV 感染的诊断指标,另有约三分之一的慢性丙型肝炎患者 ALT 持续正常,ALT 水平在 HCV 感染中与肝脏组织学活动和病情严重程度均无密切相关。

(五)肝组织活检

在证实 HCV 感染和判断疾病活动时,肝组织学检查是必要的,特别是开始抗病毒治疗前。肝组织学检查结合 ALT 水平可以明确肝脏疾病的活动性和严重程度,对治疗具有指导意义。

六、治疗

治疗原则:常规治疗与乙型肝炎相似,但丙型肝炎强调早期抗病毒治疗,无论急性或是慢性 HCV 感染,只要有病毒复制的证据存在,均应尽早行抗病毒治疗。

(一)一般治疗

急性期及慢性丙型肝炎急性发作时的处理与其他病毒性肝炎相同。此外,对于丙型肝炎应尽早进行抗肝纤维化治疗,抑制纤维组织增生而促进肝细胞再生,以利于肝组织的修复,防止纤维化的发生及发展。国外有报道秋水仙碱具有抗肝纤维化作用。其他常用的制剂有丹参滴丸、丹参片和丹参注射液、复方鳖甲软肝片等。

(二)抗病毒治疗

目前丙型肝炎的治疗主要是干扰素,联合病毒唑可提高疗效。急性丙型肝炎应尽早采用 IFN - α 治疗,以防止慢性化。慢性丙型肝炎的治疗以干扰素为主,联合病毒唑可提高治疗效果。其中,长效干扰素的研制和应用为慢性丙型肝炎的治疗带来了新的希望。

1. 治疗目标

(1)主要目标:治愈,即清除病毒、阻止疾病(坏死/纤维化)进展、消除临床症状。

(2)次要目标:延缓病情,预防或减少并发症发生,即减轻肝脏纤维化的进展、延缓肝硬化的发生、防止失代偿的发生、防止肝细胞癌的发生。

2. 疗效判定

临床上大多数根据生化反应(ALT 复常)、病毒反应(用 RT - PCR 法检测 HCV RNA)、组织学反应(肝穿显示是否有组织学改善)来判断慢性丙型肝炎的疗效。其中病毒学应答为最主要的评价指标。

治疗结束时应答:指在治疗结束时 ALT 复常及 HCV RNA 阴转。

持续应答:指治疗结束后随访 6 个月或 12 个月时 ALT 持续复常和 HCV - RNA 阴转。

无应答:指治疗结束时 ALT 仍异常、HCV - RNA 仍阳性者。

突发和复发:突发是指在治疗期间 ALT 复常后又上升,HCV - RNA 阴转后又阳性者;复发是指治疗结束时已获得应答的患者,在停药后再次出现 ALT 异常和 HCV - RNA 阳性者。

3. α 干扰素(IFN - aα)

经多年应用经验,IFN - α 仍然是治疗丙型肝炎公认首选的药物。IFN - α 治疗丙型肝炎的机制与以下作用有关:直接抑制病毒复制,促进细胞增生,加快细胞毒性 T 细胞成熟,提高自然杀伤细胞活性。

(1)急性丙型肝炎:常规 IFN - α3MU/次,每周 3 次,疗程 6 ~ 12 个月;或使用长效干扰素(Peg IFN)180μg/次,每周一次。虽然 IFN - α 在急性 HCV 感染中可有效清除 HCV,但急性

HCV 感染者仅 30% 出现非特异性症状或体征而就诊,因此能够明确诊断并进行治疗的患者较少。

(2)慢性丙型肝炎:常规 IFN－α 3MU/次,皮下注射,3 次/周,疗程至少 12～18 个月。为提高疗效,治疗开始时 4 周,3MU/次,1 次/d。

疗效评价:单独使用常规干扰素治疗慢性丙型肝炎的效果很差,生化或病毒学持续反应率不高。在标准方案结束时,病毒学反应率有 30%～40%,在停止治疗后有较高复发率(50%～75%),病毒学持续反应率仅为 10%～20%。

复发者和无反应者再治疗:对复发者或无反应者一般再给予较大剂量和更长时间(12 个月)的治疗,复发者再治疗的持续反应率一般为 40%～60%。

影响干扰素疗效的因素:许多宿主和病毒方面的因素可影响对干扰素的治疗反应,近来国内外已发现一些可能产生较好疗效的因素是:①肝活检肝组织炎症较轻,无肝硬化改变;②血清中 HCV RNA 水平较低者;③HCV 基因非 1 型。

4. 干扰素和病毒唑联合治疗

病毒唑系鸟嘌呤核苷酸类似物,可抑制肌苷 5 单磷酸(IMP)脱氢酶活性,引起细胞内 GTP减少。病毒唑用于治疗慢丙肝,单独应用无确切的抗 HCV 作用,联合 TFN－α 治疗比单用IFN－α 或病毒唑 6 个月标准疗程有更好的持久疗效和较低的复发率。

推荐病毒唑仅与 IFN－α 2b 合用,病毒唑的剂量与患者体重有关,<75kg 的患者用病毒唑 1000mg/d,>75kg 的患者病毒唑剂量为 1200mg/d。

病毒唑的主要不良反应为溶血性贫血,血红蛋白水平降低常常发生于治疗后 1～2 周内,接受病毒唑治疗的患者约有 10% 血红蛋白浓度低于 100g/L,加入 IFN－α 治疗不会使此不良反应加重。由于贫血可使心脏病加重,有严重或不稳定心脏病史患者不用病毒唑和 IFN－α联合治疗。

在联合治疗期间,除检测 IFN－α 单独治疗所进行的实验室检查之外,每 2 月进行一次血红蛋白水平检测,如血红蛋白水平低于 85g/L,应减少病毒唑剂量或停用。本品对缺血性心脏病、肾病及有脑血管病史者禁忌,此外本品可致畸,故妊娠者亦应禁忌。女性患者治疗开始时应证实妊娠实验阴性,告知患者在治疗期间及治疗后 6 个月内采取有效避孕措施并每月做妊娠试验一次。

5. 长效干扰素

派罗欣(Peg IFN,商品名)和佩乐能是长效干扰素(第二代干扰素),系 IFN－α 与聚乙烯二醇(polyethylene glycol)的结合物,现有 PegIFN－α 和 PegIFN－α₂b 两种制剂。Peg IFN 半衰期较长,可在体内较长时间维持有效的血药浓度,每周只需注射 1 次,目前主要用于丙型肝炎的治疗。长效干扰素具有持续的抗病毒效果,它的出现是丙型肝炎治疗的重要进展。Peg IFN(180μg/周)联合病毒唑治疗慢性丙型肝炎已经成为慢性丙型肝炎的标准治疗方案。

(1)剂量与疗程:根据病毒的基因型决定疗程和病毒唑剂量:基因 1 型:派罗欣 180μg/周＋病毒唑 1000～1200mg/d,疗程 48 周;基因非 1 型:派罗欣 180μg/周＋病毒唑 800mg/d,疗程 24 周。

根据早期病毒学反应(治疗 12 周病毒载量下降 2 倍 log 值以上或阴性)决定是否继续治疗,以取得最佳药物经济学效益。

(2)疗效:Peg IFN 联合病毒唑 1000/1200mg/d 治疗 48 周,总的持久性病毒学应答率为

61%；Peg IFN 联合病毒唑 1000/1200mg/d 治疗 48 周，HCV 基因型 1 型持久性病毒学应答率为 51 %；Peg IFN 联合病毒唑 800mg/d 治疗 24 周，HCV 基因型非 1 型持久性病毒学应答率为 78%。

（3）药物不良反应：Peg IFN 不良反应与常规 IFN 相似，在治疗中应严密观察。

七、预防

（一）筛查献血员

筛查献血员是当前预防 HCV 感染的主要措施。通过在献血员中筛查抗 HCV 阳性者使输血后丙肝有了明显的下降。此外血制品制备中采用灭活措施，对减少输血后丙肝也有重要意义。

（二）防止医源性感染

推广使用一次性注射器，对外科、妇产科、口腔科和内科所用器械以及内镜应采用高压灭菌或戊二醛等消毒，加强血透室管理，严格消毒制度。

（三）HCV 疫苗的研制

丙型肝炎最终控制将取决于疫苗的应用，但由于 HCV 的高变异性和亚型的繁多，目前疫苗的研制还在进行艰苦的探索中。

（贾贻红）

第五章 内科疾病合理用药

第一节 抗心绞痛药

心绞痛是缺血性心脏病的常见症状,而缺血性心脏病多由冠状动脉粥样硬化性心脏病(冠心病)所引起。心绞痛发生的主要原因是心肌缺血,致使心肌需氧与供氧之间平衡失调(供不应求)。

心脏接受冠状动脉的血液供应,冠脉经心外膜穿过心室壁到达心内膜。在心室壁肌内,冠状血管呈直角分枝,形成网络。靠近心内膜下的冠状小血管更易受心肌收缩的挤压,故内膜下易发生缺血、缺氧。心肌代谢以有氧代谢为主,较其他组织能从血液中摄取更多的氧,因而心肌对血氧的依赖性更强。

决定心肌耗氧量的因素主要包括心率、心收缩力、心室壁张力,冠心病患者常有粥样斑块形成于冠状血管壁,使管腔狭窄,并更易发生痉挛,导致心肌缺血、缺氧。同时,心肌代谢紊乱,使心肌肉积聚过多的乳酸、丙酮酸、组胺、缓激肽等代谢产物,刺激末梢神经,引起心绞痛,并加重缺血的损害。临床上,按发病的特征将心绞痛分为稳定型,不稳定型和变异型三类。

现有抗心绞痛药物作用是多方面的,主要包括以下几类:①硝酸酯及亚硝酸酯类,如硝酸甘油、硝酸异山梨酯、戊四硝酯、亚硝酸异戊酯等。本类药物以扩张静脉为主,减轻心脏前负荷,缩小心室容积,兼有较轻的动脉扩张作用,降低心肌耗氧量,此外还促进侧支循环,改善缺血区供血,故适用于各型心绞痛。②β受体阻滞剂,如普萘洛尔、美托洛尔、丙烯洛尔、氧烯洛尔、吲哚洛尔、阿替洛尔、纳多洛尔等。本类药物降低心肌收缩力,减慢心率,降低交感神经张力和动脉血压,使心肌需氧量减少,故适用于劳力或交感神经兴奋性增高诱发的心绞痛,而对于冠脉痉挛所致的心绞痛不利。③钙拮抗剂,包括硝苯地平及其他二氢吡啶类药、维拉帕米及其衍生物以及普尼拉明、哌克昔林、利多氟嗪等。本类药物既能扩张血管,解除痉挛,又能减弱心肌收缩力和心率,降低心肌需氧量,适用于各型心绞痛。④其他西药,如吗多明、卡波罗孟等。⑤中草药,如丹参、川芎、葛根、毛冬青等。

一、硝酸甘油

(一)其他名称

三硝酸甘油酯。

(二)性状

近无色或微黄色澄明油状液体,无臭,味甜带辛;略有挥发性;稍溶于水;遇热或撞击易爆炸。

(三)作用

本品为速效、短效的抗心绞痛药物,能直接松弛血管平滑肌,尤其是小血管平滑肌,使小动脉舒张,外周阻力减小,血压下降,心脏后负荷减轻,并使小静脉舒张,回心血量减少,心排出量降低,心脏前负荷减轻。结果是心脏做功和耗氧量均减少,使心绞痛得以缓解。本品尚能促进冠状血管侧支循环形成,也有利于缓解心绞痛。另外,本品对胃肠道、胆管、输尿管等平滑肌亦有松弛使用,但作用短暂,临床意义不大。

(四)体内过程

本品易自口腔黏膜和胃肠道吸收,也可从皮肤吸收。自舌下黏膜吸收迅速而完全,生物利用度约80%;口服时,因肝脏首关效应,生物利用度仅约8%。蛋白结合率中等。舌下含服2~3min起效,5min达最大效应。血药峰值2.3ng/mL,持续作用10~45min。主要在肝脏代谢,经肾排泄。

$t_{1/2}$(舌下)1~4min。长效胶囊(疗痛脉)口服吸收缓慢,作用可持续10~12h。软膏剂经皮肤缓慢吸收,作用持续1~4h。贴膜剂(TTS)经皮肤持续均匀吸收,血药浓度相对恒定,疗效保持24h。喷雾剂(永保心灵)经口腔黏膜吸收迅速,30s起效。

(五)应用

片剂,含服,用于防治心绞痛,0.25~0.5mg/次,按需要5min后可再用,每日不超过2mg。

胶囊剂,预防心绞痛发作,口服,1粒/次,每12h1次。

软膏剂,预防心绞痛发作,涂于前臂或胸部,1.5×3cm 2/次。

贴膜剂,预防心绞痛发作,与洋地黄或利尿剂合用可治疗慢性心力衰竭。1贴/次,每24h1次。

为防止耐药的发生,也有隔12h贴12h的用法。

喷雾剂,用于治疗心绞痛、冠状动脉供血不全、肺源性心脏病、心血管痉挛等。于心绞痛发作时,用本品对着口腔喷射1~2次。

注射剂,①缓解急性心肌梗死,将本品1~5mg溶于5%或10%葡萄糖液100mL中,静脉滴注10~20滴/min,可根据患者反应,每10~15min递增剂量25%~50%。②用于心外科手术中降低血压时,可将本品20mg溶于5%葡萄糖100mL中,静脉滴注60滴/min,待血压降至预计值时,调至10~15滴/min。

(六)注意

(1)下列情况慎用或禁用:脑出血或头颅外伤,因本品可增高颅内压;严重贫血用本品时可能加重心脏负担;青光眼,因本品可增高眼内压;近期心肌梗死患者用本品后,可能出现低血压及心动过速危险,从而加重心肌缺血;梗阻性心肌病时,本品可加重心绞痛。

(2)对其他硝酸酯或亚硝酸酯过敏的患者对本品也可能过敏。

(3)含服及喷雾(口腔)给药时应持坐位并保持安静。如15min内用过3片仍无缓解时,应即就诊。

(4)应用本品过程中应监测血压和心功能,以便调整剂量。

(5)用药期间从卧位或坐位站起时应缓慢,以防突发体位性低血压。

(6)长期连续用药可产生耐受性,故宜用最低有效量。

(7)药物过量引起低血压时,应抬高两腿,以利静脉血回流;如仍不能纠正,可加用去氧肾上腺素或甲氧明,但不用肾上腺素。

(七)不良反应

由于血管扩张,可引起头痛、眩晕、昏厥、面颈潮红,严重时可出现恶心、呕吐、心动过速、视力模糊、皮疹等。过量时可出现口唇指甲青紫、气短、头胀、脉速而弱、发热、虚脱、抽搐。

（八）相互作用

(1)与普萘洛尔合用,有协同作用,并互相抵消各自的缺点,但剂量不可过大。

(2)与乙酰胆碱、组胺或儿茶酚胺类拟交感药合用时,本品疗效减弱。

(3)与降压药或扩血管药合用时,本品的体位性降压作用增强。

(4)与三环抗抑郁药合用时,可加剧低血压和抗胆碱能效应。

(5)用药期间饮酒,可导致低血压。

（九）干扰检验

(1)血中变性血红蛋白增多。

(2)尿中儿茶酚胺、香草杏仁酸值升高。

二、硝酸异山梨酯

（一）其他名称

硝异梨醇,消心痛。

（二）性状

本品为白色结晶性粉末,无臭,微溶于水。爆炸性比硝酸甘油小。

（三）作用

本品作用与硝酸甘油相似,但较持久。松弛血管平滑肌,改善外周及冠脉循环,减少心肌负荷及耗氧量,使心绞痛得以缓解。

（四）体内过程

片剂口服吸收完全,但由于肝脏首关效应,生物利用度仅 $19\% \sim 29\%$,服后 $15 \sim 40min$ 起效,持续 $4 \sim 6h$ 。舌下含服,吸收迅速,生物利用度为 $30\% \sim 59\%$ 。服后 $1 \sim 3min$ 起效,持续 $1 \sim 3h$ 。本品的 $t_{1/2}$ 约为 $4.5min$ 。控释片(异舒吉)和缓释胶囊(易顺脉)服后均匀持续吸收,作用持续 $8 \sim 12h$ 。口腔喷雾剂和皮肤喷雾剂均易从口腔黏膜或皮肤吸收,多于 $1min$ 内起效。吸收的硝酸异山梨酯主要在肝脏代谢,经肾排泄。

（五）应用

用于各型心绞痛。

(1)口服,用于预防心绞痛发作,$5 \sim 10mg$/次,每日 $2 \sim 3$ 次。

(2)舌下含服,用于心绞痛急性发作,$5mg$/次。

(3)控释片或缓释胶囊,预防心绞痛,1 片或 1 粒($20mg$)/次,早、晚各 1 次。

(4)口腔喷雾剂,用于急性心绞痛发作、伴左心室衰竭的心肌梗死、慢性右心室衰竭和慢性肺源性心脏病,喷入口腔 $1 \sim 3$ 个喷雾剂量,每次隔 $30s$,并深深吸入。

(5)皮肤喷雾剂,用于心绞痛的长期治疗,每日 $1 \sim 2$ 次,每次 1 个喷雾剂量。

(6)注射剂,用于治疗急性心肌梗死继发的迟发性左心衰竭以及各种原因引起的严重的变异型左心衰竭,将 $50mL$ 药液加入 $450mL$ 输液中滴注,剂量和滴速一般为 $2mg$/h,并根据患者情况调整,心力衰竭患者可滴注 $2 \sim 7mg$/h。

（六）注意

参见硝酸甘油。

（七）不良反应

参见硝酸甘油。

（八）相互作用

参见硝酸甘油。

三、单硝酸异山梨酯

（一）其他名称

单硝酸异山梨醇,长效心痛定,异乐定,新亚丹消。

（二）作用

本品为硝酸异山梨酯的代谢产物之一,作用与硝酸异山梨酯相同。具有明显的扩血管作用。

（三）体内过程

本品特点是无肝脏首关效应,能经胃肠道迅速而完全地吸收,生物利用度几乎达 100%。服后 1h 血药浓度达峰值,作用持续 8h。$t_{1/2}$ 约 5h。

（四）应用

适用于心脏冠状动脉血流障碍(冠心病)的长期治疗和预防心绞痛发作,也适用于心肌梗死后的治疗和肺循环高压的治疗。口服:20mg/次,每日 2 次,必要时可增至每日 3 次,饭后吞服,亦可临睡前服。

（五）注意

(1)严重低血压、急性循环衰竭、急性心肌梗死伴低充盈压者,妊娠初 3 个月的妇女禁用。

(2)孕妇慎用。

(3)服药后切勿饮酒。

（六）不良反应

用药初期可出现血压下降,偶见头痛、头晕、恶心、疲劳、心悸、心动过速及皮肤充血等。

（七）相互作用

与其他降压药合用可增强后者的降压效果。

四、尼可地尔

（一）其他名称

Perisalol,Sigmart。

（二）作用

本品主要作用于冠状动脉血管,通过抑制细胞内钙离子游离和提高细胞膜对钾离子的通透性发挥如下作用。

(1)扩张冠状动脉血管:对冠状血管起剂量依赖性扩张作用,可持续增加冠脉血流量。

(2)抑制冠状动脉痉挛:实验室研究显示,对由乙酰胆碱类引起的冠状动脉痉挛有抑制作用。临床上,心绞痛患者冠状动脉造影证实,本品对变异性心绞痛的自然发作或由麦角新碱负荷量引起的冠状动脉痉挛均具抑制作用,可使心电图上 ST 段的升高消失。

(3)在使用冠状动脉血流量增加的剂量时,几乎不影响血压、心率、房室传导、心肌收缩力等。在临床上,心绞痛患者用药后未见心脏、血流方面的变化。

(三)体内过程

口服吸收迅速,服后30min血药浓度达峰值,$t_{1/2}$约为50min。代谢物是硝酸酯基水解产物,主要从尿中排泄。

(四)应用

防治心绞痛,对各种类型心绞痛都有效,有效率约72.2%。口服:成人15mg/d,分3次服,随症状适当增减。

(五)注意

青光眼、严重肝病患者及孕妇慎用。

(六)不良反应

主要是头痛,但多在继续服药时消失。此外,偶见眩晕、失眠、心悸、面潮红、疲倦、下肢水肿、恶心、呕吐、腹痛、腹泻、便秘、皮疹、肝SGOT、SGPT、ALP上升等。

五、噻吗洛尔

(一)其他名称

噻吗心安。

(二)性状

本品为噻吗洛尔马来酸盐,为白色结晶性粉末,易溶于水。

(三)作用

本品为β受体阻滞剂,对β受体的拮抗作用为普萘洛尔的6~8倍,对$β_1$、$β_2$受体无选择性,无内源性拟交感作用和直接心脏抑制作用,无膜稳定作用。

(四)体内过程

口服吸收较易,吸收率为90%,服后2h血药浓度达峰值。蛋白结合率约10%。$t_{1/2}$为5~6h。

原形药及其代谢物多经肾、少量经粪排泄。

(五)应用

(1)用于冠心病、心绞痛(劳累性心绞痛)、急性心肌梗死、心律失常患者,口服:5~10mg/次,每日2~3次。3d后剂量加倍。

(2)用于高血压(Ⅰ期、Ⅱ期)患者,口服2.5~5mg/次,每日3次,饭后服,3d后剂量加倍。

(3)治疗青光眼,对原发性、开角型青光眼有良效。滴眼:0.25%眼药水,1滴/次,每日2次;如疗效不佳,可改用0.5%眼药水,1滴/次,每日1~2次。滴眼后20min起效,作用可维持24h。这是本药最主要的用途。

(六)注意

(1)房室传导阻滞、心力衰竭、心动过缓、支气管哮喘患者及孕妇禁用。

(2)滴眼时亦可引起过敏,应慎用。

(3)滴眼时,可被吸收而产生全身作用,故不宜与其他β-受体阻滞剂合用。

(七)不良反应

可有腹部不适、恶心、腹泻、头痛、头昏、胸闷、心动过缓、支气管痉挛等。

六、比索洛尔

（一）其他名称

康司，Concor，Iebeta。

（二）作用

本品为比索洛尔富马酸盐，是具有 β_1 受体选择性，且半衰期较长的 β 受体阻滞剂，β_1 选择性高于阿替洛尔、美托洛尔和倍他洛尔等心脏选择性 β 受体阻滞剂；无内在拟交感活性，在通常使用剂量范围内也无膜稳定作用；较大剂量时，对大鼠的葡萄糖耐量仅有很小影响，而相应剂量的普萘洛尔可使其明显降低。

本品对血浆脂质代谢亦无影响。

（三）体内过程

本品口服易吸收，吸收率大于 90%。首关效应使剂量的约 10% 代谢灭活。其包衣片的生物利用度达 88%。不论空腹或就餐时服用均不影响其吸收。本品的血浆蛋白结合率约 30%。吸收的药物约有一半在肝脏代谢，另一半则以原形药和代谢物一起经肾排泄。$t_{1/2}$ 为 10～12h。

（四）应用

比索洛尔用于高血压、冠心病、心绞痛，口服：5～10mg/次，每日 1 次，于早餐前或早餐时服。

（五）注意

（1）下列情况禁用：代偿失调的心功能不全、刚发生心肌梗死、休克、Ⅱ～Ⅲ度房室传导阻滞、窦房结综合征、窦房阻滞，治疗开始时出现心搏徐缓、低血压、支气管哮喘、晚期周围血流障碍患者、孕妇和哺乳期妇女。

（2）慎用于长期禁食和代谢性酸中毒而使血糖值波动较大的糖尿病患者。

（3）本品的降血压作用可能影响患者的行动和反应能力，用药开始时或同时饮酒时更应注意。

（4）可能改变老年糖尿病患者的葡萄糖耐量，掩盖出现低血糖的危险。

（六）不良反应

治疗初期可有暂时性乏力、眩晕、轻度头痛、出汗、失眠、多梦、抑郁性情绪不佳。少有胃肠不适、皮肤瘙痒、肢端发冷、肌肉疼挛。偶见血压意外下降、心动过缓、房室传导阻滞等。但不良反应发生率低，仅为 1% 左右，患者能长期坚持服药。

（七）相互作用

（1）硝苯地平等其他降压药、胰岛素和口服抗糖尿病药会增强本品的作用。

（2）合用利血平、甲基多巴、可乐定、胍法辛等可使心率减慢。

（3）合用维拉帕米类钙拮抗药和其他抗心律失常药时必须谨慎。

七、布库洛尔

（一）其他名称

Bucumarol。

（二）作用

本品为布库洛尔盐酸盐，为香豆素类 β 受体阻滞剂，通过 β 受体阻滞作用，对由异丙肾上腺素、交感神经电刺激以及运动引起的心动过速具有强烈的抑制作用;对由乌头碱、毒毛花苷、肾上腺素等诱发的心律失常有明显抑制作用。本品不具有内源性拟交感神经刺激作用。

(三)体内过程

口服本品后 2h 血药浓度达峰值。吸收的药物迅速代谢并从尿中排泄,24h 几乎排泄完毕,90% 以上的尿中排泄物是代谢物。

(四)应用

布库洛尔适用于心绞痛、心律失常(窦性心动过速、室上性期外收缩、室性期外收缩)。口服:5~10mg/次,每日 3 次。对心绞痛、心律失常的有效率均高于 60%。

(五)注意

(1)下列情况禁用:可能发生支气管哮喘、支气管痉挛的患者;糖尿病性酮症酸中毒、代谢性酸中毒、严重心动过缓(明显窦性心动过缓)、房室传导阻滞(Ⅱ~Ⅲ度,)、窦房阻滞、心源性休克患者;肺动脉高血压引起的右心衰竭患者以及充血性心力衰竭患者。

(2)下列情况慎用:可能发生充血性心力衰竭的患者;特发性低血糖症、未完全控制的糖尿病、长期绝食的患者;严重肝、肾功能障碍、甲状腺中毒症患者;老年人、小儿以及孕妇、哺乳期妇女。

(3)长期用药时应定期检查心功能,在出现心动过缓及低血压时,应减量或停药。必要时应使用阿托品。停药时应逐渐减量。手术前 24h 不要服药。

(六)不良反应

不良反应发生率约 11.4%,包括厌食、恶心呕吐、腹泻、腹痛、充心性心力衰竭、低血压、心动过缓、传导阻滞、水肿、眩晕、头痛、咳嗽、气喘、眼干、倦怠、血清肌酸磷酸激酶值升高等。

(七)相互作用

(1)与抑制交感神经系统的其他药物合用时,可引起过度抑制。

(2)与丙吡胺、普鲁卡因胺、阿义马林合用时,可过度抑制心功能,应减量。

(3)与降血糖药合用可增强其降血糖作用。

(4)与钙拮抗剂(维拉帕米、普尼拉明)合用时,可相互增强作用。

(5)本品可增强可乐定停药后的反跳现象。

八、硝苯地平

(一)其他名称

硝苯吡啶,心痛定。

(二)性状

本品为黄色结晶性粉末,无臭,无味,几不溶于水。遇光不稳定。

(三)作用

本品为二氢吡啶类钙通道阻滞剂,阻止钙离子进入心肌或血管平滑肌细胞内,由此引起周身血管包括冠脉血管张力减低,导致血压下降和冠脉血流量增加;另一方面,可抑制心肌收缩,加之外周血管阻力减少,降低心脏负荷,使心肌需氧量减少。

(四)体内过程

口服吸收良好,吸收率约 90%,舌下含服吸收也快。蛋白结合率为 90% 左右。口服

15min 起效,1～2h 达最大效应,持续作用 4～8h。舌下给药 2～3min 起效,20min 达高峰。喷雾给药 10min 出现降压作用,1h 疗效达高峰,约 3h 后血压回升。口服控释片后,约 4h 血药浓度达峰值,有效血药浓度维持 12～14h。吸收的药物经肝代谢,80% 经肾排泄,20% 随粪便排出。$t_{1/2}$ 约为 2h。

(五)应用

硝苯地平适用于防治心绞痛,特别是变异型心绞痛和冠脉痉挛所致的心绞痛,对呼吸功能无不良影响。还可用于各型高血压,对顽固性重度高血压也有疗效。最近有治疗顽固性心力衰竭的报告,亦显示良好疗效。①口服:5～20mg/次,每日 3 次;或控释片 20mg,每日早晚各 1 次。急用时可舌下含服片剂。②咽部喷雾给药:1.5～2mg(约喷 3～4 下)。

(六)注意

(1)严重主动脉瓣狭窄、低血压、肝或肾功能不全者慎用。

(2)在啮齿类动物实验中,发现有致畸胎作用。

(3)可有致糖尿病作用,糖尿病患者应用本品时,应调节降血糖药剂量。

(4)长期给药不宜骤停,以避免发生停药综合征而出现反跳现象。

(七)不良反应

一般较轻,常见有面潮红、头晕、头痛、恶心、少见下肢肿胀(踝关节水肿)、心悸、窦性心动过缓、呼吸困难,偶见胸痛、昏厥。

(八)相互作用

(1)与其他降压药合用,可致极度低血压。

(2)与 β 阻滞剂合用可致血压过低、心功能抑制,心力衰竭发生机会增多。

(3)与硝酸酯类合用,抗心绞痛作用增强。

(4)与地高辛合用时,可增加地高辛血药浓度和毒性。

九、维拉帕米

(一)其他名称

异搏定,戊脉胺,异搏停,Isoptin。

(二)性状

本品为维拉帕米盐酸盐,为白色至类白色结晶性粉末,无臭,味苦,可溶于水。

(三)作用

本品能选择性地抑制心肌细胞膜的钙离子通道蛋白,阻止钙离子内流,从而降低窦房结、房室结的自律性,减慢心率和传导,减弱心肌收缩力,降低耗氧量;也作用于血管平滑肌,使冠状动脉扩张,冠脉血流量和肾血流量显著增加,有缓和的降压作用。

(四)体内过程

口服吸收迅速而完全,吸收率达 90% 以上,但由于首关效应,生物利用度仅 20%～35%。服后 30～45min 达有效血药浓度。蛋白结合率约 90%。本品在肝脏代谢后主要从尿、少量从粪便排出。$t_{1/2}$ 为 2.8～7.4h,多剂量给药的 $t_{1/2}$ 为 4.5～12h。

(五)应用

(1)用于房性期前收缩、阵发室上性心动过速、各种类型心绞痛、肥厚型心肌病。①成人口服,开始 40 ~ 80mg/次,每日 3 ~ 4 次;维持量 40mg/次,每日 3 次。静脉注射, 5 ~ 10mg/次,静脉注射 2 ~ 3min,隔 15min 后可重复 1 ~ 2 次,仍无效时则停用。静脉滴注,5 ~ 10mg/h,溶于氯化钠或葡萄糖液中静脉滴注,每日总量不超过 50 ~ 100mg。②小儿口服,2 岁以下,20mg/次,每日 2 ~ 3 次。静脉注射,新生儿 ~ 1 岁,0.1 ~ 0.2mg/kg;1 ~ 15 岁,0.1 ~ 0.3mg/kg。

(2)用于高血压。可用缓释制剂(SR),120 ~ 240mg/次,每日 1 次。

(六)注意

(1)下列情况禁用:心源性休克、心力衰竭、Ⅱ ~ Ⅲ度房室传导阻滞、重度低血压、病态窦房结综合征患者。

(2)下列情况慎用:心动过缓、肝肾功能损害、轻至中度低血压、支气管哮喘患者及孕妇。

(3)用药期间应检查血压、心电图、肝功能。

(4)口服对心绞痛较适宜,静脉注射对心律失常较适宜,但应备有急救设备和药品。

(七)不良反应

多与剂量有关,可有心动过缓、眩晕,偶可发生Ⅱ ~ Ⅲ度房室传导阻滞、心脏停搏、心率加快、心力衰竭、低血压、水肿、恶心、呕吐、便秘、皮肤过敏等。血液生化检查偶见转氨酶、磷性磷酸酶、催乳激素水平增高。

(八)相互作用

(1)与降压药合用易引起血压过低。

(2)静脉注射时,合用 β 受体阻滞剂可抑制心肌收缩和传导功能,甚至可致心搏骤停。

(3)洋地黄中毒时不宜静脉注射本品,因为可能产生严重房室传导阻滞。另本品可降低地高辛的肾清除,故两药合用时需减小地高辛剂量。

(4)给本品前 48h 或后 24h 内不宜用丙吡胺,因两药均具负性肌力作用,可引起房室传导阻滞、心动过缓等。

(5)蛋白结合率高的药物可使本品游离型血药浓度增高。

(6)用本品期间不要饮酒。

十、戈洛帕米

(一)其他名称

倍帕米,甲氧异搏定,甲氧戊脉安,心钙灵,Procorum。

(二)作用

本品为戈洛帕米的盐酸盐。为维拉帕米的衍生物,钙拮抗剂类抗心绞痛药,阻滞钙离子流通过膜,能减少心脏能量转换及氧利用,由于钙拮抗作用使血管平滑肌舒张和血压降低,从而减轻心脏的后负荷及适度减轻前负荷。

本品还能减弱窦房结自律性及房室传导。常用剂量可使心率减慢至初值的 79%。口服后 0.5 ~ 1h 起效,维持 4 ~ 7h。

(三)应用

戈洛帕米用于心绞痛、慢性冠脉功能不全、心肌梗死后治疗、静息性心绞痛、无节律的心动过速。

口服:50mg/次,每日 2 ~ 3 次。最高剂量为 200mg/d。

(四)注意

(1)下列情况禁用:代偿失调性心功能不全、严重低血压、严重肝肾功能不全,Ⅱ~Ⅲ度房室传导阻滞的患者及哺乳期妇女。

(2)孕妇慎用。

十一、尼卡地平

(一)其他名称

硝苯苄胺啶,佩尔地平,Perdipine。

(二)性状

本品为尼卡地平盐酸盐,为带有绿黄色的结晶状粉末,无臭,稍有苦味;难溶于水、乙酸酐中。

(三)作用

本品对血管具有较高的选择性,通过抑制钙离子进入血管平滑肌细胞而发挥扩张血管作用,且能抑制 cAMP 磷酸二酯酶。这些作用表现为:可使不同动物的高血压明显而迅速地降低,且长期给药不产生耐药性;血压降低使心脏后负荷减轻,心肌耗氧量减少。本品可有效地扩张冠状血管,增加冠脉血流量,还能扩张脑血管,缓解脑血管痉挛,增加脑血流量,使脑组织氧分压上升。此外,本品还能抑制血小板活性,增强红细胞变形性能。

(四)体内过程

片剂、粉剂口服吸收迅速,服后 30min 血药浓度达峰值。$t_{1/2}$ 约为 90min。连续服用,需 8d 血药浓度达稳态,且可维持有效血药浓度约 24h,连续口服的 $t_{1/2}$ 约为 4h。缓释剂口服吸收稳定、均匀,血药浓度变动小,1d 服药 2 次,可保持 24h 的稳定效果。

(五)应用

治疗原发性高血压、脑血管疾病、脑血栓形成或脑出血后遗症及脑动脉硬化等。对原发性高血压有效率约为 69.3%,对脑梗死后遗症有效率约为 25.9%,对脑出血后遗症有效率约为 28.1%,对脑动脉硬化症有效率约为 29.8%。口服:10~20mg/次,每日 3 次。缓释剂为 20~40mg/次,每日 2 次。

(六)注意

(1)禁用于颅内出血而尚未完全止血以及脑血管意外急性期、颅内压亢进的患者。

(2)肝肾功能不全、低血压及青光眼患者慎用。

(3)孕妇禁用,哺乳期妇女用药期间应避免授乳。

(4)药动学性能呈非线性,剂量的增加与血药浓度的增加不成比例。

(5)与其他降压药合用时,作用增强。

(6)需停用本品时,应在医生指导下逐渐减量。

(七)不良反应

服片剂、散剂者,不良反应发生率约为 3%;服缓释剂者,不良反应发生率为 9.6%。主要包括:面色潮红、热感、头晕、心悸、眩晕、血压低下、下肢水肿、恶心、呕吐、厌食、便秘、腹泻、腹痛、嗜睡、皮疹等。有时出现血清胆红素、SGOT、SGPT、碱性磷酸酶值上升,BUN、肌酐值上升,罕见粒细胞减少。

十二、尼群地平

（一）作用

本品的作用与硝苯地平相似,为选择性作用于血管平滑肌的钙拮抗剂,对血管的亲和力比对心肌大,对冠状血管的选择性更强。本品能降低心肌耗氧量,降低外周血管阻力,对缺血性心肌有保护作用。其特点是降压作用温和、持久,并有较强的利钠作用,对心率影响不大。

（二）体内过程

口服吸收迅速,约30min血药浓度达峰值。蛋白结合率约98%。$t_{1/2}$为4~6h。

（三）应用

可用于治疗冠心病、原发性和继发性的中轻度高血压,也可用于充血性心力衰竭。口服:10mg/次,每日2~3次。

（四）注意

孕妇与哺乳期妇女忌用。

（五）不良反应

可有头痛、眩晕、心悸、潮红、恶心、口干等,但不严重,停药即消失。

（六）相互作用

治疗心力衰竭时,如与地高辛合用,可使后者血药浓度增加近1倍。

十三、尼莫地平

（一）作用

本品为二氢吡啶类钙拮抗剂,作用于细胞膜上的钙通道蛋白,阻止钙离子进入细胞内,能有效地调节细胞内钙的水平,使保持正常的生理功能。本品对血管,特别是对脑血管的作用尤为突出,可抑制蛛网膜下隙出血等因素所致的血管痉挛和多种血管活性物质(如5-羟色胺、去甲肾上腺素、组胺)引起的脑组织缺血;能明显改善脑血流,促进脑细胞的恢复,对脑梗死及脑卒中后遗症作用明显;在适宜剂量下选择性扩张脑血管,几乎不影响外周血管;但增加剂量,对外周血管也有一定影响,这是其治疗心绞痛、高血压的基础。

（二）体内过程

口服吸收迅速,服后0.5~1.5h血药浓度达峰值。由于肝首关作用强,生物利用度仅5%~10%。

蛋白结合率约99%。本品在肝脏代谢后的产物主要由胆汁排出,少量由尿排出。$t_{1/2}$为1.5~2h。

（三）应用

主要用于治疗和预防蛛网膜下隙出血所致的脑血管痉挛,治疗脑梗死等缺血性中风、偏头痛、突发性耳聋等,也用于冠心病、心绞痛和各型轻、中度高血压,特别是高血压合并有脑血管疾病的治疗。①口服:40~60mg/次,每日3~4次,一日最大量为240mg。②静脉滴注:开始时0.5mg/h,2h后酌情增至1mg/h,随后2mg/h。静脉滴注5~14d后可改为口服。

（四）注意

(1)颅内出血估计未完全止血者、脑水肿及颅内压增高的患者禁用。

(2)孕妇、哺乳期妇女慎用。

（3）低血压、脑梗死刚发作后的患者、心绞痛及心肌梗死新病例、合并肝炎或肝功异常的患者慎用。

（4）用药期间应定期检查 SGOT、SGPT。

（五）不良反应

口服时，偶有一过性消化道不适、头痛、头晕、热感、面潮红等。静脉注射时可有血压轻度下降、心率加快以及转氨酶、碱性磷酸酶和 γ – 谷氨酰转肽酶（γ – GT）升高。

（六）相互作用

（1）与降压药合用会增强降压效应。

（2）应尽量避免与其他钙拮抗剂或 β 受体阻滞剂合用。必须合用时，应对患者仔细观察。

十四、普尼拉明

（一）其他名称

心可定，Segontin。

（二）性状

本品为普尼拉明乳酸盐，是白色结晶或结晶性粉末，无臭，味苦而麻，溶于水中。

（三）作用

本品可抑制磷酸二酯酶，降低细胞内钙离子浓度和交感神经末梢内去甲肾上腺素含量，使心肌收缩力减弱，不应期延长，血管平滑肌松弛，冠脉流量增加，又可促进心脏侧支循环形成。

（四）应用

用于防治心绞痛、心肌梗死，对期前收缩和室性心动过速亦有疗效。口服：15～30mg/次，每日 3 次；维持量 15mg/次，每日 2～3 次。

（五）注意

心力衰竭、高度房室传导阻滞及肝功能异常者禁用。

（六）不良反应

可有恶心、呕吐、厌食、腹泻、皮疹等，大剂量偶致低血压、嗜睡。

（七）相互作用

不能与 β 受体阻滞剂合用，以防心肌收缩力过度减弱而致心力衰竭。

十五、苄普地尔

（一）性状

本品为苄普地尔盐酸盐 – 水合物，为白色或类白色结晶性粉末，味苦，略溶于水。

（二）作用

体外实验证实，本品能抑制钙 – 钠慢通道的动作电位，高浓度时也抑制钠快通道的电位；直接作用于窦房结，降低自动节律和传导。体内实验结果表明，本品能降低心肌耗氧，使冠状窦氧分压增加，并有明显的抗心搏过速作用。本品有中度的减弱心肌收缩力的作用，但不降低心输出量，这可能与其松弛血管平滑肌而使血管扩张、后负荷降低有关。临床可见本品能预防运动时及静息时的心绞痛发作或减少发作次数，并能减缓窦性心率，延长心房和房室结的有效不应期，显示其明显的抗室上性心律失常和抗心室颤动的作用。

（三）体内过程

本品口服吸收率近40%。多次给药5～6d后达到稳态血浓度。$t_{1/2}$约为2d。在体内代谢后随尿排出。

（四）应用

用于心绞痛发作的预防和治疗，尤其对劳力型心绞痛疗效较好，可使大部分病例运动耐量（包括时间及负荷）增加，在各运动水平时心电图ST段下降均有减小。口服：300mg/d。

（五）注意

（1）禁用于Ⅱ～Ⅲ度房室传导阻滞、失代偿期心功能不全及窦房结功能异常的患者。

（2）极少数病例用药8d～4个月始生效。

（3）突发情况常见于老年患者，且均发生于低血钾症（一般与服用利尿药有关），或与抗心律失常药合用，或给予减缓心率的药物时。因此，在用本品前，应首先纠正任何原因引起的低血钾症，并在治疗期间严密注意血钾浓度。

（六）不良反应

一般对本品耐受良好。以常用剂量治疗3个月，不良反应发生率约19%，以腹泻最为常见（6%）。极少数病例出现尖端扭转型室性心动过速，其中多为妇女。

十六、哌克昔林

（一）其他名称

双环己哌啶，沛心达，心舒宁，Pexid。

（二）性状

本品是哌克昔林马来酸盐，为白色结晶或结晶性粉末，无臭，无味，不溶于水。

（三）作用

本品可抑制钙离子内流入细胞，能直接扩张血管平滑肌，明显扩张冠状动脉，增加冠脉血流量，减慢心率，减少心排出量，从而减轻左心室负荷，降低心肌耗氧量；此外，还有明显的利尿和扩张支气管作用。

（四）应用

用于防治心绞痛和室性心律失常，对室上性心律失常疗效较差。口服：100mg/次，每日2次，以后渐增至每日300～400mg，极量600mg/d。可减少心绞痛发作和硝酸甘油的需要量。

（五）注意

（1）本品不良反应较多，故不用作抗心绞痛的首选药。

（2）肝、肾功能不全及心肌梗死急性期的患者禁用。

（六）不良反应

较多，常见头痛、恶心、呕吐、虚弱、周围神经炎、颅内压增高、体位性低血压、肝功能损害等。

十七、双嘧达莫

（一）其他名称

双嘧哌氨醇，潘生丁，Persantin。

（二）性状

深黄色针状结晶或结晶性粉末,无臭,味苦;微溶于水,其溶液为黄色;能溶于稀酸。

（三）作用

本品属并嘧啶氨醇类,为一作用较强的冠状动脉扩张药。它能抑制细胞对腺苷的摄取和腺苷的酶解,还抑制磷酸二酯酶,使 cAMP 水平增加;腺苷和 cAMP 均可使冠状血管扩张,从而显著增加冠脉血流量和心肌供氧量。但有人认为本品主要是扩张冠脉循环的小阻力血管。在心肌缺血区,小阻力血管已代偿性扩张,本品不能使缺血区已扩张的血管再扩张,只能使非缺血区血管舒张,有可能造成窃流(将血流自缺血区引向非缺血区),对缺血区造成不利影响。长期用药后,本品能促进侧支循环的形成,从而逐渐改善缺血区循环。此外,本品还能抑制血小板聚集,防止血栓形成。这是本品最主要的作用。

（四）体内过程

口服吸收迅速,$t_{1/2}$ 为 $2 \sim 3h$。

（五）应用

主要用于治疗弥散性血管内凝血症。口服:$25 \sim 50mg/$次,每日 3 次,饭前 1h 服。

（六）注意

(1)由于本品可能会引起血流"窃流"因而心肌梗死患者慎用。

(2)低血压患者慎用。

(3)静脉注射时应缓慢,不超过 $5mg/min$,尤其对高血压患者。

（七）不良反应

可有头痛、眩晕、恶心、呕吐、腹泻等,长期大量应用可致出血倾向。

（八）相互作用

(1)不宜与除葡萄糖注射液以外的其他药液混合注射。

(2)与肝素合用可导致出血倾向。

十八、乙氧黄酮

（一）其他名称

乙酯黄酮,立可定,心脉舒通。

（二）性状

本品为白色或类白色针状结晶或结晶性粉末,无臭,无味,在水中几乎不溶。

（三）作用

能选择性地扩张冠状血管平滑肌,增加冠脉血流量,但对周围血管、血压、心率、心输出量、呼吸等均无影响;其对冠脉的作用较硝酸甘油强,且能增加侧支循环,而不增加心肌耗氧量;此外,还有降低血中胆固醇的作用。

（四）应用

适用于慢性冠脉功能不全、心绞痛等。长期使用可防止心肌梗死。口服:$30 \sim 60mg/$次,每日 $2 \sim 3$ 次。严重患者可增加剂量至 $120 \sim 180mg/d$,极量 $360mg/d$。

（五）注意

(1)孕妇忌用。

（2）与硝酸甘油合用,对症状的改善效果更好。

（六）不良反应

偶有口干、恶心、呕吐、头面部潮红、失眠等。

十九、卡波罗孟

（一）其他名称

乙氧香豆素,乙胺香豆素,延痛心,Intensain,Chromonar。

（二）性状

本品为卡波罗孟盐酸盐,为白色或微黄色结晶性粉末,味略苦,易溶于水。

（三）作用

本品为香豆素类抗心绞痛药,具有选择性的冠状动脉扩张作用,而无周围血管扩张作用,能持久地增加冠脉血流量,改善心肌供氧,而不影响血压、心率和心输出量,长期服用能促进侧支循环形成。此外,还能抑制血小板聚集,防止血栓形成。本品起效慢,但维持时间长。

（四）应用

适用于慢性冠状动脉功能不全、预防心绞痛发作和心肌梗死,尤其适用于慢性冠状动脉功能不全的长期治疗;还可用来预防手术、麻醉时出现的冠脉循环障碍和心律失常。①口服:75～150mg/次,每日3次。重症开始时可150mg/次,每日4次,待症状改善后减至75mg/次,每日3～4次。②肌内注射:40mg/次,每日1～2次。③静脉注射:20～40mg/次,用5%葡萄糖液或灭菌生理盐水10～20mL溶解后缓推（3～5min）,每日1～2次。④静脉滴注:20～40mg/次,用5%葡萄糖液500mL溶解稀释后以0.3～1mg/min的速度滴入。症状缓解后以口服维持。⑤喷雾吸入:2～3个喷雾剂量（相当于本品3～5mg）,每日3次。

（五）注意

有变态反应时,应停药。

（六）不良反应

可有食欲缺乏、恶心、呕吐、失眠、头痛、关节痛等。静脉注射过快时,可引起短暂面潮红、热感、心悸等。

二十、氯达香豆素

（一）其他名称

氯达罗,氯苄呋酮,心力加,Clobenfurole,Menoxicor,Menacor。

（二）作用

本品为苯并呋喃类衍生物,是一种选择性的冠状血管扩张药。它能增加冠脉血流改善心肌功能,消除心律失常,利尿,增强患者活动能力。本品对动脉压、肝、肾及造血系统的功能几乎无影响,适合长期用药。

（三）应用

单用或与戊四硝酯合用,效果相似;用于冠脉功能不全、心绞痛、心肌梗死等,尤其适合老年冠心病患者。

口服:250～500mg/d,或遵医嘱,连用20d以上。

（四）注意

对严重肝、肾功能疾病者,大剂量用药时应慎重。对本品过敏者禁用。

（五）不良反应

偶见变态反应。

二十一、曲美他嗪

（一）其他名称

三甲氧苄嗪,Vestarel,Vastazin。

（二）性状

本品为曲美他嗪二盐酸盐,为白色结晶或结晶性粉末,味苦,极易溶于水。

（三）作用

本品具有对抗肾上腺素、去甲肾上腺素及加压素的作用,通过保持缺血、缺氧细胞的能量代谢,防止细胞内 ATP 水平下降,维持细胞内环境稳定,保持离子泵功能和钠钾跨膜正常转运。人体试验显示,本品可增加冠状动脉血流贮备,从治疗第 15d 起可延缓运动所诱发的心肌缺血,限制血压快速波动而不引起心率明显变化,显著减少心绞痛发作频率,并使硝酸甘油用量减少。

口服吸收迅速,口服 20mg 2h 达峰值为 $55\mu g/mL$,连续给药在第 $24\sim36h$ 达稳态,分布容积为 4.8L/kg,主要经尿排泄,大部分为原形药,$t_{1/2}$ 约 6h。

（四）应用

心绞痛发作的预防治疗、眩晕和耳鸣的辅助性对症治疗。口服:1 次 20mg,每日 $2\sim3$ 次,用餐前后服用。

（五）注意

新近心肌梗死患者忌用。孕妇、哺乳期妇女用药的安全性未确定。

（六）不良反应

偶有食欲缺乏、头晕、皮疹等。

二十二、前列地尔

本品为花生四烯酸衍生物,药用品为人工合成的化合物。

（一）其他名称

前列腺素 E_1,ProstaglandinE$_1$,PGE$_1$。

（二）性状

本品为白色结晶,在生理盐水中略溶,可溶于 pH7.4 $\sim$ 8.0 的磷酸缓冲液,也可溶于碳酸钠溶液。其水溶液不稳定。

（三）作用

前列地尔为前列腺素的一种,具有广泛的生理活性。

1. 扩张血管

本品直接作用于血管平滑肌,抑制血管交感神经束梢释放去甲肾上腺素,使血管平滑肌舒张,外周阻力降低,血压下降,增加冠脉及末梢血流量,改善末梢循环。

2. 抑制血小板聚集

本品在体外、体内都能明显抑制血小板的聚集活性。

3. 抑制血小板血栓素 A_2（TXA_2）合成

血小板合成的 TXA_2 有强烈的聚集血小板和收缩血管作用，而血管内皮细胞合成的前列环素（PGI_2）则有强烈的抑制血小板聚集和松弛血管平滑肌作用。PGI_2/TXA_2 的平衡失调，TXA_2 相对增多是形成血栓和动脉硬化的重要条件。本品对血小板 TXA_2 合成的抑制是其防治动脉粥样硬化和血栓性心血管病的基础。

4. 延长血小板寿命

本品对血小板细胞有保护作用，延长其寿命。

5. 抑制动脉粥样硬化

本品通过提高动脉组织内 cAMP 水平、降低血脂、抑制血小板聚集、抑制平滑肌细胞增生等作用而抑制动脉粥样硬化斑块形成，缩小斑块面积。

6. 保护缺血性心肌

本品能增加心肌营养性血流，对急性心肌缺血和心肌梗死有明显保护作用，能缩小心肌梗死范围，减少心肌组织内肌酸磷酸激酶的释放，减轻 ST 段的抬高。

（四）体内过程

本品静脉注射后，与血浆蛋白微弱地结合，$t_{1/2}$ 为 5 ~ 10min。在体内代谢完全，剂量的68% 经肝脏首关效应代谢，以代谢物形式经肾排泄。其脂肪乳剂 $t_{1/2}$ 较长，且容易分布于严重阻塞的血管内。

（五）应用

（1）治疗心绞痛、心肌梗死、脑梗死，成人静脉滴注：100 ~ 200μg/d，溶于生理盐水、右旋糖酐或葡萄糖液中静脉滴注，速度为每分钟 0.025 ~ 0.1μg/kg，15d 为 1 疗程。

（2）用于新生儿先天性发绀型心脏病，静脉滴注：每分钟 0.02 ~ 0.5μg/kg。

（3）用于血栓闭塞性脉管炎、慢性动脉闭塞症，静脉滴注：100 ~ 200μg/d，15 ~ 20d 为 1疗程。

（4）用于视网膜中央静脉血栓，静脉滴注：200μg/d。有条件时，用动脉注射器持续动脉内滴注，效果好于静脉滴注。

（5）用于血管外科手术和在体外循环时保护血小板。为了维持低血压，可每分钟滴注2.5 ~ 10μg（或每分钟 0.05 ~ 0.2μg/kg）。

（6）用于呼吸系统疾病及其他，静脉滴注：每分钟 0.1μg/kg。

（六）注意

（1）孕妇、哺乳期妇女及眼压增高者慎用。

（2）注射液需在用前新鲜配制。

（3）用药期间注意检查肝功能、体温和白细胞变化。

（七）不良反应

可有头痛、食欲减退、恶心、腹泻、低血压、心动过速、可逆性骨质增生。注射局部可有肿胀痛、发红、发热等。

减慢滴注速度，不良反应可减轻。

（八）相互作用

本品可增强降压药和血小板聚集抑制剂的作用。

二十三、葛根素

本品为由豆科植物野葛或甘葛藤酮苷。

（一）其他名称

普乐林。

（二）性状

本品为白色针状结晶，水溶液无色或微黄色。

（三）作用

本品为血管扩张药，特别是对冠状动脉和脑血管有扩张作用，能降低心肌耗氧量，并有活血化淤、改善微循环作用。

（四）应用

用于冠心病、心绞痛、心肌梗死。①静脉注射：100～200mg/次，以 5% 葡萄糖液稀释至 50mL 后，缓缓推入，1d 2 次；②静脉滴注：200～400mg/次，加于葡萄糖液 500mL 中滴注，每日 1 次。

（五）注意

（1）有出血倾向者慎用。

（2）个别患者可出现腹胀、恶心等反应，但能自行消失。

（杨颖婷）

第二节　调节血脂药及抗动脉粥样硬化药

用于防治动脉粥样硬化的药物为调节血脂药和抗动脉粥样硬化药。血脂以胆固醇酯（CE）和三酰甘油（TG）为核心，外包胆固醇（Ch）和磷脂（PL）构成球形颗粒。再与载脂蛋白（apo）相结合，形成脂蛋白溶于血浆进行转运与代谢。脂蛋白可分为乳糜微粒（CM）、极低密度脂蛋白（VLDL）、中间密度脂蛋白（IDL）、低密度脂蛋白（LDL）和高密度脂蛋白（HDL）等。凡血浆中 VLDL、IDL、LDL 及 apoB 浓度高出正常为高脂蛋白血症，易致动脉粥样硬化。近年来证明 HDL、apoA 浓度低于正常，也为动脉粥样硬化危险因子。

对血浆脂质代谢紊乱，首先要调节饮食，食用低热量、低脂肪、低胆固醇类食品，加强体育锻炼及戒烟等。如血脂仍不正常，再用药物治疗。凡能使 LDL、VLDL、TC（总胆固醇）、TG、apoB 降低，或使 HDL、apoA 升高的药物，都有抗动脉粥样硬化作用。

动脉粥样硬化主要是由于脂质代谢紊乱及纤维蛋白溶解活性降低引起，其病理变化首先是胆固醇及其他脂质在动脉内膜沉着，继而内膜纤维结缔组织增生，并局限性增厚，形成斑块，然后逐渐形成粥样物。

调节血脂药可分为：①影响脂质合成、代谢和廓清的药物；烟酸类，如烟酸、阿昔莫司等；氯贝丁酯类及苯氧乙酸类，如氯贝丁酯（安妥明）、非诺贝特等及吉非贝齐等；羟甲基戊二酰辅酶

A(HMG – CoA)还原酶抑制药,如洛伐他汀、辛伐他汀等。②影响胆固醇及胆酸吸收的药物,如依折麦布、考来烯胺等。③多烯脂肪酸类药物,如亚油酸、二十碳五烯酸等。还有一些其他类别的药物。

一、烟酸

1.作用与用途

本品属 B 族维生素,在体内转化为烟酰胺,再与核糖腺嘌呤等组成辅酶Ⅰ和辅酶Ⅱ,为脂质氨基酸、蛋白、嘌呤代谢,组织呼吸的氧化作用和糖原分解所必需。口服后 30 ~60min 血药浓度达峰值,广泛分布到各组织。血中半衰期约为 45min。肝内代谢。治疗量的烟酸仅有小量以原形及代谢物由尿排出。食物中色氨酸通过肠道细菌作用转换为烟酸。烟酸可减低辅酶 A 的利用;通过抑制极低密度脂蛋白(VLDL)的合成而影响血中胆固醇的运载,大剂量可降低血清胆固醇及三酰甘油浓度。烟酸有周围血管扩张作用。用于防治糙皮病等烟酸缺乏病。也用作血管扩张药;治疗高脂血症。

2.注意事项

(1)禁忌证:消化性溃疡和妊娠初期禁用。

(2)慎用:动脉出血、糖尿病、青光眼、痛风、高尿酸血症、肝病、低血压患者慎用。

(3)不良反应:本品在肾功能正常时几乎不会发生毒性反应,一般不良反应有:感觉温热、皮肤发红(特别在脸面和颈部)、头痛等血管扩张反应。大剂量用药可导致腹泻、头晕、乏力、皮肤干燥、瘙痒、眼干燥、恶心、呕吐、胃痛、高血糖、高尿酸、心律失常、肝毒性反应。饭后服可减少不良反应。

3.用法与用量

(1)成人:①糙皮病常用量:一次 50 ~100mg,每日 500mg;如有胃部不适,宜与牛奶同服或进餐时服;一般同时服用 B 族维生素、维生素 B_2、维生素 B_6 各 5mg。②抗高血脂:开始口服100mg,一日 3 次;4 ~7d 后可增加至一次 1 ~2g,一日 3 次。

(2)儿童:糙皮病常用量:一次 25 ~50mg,一日 2 ~3 次。

4.制剂与规格

片剂:50mg;100mg。

二、阿昔莫司

1.别名

乐脂平,益平,Olbetam。

2.作用与用途

本品是烟酸类衍生化合物,通过抑制脂肪组织的分解,使游离脂肪酸的生成减少,从而降低了肝脏内三酰甘油的合成。此外还有抑制肝脂肪酶活性和抑制极低密度、低密度脂蛋白合成,使血中三酰甘油和总胆固醇降低,还可抑制肝脏脂肪酶的活性,减少高密度脂蛋白分解,激活脂肪组织的脂蛋白酶,加速低密度脂蛋白分解,有利于高密度脂蛋白增高。本药降脂作用较烟酸强。

口服后迅速吸收,服后2h 血药浓度达峰值,血中半衰期为2h,不与血浆蛋白结合,体内不被代谢,大部分以原形从肾脏排出。可经透析清除。对动脉粥样硬化和冠心病的防治产生作用。

还可改变高三酰甘油血症的 LDL 和 HDL 的组成和分布。临床用于治疗高三酰甘油血症（Ⅳ型）、高胆固醇血症（Ⅱa 型）和混合型高脂血症（Ⅱb 型）。

3. 注意事项

（1）禁忌证：对本品过敏者、消化性溃疡患者、孕妇及哺乳期妇女、儿童禁用。

（2）慎用：肾功能不全者慎用。

（3）长期用药者应随访血脂、肝肾功能。

（4）不良反应与烟酸相似。

4. 用法与用量

口服。一次 250mg，每日 2～3 次，饭后服用。剂量可按需要调整，但最大剂量不超过每日 1200mg。

5. 制剂与规格

胶囊：250mg。

三、非诺贝特

1. 别名

力平之，Lipanthyl。

2. 作用与用途

本品为氯羧丁酸衍生物类血脂调节药，通过抑制极低密度脂蛋白（LDL）和三酰甘油（TG）的生成并同时使其分解代谢增多，降低血三酰甘油和总胆固醇（TC），前者下降更为明显。能降低低密度脂蛋白、极低密度脂蛋白（VLDL）及载脂蛋白 B（apoB），升高高密度脂蛋白（HDL）和载脂蛋白 A（apoA），还可使血尿酸下降。口服吸收良好，与食物同服可使非诺贝特的吸收增加。口服后 4～7h 血药浓度达峰值。血浆蛋白结合率约为 99%，吸收后在肝、肾、肠道中分布多，其次为肺、心和肾上腺，在睾丸、脾、皮肤内有少量。

在肝内和肾组织内代谢，经羧基还原与葡萄糖醛酸化，转化为葡萄糖醛酸化产物。单剂量口服后吸收半衰期与消除半衰期分别为 4.9h 与 26.6h，持续治疗后半衰期 β 相为 21.7h。约 60% 的代谢产物经肾脏排泄，25% 的代谢产物经粪便排出。临床用于治疗高三酰甘油血症、高胆固醇血症或混合型高脂血症。

3. 注意事项

（1）禁忌证：严重肝功能不全者，严重肾功能不全者，胆石症和胆囊疾病患者，孕妇和哺乳期妇女。

（2）慎用：一般肾功能不全者须慎用。

（3）本品宜与食物同服，可增加药物吸收并防止胃部刺激。

（4）与 HMG‑CoA 还原酶抑制药合用，应慎用。应密切监测患者的血清肌酸激酶（CK）水平，如 CK 值明显升高或怀疑出现肌病或横纹肌溶解，应立即停用。

4. 用法与用量

口服。一次 100mg，一日 3 次，维持量一次 100mg，一日 1～2 次。

5. 制剂与规格

普通片：100mg；微粉化胶囊：200mg。

四、辛伐他汀

1. 别名

京必舒新,苏之,舒降之,Zocor。

2. 作用与用途

本品是甲基羟戊二酰辅酶 A(HMG - CoA)还原酶抑制剂,抑制内源性胆固醇的合成,为血脂调节剂。本品为前体药物,肝内代谢为洛伐他汀起作用。有降低总胆固醇(TC)的含量,降低极低密度脂蛋白胆固醇(VLDL - C),低密度脂蛋白胆固醇(LDL - C)和升高高密度脂蛋白胆固醇(HDL - C)水平的作用。口服吸收良好,吸收后肝内的浓度高于其他组织,在肝内经广泛首过代谢,本品及 β - 羟酸代谢物的蛋白结合率高达 95%,达峰时间为 1.3 ~ 2.4h,血中半衰期为 3h。60% 从粪便排出,13% 从尿排出。治疗 2 周可见疗效,4 ~ 6 周达高峰,长期治疗后停药,作用持续 4 ~ 6 周。长期使用在调节血脂的同时,显著阻滞动脉粥样硬化病变进展,减少心血管事件和不稳定性心绞痛的发生。临床用于治疗高脂血症、冠心病。

3. 注意事项

有活动性肝病或无法解释的氨基转移酶升高者应禁用,妊娠期妇女禁用。哺乳期妇女和儿童不推荐使用。如果患者的氨基转移酶有继续升高的表现,特别是氨基转移酶升高超过正常值 3 倍以上并保持持续,应停药。若发现肌酸磷酸激酶(CK)显著上升或诊断或怀疑肌痛,及有急性或严重的条件暗示的肌病及有横纹肌溶解应立即停药。不良反应有腹痛、便秘、胃肠胀气。偶有疲乏、无力、头痛。用药期间应定期检查血胆固醇、肝功能和 CK。

4. 用法与用量

(1)高胆固醇血症:一般始服剂量为一日 10mg,晚间顿服;必要时 4 周后调整剂量。

(2)冠心病每晚服用 20mg 作为起始剂量;必要时 4 周后调整剂量。

5. 制剂与规格

片剂:5mg;10mg;20mg;40mg。

五、普伐他汀

1. 别名

普拉固,美百乐镇,Pravachol,Mevalotin。

2. 作用与用途

本品为 HMG - CoA 还原酶抑制剂,从两方面发挥其降脂作用。第一,通过可逆性抑制 HMG - CoA 还原酶的活性使细胞内胆固醇的量有一定程度的降低,导致细胞表面低密度脂蛋白(LDL)受体数的增加,从而加强了由受体介导的 LDL - C 的分解代谢及血液中 LDL - C 的清除;第二,通过抑制 LDL 的前体—极低密度脂蛋白(VLDL)在肝脏中的合成从而抑制 LDL - C 的生成。口服后迅速吸收。经首过效应到达肝脏,但不经 P450 代谢;血浆蛋白结合率为 50%,通过肝、肾双通道进行清除,老年人、轻度肝肾功能损害者无须调节用药剂量。血中半衰期为 1.5 ~ 2h。临床用于高脂血症、家族性高胆固醇血症。

3. 注意事项

同辛伐他汀。

4. 用法与用量

口服。成人开始剂量为 10 ~ 20mg,一日 1 次,临睡前服用;一日最高剂量为 40mg。

5. 制剂与规格

片剂:10mg;20mg。

六、氟伐他汀

1. 别名

来适可,Lescol。

2. 作用与用途

本品为第 1 个人工合成的 HMG – CoA 还原酶抑制剂,作用机制与辛伐他汀同。吸收迅速完全,吸收率约 98%,生物利用度 19% ~ 29%,有肝脏首过效应,血中半衰期为 0.5 ~ 1.2h,95% 经胆汁排出。临床用于治疗高脂血症,冠心病。

3. 注意事项

同辛伐他汀。

4. 用法与用量

口服。开始剂量为一日 20mg;以后视情况可增至每日 20 ~ 40mg,每日 1 次,临睡前服用或 2 次分服。剂量可按需要调整,但最大剂量不超过每日 80mg。

5. 制剂与规格

胶囊:20mg;40mg。

七、阿托伐他汀

1. 别名

立普妥,阿乐,Lipitor。

2. 作用与用途

本品为 HMG – CoA 还原酶抑制剂,作用机制与辛伐他汀同。本品为前体药物。能显著降低胆固醇和低密度脂蛋白旭固醇水平,中度降低血清三酰甘油水平和增高高密度脂蛋白水平。

在肝脏经细胞色素 P450 3A4 代谢为多种活性代谢物,血中半衰期大约为 14h,但由于其活性代谢物的影响,实际对 HMG – CoA 还原酶抑制作用的血中半衰期为 20 ~ 30h。本品蛋白结合率为 98%,大部分以代谢物的形式经胆汁排出。临床用于治疗高脂血症,冠心病。

3. 注意事项

(1)与抑制其代谢(由细胞色素 P450 CYP3A4 代谢)的药物并用时,血液中的阿托伐他汀浓度可能会增加,从而增加其产生不良反应的风险。

(2)可能产生相互作用的药品包括:HIV 蛋白酶抑制剂、华法林、贝特类药品、依折麦布、维拉帕米、胺碘酮、葡萄柚汁以及 CYP3A4 诱导剂(如:St John Wort)。

(3)曾出现过出血性脑卒中或腔隙性脑梗死的患者中,出血性脑卒中风险的增加尤为显著,服用阿托伐他汀 80mg 的风险/收益尚未确定。

(4)不良反应与其他他汀类相似。

4. 用法与用量

口服。10 ~ 20mg,每日 1 次,晚餐时服用。剂量可按需要调整,但最大剂量不超过每日 80mg。

5. 制剂与规格

片剂:10mg;20mg;40mg。

八、瑞舒伐他汀

1. 别名

可定,Crestor。

2. 作用与用途

本品为氨基嘧啶衍生物类 HMG – CoA 还原酶抑制剂,作用比早先其他的他汀类药物均强,抑制时间也长。是阿托伐他汀抑制强度的 7 倍。可降低 LDL – C,升高 HDL – C。降低 LDL 的作用较强,在有效剂量(10 ~ 40mg)时,可使 LDL 降低 55% ~ 65%,而阿托伐他汀为 40% ~ 50%,辛伐他汀为 30% ~ 40%,普伐他汀为 20% ~ 30%。

口服给药,达峰时间 3 ~ 5h。绝对生物利用度为 20%,食物使吸收降低 20%,但血药浓度 – 时间曲线下面积(AUC)不受影响。与血浆蛋白结合率为 88%,约 10% 经肝细胞 P450 CYP2C9 和 CYP 2C19 代谢,几乎不经 CYP3A4 代谢。其代谢种族差异较大,如亚洲人(包括中国人)的平均 AUC 是白种人的 2 倍。给药量的 10% 左右经肾脏排泄,90% 经粪便排泄。平均血中半衰期为 19(13 ~ 20)h。多次服药后体内无明显积蓄。临床用于高脂血症和高胆固醇血症,美国 FDA 批准用于成年人混合性血脂异常症、原发性高胆固醇血症、纯合子家族性高胆固醇血症和高三酰甘油血症。

3. 注意事项

不良反应与其他他汀类相似。应特别注意肌痛的不良反应。亚裔患者、有严重肾病以及正在服用环孢素的患滑,起始剂量应从 5mg 的最低剂量开始,最高剂量应不超过 40mg。孕妇禁用。哺乳期妇女慎用。

4. 用法与用量

口服。一日 5 ~ 40mg,每日 1 次。开始治疗时应从 10mg 起,需要时增至 20 ~ 40mg,不宜开始直接用 40mg。

5. 制剂与规格

片剂:10mg;20mg;40mg。

九、血脂康

1. 作用与用途

血脂康为特制红曲精制而成,内含洛伐他汀及酸性洛伐他汀约 20mg/g 以上,有调节血脂、保护血管内皮、抑制过氧化损伤、阻滞血管平滑肌细胞增生和迁移等作用。可抗动脉粥样硬化。对原发性高脂血症能降低 TC、TG、LDL – C,升高 HDL – C,明显降低 apoB 和 LP(a),升高 apoA,降低血液黏稠度。

2. 注意事项

对本品过敏者禁用。活动性肝炎或无法解释的血清氨基转移酶升高者禁用。孕妇及哺乳期妇女慎用。

3. 用法与用量

口服。轻、中度患者每日 2 粒,晚饭后服用。重度患者每次 2 粒,每日 2 次,早、晚饭后服用。

4. 制剂与规格

胶囊:0.3g。

十、脂必妥

1. 作用与用途

本品主要成分为红曲。有健脾消食,除湿祛痰,活血化瘀等作用。用于脾淤阻滞,症见气短,乏力,头晕,头痛,胸闷,腹胀,食少纳呆等以及高脂血症。也可用于高脂血症及动脉粥样硬化引起的其他心脑血管疾病的辅助治疗。

2. 注意事项

孕妇及哺乳期妇女慎用。

3. 用法与用量

口服。一次 3 片,一日 2 次,早晚饭后服用。

4. 制剂与规格

片剂:0.35g。

十一、考来烯胺

1. 别名

消胆胺,Cuemid。

2. 作用与用途

本品为阴离子交换树脂,口服不吸收,其所含 Cl^- 与胆汁酸交换,形成不稳定的络合物排出,由粪排出的胆汁酸增多,减少胆汁酸的肝肠循环,促使肝胆固醇转化为胆汁酸;肝细胞表面 LDL 受体数目也增加,使自血浆摄取的 LDL 增加,结果降低血浆 LDL – C 浓度。本品降低血清中的胆酸,可缓解因胆酸过多而沉积于皮肤所致的瘙痒。本品用药后 1~2 周,血浆胆固醇浓度开始降低,可持续降低 1 年以上。

本品可用于 Ⅱa 型高脂血症,高胆固醇血症。可降低血浆总胆固醇和低密度脂蛋白浓度,对血清三酰甘油浓度无影响或使之轻度升高,因此,对单纯三酰甘油升高者无效。还可用于胆管不完全阻塞所致的瘙痒。

3. 注意事项

(1)禁忌证:对考来烯胺过敏的患者、胆管完全闭塞的患者禁用。

(2)慎用:便秘患者慎用。

(3)不良反应:较常见的有:①便秘,通常程度较轻,短暂性,但可能很严重,可引起肠梗阻;②烧心感;③消化不良;④恶心、呕吐;⑤胃痛。

(4)本品服用前 1h 或服用后 4~6h 再服用其他药物。

4. 用法与用量

(1)成人剂量:维持量一日2~24g(无水考来烯胺),用于止痒为16g(无水考来烯胺),分 3 次于饭前服或与饮料拌匀服用。

(2)小儿剂量降血脂:初始剂量一日 4g(无水考来烯胺),分 2 次服用;维持剂量为一日2~24g(无水考来烯胺),分 2 次或多次服用。

5. 制剂与规格

散剂:5g。遮光,密封,干燥处保存。

十二、依折麦布

1. 别名

益适纯,Ezetrol。

2. 作用与用途

为新型降血脂药,其作用机制为与小肠壁上特异的转运蛋白 NPCIL1 结合,选择性地抑制小肠胆固醇和植物甾醇的吸收。该药不通过细胞色素 P450 同工酶代谢,与临床上常用的他汀类、非诺贝类降脂药在药代动力学上无明显相互作用,故与其他降脂药联用可增强降脂效果。口服后,依折麦布被迅速吸收,并广泛结合成具药理活性的酚化葡萄糖苷酸(依折麦布 - 葡萄糖苷酸)。依折麦布 - 葡萄糖苷酸结合物在服药后 1 ~ 2h 内达到平均血浆峰浓度,而依折麦布则在 4 ~ 12h 出现平均血浆峰浓度。依折麦布及依折麦布 - 葡萄糖苷酸结合物与血浆蛋白结合率分别为 99.7% 及 88% ~ 92%。依折麦布主要在小肠和肝脏与葡萄糖苷酸结合(Ⅱ 相反应),并随后由胆汁及肾脏排出。血浆中依折麦布和依折麦布 - 葡萄糖苷酸结合物的清除较为缓慢,提示有明显肠肝循环。依折麦布和依折麦布 - 葡萄糖苷酸结合物的血中半衰期约为 22h。本品作为饮食控制以外辅助治疗,可单独或与 HMG - CoA 还原酶抑制剂(他汀类)联合应用于治疗原发性(杂合子家族性或非家族性)高胆固醇血症,可降低总胆固醇(TC)、低密度脂蛋白胆固醇、载脂蛋白 B。本品与他汀类联合应用,用于治疗纯合子家族性高胆固醇血症,可作为其他降脂治疗的辅助疗法(如 LDL - C 血浆分离置换法),或在其他降脂治疗无效时用于降低 HOFH 患者的 TC 和 LDL - C 水平。本品作为饮食控制以外的纯合子谷甾醇血症(或植物甾醇血症)辅助治疗,用于降低纯合子家族性谷甾醇血症患者的谷甾醇和植物甾醇水平。

3. 注意事项

对本品任何成分过敏者,活动性肝病,或不明原因的血清氨基转移酶持续升高的患者禁用。

孕妇和哺乳期妇女慎用。单独应用有头痛、腹痛、腹泻;与他汀类联合应有头痛、乏力,腹痛、便秘、腹泻、腹胀、恶心。GPT、GOT 升高,肌痛等不良反应。有轻度肝功能障碍,轻、中、重度肾功能障碍者和老年人均不需要调整剂量。

4. 用法与用量

口服。一日 1 次,一次 10mg,可单独服用或与他汀类联合应用。本品可在一日之内任何时间服用,可空腹或与食物同时服用。

5. 制剂与规格

片剂:10mg。遮光,密封保存。

十三、普罗布考

1. 别名

丙丁酚,Lcrelco。

2. 作用与用途

本品为血脂调节药并具有抗动脉粥样硬化作用。其降脂作用是通过降低胆固醇合成与促进胆固醇分解使血胆固醇和低密度脂蛋白降低,还改变高密度脂蛋白亚型的性质和功能。本品对血三酰甘油的影响小。本品有显著的抗氧化作用,能抑制泡沫细胞的形成,延缓动脉粥样硬化斑块的形成,消退已形成的动脉粥样硬化斑块。本品经胃肠道吸收有限且不规则,如与食物同服可使其吸收达最大。一次口服本品后 18h 达血药浓度峰值,血中半衰期为 52 ~ 60h。口服剂量的 84% 从粪便排出,1% ~ 2% 从尿中排出,粪便中以原形为主,尿中以代谢产物为主。临床用于治疗高胆固醇血症。

3. 注意事项

不良反应最常见的为胃肠道不适,腹泻的发生率大约为 10%,还有胀气、腹痛、恶心和呕吐。

其他少见的为头痛、头晕、感觉异常、失眠、耳鸣、皮疹、皮肤瘙痒等。罕见的严重的为心电图 Q – T 间期延长室性心动过速、血小板减少等。对普罗布考过敏者禁用。本品可引起心电图 Q – T 间期延长和严重室性心律失常,故在下列情况忌用:①近期心肌损害,如新近心肌梗死者;②严重室性心律失常,如心动过缓者;③有心源性昏厥或有不明原因昏厥者;④有 Q – T 间期延长者;⑤正在应用延长 Q – T 间期的药物;⑥血钾或血镁过低者。不推荐用于孕妇及哺乳期妇女。儿童的安全性未知,故不宜应用。

4. 用法与用量

口服。成人常用量:每次 0.5g,每日 2 次,早、晚餐时服用。

5. 制剂与规格

片剂:0.25g。遮光密闭,干燥处保存。

十四、多烯康

1. 别名

复方二十碳五烯酸,Marine Triglycerides。

2. 作用与用途

本品为富含 EPA 和 DHA 的浓缩鱼油制剂,70% EPA + DHA。可降低血浆三酰甘油和胆固醇含量,并能提高高密度脂蛋白浓度。能竞争性抑制环氧化酶,使前列腺素合成及血小板释放的血栓素 A_2(TXA$_2$)减少。本品能抑制花生四烯酸转变为内过氧化物,从而抑制血小板聚集,有利于血管扩张。保护血管壁完整性及血流通畅,使出血、凝血时间延长,血黏度降低,从而抑制血栓形成。口服后经胃肠道吸收,蛋白结合率较高,吸收迅速,口服 1 ~ 2h 血药浓度达峰值,血中持续 4 ~ 8h。分布于肝脏、血、脑中,由肝脏代谢,代谢物由肾脏排出。主要用于各型高脂蛋白血症,特别适用于严重的高三酰甘油血症;还可用于防治动脉粥样硬化和血栓病。临床上可用于冠心病和脑血栓的防治。

3. 注意事项

有出血性疾病患者,正在接受抗凝药治疗以及服用了其他可以影响抗凝的药物的患者禁用。

本品能增强香豆素类及乙酰水杨酸的抗凝作用。合用时,可致出血倾向。个别患者有恶心、腹泻等不良反应,停药后即消失。

4. 用法与用量

口服。一日 3 次,一次 0.9 ~ 1.8g。

5. 制剂与规格

胶丸:0.45g。

十五、角鲨烯

1. 别名

海力生。

2. 作用与用途

角鲨烯为 6 个异戊二烯双键组成的碳氢化合物,属于萜类化合物。在体内参与胆固醇的生物合成及多种生化反应,促进生物氧化及机体的新陈代谢,提高机体的防御功能及应激能力,加速类固醇激素合成,激活腺苷酸环化酶的活性,而具有增强机体的耐力与改善心功能作用。服用角鲨烯后,铜蓝蛋白与转铁蛋白水平以及超氧化物歧化酶与乳酸脱氢酶活性皆提高。角鲨烯还具有增加机体组织利用氧的能力。人体摄入角鲨烯后,被转运至血清中的最高量可达 90%,通常与极低密度脂蛋白相结合后分布至人体的各个组织,在皮肤中的分布量最高,并成为皮脂的重要组成部分。只有 10% 的角鲨烯参与胆固醇的生物合成。长期服用角鲨烯,在肝脏中的积累量为每日口服剂量的 3%～6%。临床用于各种缺氧性疾病,可改善心脑血管病的缺氧状态。也可用于高胆固醇血症和放疗、化疗引起的白细胞减少症。

3. 注意事项

对本品过敏者禁用。对孕妇及哺乳期妇女的用药尚不明确。

4. 用法与用量

口服。一次 0.5g,一日 2 次,早晚空腹服用。

5. 制剂与规格

胶丸:0.25g。密闭,遮光,阴凉处保存。

十六、复方血栓通

1. 作用与用途

本品具有活血化淤,扩张血管,增加血流量,改善血液循环和微循环,益气养阴作用。具有减少血凝,促使纤维蛋白溶解,抗血栓形成,增加外周血管灌流量,增加颈动脉血流量,增加肠系膜细动脉和细静脉的口径。治疗血淤兼气阴两虚证的视网膜静脉栓塞,以及视力下降或视觉异常,眼底淤血,神疲乏力,咽干、口干等。

2. 注意事项

孕妇慎用。个别用药前 GPT 异常的患者服药过程中出现 GPT 增高,是否与服用药物有关,尚无结论。

3. 用法与用量

口服。一次 3 粒,一日 3 次。

4. 制剂与规格

胶囊:0.5g。密封,阴凉干燥处保存。

(杨颖婷)

第三节　抗休克的血管活性药

休克是由于维持生命的重要器官(如心、脑、肾等)得不到足够的血液灌流而产生的、以微循环血流障碍为特征的急性循环不全综合征。休克治疗应根据休克的不同病因和不同阶段采取相应的措施,除进行病因治疗、补充血容量、纠正酸血症外,应用血管活性药物(血管收缩剂和血管扩张剂)以改变血管功能和改善微循环,也是治疗休克的重要措施。在抗休克治疗中,肾上腺素类血管活性药物占有重要的地位。主要作用于 α - 受体的拟肾上腺素药如去甲肾上腺素等可引起皮肤、黏膜血管和内脏血管的收缩,使外周阻力增加,血压上升;主要作用于 β - 受体的拟肾上腺素药如异丙肾上腺素等可使心收缩力增强,心率加快,心排出量增加,从而使血压上升,同时对某些血管有扩张作用,可改善微循环;α - 受体阻滞剂如酚妥:拉明等则能解除血管痉挛,使微循环功能改善。

一、去甲肾上腺素

1. 别名

Norepinephrine , Levarterenol。

2. 作用与用途

本品为肾上腺素受体激动药,可强烈激动 α - 受体,对 β - 受体作用弱。可引起血管极度收缩,使血压升高,冠状动脉血流增加。用量按每分钟 $0.4\mu g/kg$ 时,β - 受体激动为主;用较大剂量时,以 α - 受体激动为主。静脉给药后起效迅速,停止滴注后作用时效维持 $1 \sim 2min$。主要在肝内代谢成无活性的代谢产物。经肾脏排泄,仅微量以原形排泄。临床用于治疗各种休克(但出血性休克禁用)。

3. 注意事项

(1)药液外漏可引起局部组织坏死。

(2)本品强烈的血管收缩可以使重要脏器器官血流减少,肾血流锐减后尿量减少,组织供血不足导致缺氧和酸中毒;持久或大量使用时,可使回心血流量减少,外周血管阻力升高,心排出量减少,后果严重。

(3)应重视的反应包括静脉输注时沿静脉径路皮肤发白,注射局部皮肤破溃,皮肤发绀、发红,严重眩晕,上述反应虽少见,但后果严重。

(4)禁止与含卤素的麻醉剂和其他儿茶酚胺类药合并使用,可卡因中毒及心动过速患者禁用。

(5)用药过程中必须监测动脉压、中心静脉压、尿量、心电图。

4. 用法与用量

用 5% 葡萄糖注射液或葡萄糖氯化钠注射液稀释后静脉滴注。

(1)成人常用量:开始以每分钟 $8 \sim 12\mu g$ 速度滴注,调整滴速以达到血压升到理想水平;维持量为每分钟 $2 \sim 4\mu g$。在必要时可超越上述剂量,但需注意保持或补足血容量。

(2)小儿常用量:开始按体重以每分钟 $0.02 \sim 0.1\mu g/kg$ 速度滴注,按需要调节滴速。

5. 制剂与规格

注射剂:1mL : 2mg;2mL : 10mg。

二、去氧肾上腺素

1. 别名

苯肾上腺素。

2. 作用与用途

本品为 α - 肾上腺素受体激动药,有明显的血管收缩作用。作用与去甲肾上腺素相似,但弱而持久,毒性较小。可激发迷走神经反射,使心率减慢。本品可使肾、内脏、皮肤及肢体血流减少,但冠状动脉血流增加。本品在胃肠道和肝脏内被单胺氧化酶(MAO)降解,不宜口服。皮下注射,升压作用 10 ~ 15min 起效,持续 50 ~ 60min;肌内注射一般也是 10 ~ 15min 起效,持续 30 ~ 120min;静脉注射立即起效,持续 15 ~ 20min。临床用于治疗休克及麻醉时维持血压。

也用于治疗室上性心动过速。

3. 注意事项

(1)禁忌证:高血压、冠状动脉硬化、甲亢、糖尿病、心肌梗死者禁用。

(2)与催产药同用,可引起严重的高血压;与 MAO 抑制剂同用,可使本品的升压作用增强,在使用 MAO 抑制剂后 14d 内禁用本品;同用三环类抗抑郁药,本品升压作用增强。

(3)药物过量出现血压过度上升,反射性心动过缓可用阿托品纠正,其他逾量表现可用 α - 受体阻滞剂如酚妥拉明治疗。

4. 用法与用量

(1)常用量:肌内注射,一次 2 ~ 5mg;静脉注射,一次 10 ~ 20mg,稀释后缓慢滴注。

(2)极量肌内注射,一次 10mg;静脉注射,每分钟 0.1mg。

5. 制剂与规格

注射剂:1mL : 10mg。

三、间羟胺

1. 别名

阿拉明,Aramine。

2. 作用与用途

本品直接兴奋 α - 受体,较去甲肾上腺素作用为弱但较持久,对心血管的作用与去甲肾上腺素相似。能收缩血管,持续地升高收缩压和舒张压,也可增强心肌收缩力,使休克患者的心排出量增加。升压作用可靠,维持时间较长,较少引起心悸或尿量减少等反应。肌内注射 10min 或皮下注射 5 ~ 20min 后血压升高,持续约 1h;静脉注射 1 ~ 2min 起效,持续约 20min。不被单胺氧化酶破坏,作用较久。临床用于防治椎管内阻滞麻醉时发生的急性低血压;出血、药物过敏、手术并发症及脑外伤或脑肿瘤合并休克而发生的低血压辅助性对症治疗;也可用于心源性休克或败血症所致的低血压。

3. 注意事项

本品连续给药时,不能突然停药,以免发生低血压反跳。给药时应选用较粗针静脉注射,并避免药液外溢。药物过量,血压过高者可静脉注射酚妥拉明 5 ~ 10mg。

4. 用法与用量

(1)成人肌内或皮下注射:每次 2 ~ 10mg(以间羟胺计),由于最大效应不是立即显现,在重复用药前对初始量效应至少应观察 10min。

（2）成人静脉给药：静脉注射：初量 0.5～5mg，继而静脉滴注，用于重症休克。静脉滴注：将间羟胺 15～100mg 加入 5% 葡萄糖液或氯化钠注射液 500mL 中滴注，调节滴速以维持合适的血压。成人极量一次 100mg（每分钟 0.3～0.4mg）。

5. 制剂与规格

注射剂：10mg。

四、肾上腺素

1. 别名

Epinephrine。

2. 作用与用途

本品兼有 α - 受体和 β - 受体激动作用，可引起皮肤黏膜、内脏血管收缩；冠状血管扩张，骨骼肌、心肌兴奋，心率增快，支气管平滑肌、胃肠道平滑肌松弛。对血压的影响与剂量有关，常用剂量使收缩压上升而舒张压不升或略降，大剂量使收缩压、舒张压均升高。皮下注射 6～15min 起效，作用维持 1～2h，肌内注射作用维持 80min 左右。临床用于因支气管痉挛所致严重呼吸困难，可迅速缓解药物等引起的过敏性休克，亦可用于延长浸润麻醉用药的作用时间。各种原因引起的心搏骤停进行心肺复苏的主要抢救用药。

3. 注意事项

高血压、器质性心脏病、冠状动脉疾病、糖尿病、甲状腺功能亢进、洋地黄中毒外伤性及出血性休克、心源性哮喘等患者禁用。

4. 用法与用量

皮下注射：常用量，1 次 0.25～1mg；极量：1 次 1mg。过敏性休克：皮下注射或肌内注射 0.5～1mg，也可用 0.1～0.5mg 缓慢静脉注射（以 0.9% 氯化钠注射液稀释到 10mL）；如疗效不好，可改用 4～8mg 静脉滴注（溶于 5% 葡萄糖液 500～1000mL）。抢救心搏骤停：0.25～0.5mg，以 10mL 生理盐水稀释后静脉（或心内）注射。

5. 制剂与规格

注射剂：1mL：1mg。

五、多巴胺

1. 作用与用途

本品激动交感神经系统肾上腺素受体和位于肾、肠系膜、冠状动脉、脑动脉的多巴胺受体，其效应为剂量依赖性。小剂量时（每分钟按体重 0.5～2μg/kg），主要作用于多巴胺受体，使肾及肠系膜血管扩张，肾血流量及肾小球滤过率增加，尿量及钠排泄量增加；小到中等剂量（每分钟按体重 2～10μg/kg），能直接激动 β_1 - 受体及间接促使去甲肾上腺素受体和位于肾、肠系膜、冠状动脉、脑动脉的多巴胺受体，其效应为剂量依赖性。小剂量时（每分钟按体重 0.5～2μg/kg），主要作用于多巴胺受体，使肾及肠系膜血管扩张，肾血流量及肾小球滤过率增加，尿量及钠排泄量增加；小到中等剂量（每分钟按体重 2～10μg/kg），能直接激动 β_1 - 受体及间接促使去甲肾上腺素自贮存部位释放，对心肌产生正性应力作用，使心排出量增加、收缩压升高、脉压可能增大，舒张压无变化或有轻度升高，冠脉血流及耗氧改善；大剂量时（每分钟按体重大于 10μg/kg），激动 α - 受体，导致周围血管阻力增加，肾血管收缩，肾血流量及尿量反而减少。静脉滴入后在体内分布广泛，不易通过血 - 脑脊液屏障。静脉注射 5min 内起效，持续 5～

10min,作用时间的长短与用量不相关。在体内很快通过单胺氧化酶及儿茶酚 – 氧位 – 甲基转移酶(COMT)的作用,在肝、肾及血浆中降解成无活性的化合物。半衰期约为2min。经肾脏排泄,约80%在24h内排出,尿内以代谢物为主,极小部分为原形。由于心排出量及外周血管阻力增加,致使收缩压及舒张压均增高。临床用于心肌梗死、创伤、内毒素败血症、心脏手术、肾衰竭、充血性心力衰竭等引起的休克综合征;补充血容量后休克仍不能纠正者,尤其有少尿及周围血管阻力正常或较低的休克。由于本品可增加心排出量,也用于洋地黄和利尿剂无效的心功能不全。

2. 注意事项

(1)嗜铬细胞瘤患者不宜使用。孕妇应用时必须权衡利弊。

(2)应用多巴胺治疗前必须先纠正低血容量,在滴注前必须稀释,稀释液的浓度取决于剂量及个体需要的液量。如不需要扩容,可用 0.8mg/mL 溶液;如有液体潴留,可用 1.6 ~ 3.2mg/mL溶液。

(3)选用粗大的静脉作静脉注射或静脉滴注,以防药液外溢,产生组织坏死;如确已发生液体外溢,可用 5 ~ 10mg 酚妥拉明稀释溶液在注射部位作浸润。

(4)遇有血管过度收缩引起舒张压不成比例升高和脉压减小、尿量减少、心率增快或出现心律失常,滴速必须减慢或暂停滴注。突然停药可产生严重低血压,故停用时应逐渐递减。

3. 用法与用量

成人常用量:静脉注射,开始时每分钟按体重 1 ~ 5μg/kg,10min 内以每分钟 1 ~ 4μg/kg 速度递增,以达到最大疗效。慢性顽固性心力衰竭,静脉滴注开始时,每分钟按体重0.5 ~ 2μg/kg 逐渐递增。多数患者每分钟按 1 ~ 3μg/kg 给予即可生效。

4. 制剂与规格

注射剂:20mg。遮光,密闭保存。

六、多巴酚丁胺

1. 作用与用途

为选择性心脏 β₁ – 受体激动剂。对心肌产生正性肌力作用,主要作用于 β₁ – 受体,对 β₂ – 及 α – 受体作用相对较小;能直接激动心脏 β₁ – 受体以增强心肌收缩和增加搏出量,使心排出量增加,可降低外周血管阻力但收缩压和脉压一般保持不变,能降低心室充盈压,促进房室结传导。

静脉注入 1 ~ 2min 内起效,如缓慢滴注可延长到 10min,一般静脉注射后 10min 作用达高峰,持续数分钟。血中半衰期约为2.4min。临床用于器质性心脏病时心肌收缩力下降引起的心力衰竭,包括心脏直视手术后所致的低排出量综合征,作为短期支持治疗。

2. 注意事项

用药前应先补充血容量、纠正血容量。药液的浓度随用量和患者所需液体量而定。治疗时间和给药速度按患者的治疗效应调整,可依据心率、血压、尿量以及是否出现异位搏动等情况。

本品不宜与碳酸氢钠等碱性药物混合使用;输液配妥后应在 24h 内使用完。

3. 用法与用量

静脉滴注:将多巴酚丁胺加入 5% 葡萄糖液或 0.9% 氯化钠注射液 250mL 或 500mL 中稀

释后,以滴速每分钟 $2.5 \sim 10\mu g/kg$ 给予,在每分钟 $<15\mu g/kg$ 时,心率和外周血管阻力基本无变化;偶用每分钟 $>15\mu g/kg$,但需注意过大剂量仍然有可能加速心率并产生心律失常。

4. 制剂与规格

注射剂:2mL:20mg;5mL:250mL。遮光,密闭保存。

（王云红）

第四节 脑血管病用药

一、桂利嗪

1. 别名

脑益嗪、肉桂苯哌嗪、桂利嗪。

2. 作用与特点

本品为钙拮抗剂类血管扩张药。能直接作用于血管平滑肌,使血管扩张,改善脑循环及冠状动脉循环,并能对抗血管收缩物质如 5 - 羟色胺、血管升压素等引起的血管痉挛及预防血管硬化;口服后 $3 \sim 7h$ 血药浓度达峰值。肝脏为主要代谢器官,口服 72h 后以原形及代谢产物从粪便中排出 66% ,从尿中排泄 23% 。

3. 适应证

适用于脑栓塞、脑血栓、脑动脉硬化、脑血管痉挛、脑循环障碍引起的精神神经症状。高血压所致的脑循环不全、脑出血与蛛网膜下隙出血恢复期、头部外伤及其后遗症等。也用于冠状动脉硬化及末梢循环不良引起的疾患。

4. 用法与用量

口服:每次 $25 \sim 50mg$,每日 3 次,饭后服。静脉注射:每次 $20 \sim 40mg$,缓慢注入。

5. 不良反应与注意事项

用后偶有嗜睡、发疹及胃肠道反应;服药后有不良反应者即行减量或停止服药。颅内有出血者应在其完全止血 $10 \sim 14d$ 后方可使用。孕妇慎用。静脉注射可使血压短暂降低,使用时应适当注意。

6. 药物相互作用

本品与人参、三七提取物、维生素 B_6、维生素 E 在改善大脑与冠脉血流量、降低心肌耗氧量及提高制剂稳定性方面,起协同互补的作用。

7. 制剂与规格

片剂:25mg。胶囊剂:25mg。注射液:20mg/20mL。

8. 医保类型及剂型

乙类:口服常释剂,注射剂。

二、佐米曲普坦

1. 别名

佐米格

2. 作用与特点

佐米曲普坦是一种选择性受体激动剂,它对血管 5 – HT$_1$ 受体的激动作用可引起血管的收缩,抑制降钙素基因相关肽、血管活性肠肽及 P 物质的释放,从而缓解了偏头痛的发作。除了上述外周作用外,佐米曲普坦对中枢神经系统也有影响。在脑干它能进入周围中枢及偏头痛中枢,对同一患者的系列发作具持久性作用。佐米曲普坦口服吸收迅速、完全(至少 64%),血浆蛋白结合率约为 25%,经肝脏代谢,代谢物从尿中排泄。

3 种主要代谢产物为吲哚乙酸、N – 氧化物及 N – 去甲基类似物。N – 去甲基代谢物为活性代谢物,其效能为佐米曲普坦的 2～6 倍,血浆浓度约为母体药物的 50%,其他代谢物无活性。佐米曲普坦 t$_{1/2}$ 为 2.5～3h。

3. 适应证

适用于有/无先兆偏头痛的急性治疗。

4. 用法与用量

治疗偏头痛发作推荐剂量为 2.5mg,2 次服药间隔最少 2h,头痛减轻不满意者可用 5mg,反复发作时,建议 24h 内服用总量不超过 15mg。

5. 不良反应与注意事项

最常见的不良反应有恶心、头晕、嗜睡、温热感、无力、口干。此外有感觉异常或感觉障碍,咽喉部、颈部、四肢及胸部可能出现沉重感、紧缩感和压迫感(心电图上没有缺血改变的证据),还可出现肌痛、肌肉无力。哺乳期妇女慎用。血压未经控制的患者禁用。

6. 药物相互作用

使用本品治疗 12h 内应避免使用其他 5 – HT$_1$ 激动剂。对于使用单胺氧化酶 – A 抑制药的患者,建议 24h 内服用本品的最大量为 7.5mg。

7. 制剂与规格

片剂:2.5mg。

三、盐酸氟桂利嗪

1. 别名

西比灵、氟桂嗪、盐酸氟桂嗪、氟脑嗪、脑灵。

2. 作用与特点

本品为选择性钙拮抗剂,可阻滞过量的钙离子跨膜进入细胞内,防止细胞内钙超载造成的损伤,对心脏收缩和传导无影响。本品由肠道吸收,口服后 2～4h 血药浓度达到峰值,血液中 90% 的药物与血浆蛋白结合。经肝充分代谢后,原形和代谢产物可经胆汁排入肠道,随粪便排出。t$_{1/2}$ 为 18d。

3. 适应证

典型或非典型偏头痛的预防性治疗,前庭功能紊乱引起眩晕的对症治疗。

4. 用法与用量

偏头痛的预防性治疗:65 岁以下患者 10mg/d,65 岁以上患者 5mg/d,每晚口服。如治疗 2 个月后未见明显改善,应停止用药。维持治疗 6 个月后也应停药。眩晕:每日剂量同上,但应在控制症状后及时停药,初次疗程通常少于 2 个月。治疗慢性眩晕症 1 个月或突发性眩晕症 2 个月后,如症状未见任何改善,应停药。

5. 不良反应与注意事项

嗜睡和疲惫,体重增加。长期用药时偶见抑郁症,老年人较易发生锥体外系症状。少见的不良反应有胃灼热、恶心、胃痛,失眠、焦虑、溢乳、口干、肌肉疼痛及皮疹。治疗过程中疲惫现象逐渐加剧或维持治疗时疗效下降,均应停止治疗。本品可影响驾驶车辆或操纵机器能力。有锥体外系症状,抑郁症和帕金森病发病倾向的患者慎用。服用本品的妇女不宜哺乳。

6. 药物相互作用

与乙醇、催眠药或镇定药合用时可见中枢神经系统的过度镇静作用。

7. 制剂与规格

胶囊:5mg。

8. 医保类型及剂型

乙类:口服常释剂。

四、麦角胺咖啡因

1. 别名

麦加片

2. 作用与特点

麦角胺能缓解脑动脉过度紧张和搏动异常,从而使头痛减轻;咖啡因能收缩脑血管而减少脑血流量。两药合用具有协同作用,并能降低麦角胺的毒性。口服一般在 1~2h 起效,0.5~3h 血药浓度达峰值,$t_{1/2}$ 约 2∶1。在肝内代谢,90% 以代谢物形式经胆汁排出,少量原形物随尿及粪便排泄。

3. 适应证

可用于偏头痛,也用于脑动脉扩张性头痛,组胺引起的头痛等,但对预防头痛无效。

4. 用法与用量

口服:每次 2 片,必要时 30min 后可再服 1~2 片,每日不宜超过 6 片。每周不超过 10 片。

5. 不良反应与注意事项

服后可有恶心、呕吐、腹痛、乏力等不良反应。高血压、心绞痛、闭塞性血管病、肝肾疾病、孕妇、哺乳期妇女忌用。偏头痛发作后也不宜应用。脓毒血症禁用。

6. 药物相互作用

本品与 β 受体阻滞剂合用治疗偏头痛通常是安全有效的,但有病例报道出现严重的外周血管收缩及偏头痛加重,应注意谨慎对待。

7. 制剂与规格

片剂:酒石酸麦角胺 1mg + 咖啡因 100mg。

8. 医保类型及剂型

甲类:口服常释剂。

五、甲磺酸双氢麦角隐亭/咖啡因

1. 别名

洛斯宝

2. 作用与特点

本品能抑制缺血局部由于 α - 受体激活所致的收缩血管效应,改善大脑、肢体及视网膜、内耳—前庭与微循环。并能与多种单胺能受体相互作用,促进脑细胞对葡萄糖的摄取和利用,促进蛋白质合成,使缺血—脑细胞的能量代谢及新陈代谢恢复至正常水平,维持大脑细胞的正常生理功能,明显改善大脑高级神经功能障碍;保护缺血区毛细血管和血—脑屏障,维持其正常通透性;阻断血小板和红细胞膜之间 α - 受体,抗血小板和红细胞的聚集,防止血栓形成。甲磺酸双氢麦角隐亭与咖啡因合用,吸收迅速,达峰时间 0.25 ~ 0.33h,血浆 $t_{1/2}$ 为 5.5h 以上。

3. 适应证

脑血管功能不全、老年性脑功能改变或脑血管意外后遗症的各种症状,缺血性耳蜗—前庭功能障碍症状,外周血管性疾病及偏头痛。

4. 用法与用量

一般用量每次 2 ~ 4mg,每日 2 次。

5. 不良反应与注意事项

偶见轻度消化道不适,饭后用药可消除此不良反应。孕妇慎用。

6. 制剂与规格

片剂:甲磺酸双氢麦角隐亭 4mg + 咖啡因 40mg,口服液:50mL(甲磺酸双氢麦角隐亭 50mg + 咖啡因 500mg)。

六、脑复活

1. 作用与特点

本品为复方制剂,含脑氨肽,L - 谷氨酸,硫酸软骨素及多种维生素。主要成分脑氨肽具有促进脑细胞 DNA 合成;促进脑细胞的修复和再生,提高脑细胞对氧的利用率;改善脑细胞的能量代谢;增强脑功能,供给脑组织修复再生所需要的各种氨基酸;调节脑神经活动等作用。硫酸软骨素能提高组织的渗透性,促进渗出液的吸收,有利于损伤组织、变性坏死组织的愈合、修复和再生。

2. 适应证

神经衰弱、脑血管损伤后遗症、脑萎缩、老年性痴呆、颅脑外伤综合征、中枢神经系统感染、脑病后遗症、先天性脑发育不全。

3. 用法与用量

口服,成人 4 片,每日 3 次;儿童 3 片,每日 3 次。

4. 制剂与规格

片剂:48 片。

(李继忠)

第五节　抗重症肌无力药

一、氯化腾喜龙

1. 别名

艾宙酚

2. 性状

性状为白色结晶性粉末,无臭,味苦咸。极易溶于水,易溶于乙醇,不溶于氯仿和乙醚。10% 水溶液 pH 为 4 ~ 5。

3. 作用与用途

为短效胆碱酯酶抑制药,与新斯的明相似,但作用较弱,且甚短暂,仅维持数分钟,对神经肌肉接头的选择性高。

因此不良反应较少。用作重症肌无力的诊断剂及非去极化型骨骼肌松弛药,如箭毒类、三碘季胺酚的对抗剂。

4. 用法与用量

用于诊断重症肌无力:先静脉注射 2mg,如 30 秒钟内无肌力增加,可再注入 8mg。抗箭毒类:静脉注射每次 10mg。

5. 注意事项

有流涎、恶心、支气管痉挛、心动过缓及心律不齐等。中毒时可用阿托品解救。支气管哮喘及心脏病患者禁用。

二、新斯的明

1. 别名

普洛斯的明,普洛色林

2. 性状

白色结晶性粉末,无臭,苦味。在水中极易溶解,在乙醇中易溶。

3. 作用与用途

具有抗胆碱酯酶作用,但对中枢神经系统的毒性较毒扁豆碱弱;因尚能直接作用于骨骼肌细胞的胆碱能受体,故对骨骼肌作用较强;缩瞳作用较弱。

4. 用法与用量

多用于重症肌无力及腹部手术后的肠麻痹。口服其溴化物,1 次 15mg,1 日 45mg,3 极量:1 次 30mg,1 日 100mg。皮下注射、肌内注射其甲硫酸盐,每日 1 ~ 3 次,每次 0.25 ~ 1.0mg;极量:1 次 1mg,1 日 5mg。由于口服后在肠内有一部分被破坏,故口服剂量远较注射剂量为大。以 0.05% 眼药水用于青少年假性近视眼,1 日 2 次,每次 1 ~ 2 滴,3 个月为 1 疗程。

5. 注意事项

(1)大剂量时可引起恶心、呕吐、腹泻、流泪、流涎等。

(2)癫痫、心绞痛、室性心动过速、机械性肠梗阻、尿路梗死及支气管哮喘患者禁用。

6. 制剂

片剂:每片 15mg。注射液:每支 0.5mg(1mL);1mg(2mL)。

三、溴化吡啶斯的明

1. 性状

为白色或类白色结晶性粉末,有引湿性,有特异臭,味苦,易溶于水,乙醇,不溶于乙醚。

2. 作用与用途

为胆碱酯酶抑制剂,与新斯的明相似,其有效剂量为后者的 4 倍,维持时间较持久,而不良反应较少,主用于重症肌无力、手术后腹胀气与尿潴留。

3. 用法与用量

口服:每次 60mg,每日 3 次。皮下或肌内注射:每次 1 ~ 5mg,或根据病情而定。

4. 注意事项

(1)机械性肠梗阻、泌尿道梗阻患者忌用。支气管哮喘患者慎用。超过剂量可能引起严重的肌肉虚弱。胃肠道反应可用阿托品对抗。

(2)恶心、呕吐、腹泻、支气管及唾液分泌增加、发汗、瞳孔缩小,某些患者由于对溴化物过敏而产生皮疹。

(张睿华)

第六节　催眠、抗惊厥药

一、忆梦返

1. 药理作用

本药是一种快速催眠药。属于环吡咯酮类的一种新一代化学结构的药物,不同于苯二氮卓类药物,本药能增加睡眠时间,提高睡眠质量,减少夜间觉醒次数,避免早醒。无失眠反跳,对记忆力无影响。服用 7.5mg 后,深睡眠的时间增加,而快动眼睡眠时间保持不变。

2. 适应证

各种类型的失眠症。

3. 用法和用量

成人:7.5mg,睡前服用;老年人:3.75mg,睡前服用。如有必要可增至 7.5mg。

4. 禁忌证

呼吸代偿机能不全,幼儿患者。

5. 注意事项

妊娠、哺乳期妇女及严重肝功能不全患者慎用。

6. 不良反应

偶有口干及口苦,极少数患者有日间嗜睡,间或有肌张力减低、酒醉感。

二、思诺思

1. 产品名

思诺思,10mg 划痕药片。

2. 成分

唑吡坦泮酒石酸盐,每片 10mg。

3. 药理学特性

催眠药唑吡坦是一种咪唑吡啶类药物,具有快速的催眠作用,此药的作用与特异性的中枢 GABA 受体激活可调节氯离子通道。唑吡坦可缩短入睡时间,减少夜醒次数,增加总的睡眠时间和改善睡眠质量,其作用与特征脑电图一致。记录晚间睡眠的脑电图显示唑吡坦延长Ⅲ、Ⅳ期睡眠期。成人的深睡眠时间一般都减少。常用的催眠药也会缩短深睡眠时间,而唑吡坦则可把深睡眠时间调节到生理水平。应用正常剂量、唑吡坦对异常睡眠时间的影响不大,用药6个月后,停药未发现戒断现象,反跳性失眠和耐药性等不良反应。

4.用药指征

失眠。

5.禁忌证

15岁以下的儿童、孕妇。尽管动物实验并没有发现本品有畸胎和胚胎毒性等不良反应,但是为慎重起见,妊娠和哺乳妇女不应服用本品。

6.不良反应

不良反应与用药剂量和患者对药物敏感度有关(尤其对老年人)。主要的不良反应有:眩晕、瞌睡、乏力、恶心、呕吐、头痛等。比较罕见的不良反应:记忆障碍、噩梦、烦躁、精神压抑、腹泻等症状。与其他药物合用的相关作用:当与其他中枢神经药物联合应用时可有叠加作用。这些药物有:抗焦虑药、催眠药、精神抑制剂、抗抑郁类药物等。

7.剂量与用法

(1)65岁以下的成年人,用常规剂量,并根据个体差异调节,通常为1片10mg,根据患者的反应可加至15~20mg,无论在任何情况下,都应遵循睡前服药。

(2)对65岁以上的老人,建议开始时用半片,但治疗剂量不应超过10mg。用药过量的处理:监护病房。

8.注意事项

治疗期限,做催眠剂。一般不主张延长用药时间,这种延长治疗也是无效的。对人体动物的研究均显示本品对呼吸中枢没有作用。然而,对呼吸功能不全患者应慎用本品。对肌无力患者,有可能引起肌肉乏力,唑吡坦应在医生的指导下使用。有肝功能不全患者应减量。对驾车者和机器操作者的作用:本品有可能减低驾驶员和机器操作者的注意力。

三、贝诺舒宁

1.性状

本品为白色片。

2.药理作用

本品系从山龙眼科植物萝卜树的果实中提取有效成分制成的口服片剂。本品化学结构与天麻素有相似的单体糖甙。经药理和临床研究证明,本品对中枢神经系统作用与天麻素相似,但其镇静、安眠、止痛的作用较天麻素强,对神经衰弱或神经衰弱综合征引起的头痛、头昏、睡眠障碍的治疗作用显效快,一般用药3~7d显效。本品对血管性头痛的疗效十分显著,与常用的止痛片或苯噻啶、樟柳碱等药物相比较,具有药效恒定、毒副反应轻微等特点。

3.适应证

镇静安眠止痛药。用于治疗神经衰弱、神经衰弱综合征、血管性头痛及三叉神经痛等。

4.不良反应

偶有口干、嗜睡等轻微反应,一般可自行消失,不影响继续服药。

(曹　静)

第七节　抗心律失常药

正常心脏在窦房结的控制下按一定频率进行有节律的跳动,当心脏的冲动起源异常或冲动传导障碍时均可引起心律失常。它有缓慢型与快速型之分,本节讨论的是治疗快速型心律失常的药物。

一、肌电生理简介

(一)心肌细胞膜电位

心肌细胞膜的静息电位,约为90mV,处于内负外正极化状态,当 Na^+ 内流逐渐增加,膜电位随之上升(负值减小),达到阈电位水平就激发可以扩布电流脉冲,形成动作电位,动作电位包括除极和复极两个过程,按其发生的顺序将动作电位分为5个时相,每个时相均由不同离子内流或外流所引起。

0相——快速除极期:钠通道被激活,大量的 Na^+ 快速内流,使细胞内负电位转变为正电位。

1相——快速复极初期:钠通道关闭,是由钾短暂外流形成。

2相——缓慢复极期(平台期):是由少量 Na^+ 及 Ca^{2+} 缓慢内流与 K^+ 外流所形成动作电位的平台。

3相——快速复极末期:是 Ca^{2+} 停止内流, K^+ 快速外流所形成。0相至3相的时程合称为动作电位时程(APD)。

4相——静息期:通过 $Na^+ - K^+$ 泵主动转运,泵出细胞内的 Na^+ 并摄入 K^+ ,最后细胞内外的离子浓度及分布恢复到除极前状态。在无自律性的心肌细胞,4相处于水平的静息膜电位。而具有自律性的心肌细胞,如窦房结、房室结区、房室束及浦肯野纤维,在4相自动除极。根据动作电位除极化的速度及幅度,可将自律细胞分为快反应自律细胞(包括心房传导组织、房室束及浦肯野纤维)及慢反应自律细胞(包括窦房结及房室结)。快反应自律细胞4相自动除极速率主要与 Na^+ 内流有关,除极速率快,传导速度也快,呈现快反应电活动。慢反应自律细胞4相自动除极与 Ca^{2+} 内流有关,除极速率慢,传导速度也慢,呈慢反应电活动。当心肌发生病变,快反应细胞也可转变慢反应细胞,自律性降低。

(二)心肌电生理特性

1.自律性

一些心肌细胞能够在没有外来刺激的条件下,反复自动地发生节律性兴奋,这种特性称为自律性。自律性高低主要取决于舒张期自动除极速度即4相斜率,如4相斜率大则自律性高。凡能在快反应细胞4相中抑制 Na^+ 内流、促进 K^+ 外流或在慢反应细胞减少 Ca^{2+} 内流的药物,都能使4相斜率降低,自律性降低。反之则使自律性升高。

2.传导性

传导性指心肌细胞有将冲动传布到邻近细胞的性能。动作电位0相除极化速率决定传导性。

快反应自律细胞0相除极化是由 Na^+ 内流决定,慢反应自律细胞0相除极化是由 Ca^{2+} 内流决定,因而抑制 Na^+ 内流、抑制 Ca^{2+} 内流均可抑制传导。

3. 有效不应期

从 0 相除极开始至复极过程中,膜内电位达 $-50 \sim -60mV$ 时,这段时间称之为有效不应期(ERP),在 ERP 内心肌细胞对任何刺激不产生兴奋,或虽产生兴奋,但兴奋并不向周围扩布。一般 ERP 的长短与动作电位时程(APD)长短变化相适应,但程度可有不同。

二、心律失常发生机制

心律失常是由冲动形成异常和冲动传导异常或二者兼有所致。

(一)冲动形成异常

1. 自律性升高

窦房结细胞动作电位 4 相 Ca^{2+} 内流增多或最大舒张电位减小,其自律性就会增高,引起窦性心动过速。其他自律细胞的 4 相除极加快或最大舒张电位减少时,其自律性也会升高,导致异位节律。

2. 后除极与触发活动

后除极是在一个动作电位中继 0 相除极后所发生的除极,常表现为频率较快,振幅较小,振荡性波动,此时膜电位不稳定,容易引起异常冲动发放,此过程称为触发活动。其主要由 Ca^{2+} 或 Na^+ 内流增多所致。

(二)冲动传导异常

1. 单纯性传导障碍

单纯性传导障碍包括传导减慢、传导阻滞等。其发生可能是与邻近细胞不应期长短不一致或病变引起的传导有关。

2. 折返激动

折返激动指冲动经传导通路折回原处而反复运行的现象。浦肯野纤维 A、B 两支与心室形成杯状,正常时冲动沿 A、B 两支同时到达心肌,激发除极与收缩,然后冲动各自消失在对方的不应期中。在病变时,如 A 支发生单向传导阻滞,冲动不能下传,而 B 支传导的冲动经过心肌后,可缓慢逆行经 A 支,再传回 B 支,若此时 B 支有效不应期已过,则冲动再沿 B 支下传到心室肌,形成冲动折返。这样,一个冲动折返可引起一个期前收缩,如连续多次折返,可引起一连串的期前收缩,呈现快速型心律失常。

三、抗心律失常药物的基本作用和分类

(一)抗心律失常药的基本作用

1. 降低自律性

药物可通过抑制快反应细胞 4 相 Na^+ 内流或抑制慢反应细胞 4 相 Ca^{2+} 内流,减慢 4 相自动除极速率,降低自律性;也可通过促进 K^+ 外流而增大最大舒张电位而降低自律性。

2. 减少后除极与触发活动

药物抑制 Ca^{2+} 或 Na^+ 内流,就可以减少后除极与触发活动。

3. 改变传导性

药物一方面通过促进 K^+ 外流,加大膜电位(负值),使 0 相除极速率加快,改善传导,消除单向传导阻滞,终止折返冲动,如苯妥英钠。另一方面通过抑制 K^+ 外流或 Ca^{2+} 内流或 Na^+ 内流,降低膜反应性而减慢传导,使单向传导阻滞变为双向阻滞,消除折返冲动,如奎尼丁。

4.延长有效不应期(ERP)

药物可以通过以下几种方式,延长 ERP,消除折返。

(1)延长 APD、ERP,但 ERP 延长更显著,由于在一个 APD 中 ERP 所占时间越长,冲动将有更多的机会落入 ERP 中,折返冲动易被消除。

(2)缩短 APD、ERP,但 APD 缩短更显著,所以 ERP/APD 比值加大、即 ERP 相对延长,易消除折返。

(3)使邻近细胞不均一的 ERP 趋向均一化而终止折返。一般延长 ERP 的药物,可使 ERP 较短的心肌细胞延长较多,使 ERP 较长的心肌细胞延长较少,从而使邻近细胞不均一的 ERP 趋向均一,减少或终止折返。反之亦然,缩短 ERP 的药物,则使 ERP 短者,缩短少些,ERP 长者,缩短多些。

(二)抗心律失常药的分类

用于抗心律失常药的药物较多,根据其对心肌电生理的作用特点,可分为四类,其中 I 类又分 A、B、C 三个亚类。

四、常用抗心律失常药

(一)I类——钠通道阻滞药

1. I A 类药物

本类药物能适度减少除极时 Na^+ 内流,降低 0 相上升速率,降低动作电位振幅,减慢传导速度。减少异位起搏细胞 4 相 Na^+ 内流而降低自律性。

(1)奎尼丁:奎尼丁是由茜草科植物金鸡纳树皮中提得的生物碱,是抗疟药奎宁的右旋异构体。口服后心肌中药物浓度为血浆中的 10 倍,$t_{1/2}$ 约 6h,主要在肝脏代谢。

作用和临床应用:奎尼丁能降低自律性,对功能正常的窦房结自律性影响很小。可降低心房、心室、浦肯野纤维等的 0 相上升速度及膜反应性,因而减慢传导速度。还能明显延长 APD 和 ERP,而 ERP 的延长更为显著,故可消除折返。此外,尚有抑制心肌收缩力及阿托品作用。本品为广谱抗心律失常药,适用于阵发性室上性和室性心动过速、心房颤动、心房扑动及用于转律。

不良反应:较多,安全范围小,易出现毒性反应。①胃肠道反应:表现为恶心、呕吐、食欲缺乏、腹痛和腹泻等。②金鸡纳反应:一般与剂量无关。轻者出现胃肠不适,耳鸣、听力下降、视力模糊,重者出现复视、神志不清,甚至精神失常。③心血管反应:较严重,包括血压下降、心力衰竭、传导阻滞等,严重者可发生奎尼丁昏厥,并可出现心室颤动或心脏停搏等,应立即静脉滴注异丙肾上腺素或注射阿托品,静脉补钾及补镁等。④变态反应:可表现瘙痒、皮疹、发热、哮喘、血小板减少、粒细胞减少等。

用药注意及禁忌证:①奎尼丁与地高辛合用,使后者肾清除率降低而增加其血药浓度;②与双香豆素、华法林合用,竞争与血浆蛋白结合,使后者抗凝血作用增强;③肝药酶诱导剂苯巴比妥、苯妥英钠等加速其代谢,使血药浓度降低;④西咪替丁、钙通道阻滞药可减慢其在肝脏的代谢;⑤本药还可减慢三环类抗抑郁药、可待因在肝脏的代谢;⑥肝、肾功能不全、严重房室传导阻滞、心动过缓、低血压、强心苷中毒所致的心律失常禁用。

(2)普鲁卡因胺:普鲁卡因胺为局麻药普鲁卡因的衍生物。①作用和临床应用:普鲁卡因胺的作用与奎尼丁基本相似,但抑制心脏传导以房室结以下为主。主要用于室性心律失常,包括室性期前收缩及室性心动过速;对房性心律失常也可选用,但对心房颤动和心房扑动疗效较差。②不良反应:变态反应较常见,表现为皮疹、药热、粒细胞减少等。用药过久少数患者出现全身红斑狼疮样综合征。长期应用也会出现恶心、呕吐等消化道症状,静脉注射可引起低血压及窦性心动过缓。低血压及支气管哮喘者慎用,房室传导阻滞的患者禁用。

2. Ⅰ B 类药物

本类药物轻度抑制 Na^+ 通道,促进 K^+ 外流。能降低自律性,使 APD 和 ERP 均缩短,但 APD 缩短更明显,从而 ERP 相对延长。

(1)利多卡因:利多卡因为常用的局麻药,但也有抗心律失常的作用,口服无效,必须注射用药。

作用:治疗量的利多卡因能选择性降低浦肯野纤维自律性,改善传导,相对延长 ERP,明显提高心室致颤阈,而达到控制室性心律失常的目的。

临床应用:主要用于室性心律失常,对室性期前收缩、阵发性室性心动过速、心室颤动等均有较好疗效。对强心苷中毒引起的室性心律失常也有较好疗效。对低血钾者,应先补钾,否则因心肌膜对 K^+ 通透性降低,而影响疗效。

不良反应:主要有头昏、兴奋、激动、嗜睡、语言与吞咽障碍等中枢神经系统症状。严重者可有短暂视力模糊、肌肉颤动、抽搐、呼吸抑制。剂量过大时可出现心率减慢、窦性停搏、房室传导阻滞、血压下降。超量可致惊厥,心脏骤停。

用药注意及禁忌证:①肝药酶抑制剂如异烟肼,能减少利多卡因代谢,增强其作用;②肝药酶诱导剂如巴比妥类,能加速利多卡因代谢,减弱其作用;③普萘洛尔可延长利多卡因的半衰期而增强其作用;④利多卡因还可增强肌松药的肌松作用;⑤严重传导阻滞、伴有心动过缓的脑缺血综合征及对本药有过敏史者禁用。

(2)苯妥英钠:苯妥英钠既是一个良好的抗癫痫药,又是一个有效的抗心律失常药。其作用和用途与利多卡因相似,主要用于治疗室性心律失常,特别是对强心苷类药物中毒所致的快速性室性心律失常疗效更佳。对心肌梗死、心脏手术、麻醉、电复律等引起的室性心律失常也有效。

3. Ⅰ C 类药物

本类药物主要作用于浦肯野纤维,阻滞 Na^+ 通道作用强,明显降低 0 相上升速率,减慢传导;也降低 4 相自动除极化速率,降低自律性。对复极过程影响较小。普罗帕酮兼有抑制 Na^+ 内流、β 受体阻断和钙拮抗三种作用。因毒性较大仅用于危及生命的室性心律失常。常见的不良反应有恶心、呕吐、味觉改变、头痛、眩晕,一般不须停药,严重时可致心律失常,如传导阻滞,窦房结功能障碍,加重心力衰竭等。偶见粒细胞缺乏,红斑性狼疮样综合征。

(二)Ⅱ类——β 受体阻断药

常用于治疗心律失常的 β 受体阻断药有普萘洛尔、阿替洛尔、美托洛尔、吲哚洛尔等,现以普萘洛尔为代表药加以介绍。

1. 作用

普萘洛尔主要通过 β 受体阻断作用,降低自律性,减慢传导,发挥抗心律失常作用。其口服吸收完全,但首过效应达到70%,口服给药时应加大剂量,个体差异大,主要在肝脏代谢。

2. 临床应用

适用于治疗与交感神经兴奋过高有关的各种心律失常。对窦性心动过速,心房颤动、心房扑动及阵发性室上性心动过速疗效好;对由运动、情绪激动、甲状腺功能亢进等诱发的室性心律失常也有效;普萘洛尔尚有抗心绞痛和抗高血压的作用,故对伴有心绞痛或高血压的心律失常患者更为适用。

3.不良反应和注意事项

本药可引起窦性心动过缓、房室传导阻滞、低血压、心力衰竭等,对有窦性心动过缓、房室传导阻滞、支气管哮喘或慢性肺部疾患的患者禁用。

(三)Ⅲ类——延长动作电位时程(APD)药

胺碘酮(乙胺碘呋酮):胺碘酮抗心律失常的特点是广谱、长效。口服吸收缓慢,起效慢,主要在肝脏代谢,胆汁排泄,消除缓慢,停药后作用可持续 4~6 周。静脉注射 10min 显效,维持 1~2h。

(1)作用:胺碘酮能阻滞 K^+ 通道,较明显的抑制复极过程,延长 APD 和 ERP;尚能松弛冠状动脉和周围血管平滑肌,增加冠状动脉血流量,减轻心脏负荷,减少心肌耗氧。

(2)临床应用:适用于各种室上性和室性心律失常,如心房颤动、心房扑动、心动过速及预激综合征等。对室性心动过速、室性期前收缩也有效。

(3)不良反应和注意事项:有胃肠道反应,角膜褐色微粒沉着,偶见肺纤维化。因其含碘,长期服用可影响甲状腺功能,对本药或碘过敏、甲亢、心动过缓、房室传导阻滞等患者禁用。

(四)Ⅳ类——钙通道阻滞药

1.维拉帕米(戊脉安、异搏定)

(1)作用:维拉帕米能选择性阻滞 Ca^{2+} 通道,抑制 Ca^{2+} 内流,降低自律性,减慢传导速度和延长 ERP,减慢心率;还能扩张冠状动脉和外周血管,增加冠状动脉流量,降低血压,减轻心脏负荷。

(2)临床应用:维拉帕米是治疗阵发性室上性心动过速的首选药,能使80%以上的患者转为窦性节律。对房性心动过速也有良好效果,还可用于高血压,心绞痛的治疗。

(3)不良反应:维拉帕米有恶心、呕吐、头痛、眩晕、颜面潮红等不良反应症状。静脉注射时可引起窦性心动过缓和低血压,必要时可用葡萄糖酸钙或阿托品纠正。

(4)用药注意及禁忌证:①不宜与 β 受体阻断药或地高辛合用;②禁用于窦房结疾患、房室传导阻滞、心力衰竭及心源性休克者,老人,尤其是心、肾功能不全者应慎用。

2.地尔硫䓬

地尔硫䓬在的抗心律失常作用与维拉帕米相似,口服起效较快,可用于阵发性室上性心动过速和心房颤动。

(姜　伟)

第八节　抗高血压药

一、抗高血压药的分类

抗高血压药又称降压药,是一类能降低动脉血压,用于治疗高血压的药物。根据世界卫生组织规定:成人未服抗高血压药物情况下,收缩压不低于 18.7kPa 和(或)舒张压不低于 12.0kPa(140mmHg/90mmHg)即为高血压。并将高血压分为:Ⅰ级(轻度)高血压18.7～21.2/12.0～13.2kPa(140～159/90～99mmHg)、Ⅱ级(中度)高血压 21.3～23.9/13.1～14.5kPa(160～179/100～109mmHg)、Ⅲ级(高度)高血压不低于 24.0～14.7KPa(180/110mmHg)。临床上把继发于其他疾病(如肾动脉狭窄、嗜铬细胞瘤等)或妊娠、服药后的高血压称为继发性高血压,其病因清楚,通过治疗原有疾病,就可以降压。把找不到发病原因的高血压称为原发性高血压或高血压病。长期高血压状态可损害心、脑、肾、血管等重要脏器,并造成血管硬化、心律失常、心绞痛、猝死等较重的并发症。而我国高血压病又是常见病、多发病,严重威胁着我国人民的健康和寿命。在高血压的综合疗法中,药物治疗显得越来越重要。所以合理应用抗高血压药,可以保持血压正常和平稳,减少或防止并发症,降低病死率,延长寿命。

血压的生理调节极其复杂,在众多的神经体液调节机制中,交感神经系统、肾素—血管紧张素－醛固酮系统及血管内皮松弛因子—收缩因子系统等起重要作用,抗高血压药物往往通过影响这些系统而发挥降压作用。根据药物在血压调节系统中的主要影响及作用部位,可将抗高血压药物分为七大类。分别为钙通道阻滞药、血管紧张素转化酶抑制药、血管紧张素Ⅱ受体阻断药、肾上腺素受体阻断药、利尿药、交感神经抑制药、血管舒张药。

现临床常用的降压药物是上述的前五类,这些药物降压作用可靠,不良反应较少。其他降压药已较少单独应用,多在复方制剂中使用。

二、常用的抗高血压药

(一)钙通道阻滞药

本类药物可选择性的阻滞细胞膜的 Ca^{2+} 通道,阻滞 Ca^{2+} 内流,降低细胞内 Ca^{2+} 浓度,从而抑制 Ca^{2+} 所调节的细胞过程,产生以下作用:①降低心肌收缩力、减慢心率和减慢传导、对缺血心肌有保护作用;②松弛血管平滑肌;③抑制支气管、消化道、输尿管以及子宫平滑肌。其临床应用范围较广,主要用于心绞痛、高血压、心律失常、心肌梗死等心血管疾病。作为降压药使用时该类药有以下优点:①血压下降时并不降低重要脏器的血流量;②不引起脂代谢紊乱及葡萄糖耐受性的改变。其中尼莫地平、尼卡地平、氟桂嗪等选择性扩张脑血管作用较强,多用于防治脑血管痉挛、脑供血不足、脑血栓形成、脑血管痉挛性头痛、脑动脉硬化等。而对外周血管平滑肌作用较明显的硝苯地平、尼群地平、氨氯地平等则多用于高血压的治疗。

1. 硝苯地平(心痛定)

(1)作用:硝苯地平降压作用强、起效快、持久。口服 30min 显效,1～2h 达最大降压效应,可使血压下降21%～26%,作用持续 6h。舌下含服,2～3min 起效,20～30min 达高峰。降压时伴有反射性心率加快,心输出量增加,外周血管阻力降低。无水钠潴留,不易产生耐受性。

(2)临床应用:适用于治疗轻、中度高血压,伴有高血压危象者或心力衰竭者也可以应用。还可用于伴有肾功能不全或心绞痛的患者。与 β 受体阻断药合用,以消除降压时出现的心率加快和肾素活性增高的不良反应并增强降压效果,应酌情减量。

(3)不良反应:常见的不良反应有头痛、面部潮红、眩晕、心悸、踝部水肿等。

(4)用药注意:①硝苯地平与苯妥英钠、洋地黄毒苷、奎尼丁及双香豆素等药物合用时,应适当减少用药量,②西咪替丁会显著地引起硝苯地平血药浓度升高,合用时需将硝苯地平的剂量降低 40%。

2.尼群地平

尼群地平的作用、用途与硝苯地平相似,能选择性舒张血管,降低外周血管阻力。尚能舒张冠状血管的作用,并降低心肌耗氧量,高血压并发冠心病患者尤为适用。也可单用治疗各型高血压。

不良反应与硝苯地平相似,但较轻,偶见头痛、头晕、心悸等。该药主要用于肝代谢,肝功能不全者应适当减量。

3.氨氯地平

氨氯地平属于长效的钙通道阻滞药,口服起效缓慢,降压平稳,1~2周后呈现降压作用,作用持续时间长。每日服药一次,可持续24h。与噻嗪类利尿药,β受体阻断药或血管紧张素转化酶抑制药合用效果更好。不良反应有心悸、头痛、面红、水肿等。

(二)血管紧张素转化酶抑制药

肾素－血管紧张素－醛固酮系统(RAAS)对血压有重要的调节作用,肾素使血管紧张素原水解为血管紧张素Ⅰ,后者又在血管紧张素转化酶(ace)的作用下转变为血管紧张素Ⅱ。血管紧张素Ⅱ可使外周血管收缩和醛固酮分泌增多,使血压升高。ACE还能促使缓激肽失活。目前临床常用的血管紧张素转化酶抑制药有卡托普利、依那普利、雷米普利等。

1.卡托普利(巯甲丙脯酸)

(1)作用:卡托普利通过抑制血管紧张素Ⅰ转化酶,使血管紧张素Ⅱ形成减少,同时也减少缓激肽的水解。两方面作用使血管扩张,血压下降。本药与其他降压药比较,具有以下特点。①起效快,口服15min即可生效,1~2h作用达高峰,持续时间较长,每日给药一次,效果稳定可靠;②降压时不会引起反射性心率加快,心输出量不减少;③可降低肾血管阻力,使肾血流量增加,肾小球滤过率得到改善;④能防止心肌肥大与血管重构,长期用药无明显耐受性;⑤能增强糖尿病或高血压患者对胰岛素的敏感性,不引起电解质紊乱及脂质代谢改变。

(2)临床应用:卡托普利用于各型高血压,尤其是肾性高血压和常规疗法无效的高血压,可单用或与利尿药、β受体阻断药、钙通道阻滞药等合用。还用于治疗伴有左心室肥厚、慢性心功能不全、肾功能不全、糖尿病肾病、心肌缺血甚至急性心肌梗死的高血压患者。

(3)不良反应:长期小剂量使用,毒性小。常见的有刺激性干咳,发生率为5%~20%,可能与缓激肽、前列腺素等物质蓄积有关。此外还有血管神经性水肿、蛋白尿、皮疹、味觉和嗅觉缺损、脱发、中性粒细胞减少、嗜酸性粒细胞增多等。

(4)用药注意:①卡托普利与利尿药合用,可增强降压效果,并减少Zn^{2+}的排泄;②与地高辛合用,可使地高辛的血药浓度升高;③吲哚美辛、布洛芬、阿司匹林等非甾体类抗炎药可减弱卡托普利的降压效果,可能与吲哚美辛等抑制前列腺素合成有关;④双侧肾动脉狭窄患者禁用。

2.依那普利

依那普利为不含巯基的强效血管紧张素转化酶抑制药,作用与卡托普利相比,强、慢而久,能降低外周血管阻力和肾血管阻力,增加肾血流量,适用于各型高血压和慢性心功能不全。

(三)血管紧张素Ⅱ受体阻断药

血管紧张素Ⅱ受体阻断药是继血管紧张素转化酶抑制药之后一类新的抗高血压药物。血管紧张素Ⅱ受体有两种亚型,即AT_1和AT_2受体主要分布于血管平滑肌、心肌组织等,AT_2受体主要位于肾上腺体质和中枢。血管紧张素Ⅱ受体通过与其受体结合而发挥生物效应。血管紧张素Ⅱ受体阻断药能特异性的与其受体结合,减少血管紧张素Ⅱ与其受体结合,减弱血管紧张素Ⅱ的生物效应,从而发挥其舒张血管、降低血压作用。代表药有氯沙坦、缬沙坦等。氯沙坦起效慢,作用强、平稳及持久。不良反应与血管紧张素转化酶抑制药相似,但不易引起干咳及血管神经性水肿。孕妇和肾动脉狭窄患者禁用。

(四)肾上腺素受体阻断药

1.α_1受体阻断药

(1)哌唑嗪。作用:哌唑嗪选择性阻断血管平滑肌突触后膜α_1受体,使血管扩张,血压降低。降压时一般不引起心率加快及肾素分泌增加,可升高高密度脂蛋白,具有保护心血管功能。

临床应用:哌唑嗪作为二线降压药,治疗各型高血压;与利尿药或β受体阻滞药合用治疗重度或伴有肾功能不全者的高血压;也可用于顽固性慢性心功能不全的治疗。

不良反应:常见的不良反应有眩晕、乏力、口干等,一般不影响用药。部分患者首次用药后发生严重的体位性低血压、眩晕、出汗、心悸等,此反应称为"首剂现象"。采取首剂小量(不超过0.5mg),并于睡前服用,可避免或减轻这种不良反应。

(2)特拉唑嗪和多沙唑嗪:特拉唑嗪和多沙唑嗪作用、应用及不良反应均类似哌唑嗪,可用于轻、中度高血压。两药$t_{1/2}$较长,分别为12h和22h,每日服药一次即可。

2.β受体阻断药—普萘洛尔

(1)作用:普萘洛尔降压作用是通过阻断β受体而实现的。一是阻断心脏上和受体,使心率减慢,心收缩力减弱,心输出量减少。二是阻断肾脏入球小动脉上的β受体,使其分泌肾素减少,血管紧张素和醛固酮随之减少,血管扩张,尿量增多,血容量减少。三是阻断去甲肾上腺素能神经突触前膜的β受体,减少去甲肾上腺素的释放。四是阻断中枢兴奋神经元β受体,使外周交感神经活性降低。普萘洛尔降压作用缓慢,持久,不引起体位性低血压,久用也不易产生耐受性。

(2)临床应用:普萘洛尔适用于各型高血压,对伴有心输出量增多、肾素活性偏高或伴有心动过速、心绞痛的高血压患者尤其适用,可单独用药或联合用药。

(3)不良反应和注意事项:①停药综合征:长期用药后突然停药出现反跳性心动过速、心绞痛、室性心律失常,甚至诱发心肌梗死或猝死,主要是因为长期使用β受体阻断药使心肌细胞膜上的β受体上调。长期用药应从小剂量开始,每天用量不宜超过300mg,需要停药时应逐步减量停药。②中枢反应:可引起乏力、头晕、失眠、性功能减退等。③β受体阻断效应:由于普萘洛尔的负性肌力、负性传导及β_2受体阻断作用,故严重心功能不全、心脏传导阻滞、支气管哮喘、慢性阻塞性肺气肿患者禁用。β受体阻断药除普萘洛尔外,还有选择性β受体阻断药阿替洛尔、美托洛尔(美多心安,倍他乐克),作用优于普萘洛尔,在较小剂量时对支气管的影响很小,不良反应较少,故临床使用较多。

3.β受体阻断药

拉贝洛尔:拉贝洛尔可阻断α、β受体,但阻断β受体的作用较强,对β_1和β_2受体无选择性,对α_1受体阻断作用较弱,对α_2受体则无作用。适用于各型高血压,静脉注射可用于治疗高血压危象。

不良反应有眩晕、乏力、幻觉等,大剂量可引起体位性低血压。儿童、孕妇、脑出血患者及支气管哮喘患者禁用。

（五）利尿药

以氢氯噻嗪（双氢克尿噻）为例。

1. 作用

氢氯噻嗪降压作用有以下几个特点。

（1）起效慢、维持时间长。

（2）作用较弱、安全。

（3）无水钠潴留，长期应用不易产生耐受性。

用药初期降压机制是通过排钠利尿造成体内钠水负平衡，使细胞外液和血容量减少。长期应用血压仍可持续降低，其机制可能是：①因排钠而降低小动脉壁细胞内 Na^+ 的浓度，通过 $Na^+ - Ca^{2+}$ 交换机制，使细胞内 Ca^{2+} 量减少，因而血管平滑肌扩张；同时细胞内 Ca^{2+} 减少可降低血管平滑肌对血管收缩物质的反应性以及增强对舒张血管物质的敏感性；②诱导动脉壁产生扩血管物质如激肽、前列腺素等。

2. 临床应用

适用于轻、中度高血压。可单独应用，也可与其他药物合用，缓解其他降压药引起的水钠潴留，并增强疗效。

3. 不良反应和注意事项

不良反应和注意事项较少，长期用药可出现低血钾、高血糖、高血脂、高尿酸血症，其中以低血钾最常见。伴有糖尿病、痛风、心律失常、血脂升高的高血压患者慎用，该药小剂量联合用药较安全。其他利尿药如呋塞米、吲达帕胺等也可用于高血压治疗。呋塞米降压作用快、强，主要用于高血压危象、急性肺水肿或伴严重肾功能不全的高血压患者。

（六）交感神经抑制药

1. 中枢性降压药

以可乐定为例论述。

（1）作用：可乐定降压作用中等偏强。其降压作用机制是通过激动中枢突触后膜孤束核 $α_2$ 受体和延髓腹外侧区的咪唑啉受体，使外周交感神经活性降低及去甲肾上腺素释放减少，外周血管扩张而降压。

（2）临床应用：适用于中度高血压，尤其是消化道溃疡的高血压。与噻嗪类利尿药或其他降压药合用可提高疗效。还可治疗偏头痛及开角型青光眼。

（3）不良反应和注意事项：较轻，主要表现为口干、便秘、嗜睡、乏力，偶可发生心动过缓。长期用药可致水钠潴留，与利尿药合用可以防止水钠潴留并可提高疗效。久用骤停可出现血压升高、失眠、心悸、出汗等交感神经功能亢进症状，故停药时应逐渐减量。

2. 神经节阻断药

本类药物可阻断交感神经节 β 受体，使血管扩张，外周阻力降低，回心血量减少，血压下降。因选择性不高，也可阻断副交感神经节，引起较多的不良反应。现已很少应用于高血压，主要用于高血压危象或外科手术时控制性降压。代表药有卡拉明和樟磺咪芬等。

3. 影响去甲肾上腺素能神经末梢递质药

以利血平（蛇根碱、利舍平）为例介绍。

利血平降压作用温和而持久，其机制是抑制去甲肾上腺素能神经能神经末梢对递质的再摄取，并抑制递质的合成和贮存，最终导致末梢递质耗竭，从而使血压降低；还可使中枢的儿茶酚胺递质耗竭,产生镇静、安定作用。由于长期使用,会引起精神抑郁,且降压作用较弱等,故目前很少单用,多制成复方制剂,用于轻、中度高血压。不良反应较多,常见的不良反应有鼻塞、腹泻、胃酸分泌增加、嗜睡、精神抑郁等。常见副交感神经功能增强的症状,如鼻塞、乏力、心率减慢、胃酸分泌增多等。消化性溃疡、精神抑郁症患者禁用。

(七)血管舒张药

1. 直接舒张血管平滑肌药

(1)硝普钠(亚硝基铁氰化钠):硝普钠通过直接扩张小动脉和小静脉血管平滑肌,降低血压。不能口服,静脉滴注 1min 起效,立、卧位血压均大幅降低,但维持时间短暂,停止静脉滴注5min 后血压迅速回升,因此可通过调节滴速来控制降压水平。主要用于治疗高血压危象,也可用于高血压伴有充血性心力衰竭、急性心肌梗死患者。该药液遇光易分解失效,应临用前配制,并避光保存。

(2)肼屈嗪:肼屈嗪直接扩张小动脉血管平滑肌,降低外周阻力,使血压下降。临床上极少单独使用,常与 β 受体阻断药合用,治疗中度高血压。久用可引起水钠潴留,长期大剂量应用,少数可产生全身性红斑狼疮综合征。

2. 钾通道开放药

吡那地尔和米诺地尔两药能促进细胞内 K^+ 外流,细胞膜超极化,使电压依赖性钙通道关闭,阻滞 Ca^{2+} 内流,减少细胞内 Ca^{2+} 含量,导致血管扩张,血压降低。吡那地尔主要用于轻、中度高血压病的治疗、米诺地尔静脉给药,治疗高血压危象、高血压脑病等。米诺地尔还可用于治疗男性脱发。

(姜　伟)

第九节　抗慢性心功能不全药

慢性心功能不全又称充血性心力衰竭,简称心力衰竭,是由于多因素导致慢性心肌损伤或心脏长期负荷过重,心肌收缩力减弱、功能障碍,使心脏不能泵出足够的血液满足全身组织器官代谢需要的一种病理状态。临床表现为组织血液灌流不足,体循环和(或)肺循环淤血,可见呼吸困难、咳嗽、颈静脉怒张、下肢水肿、食欲减退、恶心呕吐及肝脾大等。

目前治疗慢性心功能不全的药主要有正性肌力药、血管紧张素转化酶抑制药和减负荷药,以提高和改善心脏的泵血功能,减轻或消除心功能不全的症状和体征。

一、正性肌力药

强心苷类:强心苷是一类选择性作用于心脏,增强心肌收缩力的药物。临床主要用于治疗慢性心功能不全。强心苷类药从含有强心苷的植物中提取,主要来源于毛花洋地黄、黄花夹竹桃、冰凉花、铃兰以及羊角拗等。

强心苷的化学结构由苷元及糖两部分结合而成。苷元由甾核和不饱和内酯环构成,其结构特征与强心作用活性密切相关,是产生正性肌力作用的基本结构;糖往往由三个洋地黄毒糖、糙麻糖等稀有糖组成,可增加苷元对心肌的亲和力和水溶性,延长苷元的作用时间,使其作用强而持久。各强心苷作用性质基本相同,只是甾核上羟基数目不同,使其作用有快慢、强弱、久暂之分。临床上常用的有洋地黄毒苷、地高辛、毛花苷丙(西地兰)。

1. 体内过程

强心苷类药物药理作用相似,由于甾核上极性基团羟基数目的不同,导致体内过程特点的差异。甾核羟基少者脂溶性高、口服吸收率高,血浆蛋白结合率和被肝脏代谢的程度亦高,如洋地黄毒苷;甾核羟基多者脂溶性低,口服吸收率低,常采用静脉注射方式给药,如毒毛花苷 K;地高辛甾核羟基数目居中,体内过程特点居于两者之间。

2. 药理作用

(1)正性肌力作用(加强心肌收缩力):强心苷对心脏选择性高,在治疗剂量下,能直接加强心肌收缩力、增加心输出量,其正性肌力作用特点如下两方面。

心肌收缩更加敏捷有力,使收缩期缩短,舒张期相对延长,有利于衰竭心脏充分休息、增加冠状动脉供血及静脉回流量。

降低衰竭心肌耗氧量,心肌耗氧量主要取决于心肌收缩力、心率和心室壁张力。心力衰竭时心肌收缩无力,心输出量降低、心室排空不全,使心率加快,心室容积增大,心室壁张力增高,而导致心肌耗氧量明显增高。应用强心苷后,增强了衰竭心肌的收缩力,虽可使部分耗氧量有所增加,但由于心输出量增加,心室排空完全,室壁张力降低,收缩时间缩短,则使耗氧量显著减少;同时心输出量增加反射性地使心率减慢,外周阻力降低,也能明显降低耗氧量,因而强心苷使慢性心功能不全患者心肌总耗氧量降低。

增加衰竭心脏的输出量,对正常心脏的心输出量并不增加,因对正常心脏,强心苷加强心肌收缩力,还有直接缩血管作用,外周阻力增加,抵消了心排出量的增加。衰竭心脏,强心苷增强衰竭心肌收缩力,使心室排空完全;反射性降低交感神经张力,外周血管阻力降低,超过强心苷的直接缩血管效应,外周血管扩张,故心输出量增加。

(2)负性频率作用(减慢心率):强心苷的负性频率作用,主要表现在由于慢性心功能不全反射性提高交感神经兴奋性引起心率加快的患者。负性频率作用是强心苷正性肌力效应的继发作用。强心苷增强心肌收缩力,增加心输出量,作用于颈动脉窦、主动脉弓压力感受器,反射性降低交感神经张力,提高迷走神经兴奋性而减慢心率,进一步延长舒张期。

(3)对心肌电生理特性的影响:①对传导组织的影响:治疗量强心苷反射性兴奋迷走神经,降低窦房结和心房的自律性;抑制房室结 Ca^{2+} 内流,而减慢房室传导速度;促进 K^+ 外流,扩大静息电位水平,提高除极速率,加快心房传导速度。中毒量强心苷严重抑制 $Na^+ - K^+ -$ ATP 酶,使细胞内失钾,最大舒张电位减小而提高浦氏纤维自律性,缩短有效不应期。②对心电图的影响:主要表现为心率减慢的 P - P 间期延长;房室传导减慢的 P - R 间期延长;浦氏纤维和心室肌动作电位时程缩短的 Q - T 间期缩短;以及 T 波扁平,甚至倒置;S - T 段呈鱼钩状改变。

(4)利尿作用:强心苷加强心肌收缩力作用使肾血流量增加,还能直接抑制肾小管细胞膜 $Na^+ - K^+ -$ ATP 酶,使肾小管对 Na^+ 的重吸收减少。因此,强心苷对慢性心功能不全患者有明显的利尿作用。

作用机制:Ca^{2+} 是心肌兴奋 - 收缩偶联中的关键物质,心肌细胞内 Ca^{2+} 量增加则心肌收缩力增强。强心苷选择性与心肌细胞膜上 $Na^+ - K^+ -$ ATP 酶受体结合,抑制酶活性,使 $Na^+ - K^+$ 交换受阻,细胞内蓄积大量的 Na^+,而促使 Na^+ 更多地依靠 $Na^+ - Ca^{2+}$ 交换偶联,导

致细胞内 Ca^{2+} 浓度升高,而使心肌收缩力增强。强心苷通过抑制心肌细胞膜上 $Na^+ - K^+ -$ ATP 酶,增加心肌细胞内 Ca^{2+} 含量而产生正性肌力作用。

3. 临床应用

(1)慢性心功能不全:强心苷类药物可用于各种原因引起的慢性心功能不全,但疗效因病情不同而有差异。

对高血压、心瓣膜病、先天性心脏病、风湿性心脏病、动脉硬化所引起的心功能不全疗效好,对伴有室率加快或心房颤动者疗效更好。

对继发于严重贫血、维生素 B_1 缺乏、甲状腺功能亢进等心肌能量代谢障碍的心功能不全疗效较差。

对严重心肌损伤、活动性心肌炎和肺源性心脏病引起的心功能不全疗效差且易中毒。此时心肌不仅能量产生障碍,还因缺氧促使心肌细胞进一步缺钾,儿茶酚胺释放增多,浦氏纤维兴奋性增高诱发强心苷中毒。

对严重的二尖瓣狭窄、缩窄性心包炎等,因机械性阻塞引起的心功能不全无效,原因是机械性阻塞使心室充盈和舒张受阻,难以改善心功能不全症状。

(2)某些心律失常:①心房颤动是指心房发生 400~600 次/分钟紊乱而细弱的纤维性颤动。心房颤动的主要危险并不是其本身,而在于心房的过多冲动传到心室,引起室率过快,干扰心室泵血功能,导致严重的循环障碍。

强心苷通过直接抑制房室结或兴奋迷走神经,增加房室结中隐匿性传导,阻止过多冲动传入心室,减慢心室率,从而改善循环障碍,增加心输出量。但对多数患者并不能消除心房颤动。强心苷是治疗心房颤动的首选药;②心房扑动是指源于心房的 250~300 次/分钟快速而规则的异位节律。心房扑动的冲动比心房颤动频率强且慢,更易传入心室而难以控制。强心苷通过缩短心房不应期,使心房扑动转为心房颤动,然后再增加房室结隐匿性传导而减慢心室率,达到治疗目的。强心苷也是治疗心房扑动的首选药,其治疗意义在于保护心室,当心室率减慢停用强心苷后,取消缩短不应期作用,使心房不应期延长,有利于消除折返停止心房颤动,有恢复窦性心律的可能;③阵发性室上性心动过速,强心苷通过降低交感神经兴奋性,增强迷走神经对心脏的抑制作用,而达到治疗阵发性室上性心动过速的目的。

4. 不良反应

强心苷类药安全范围较小,治疗指数低,临床治疗量已达中毒量的 60%,且强心苷生物利用度个体差异大,有些中毒症状与心功能不全症状相似不易鉴别,使中毒发生率较高。

(1)胃肠道反应:强心苷直接兴奋延髓催吐化学感受区,表现为恶心、呕吐、厌食、腹泻等,是最常见的早期中毒反应。

心功能不全未能控制时,由于胃肠静脉淤血也能引起胃肠道反应。应注意将强心苷中毒时与心功能不全未能控制时的胃肠道反应相区别。

(2)中枢神经系统反应:主要表现为失眠、眩晕、头痛、谵妄等症状,还有色视障碍,如黄视症、绿视症、视物模糊等,与强心苷分布于视网膜有关。色视障碍也是强心苷中毒停药的先兆指征之一。

(3)心脏毒性是强心苷中毒最常见的不良反应,中毒量强心苷明显抑制 $Na^+ - K^+ -$ ATP 酶,使心肌细胞内 Na^+ 剧增,Ca^{2+} 钙超负荷,严重缺 K^+,导致静息电位上移、最大舒张电位减小,自律性增高,传导减慢,导致各种心律失常。约 50% 的中毒病例发生各种快速型和缓慢型心律失常。

快速型心律失常,以单发性室性期前收缩多见且较早出现,约占心脏毒性发生率的1/3。也可有二联律、三联律、阵发性室上性和室性心动过速。室性心动过速最严重,应立即停药抢救,以免发展为危及生命的心室颤动。

缓慢型心律失常房室传导阻滞,大剂量强心苷可引起各种程度的房室传导阻滞。主要与强心苷增加迷走神经兴奋性,高度抑制 $Na^+ - K^+ - ATP$ 酶,使细胞内失钾;窦性心动过缓,过量强心苷直接抑制窦房结、降低自律性,引起窦性心动过缓,严重者可致窦性停搏。心率低于60次/分钟为中毒先兆,是停药指征之一。

5. 中毒的防治与用药护理

(1)避免诱发中毒的各种因素。强心苷用药期间应避免诱发中毒因素,如低血钾、低血镁、高血钙、心肌缺血、酸中毒、老年人肾功能低下等均易诱发强心苷中毒。

(2)加强用药监护:强心苷类应用期间密切监测脉搏、心率、心律、心电图等;熟悉强心苷引起的各种毒性反应;观察中毒早期症状,如胃肠道反应、色视障碍,室性期前收缩,心电图 P - R 间期延长、Q - T 间期缩短等;注意与洋地黄用量不足,心力衰竭尚未控制时的症状相鉴别。一旦出现中毒先兆,应及时停药,轻者可自行消失,重者采取相应的治疗措施。

(3)补钾:强心苷引起的心脏毒性主要与高度抑制 $Na^+ - K^+ - ATP$ 酶而导致的细胞内严重失钾有关。细胞外钾可与强心苷竞争 $Na^+ - K^+ - ATP$ 酶,降低强心苷与酶结合率,而阻止强心苷中毒的发展。快速型心律失常应及时补钾,不可过量。对房室传导阻滞的强心苷中毒不能补钾盐。

(4)抗快速型心律失常:首选苯妥英钠用于各种快速型心律失常,疗效显著。该药可使结合的强心苷与 $Na^+ - K^+ - ATP$ 酶解离,恢复酶的活性。利多卡因可用于消除室性心律失常,治疗强心苷中毒引起的严重室性心动过速和心室颤动。严重中毒时用地高辛特异性抗体 Fab 片段解救可获良效。

(5)抗缓慢型心律失常:对强心苷中毒时的缓慢型心律失常,如房室传导阻滞、窦性心动过缓或窦性停搏等,可用 M 受体阻断药阿托品治疗。

(6)剂量应个体化:视病因、病情、肝、肾功能及对药物的敏感性而定,并根据病情变化随时调整剂量,如老人、小儿、心肌缺氧、电解质紊乱及肾功能障碍者,用量应减少。慢性心功能不全症状减轻和体征改善是治疗有效的指征,如过快的心率减慢至 80~90 次/分钟,心律整齐,心悸气短症状改善,水肿消退,尿量增多,肝脏缩小,颈静脉怒张减轻,食欲增加,运动耐力改善,均表示治疗有效,此时应及时调整剂量,减量给予维持。

6. 用药方法

(1)传统给药法:先在短期内给予足量强心苷以发挥充分疗效,之后每日给予维持量。前者分缓给法和速给法。缓给法:口服地高辛、洋地黄毒苷,于 3~4d 内给足全效量,适用于慢性轻症患者。速给法:选用毒毛花苷 K 在 24h 内给足全效量,适于两周内未用过强心苷的重症患者。

(2)每日维持量给药法:对病情轻者,选用地高辛,逐日给予维持量,经 4~5 个 $t_{1/2}$ 达到稳态血药浓度而发挥治疗作用,并能明显降低中毒的发生率。强心苷肌内注射时应选择较大肌肉深部注射,并经常调换注射部位。静脉注射时速度应缓慢,不能与其他药液混合注射,注射后 1~2h 要密切监视患者心脏情况。

二、非苷类正性肌力药

（一）儿茶酚胺类

多巴酚丁胺对心脏 β_1 受体选择性高，增强心肌收缩力，使心脏泵血功能改善；减轻心脏负荷，增加心输出量。心肌兴奋作用较温和，较少影响心率，不增加心肌耗氧量，较少引起心律失常。

临床用于对强心苷反应不佳的严重左室功能不全及心肌梗死所致心功能不全者，口服无效。静脉给药起效快，$t_{1/2}$ 与作用时间短暂，适用于心功能不全的紧急处理。

过大剂量易致血压升高、心动过速、诱发或加重心绞痛，易产生耐受性，持续静脉滴注不应超过 72h。心房颤动患者不宜应用，因使房室传导加速。

（二）磷酸二酯酶抑制药

米力农和氨力农均为磷酸二酯酶抑制药，选择性抑制磷酸二酯酶，提高心肌细胞内 cAMP含量，使钙通道磷酸化、促进钙内流而增加心肌细胞内钙离子浓度，发挥正性肌力作用；另一方面抑制血管平滑肌细胞内磷酸二酯酶，使 cAMP 含量增加，胞浆内 Ca^{2+} 浓度降低，血管舒张。临床主要用于强心苷治疗无效的难治性慢性心功能不全。

氨力农不良反应较多，常见的有恶心、呕吐、心律失常等。米力农作用较氨力农强 20 倍，长期应用加快心率、增加耗氧量、缩短存活期，增加病死率，仅供短期重度心力衰竭强心苷不耐受或效果不佳者。

（姜　伟）

第十节　呼吸系统用药

呼吸系统药物在呼吸系统疾病中，喘息、咳痰及咳嗽是常见的 3 大症状。抗喘药、祛痰药和镇咳药是呼吸系统疾病的对症治疗药物。

喘息是由各种原因诱发的支气管平滑肌痉挛和广泛的气道狭窄引起的，多见于支气管哮喘和喘息性支气管炎。哮喘患者的气道高反应性更易诱发喘息。抗喘药是指能作用于喘息发生的不同环节，解除支气管平滑肌痉挛，缓解或预防喘息的药物。

根据药物作用机制的不同，抗喘药可分为拟肾上腺素药、茶碱类、M 胆碱受体阻断剂、肾上腺皮质激素类药物和肥大细胞膜稳定药 5 大类。即拟肾上腺素药（沙丁胺醇、氨双氯喘通等）；茶碱类（二羟丙茶碱等）；M 胆碱受体阻断剂（异丙溴托铵）；肾上腺皮质激素类药物（丙酸倍氯米松）；肥大细胞膜稳定药（酮替芬等）。

祛痰药是指能增加呼吸道分泌，稀释痰液或降低其黏稠度，使痰易于咳出的药物。祛痰药能间接起到镇咳和抗喘作用。按作用方式可将祛痰药分为两类：刺激性祛痰药（氯化铵等）和黏痰溶解剂（盐酸溴己新等）。

镇咳药是作用于咳嗽反射中枢或末梢神经部位，抑制咳嗽反射的药物。根据其作用部位，分为中枢性镇咳药（可待因、右美沙芬等）和外周性镇咳药（苯佐那酯等）。

一、祛痰药

（一）氯化铵

1. 作用与特点

本品具祛痰作用，口服后刺激胃黏膜的迷走神经末梢，引起轻度的恶心，反射性地引起气管、支气管腺体分泌增加，部分氯化铵吸收入血后，经呼吸道排出，由于盐类的渗透压作用而带出水分，使痰液稀释，易于咳出。

此外本品还能增加肾小管氯离子浓度，因而增加钠和水的排出，具利尿作用。同时本品可酸化体液和尿液。

2. 适应证

祛痰，碱血症，酸化尿液。

3. 用法与用量

口服：成人每次 0.3~0.6g，每日 3 次；儿童每日 30~60mg/kg。

4. 不良反应与注意事项

肝、肾功能不全及溃疡病患者慎用；应用过量或长期服用易致高氯酸血症，代谢性酸血症患者忌用。

5. 制剂与规格

片剂：0.3g。

6. 医保类型及剂型

甲类：口服常释剂。

（二）盐酸溴己新

1. 别名

必嗽平、溴己铵。

2. 作用与特点

本品为黏痰溶解剂，能裂解痰中多糖纤维素和黏蛋白，使痰黏稠度下降，也有镇咳作用。自胃肠道吸收快而完全，口服吸收后 1h 血药浓度达峰值。绝大部分的代谢产物随尿排出，粪便仅排除极小部分。

3. 适应证

适用于慢性支气管炎、哮喘及支气管扩张症痰液黏稠不易咳出患者。

4. 用法与用量

口服：成人每次 8~16mg，每日 3 次；儿童每次 4~8mg，每日 3 次。

5. 不良反应与注意事项

少数患者口服后可感胃部不适。偶见转氨酶升高。消化性溃疡、肝功能不良者慎用。

6. 药物相互作用

与四环素族抗生素合用，可增加抗菌疗效。

7. 制剂与规格

片剂：8mg。注射剂：4mg/2mL。

8. 医保类型及剂型

甲类：口服常释剂。乙类：注射剂。

（三）盐酸氨溴索

1. 别名

百沫舒、沐舒坦、安普索。

2. 作用与特点

本品为黏液溶解剂,能增加呼吸道黏膜浆液腺的分泌,减少黏液腺分泌,从而降低痰液黏度,促使肺表面活性物质的分泌,增加支气管纤毛运动,使痰液易于咳出。

口服本品75mg后,约4h血药浓度达峰值,为(163.1±16.6)ng/mL,并从血液向组织迅速分布,以肺、肝、肾分布较多;血浆蛋白结合率90%;本品主要经过肝脏代谢;为7h,主要从尿中排泄。

3. 适应证

适用于急、慢性呼吸道疾病,如急、慢性支气管炎、支气管哮喘、支气管扩张、肺结核等引起的痰液黏稠、咳痰困难。

4. 用法与用量

缓释胶囊:成人每日1次,每次75mg,饭后口服;儿童剂量酌减。

5. 不良反应与注意事项

可有上腹部不适、食欲缺乏、腹泻、偶见皮疹。孕妇及哺乳期妇女慎用。对本品过敏者禁用。

6. 药物相互作用

应避免同服强力镇咳药。

7. 制剂与规格

缓释胶囊:75mg。

8. 医保类型及剂型

乙类:口服常释剂,口服液体剂,注射剂。

二、镇咳药

（一）复方甘草

1. 别名

布朗合剂、棕色合剂。

2. 作用与特点

本品中所含阿片酊具有中枢性镇咳、镇痛、镇静作用;甘草流浸膏和甘油有保护黏膜作用;其他有效成分如硝酸乙酯醋、酒石酸锑钾等具有祛痰作用;樟脑有祛痰祛风作用。

3. 适应证

主要用于上呼吸道感染和急性支气管炎初期的镇咳、祛痰。

4. 用法与用量

口服:成人每次10mL(或3~5片),每日3~4次。儿童每次为:年龄×1mL,每次不超过6mL(或每次1~3片),每日3次。

5. 不良反应与注意事项

大剂量长期口服,可致水肿、血压升高,原有此类疾患的患者惧用。片剂宜嚼碎或含化服用。

6.制剂与规格

片剂:0.3g,0.5g。合剂:100mL。

7.医保类型及剂型

甲类:口服常释剂,口服液体剂。

(二)枸橼酸喷托维林

1.别名

咳必清、维静宁。

2.作用与特点

本品为非药物依赖性的中枢镇咳药,对呼吸道黏膜有局部麻醉作用,故兼有外周镇咳效果,还具有松弛支气管平滑肌,降低气管阻力,减弱咳嗽反射等作用。

3.适应证

适用于呼吸道炎症引起的无痰干咳。儿童用药疗效较好。

4.用法与用量

口服:成人每次25mg,每日3～4次;5岁以上儿童每次6.25～12.5mg,每日2～3次。

5.不良反应与注意事项

本品毒性低,偶有口干、恶心、腹胀等症状。因有阿托品样作用,故青光眼患者、心功能不全并发肺淤血者忌用。痰多者不宜使用。

6.制剂与规格

片剂:25mg。

7.医保类型及剂型

甲类:口服常释剂。

三、平喘药

(一)硫酸沙丁胺醇

1.别名

爱纳灵、舒喘灵、喘乐宁、万托林。

2.作用与特点

硫酸沙丁胺醇为办肾上腺素受体激动剂,能选择性作用于支气管平滑肌 β_2 肾上腺素受体,其作用机制部分是通过激活腺苷酸环化酶,增加细胞内 cAMP 的合成,从而松弛平滑肌。在治疗哮喘剂量下,本药对心脏的激动作用较弱。

3.适应证

适用于治疗支气管哮喘或喘息型支气管炎等并发支气管痉挛的呼吸道疾病。

4.用法与用量

缓释胶囊:成人推荐剂量为每次8mg,每日2次,口服;儿童用量酌减。

5.不良反应与注意事项

较常见的不良反应为震颤、恶心、心悸、头痛、失眠,较少见头晕、目眩、口咽发干。高血压、冠状动脉供血不足、糖尿病、甲状腺功能亢进、心功能不全、妊娠初期患者慎用。长期使用可形成耐药性,不仅疗效降低,且有加重哮喘的危险。老年人及对肾上腺素受体兴奋剂敏感者慎用,使用时应从小剂量开始逐渐加大剂量。

6.药物相互作用

同时应用其他肾上腺素受体激动剂者,其作用可加强,不良反应也可能加重。合用茶碱类药时,可增加松弛支气管平滑肌的作用,也可能增加不良反应。

7.制剂与规格

缓释胶囊4mg,8mg。

(二)富马酸福莫特罗

1.别名

安通克。

2.作用与特点

本药为 β_2 受体兴奋性支气管扩张剂,其支气管扩张作用是强有力而持续的,此外还具有抗过敏作用及肺水肿抑制作用(抑制毛细血管通透性的增加),用于治疗支气管哮喘等慢性闭塞性肺部疾病。口服后,血药浓度在 0.5~1h 后达到峰浓度, $t_{1/2}$ 约为2h。

3.适应证

缓解由下列疾病造成的呼吸道闭塞性障碍所引起的呼吸困难等多种症状,如支气管哮喘,急、慢性支气管炎,喘息性支气管炎,肺气肿。

4.用法与用量

成人每日 80~160μg,分2次口服,也可适当增减剂量。儿童 4μg/(kg·d),分 2~3 次口服。

5.不良反应与注意事项

可引起循环系统,神经精神系统,消化系统不良反应。甲状腺功能亢进、高血压病、心脏疾病和糖尿病患者慎用。高龄患者应适当减少剂量。孕妇或有可能怀孕的妇女慎用。

6.制剂与规格

干糖浆:20μg/0.5g。片剂:40μg。

7.医保类型及剂型

乙类:吸入剂。

(三)盐酸班布特罗

1.别名

帮备。

2.作用与特点

班布特罗是肾上腺素 β_2 受体激动剂特布他林的前体药物,主要是激活 β_2 受体,因而对支气管平滑肌产生松弛作用,抑制内源性致痉物的释放,并且抑制由内源性递质引起的充血水肿,以及增加黏液纤毛的清除能力。口服本品 1 次剂量的 20% 被体内吸收,吸收后在血浆胆碱酯酶的作用下转化成活性物质特布他林,班布特罗给予剂量的 10% 转化成特布他林。活性代谢产物特布他林有效作用至少持续 24h。口服班布特罗的血液 $t_{1/2}$ 约为 13h,活性代谢产物特布他林的血浆 $t_{1/2}$ 为 12h,班布特罗及其代谢产物(包括特布他林)主要经肾脏排泄。

3.适应证

支气管哮喘、慢性支气管炎、肺气肿及其他并发支气管痉挛的肺部疾病。

4.用法与用量

成人推荐起始剂量为 10mg,部分患者可能需要 20mg,每日睡前服用 1 次。

5.不良反应与注意事项

可引起震颤、头痛、心悸，个别患者可出现皮疹。对拟交感神经胺类敏感性增加的患者慎用本药。糖尿病患者服用本药时建议调整降糖药物。严重肝肾功能不全患者剂量必须个体化。妊娠期前 3 个月慎用。肥厚性心肌病患者禁用。

6.药物相互作用

与皮质类固醇或利尿药等合用时易致低钾血症。与琥珀酸胆碱等肌肉松弛剂合用可延长其肌肉松弛作用。β 受体阻滞剂，尤其是非选择性 β 受体阻滞剂，可部分或完全抑制 β 激动剂的作用。

7.制剂与规格

片剂:10mg。

8.医保类型及剂型

乙类:口服常释剂。

(四)硫酸特布他林

1.别名

博利康尼、喘康速。

2.作用与特点

本药是高选择性 β_2 受体激动剂,作用于支气管平滑肌的 β_2 受体,扩张支气管;稳定肥大细胞,抑制其释放炎性递质;缓解支气管黏膜水肿及提高支气管黏膜纤毛上皮的廓清能力。在体内主要是与硫酸结合,以硫化物的形式排出体外,无活性代谢产物形成。

3.适应证

支气管哮喘、慢性支气管炎、肺气肿及其他肺部疾病引起的支气管痉挛。

4.用法与用量

干粉吸入剂:剂量应个体化,成人及 12 岁以上儿童24h 总剂量不应超过6mg,3～12 岁儿童24h 总剂量不应超过4mg。

5.不良反应与注意事项

偶见震颤,痉挛和心悸,β_2 受体激动剂或会引起低钾血症。对拟交感胺易感性增高者慎用,糖尿病患者用药时建议检查血糖。妊娠初期慎用。心肌肥厚患者禁用。

6.药物相互作用

与黄嘌呤衍生物、类固醇、利尿药等合用时应监测血清钾浓度。β 受体阻滞剂,尤其是非选择性型可部分或完全抑制本药的效用。

7.制剂与规格

干粉吸入剂:500μg×200 吸。片剂:2.5mg。注射剂:0.25mg/mL。

8.医保类型及剂型

乙类:口服常释剂、口服液体剂、吸入剂、注射剂。

(五)非诺特罗氢溴化物

1.别名

备劳特。

2.作用与特点

本药是一种高效支气管扩张剂,用于治疗支气管哮喘和其他可逆性气管狭窄,如慢性阻塞性支气管炎或并发肺气肿。本药也可用于预防运动造成的支气管痉挛,其活性成分非诺特罗氢溴化物可促进气道的廓清机制。

3.适应证

急性哮喘发作,预防运动诱发性哮喘。支气管哮喘及其他可逆性气管狭窄,如慢性阻塞性支气管炎的对症治疗。

4.用法与用量

雾化吸入液:14 岁以上患者急性哮喘发作剂量为 0.1mL,严重病例可用 0.25mL,极严重病例可用 0.4mL;运动诱发性哮喘的预防每次 0.1mL,4 次/天;支气管哮喘及其他可逆性气管狭窄每次 0.1mL,最多 4 次/天;6 ~ 14 岁儿童急性哮喘发作 0.05 ~ 0.1mL,严重病例可用 0.2mL,极严重病例可应用 0.3mL;6 岁以下儿童每次 $50\mu g/kg$,最多 3 次/天。

5.不良反应与注意事项

可引起骨骼肌轻微震颤、焦虑。少见心动过速、眩晕、心悸或头痛。高敏患者偶见有局部刺激或过敏反应。与其他支气管扩张剂合用,可有咳嗽,极少见反常支气管收缩。可能出现低钾血症。未控制的糖尿病、近期心肌梗死或严重器质性心血管疾病、甲状腺功能亢进患者慎用。

长期大剂量使用 β_2 受体激动剂控制气管阻塞症状,可能引起疾病控制能力的下降。妊娠期间慎用。

6.药物相互作用

与 β 肾上腺素能兴奋剂、抗胆碱能药物、黄嘌呤类衍生物及皮质激素合用,可加强本药药效。与其他拟 β 肾上腺素能药物合用可增加全身吸收的抗胆碱能药物及黄嘌呤类药物的不良反应。与祛痰药物和色甘酸钠合用的不良作用尚未确定。合用 β 受体阻滞剂可能导致本品药效的显著降低。

7.制剂与规格

雾化吸入液:0.5% ×20mL/瓶。

(六)盐酸丙卡特罗

1.别名

美普清、美喘清、美普定、扑哮息敏、曼普特。

2.作用与特点

本药具有明显的支气管扩张作用,作用时间长,对 β_2 受体选择性高,故有明显的抗过敏作用,并可促进支气管黏膜纤毛运动。本药可迅速由胃肠道吸收,1 ~ 2h 后在血浆、组织及器官中达到峰浓度,在肝、肾及主要代谢器官的浓度最高,在支气管及靶器官的浓度也很高,但在中枢及末梢神经系统的浓度则很低。本药主要在肝脏及小肠中代谢,而由尿液及粪便排出,在体内主要器官无蓄积。

3.适应证

支气管哮喘,喘息性支气管炎,伴有支气管反应性增高的急性支气管炎,慢性阻塞性肺部疾病。

4.用法与用量

成人:每次 $50\mu g$,1 ~ 2 次/天,早晨及就寝前口服。6 岁以上儿童:每次 $25\mu g$,1 ~ 2 次/天。6 岁以下儿童:$1.25\mu g/kg$。可适当增减剂量。

5.不良反应与注意事项

偶有心悸,面色潮红,肌颤,头痛、眩晕、耳鸣,口渴、恶心及胃部不适,皮疹,周身倦怠,鼻塞。甲状腺功能亢进,高血压,心脏病和糖尿病患者慎用。孕妇慎用。

6.药物相互作用

不宜与肾上腺素及异丙肾上腺素等儿茶酚胺类药物合用时。

7.制剂与规格

糖浆:5μg/mL×30mL。片剂:25μg。

8.医保类型及剂型

乙类:口服常释剂。

(七)茶碱

1.别名

舒氟美、葆乐辉、茶喘平、优喘平、时尔平。

2.作用与特点

茶碱具有抑制磷酸二酯酶的作用,能减慢环磷酸腺苷的水解速度,增加它在细胞内的浓度,促使平滑肌松弛,并能直接作用于支气管平滑肌与肺血管,促使其松弛,解除支气管痉挛,增加血流量和肺活量;此外,茶碱还有增加心肌收缩力和轻微的利尿作用。

3.适应证

支气管哮喘,心源性哮喘和水肿。

4.用法与用量

口服。普通片:每次0.25g,每日3~4次。缓释片:每次100~200mg,2次/天。

5.不良反应与注意事项

轻度胃肠道不适。本品可通过胎盘屏障,也能分泌入乳汁,因此孕妇、产妇及哺乳期妇女慎用。新生儿及55岁以上患者慎用。

6.药物相互作用

不宜与红霉素合用。

7.制剂与规格

缓释片:100mg。片剂:0.25g。

8.医保类型及剂型

甲类:口服常释剂、缓释控释剂。

(八)丙酸倍氯米松

1.别名

必可酮、必酮碟。

2.作用与特点

本品是一种强效局部用糖皮质激素,能增强内皮细胞、平滑肌细胞和溶酶体膜的稳定性,抑制免疫反应和减少抗体合成,从而使组胺等过敏活性物质的释放减少和活性降低,并能减轻抗原—抗体结合时激发的酶促过程,抑制支气管收缩物质的合成和释放,抑制平滑肌的收缩反应。

气雾吸入后,通过肺部吸收,随后经肝脏迅速灭活,$t_{1/2}$约为5h。主要通过粪便及尿排泄。常规治疗剂量下不呈现全身作用。

3.适应证

支气管哮喘,特别是支气管扩张药或其他平喘药,如色甘酸钠不足以控制哮喘时,以及依赖激素治疗的哮喘患者。

4.用法与用量

成人:每日 $400 \sim 1000\mu g$,$2 \sim 4/d$。儿童每日 $2 \sim 4$ 次,每次 $50 \sim 100\mu g$。

5.不良反应与注意事项

极少数患者有鼻、咽部干燥感和不适。偶见声音嘶哑,长期应用可能发生口腔咽部白色念珠菌感染。

慎用于活动性或静止期肺结核患者。长期用药后,停药时应逐渐减量。孕妇慎用。

6.制剂与规格

气雾剂:$50\mu g$/喷,$250\mu g$/喷。

7.医保类型及剂型

乙类:吸入剂。

(九)丙酸氟替卡松

1.别名

辅舒酮。

2.作用与特点

吸入推荐剂量的丙酸氟替卡松,在肺部产生强效糖皮质激素的抗炎作用,从而减轻哮喘的症状和阻止哮喘的恶化,而无全身用皮质激素所见的不良反应。本品静脉给药后血浆 $t_{1/2}$ 约为 3h,主要由肝代谢。

3.适应证

成人预防性治疗轻度、中度及严重哮喘。需要预防性治疗的哮喘儿童。

4.用法与用量

个体化剂量。

5.不良反应与注意事项

可引起口腔和咽部白色念珠菌感染(真菌性口腔炎),可能出现支气管痉挛。需要吸入高剂量的皮质激素时,应进行医疗监护。少数成年人在长期吸入推荐的最大日剂量后,可能出现某些全身作用。活动性或静止期肺结核患者使用本品时必须特别小心。不应突然中断丙酸氯替卡松吸入治疗。

6.制剂与规格

气雾剂:$125\mu g \times 60$ 揿。

7.医保类型及剂型

乙类:吸入剂。

(十)孟鲁司特钠

1.别名

顺尔宁。

2.作用与特点

孟鲁司特钠是一种口服有效的选择性白三烯受体拮抗剂,能特异性抑制半胱氨酸白三烯受体。

3. 适应证

适用于成人和儿童哮喘的预防和长期治疗,包括预防白天和夜间的哮喘症状,治疗对阿司匹林敏感的哮喘患者以及预防运动引起的支气管收缩。

4. 用法与用量

15 岁及以上患者每日 10mg,睡前服用。6～14 岁患者每日 5mg。患者应长期服用本药,不管是在哮喘控制阶段还是恶化阶段。

5. 不良反应与注意事项

本药一般耐受性良好,不良反应较轻微,主要为头痛。

6. 药物相互作用

可与其他常规用于预防及长期治疗哮喘的药物合用。与茶碱,泼尼松,泼尼松龙,口服避孕药(炔雌醇),特非那定,地高辛和华法林合用无药动学影响。可与支气管扩张药合用,在临床症状明显改善时(通常在首次用药后),可适当减少支气管扩张药用量。与吸入皮质类固醇制剂合用能增强疗效,可适当逐渐减少皮质类固醇用量。

7. 制剂与规格

咀嚼片:5mg。

8. 医保类型及剂型

乙类:口服常释剂。

(十一)扎鲁司特

1. 别名

安可来、扎非鲁卡。

2. 作用与特点

本品为多肽性白三烯产物的超敏性慢反应物质受体拮抗剂,竞争性抑制白三烯活性,有效预防因血管通透性增加而引起的气管水肿,抑制气管嗜酸性粒细胞浸润,减少气管收缩和炎症,减轻哮喘症状。本品选择性强,长期服用能持久缓解气管阻塞。口服吸收好,达血药峰值时间约为 3h。血浆蛋白结合率约 99%。代谢完全,$t_{1/2}$ 约 10h。

3. 适应证

预防和治疗哮喘。

4. 用法与用量

12 岁以上成人口服每次 20mg,每日 2 次。须在医生指导下服用。

5. 不良反应与注意事项

可有头痛,胃肠道反应,荨麻疹及血管性水肿等过敏性反应。偶见转氨酶升高,老年患者感染率增加等。一般症状较轻微。

本品不宜用于解除哮喘急性发作时的支气管痉挛,不宜替代突然停用的糖皮质激素疗法。不推荐用于肝功能不良患者。不宜与食物同服。

6. 药物相互作用

阿司匹林可升高本品血浆浓度约 45%。红霉素、茶碱及特非拉丁可下降本品血浆浓度。合用氯雷他啶能增效,合用华法林可导致出血倾向。

7. 制剂与规格

片剂:20mg。

8. 医保类型及剂型

乙类：口服常释剂。

（十二）异丙托溴铵

1. 别名

异丙阿托品。

2. 作用与特点

对支气管平滑肌具有较高选择性的强效抗胆碱药，松弛支气管平滑肌作用较强，对呼吸道腺体和心血管系统的作用不明显。其扩张支气管的剂量仅及抑制腺体分泌和加快心率剂量的 5% ~ 10%。本品为季铵盐，口服不易吸收。气雾吸入后 5min 左右起效，30 ~ 60min 作用达峰值，维持 4 ~ 6h。

3. 适应证

防治支气管哮喘和哮喘型慢性支气管炎，尤适用于因用 β 受体激动剂产生肌肉震颤、心动过速而不能耐受此类药物的患者。

4. 用法与用量

气雾吸入，每次 40 ~ 80μg，每日 4 ~ 6 次。

5. 不良反应与注意事项

少数患者吸药后有口苦或口干感。

6. 药物相互作用

本品与 β 受体激动剂合用可相互增强疗效，如与非诺特罗配伍制成气雾剂用于哮喘、慢性支气管炎和肺气肿。

7. 制剂与规格

气雾剂：含药 0.025%。

8. 医保类型及剂型

乙类：吸入剂。

（十三）氨茶碱

1. 作用与特点

本品为茶碱和乙二胺的复合物，含茶碱 77% ~ 83%。乙二胺可增加茶碱的水溶性，并增强其作用。主要作用为松弛支气管平滑肌，抑制过敏递质释放，在解痉的同时还可减轻支气管黏膜的充血和水肿。增强呼吸肌的收缩力，减少呼吸肌疲劳。增强心肌收缩力，增加心排血量，低剂量一般不加快心率。舒张冠状动脉、外周血管和胆管。增加肾血流量，提高肾小球滤过率，减少肾小管对钠和水的重吸收，有利尿作用。口服吸收完全，生物利用度 96%。用药后 1 ~ 3h 血浆浓度达峰值，血浆蛋白结合率约 60%。80% ~ 90% 的药物在体内被肝脏的混合功能氧化酶代谢，$t_{1/2}$ 为 7 ~ 11h。

2. 适应证

支气管哮喘和哮喘型慢性支气管炎，急性心功能不全和心源性哮喘，胆绞痛。

3. 用法与用量

口服：成人常用量，每次 0.1 ~ 0.2g，每日 0.3 ~ 0.6g，1 次口服最大耐受量 0.5g。肌内注射或静脉注射：成人常用量，每次 0.25 ~ 0.5g，每日 0.5 ~ 1g；小儿每次 2 ~ 3mg/kg。直肠给药，栓剂或保留灌肠：每次 0.3 ~ 0.5g，每日 1 ~ 2 次。

4. 不良反应与注意事项

本品局部刺激作用强。口服可致恶心、呕吐。宜饭后服药。肌内注射可引起局部红肿、疼痛。静脉滴注过快或浓度过高，可强烈兴奋心脏，引起头晕、心悸、心律失常、血压剧降，严重者可致惊厥，故必须稀释后缓慢注射。中枢兴奋作用可使少数患者发生激动不安、失眠等。急性心肌梗死并发血压显著降低者忌用。

5. 药物相互作用

酸性药物可增加其排泄，碱性药物减少其排泄。西咪替丁、红霉素、四环素可使其半寿期延长，因此血浓度可高于正常，易致中毒。苯妥英钠使其代谢加速，血浓度低，应酌增用量。静脉输液时，应避免与维生素 C、促皮质素、去甲肾上腺素、四环素族盐酸盐配伍。

6. 制剂与规格

片剂（普通片，肠溶片）:0.05g,0.1g,0.2g。

肌内注射用:0.125g/2mL,0.25g/2mL,0.5g/2mL。

静脉注射用:0.25g/10mL。栓剂:0.25g。

7. 医保类型及剂型

甲类:口服常释剂,缓释控释剂,注射剂。

（十四）布地奈德

1. 别名

布地缩松。

2. 作用与特点

本品为非卤代糖皮质激素。临床研究证明，吸入本品对肺有局部抗炎作用而无皮质激素的全身使用。本品对支气管哮喘有良好疗效，且长期治疗耐受性良好。

3. 适应证

用支气管扩张药或抗变态反应药未能很好控制的支气管哮喘。

4. 用法与用量

吸入:成人 200μg，每日 2 次，早晨及晚间用。在哮喘严重期，每日剂量可增加到 1200μg。已充分控制的患者日剂量可减到 400μg 以下，但不得降到 200μg 以下。儿童 50 ~ 200μg，每日 2 次。

5. 不良反应与注意事项

偶见咽部轻度刺激及声嘶。某些患者因药物沉积于口腔而引起口部及咽部念珠菌病。使用特别设计的吸入器可使口腔内的药物沉积减少而降低其发生率。局部抗菌药治疗多数有效而不需停用本品;慎用于肺结核及气道有真菌或病毒感染的患者。避免于妊娠期给药。依赖口服激素的患者改用本品治疗应特别注意，应在相对稳定期开始用本品治疗，且在 10d 之内合用以前所用的口服激素和本品，此后可逐渐减少口服皮质激素的剂量，每周可减少泼尼松龙 1mg/d，直到口服剂量减到与本品合用可使呼吸容量稳定的最低水平。在严重感染，创伤及外科手术等应激状态时应增加口服激素的剂量。并发痰液稠及壅塞的急剧恶化，应在短期内补充口服皮质激素。由口服疗法改为本品可引起激素全身作用下降，使变态反应或关节炎症状出现，如鼻炎，湿疹以及肌肉和关节疼痛。对这些症状应进行专门治疗。

6. 制剂与规格

气雾剂:每揿 1 次 200 网，含 100 次剂量;或每揿 1 次 50Mg，含 200 次剂量。

7. 医保类型及剂型

乙类:吸入剂。

(十五)沙丁胺醇

1. 别名

舒喘灵、嗽必妥、索布、阿布叔醇、舒喘宁、柳丁氨醇、羟甲叔丁肾上腺素。

2. 作用与特点

本品化学结构与异丙肾上腺素近似,为选择性 β_2 受体兴奋剂,作用与异丙肾上腺素相当或略强。在气管内吸收较慢,而且不被酶破坏,所以作用较强而持久。本品还有呼吸中枢兴奋作用,因此,对因心肌缺血所致应激性增高的患者比较安全。

3. 适应证

用于治疗喘息性支气管炎、支气管哮喘、肺气肿的支气管痉挛。

4. 用法与用量

口服:片剂,成人每次 2 ~ 4mg,每日 3 ~ 4 次;儿童 2 ~ 6 岁,每日 1 ~ 2mg;6 ~ 12 岁,每日 2mg,分 3 ~ 4 次服。缓释片,每次 8mg,每日 2 次。雾化吸入,每次揿 1 ~ 2 下,24h 内不宜超过 8 次。注射剂,用于哮喘持续状态,100 ~ 200mg 于 1min 内静脉注射完毕。

5. 不良反应与注意事项

偶见多汗、头晕和手指细震颤。久用可发生耐受性。本品不宜与普萘洛尔同服 pL、率加快严重者应停药;心血管功能不全、高血压患者慎用。

6. 制剂与规格

片剂:2mg。缓释片:每片 8mg(红色层为速效部分,白色层为缓释部分)。注射剂:0.4mg/2mL。气雾剂:每瓶可喷 200 下,每下喷出 100μg,每瓶 20mg。

7. 医保类型及剂型

甲类:吸入剂。乙类:口服常释剂,缓释控释剂,注射剂。

四、其他

(一)标准桃金娘油

1. 别名

吉诺通。

2. 作用与特点

标准桃金娘油在上、下呼吸道黏膜均能迅速发挥溶解黏液、促进分泌的作用;并可产生 β 拟交感神经效应,刺激黏膜纤毛运动,增强黏膜纤毛清除功能,使黏液移动速度显著增加,有助痰液排出。此外本品具有抗炎作用,能通过减轻支气管黏膜肿胀而起到舒张支气管的作用。对细菌和真菌亦具有杀菌作用。经持久用药后,呼吸道的慢性炎症可被改善或治愈。

3. 适应证

适用于急、慢性鼻窦炎和支气管炎。也适用于支气管扩张、慢性阻塞性肺疾患、肺部真菌感染、肺结核、矽肺等。可在支气管造影术后使用,以利于造影剂的排出。

4. 用法与用量

成人急性病:每次 300mg,每天 3 ~ 4 次,慢性病:每次 300mg,每日 2 次。4 ~ 10 岁儿童每次 120mg,每日 2 ~ 4 次。

5. 不良反应与注意事项

极个别患者出现胃肠道不适。

6. 制剂与规格

胶囊:120mg×10粒,300mg。

(二)猪肺磷脂

1. 别名

固尔苏。

2. 作用与特点

本品是由猪肺的肺泡表面来源制备的一种天然表面活性物质,肺表面活性物质是一种混合物,以磷脂和特异性蛋白为主组成,内衬于肺泡表面并降低肺泡表面张力。这一作用使得肺泡在呼气末保持扩张而不致塌陷,并且在整个呼吸周期维持充分气体交换。本药的开发应用,系将外源性肺表面活性物质制剂送入下部气管,来替代内源性缺乏的肺表面活性物质。本药的表面活性特性使其在肺内得以均匀分布,并且在肺泡的气液界面展开。

3. 适应证

治疗早产婴儿呼吸窘迫综合征。

4. 用法与用量

推荐剂量为单剂量 100~200mg/kg,气管内滴注。可根据临床情况,再次给予 1~2 次重复剂量,两次剂量间隔应不少于12h。

5. 不良反应与注意事项

给药后应连续监测经皮氧分压和氧饱和度。本品只可在医院内由对早产婴儿医护和复苏训练有素、经验丰富的临床医师使用。病房内必须有对婴儿机械通气及监测的设施。

6. 制剂与规格

注射液:80mg/mL。

(敖　军)

第十一节　消化系统药物

消化系统药物包括助消化药、抗消化溃疡药、止吐药、泻药、止泻药和利胆药。助消化药多为消化液的成分,能增进食物的消化,消化道分泌功能不足时发挥代替疗法的作用。另外有的药物能促进消化或制止肠道的过度发酵,也用作消化不良的治疗药物,在此类药物中,胰酶制剂是有价值的,应用时应注意个体化。高胃酸的患者可与 H_2-阻滞剂合用以防止胃酸灭活。

抗消化性溃疡药物有抗酸药、胃酸分泌抑制药(H_2-受体阻断剂和 H^+ 泵抑制药等)和黏膜保护剂。前列腺素对胃黏膜细胞有较好的保护作用,其疗效与 H_2-受体阻断剂相似。目前认为慢性胃炎、消化性溃疡与幽门螺杆菌有关,该菌对大多数抗生素敏感,临床上应用抗生素药物治疗消化性溃疡。

抗酸药都是弱碱性化学物,能中和胃内容物的酸度,从而解除胃酸对胃、十二指肠黏膜的侵蚀及对溃疡面的刺激,减少疼痛,有利于溃疡的愈合。止吐药常用的有:①抗组胺受体阻断剂;②M 胆碱受体阻断剂;③多巴胺受体阻断剂;④5 - 羟色胺(5 - HT$_3$)受体阻断剂和大麻类化合物。泻药是刺激肠蠕动或增加肠内容积和软化粪便、润滑肠道而使f便通畅的药物,主要治疗功能性便秘。按作用机制,泻药分为 4 类:①容积性泻药;②渗透性泻药;③刺激性泻药;④大便软化剂。止泻药用于治疗剧烈而持久的腹泻,防止脱水和电解质紊乱。利胆药可分为促进胆汁分泌药物,溶胆石药物及促进胆囊排空的药物。

一、抗酸药及治疗消化性溃疡病药

(一)复方氢氧化铝

1. 别名

达胃宁、胃舒平。

2. 作用与特点

本品有抗酸、吸附、局部止血、保护溃疡面等作用,效力较弱、缓慢而持久。

3. 适应证

主要用于胃酸过多、胃及十二指肠溃疡、反流性食管炎及上消化道出血等。由于铝离子在肠内与磷酸盐结合成不溶的磷酸铝自粪便排出,故尿毒症患者服用大剂量氢氧化铝后可减少磷酸盐的吸收,减轻酸血症。鸟粪石型尿结石患者服用本品,可因磷酸盐吸收减少而减缓结石的生长或防止其复发。也可用于治疗甲状旁腺功能减退症和肾病型骨软化症患者,以调节钙磷平衡。

4. 用法与用量

口服:每次 2 ~ 4 片,每日 3 次,饭前 30min 或胃痛发作时嚼碎后服。

5. 不良反应与注意事项

可致便秘。因本品能妨碍磷的吸收,故不宜长期大剂量使用。便秘者、肾功能不全者慎用。

6. 药物相互作用

本品含多价铝离子,可与四环素类形成络合物而影响其吸收,故不宜合用。可通过多种机制干扰地高辛、华法林、双香豆素、奎宁、奎尼丁、氯丙嗪、普萘洛尔、吲哚美辛、异烟肼、维生素及巴比妥类的吸收或消除,使上述药物的疗效受到影响,应尽量避免同时使用。

7. 制剂与规格

片剂:每片含氢氧化铝 0.245g,三硅酸镁 0.105g,颠茄流浸膏 0.0026mL。

8. 医保类型及剂型

甲类:口服常释剂。

(二)碳酸氢钠

1. 别名

重碳酸钠、酸式碳酸钠、重曹、小苏打。

2. 作用与特点

本药口服后能迅速中和胃中过剩的胃酸,减轻疼痛,但作用持续时间较短。口服易吸收,能碱化尿液,与某些磺胺药同服,可防止磺胺在尿中结晶析出。

3. 适应证

胃痛,苯巴比妥、阿司匹林等的中毒解救。代谢性酸血症,高钾血症,各种原因引起的伴有酸中毒症状的休克,早期脑栓塞以及严重哮喘持续状态经其他药物治疗无效者。真菌性阴道炎。

4.用法与用量

口服:每次 0.5～2g,每日 3 次,饭前服用。静脉滴注:5% 溶液,成人每次 100～200mL,小儿 5mL/kg。4% 溶液阴道冲洗或坐浴:每晚 1 次,每次 500～1000mL,连用 7d。

5.不良反应与注意事项

可引起继发性胃酸分泌增加,长期大量服用可能引起碱血症。静脉滴注本品时,低钙血症患者可能产生阵发性抽搐,而对缺钾患者可能产生低钾血症的症状。严重胃溃疡患者慎用,充血性心力衰竭、水肿和肾功能衰竭的酸中毒患者,使用本品应慎重。

6.药物相互作用

不宜与胃蛋白酶合剂,维生素。等酸性药物合用,不宜与重酒石酸间羟胺、庆大霉素、四环素、肾上腺素、多巴酚丁胺、苯妥英钠、钙盐等同瓶静脉滴注。

7.制剂与规格

片剂:每片 0.3g,0.5g。注射液:0.5g/10mL,12.5g/250mL。

8.医保类型及剂型

甲类:口服常释剂。

(三)硫糖铝

1.别名

胃溃宁、素得。

2.作用与特点

能与胃蛋白酶络合,抑制该酶分解蛋白质;并能与胃黏膜的蛋白质(主要为清蛋白及纤维蛋白)络合形成保护膜,覆盖溃疡面,阻止胃酸、胃蛋白酶和胆汁酸的渗透、侵蚀,从而利于黏膜再生和溃疡愈合。本品在溃疡区的沉积能诱导表皮生长因子积聚,促进溃疡愈合。同时本品还能刺激胃黏膜合成前列腺素,改善黏液质量,加速组织修复。服用本品后,仅 2%～5% 的硫酸二糖被吸收,并由尿排出。

3.适应证

胃及十二指肠溃疡。

4.用法与用量

口服:每次 1g,每日 3～4 次,饭前 1h 及睡前服用。

5.不良反应与注意事项

不良反应主要为便秘。个别患者可出现口干、恶心、胃痛等。治疗收效后,应继续服药数月,以免复发。

6.药物相互作用

不宜与多酶片合用,否则两者疗效均降低。与西咪替丁合用时可能使本品疗效降低。

7.制剂与规格

片剂:0.25g,0.5g。

分散片:0.5g。

胶囊剂:0.25g。

悬胶剂:5mL(含硫糖铝 1g)。

8.医保类型及剂型

乙类:口服常释剂、口服液体剂。

(四)铝碳酸镁

1.别名

碱式碳酸铝镁。

2.作用与特点

为抗酸药。抗酸作用迅速且作用温和,可避免 pH 过高引起的胃酸分泌加剧。作用持久是本品的另一特点。

3.适应证

胃及十二指肠溃疡。

4.用法与用量

一般每次 1.0g,每日 3 次,饭后 1h 服用。十二指肠壶腹部溃疡 6 周为 1 个疗程,胃溃疡 8 周为 1 个疗程。

5.不良反应与注意事项

本品不良反应轻微,但有个别患者可能出现腹泻。

6.药物相互作用

本品含有铝、镁等多价金属离子,与四环素类合用时应错开服药时间。

7.制剂与规格

片剂:0.5g。

8.医保类型及剂型

乙类:口服常释剂。

(五)奥美拉唑

1.别名

洛赛克。

2.作用与特点

本品高度选择性地抑制壁细胞中的 $H^+ - K^+ - ATP$ 酶(质子泵),使胃酸分泌减少。其作用依赖于剂量。本品对乙酰胆碱或组胺受体均无影响。除了本品对酸分泌的作用之外,临床上未观察到明显的药效学作用。本品起效迅速,每日服 1 次即能可逆地控制胃酸分泌,持续约 24h。本品口服后 3h 达血药浓度峰值。血浆蛋白结合率为 95%,分布容积 0.34~0.37L/kg。本品主要由肝脏代谢后由尿及粪中排出。其血药浓度与胃酸抑制作用无明显相关性。每日服用 1 次即能可逆地控制胃酸分泌,持续约 24h。

3.适应证

十二指肠溃疡、胃溃疡、反流性食管炎、卓—艾综合征(促胃液素瘤)。

4.用法与用量

口服:每次 20mg,每日 1 次。十二指肠溃疡患者,能迅速缓解症状,大多数病例在 2 周内愈合。第 1 疗程未能完全愈合者,再治疗 2 周通常能愈合。胃溃疡和反流性食管炎患者,能迅速缓解症状,多数病例在 4 周内愈合。第 1 疗程后未完全愈合者,再治疗 4 周通常可愈合。对一般剂量无效者,改每日服用本品 1 次,40mg,可能愈合。卓—艾综合征:建议的初始剂量为 60mg,每日 1 次。剂量应个别调整。每日剂量超过 80mg 时,应分 2 次服用。

5. 不良反应与注意事项

本品耐受性良好,罕见恶心、头痛、腹泻、便秘和肠胃胀气,少数出现皮疹。这些作用均较短暂且轻微,并与治疗无关。因酸分泌明显减少,理论上可增加肠道感染的危险。本品尚无已知的禁忌证。孕妇及儿童用药安全性未确立,本品能延长地西泮和苯妥英的消除。与经 P_{450} 酶系代谢的其他药物如华法林,可能有相互作用。

6. 制剂与规格

胶囊剂:20mg。

7. 医保类型及剂型

乙类:口服常释剂、注射剂。

(六)泮托拉唑

1. 别名

潘妥洛克、泰美尼克。

2. 作用与特点

泮托拉唑是第 3 个能与 H^+-K^+-ATP 酶产生共价结合并发挥作用的质子泵抑制药,它与奥美拉唑和兰索拉唑同属苯并咪唑的衍生物,与奥美拉唑和兰索拉唑相比,泮托拉唑与质子泵的结合选择性更高,而且更为稳定。泮托拉唑口服生物利用度为,达峰时间为 2.5h, $t_{1/2}$ 为 0.9~1.9h,但抑制胃酸的作用一旦出现,即使药物已经从循环中被清除以后,仍可维持较长时间。泮托拉唑无论单次、多次口服或静脉给药,药动学均呈剂量依赖性关系。

3. 适应证

本品主要用于胃及十二指肠溃疡、胃—食管反流性疾病、卓—艾综合征等。

4. 用法与用量

常用量每次 40mg,每日 1 次,早餐时间服用,不可嚼碎;个别对其他药物无反应的病例可每日服用 2 次。老年患者及肝功能受损者每日剂量不得超过 40mg。十二指肠溃疡疗程 2 周,必要时再服 2 周;胃溃疡及反流性食管炎疗程 4 周,必要时再服 4 周。总疗程不超过 8 周。

5. 不良反应与注意事项

偶可引起头痛和腹泻,极少引起恶心、上腹痛、腹胀、皮疹、瘙痒及头晕等。个别病例出现水肿、发热和一过性视力障碍。神经性消化不良等轻微胃肠疾患不建议使用本品;用药前必须排除胃与食管恶性病变。肝功能不良患者慎用;妊娠头 3 个月和哺乳期妇女禁用本品。

6. 制剂与规格

肠溶片:40mg。

7. 医保类型及剂型

乙类:口服常释剂、注射剂。

(七)法莫替丁

1. 作用与特点

本品拮抗胃黏膜壁细胞的组胺 H_2 受体而显示强大而持久的胃酸分泌抑制作用。本品的安全范围广,又无抗雄激素作用及抑制药物代谢的作用。本品的 H_2 受体拮抗作用比西咪替丁强 10~148 倍,对组胺刺激胃酸分泌的抑制作用比西咪替丁约强 40 倍,持续时间长 3~15 倍。能显著抑制应激所致大鼠胃黏膜中糖蛋白含量的减少。对大鼠实验性胃溃疡或十二指肠溃疡的发生,其抑制作用比西咪替丁强,连续给药能促进愈合,效力比西咪替丁强。对失血及给予组胺所致大鼠胃出血具有抑制作用。本品口服后 2~3h 达血浓度峰值,口服及静脉给药 $t_{1/2}$ 均约 3h。尿中仅见原形及其氧化物,口服时,后者占尿中总排量的 5%~15%,静脉给药时占 80%,人给药后 24h 内原形药物的尿排泄率,口服时为 35%~44%,静脉给药为 88%~91%。

2.适应证

口服用于胃溃疡、十二指肠溃疡、吻合口溃疡、反流性食管炎;口服或静脉注射用于上消化道出血(消化性溃疡、急性应激性溃疡、出血性胃炎所致)及卓—艾综合征。

3.用法与用量

口服:每次 20mg,每日 2 次(早餐后、晚餐后或临睡前)。静脉注射或滴注:每次 20mg 溶于生理盐水或葡萄糖注射液 20mL 中缓慢静脉注射或滴注,每日 2 次,通常 1 周内起效,患者可口服时改口服。

4.不良反应与注意事项

不良反应较少。最常见的有头痛、头晕、便秘和腹泻,发生率分别为 4.7%,1.3%,1.2%,1.7%。偶见皮疹、荨麻疹(应停药)、白细胞减少、氨基转移酶升高等。罕见腹部胀满感、食欲缺乏及心率增加、血压上升、颜面潮红、月经不调等。本品慎用于有药物过敏史、肾衰竭或肝病患者。孕妇慎用。哺乳期妇女使用时应停止哺乳。对小儿的安全性尚未确立。本品应在排除恶性肿瘤后再行给药。

5.制剂与规格

片剂:10mg,20mg。

注射剂:20mg/2mL。

胶囊剂:20mg。

6.医保类型及剂型

乙类:口服常释剂、注射剂。

(八)西咪替丁

1.别名

甲氰咪胍。

2.作用与特点

本品属组胺 H_2 受体拮抗剂的代表性药品,能抑制基础胃酸及各种刺激引起的胃酸分泌,并能减少胃蛋白酶的分泌。

本品口服生物利用度约 70%,口服后吸收迅速,1.5h 血药浓度达峰值,$t_{1/2}$ 约为 2h,小部分在肝脏氧化为亚砜化合物或 5-羟甲基化合物,50%~70% 以原形从尿中排出,12h 可排出口服量的 80%~90%。

3.适应证

适用于治疗十二指肠溃疡、胃溃疡、反流性食管炎、复发性溃疡病等;本品对皮肤瘙痒症也有一定疗效。

4.用法与用量

口服:每次 200mg,每日 3 次,睡前加用 400mg;注射:用葡萄糖注射液或葡萄糖氯化钠注射液稀释后静脉滴注,每次 200~600mg;或用上述溶液 20mL 稀释后缓慢静脉注射,每次 200mg,4~6h 1 次。每日剂量不宜超过 2g。也可直接肌内注射。

5. 不良反应与注意事项

少数患者可能有轻度腹泻、眩晕、嗜睡、面部潮红、出汗等。停药后可恢复。极少数患者有白细胞减少或全血细胞减少等。少数肾功能不全或患有脑病的老年患者可有轻微精神障碍。少数患者可出现中毒性肝炎,转氨酶一过性升高,血肌酐轻度升高或蛋白尿等,一般停药后可恢复正常。肝、肾功能不全者慎用,应根据肌酐清除率指标调整给药剂量。肌酐清除率为 0～15mL/min 者忌用。

6. 药物相互作用

本品为一种强效肝微粒体酶抑制药,可降低华法林、苯妥英钠、普萘洛尔、地西泮、茶碱、卡马西平、美托洛尔、地高辛、奎尼丁、咖啡因等药物在肝内的代谢,延迟这些药物的排泄,导致其血药浓度明显升高,合并用药时需减少上述药物的剂量。

7. 制剂与规格

片剂:每片 200mg;注射剂:每支 200mg。

8. 医保类型及剂型

甲类:口服常释剂、注射剂。

(九)大黄碳酸氢钠

1. 作用与特点

有抗酸、健胃作用。

2. 适应证

用于胃酸过多、消化不良、食欲缺乏等。

3. 用法与用量

口服,每次 1～3 片,每日 3 次,饭前服。

4. 制剂与规格

片剂:每片含碳酸氢钠、大黄粉各 0.15g,薄荷油适量。

5. 医保类型及剂型

甲类:口服常释剂。

(十)碳酸钙

1. 别名

兰达。

2. 作用与特点

本品为中和胃酸药,可中和或缓冲胃酸,作用缓和而持久,但对胃酸分泌无直接抑制作用,并可因提高胃酸 pH 而消除胃酸对壁细胞分泌的反馈性抑制。本品与胃酸作用产生二氧化碳与氯化钙,前者可引起嗳气,后者在碱性液中再形成碳酸钙、磷酸钙而引起便秘。本品在胃酸中转化为氯化钙,小肠吸收部分钙,由尿排泄,其中大部分由肾小管重吸收。本品口服后约 85% 转化为不溶性钙盐如磷酸钙、碳酸钙,由粪便排出。

3. 适应证

缓解由胃酸过多引起的上腹痛、反酸、胃部烧灼感和上腹不适。

4. 用法与用量

2～5 岁儿童(11～21.9kg)每次 59.2g,6～11 岁儿童(22～43.9kg)每次 118.4g,饭后 1h 或需要时口服 1 次,每日不超过 3 次,连续服用最大推荐剂量不超过 14d。

5. 不良反应与注意事项

偶见嗳气、便秘。大剂量服用可发生高钙血症。心肾功能不全者慎用。长期大量服用本品应定期测血钙浓度。

6. 药物相互作用

与噻嗪类利尿药合用,可增加肾小管对钙的重吸收。慎与洋地黄类药物联合使用。

7. 制剂与规格

混悬剂:11.84g×148mL。片剂:0.5g。

(十一)盐酸雷尼替丁

1. 别名

西斯塔、兰百幸、欧化达、善卫得。

2. 作用与特点

本品为一选择性的 H 受体拮抗剂,能有效地抑制组胺、五肽胃泌素及食物刺激后引起的胃酸分泌,降低胃酸和胃酶的活性,但对胃泌素的分泌无影响。作用比西咪替丁强 5~8 倍,对胃及十二指肠溃疡的疗效高,具有速效和长效的特点。本品口服生物利用度约 50%,为 2~2.7h,静脉注射 1mg/kg,瞬间血药浓度为 3000ng/mL,维持在 100ng/mL 以上可达 4h。大部分以原形药物从肾排泄。

3. 适应证

临床上主要用于治疗十二指肠溃疡、良性溃疡病、术后溃疡、反流性食管炎及卓—艾综合征等。

4. 用法与用量

口服:每日 2 次,每次 150mg,早晚饭时服。

5. 不良反应与注意事项

较轻,偶见头痛、皮疹和腹泻。个别患者有白细胞或血小板减少。有过敏史者禁用。除必要外,妊娠哺乳妇女不用本品。8 岁以下儿童禁用。肝、肾功能不全者慎用。对肝有一定毒性,个别患者转氨酶升高,但停药后即可恢复。

6. 药物相互作用

本品与普鲁卡因、N-乙酰普鲁卡因合用,可减慢后者从肾的清除速率。本品还能减少肝血流,使经肝代谢的普萘洛尔、利多卡因、美托洛尔的代谢减慢,作用增强。

7. 制剂与规格

片剂:0.15g。胶囊剂:0.15g。

8. 医保类型及剂型

甲类:口服常释剂、注射剂。

(十二)尼扎替定

1. 别名

爱希。

2. 作用与特点

本药是一种组胺 H_2-受体拮抗剂,和组胺竞争性地与组胺 H_2-受体相结合,可逆性地抑制其功能,特别是对胃壁细胞上的 H_2 受体,可显著抑制夜间胃酸分泌达 12h,亦显著抑制食物、咖啡因、倍他唑(氨乙吡唑)和五肽胃泌素刺激的胃酸分泌。口服后并不影响胃分泌液中胃蛋白酶的活性,但总的胃蛋白酶分泌量随胃液分泌量的减少相应的减少,此外可增加他唑刺激的内因子分泌,本药不影响基础胃泌素分泌。口服生物利用度为70%以上。口服150mg,0.5~3h后达到血药浓度峰值,为700~1800μg/L,与血浆蛋白结合率约为35%,$t_{1/2}$ p 为 1~2h。90%以上口服剂量的尼扎替定在12h内从尿中排出,其中约60%以原形排出。

3.适应证

活动性十二指肠溃疡。胃食管反流性疾病,包括糜烂或溃疡性食管炎,缓解烧心症状。良性活动性胃溃疡。

4.用法与用量

活动性十二指肠溃疡及良性活动性胃溃疡:300mg/d,分1~2次服用;维持治疗:150mg,每日1次。胃食管反流性疾病:150mg,每日2次。中、重度肾功能损害者剂量酌减。

5.不良反应与注意事项

可有头痛,腹痛,肌痛,无力,背痛,胸痛,感染和发热以及消化系统、神经系统、呼吸系统不良反应,偶有皮疹及瘙痒。罕见肝功异常,贫血,血小板减少症及过敏反应。开始治疗前应先排除恶性溃疡的可能性。对本品过敏者及对其他 H_2-受体拮抗剂有过敏史者禁用。

6.药物相互作用

本药不抑制细胞色素 P_{450} 关联的药物代谢酶系统。与大剂量阿司匹林合用会增加水杨酸盐的血浓度。

7.制剂与规格

胶囊剂:150mg。

(十三)拉贝拉唑钠

1.别名

波利特。

2.作用与特点

本品具有很强的 H^+,K^+-ATP 酶抑制作用,胃酸分泌抑制作用以及抗溃疡作用。健康成年男子在禁食情况下口服本剂20mg,3.6h后达血药浓度峰值437ng/mL,$t_{1/2}$ 为 1.49h。

3.适应证

胃溃疡、十二指肠溃疡、吻合口溃疡、反流性食管炎、卓—艾综合征。

4.用法与用量

成人推荐剂量为每次10~20mg,每日1次。胃溃疡、吻合口溃疡、反流性食管炎的疗程一般以8周为限,十二指肠溃疡的疗程以6周为限。

5.不良反应与注意事项

严重的不良反应有休克,血常规异常,视力障碍。其他不良反应有过敏症,血液系统异常,肝功异常,循环系统、精神神经系统异常。此外有水肿,总胆固醇,中性脂肪、BUN 升高,蛋白尿。

6.药物相互作用

与地高辛合用时,可升高其血中浓度。与含氢氧化铝凝胶、氢氧化镁的制酸剂同时或其后1h服用,本药平均血药浓度和药时曲线下面积分别下降8%和6%。

7.制剂与规格

薄膜衣片:10mg,20mg。

（十四）枸橼酸铋钾

1. 别名

胶体次枸橼酸铋、德诺、丽珠得乐、得乐、可维加。

2. 作用与特点

本品在胃酸条件下，以极微沉淀覆盖在溃疡表面形成一层保护膜，从而隔绝了胃酸、酶及食物对溃疡黏膜的侵蚀，促进黏膜再生，使溃疡愈合。本品还有良好的抗幽门螺杆菌作用。因而本品具有明显的抗溃疡作用，给药后在胃底、胃窦部、十二指肠、空肠及回肠均有铋的吸收，其中以小肠吸收为多。血药浓度与给药剂量呈相关性，一般于给药后 4 周血药浓度达稳态。血浆浓度通常小于 $5\mu g/L$。分布主要聚集在肾脏（占吸收的 60%）。有关本品吸收后的代谢与排泄资料较少。一些铋剂中毒患者血与尿的排泄半衰期分别为 4.5d 和 5.2d，脑脊液中可达 13.9d。

3. 适应证

适用于治疗胃溃疡、十二指肠壶腹部溃疡、多发溃疡及吻合口溃疡等多种消化性溃疡。

4. 用法与用量

480mg/d，分 2～4 次服用。除特殊情况，疗程不得超过 2 个月。若需继续用药，在开始下 1 个疗程前 2 个月须禁服任何含铋制剂。

5. 不良反应与注意事项

主要表现为胃肠道症状，如恶心、呕吐、便秘和腹泻。偶见一些轻度过敏反应。服药期间舌及大便可呈灰黑色。肾功能不全者禁用。

6. 药物相互作用

与四环素同时服用会影响四环素的吸收。不得与其他含铋制剂同服。不宜与制酸药及牛奶合用，因牛奶及制酸药可干扰其作用。

7. 制剂与规格

片剂：120mg。胶囊剂：120mg。颗粒剂：每小包 1.2g（含本品 300mg）。

8. 医保类型及剂型

乙类：口服常释剂、颗粒剂。

（十五）米索前列醇

1. 作用与特点

本品为最早进入临床的合成前列腺素 E_1 的衍生物。能抑制基础胃酸分泌和由组胺、五肽胃泌素、食物或咖啡所引起的胃酸分泌。有局部和全身两者相结合的作用，其局部作用是主要的。其抑制胃酸分泌的机制是由于直接抑制了壁细胞。本品还显示有细胞保护作用。本品口服吸收良好，由于本品口服后迅速代谢为有药理活性的游离酸，因而不能测定原药的血药浓度。本品分布以大肠、胃和小肠组织及血浆中最多。其游离酸在血浆 $t_{1/2}$ 为（20.6±0.9）min；本品主要经肾途径排泄，给药后 24h 内，约 80% 从尿和粪便中排出，尿中的排泄量为粪便中的 2 倍。本品在临床应用中未观察到有药物相互作用。

2. 适应证

十二指肠溃疡和胃溃疡。

3. 用法与用量

口服：每次 200μg，在餐前或睡前服用，每日 1 次，4～8 周为 1 个疗程。

4. 不良反应与注意事项

轻度而短暂地腹泻、恶心、头痛、眩晕和腹部不适;本品禁用于已知对前列腺素类药物过敏者及孕妇;如在服用时怀孕,应立即停药。脑血管或冠状动脉疾病的患者应慎用。

5. 制剂与规格

片剂:200μg。

(十六)替普瑞酮

1. 别名

戊四烯酮、施维舒、E0671。

2. 作用与特点

本品能促进胃黏膜及胃黏液层中主要的黏膜修复因子即高分子糖蛋白的合成,提高黏液中的磷脂质浓度,提高黏膜的防御能力。本品还能防止胃黏膜病变时黏膜增生区细胞增生能力的下降。因此本品已证明对难治的溃疡也有良好效果,使已修复的黏膜壁显示正常迹象,也有防止复发的作用。本品不影响胃液分泌和运动等胃的生理功能,但对各种实验性溃疡(寒冷应激性、阿司匹林、利舍平、乙酸、烧灼所致)已证明其均具有较强的抗溃疡作用。

3. 适应证

胃溃疡。

4. 用法与用量

口服:饭后30min以内口服,每次50mg,每日3次。

5. 不良反应与注意事项

偶见头痛、便秘、腹胀及肝转氨酶轻度上升、总胆固醇值升高、皮疹等,但停药后均迅速消失。妊娠期用药的安全性尚未确立,故孕妇应权衡利弊慎重用药。小儿用药的安全性也尚未确立。

6. 制剂与规格

胶囊剂:50mg。

细粒剂:100mg/g。

二、胃肠解痉药

(一)枸橼酸阿尔维林

1. 别名

斯莫纳。

2. 作用与特点

枸橼酸阿尔维林为罂粟碱之人工合成衍生物,直接作用于平滑肌。其作用机制为影响离子通道之电位敏感度与磷酸—肌醇代谢途径等。本药对平滑肌作用的选择主要在胃肠道、生殖泌尿器官,因此可适用于不宜使用抗胆碱药物的患者。本药在正常剂量下几乎不影响气管或血管平滑肌,其作用浓度不受诱发物作用机制不同而改变。本药口服吸收后,其代谢物主要由尿道排出。

3. 适应证

缓解平滑肌痉挛。如肠易激综合征或憩室疾病等引起的疼痛,痛经,子宫痉挛及尿道痉挛。

4. 用法与用量

12 岁以上患者每次 60 ~ 120mg,每日 3 次。用水吞服,勿咀嚼。

5. 不良反应与注意事项

一般治疗剂量下几乎无不良反应。过量服用可能会出现中枢神经系统兴奋的症状和低血压。可按阿托品中毒进行处理。对于出现低血压的患者,可行支持疗法。妊娠前 3 个月慎用。

6. 制剂与规格

胶囊:60mg。

(二)颠茄

1. 作用与特点

本品为阻断 M 胆碱受体的抗胆碱药,作用与阿托品相似,但药效较弱。

2. 适应证

主要用于轻度胃肠绞痛和消化性溃疡,以及胆绞痛、痛经、夜间遗尿等。

3. 用法与用量

颠茄酊剂:口服每次 0.3 ~ 1mL,每日 3 次。复方颠茄片:口服每次 1 ~ 2 片,每日 3 次。

4. 不良反应与注意事项

常用量很少有不良反应,大剂量可出现阿托品样反应。长期服用复方颠茄片,可对所含的苯巴比妥产生药物依赖性。青光眼和对所含药物过敏者禁用。高血压、心脏病、甲状腺功能亢进、肝肾功能损害、胃肠阻塞性疾病等患者慎用。

5. 药物相互作用

与可待因或美沙酮等配伍时可发生严重便秘,导致麻痹性肠梗阻或尿潴留。与制酸剂或吸附性泻药配伍,可使本品吸收减少,故两者应隔开 1h 服用。

6. 制剂与规格

浸膏剂:含生物碱 1% 。酊剂:含生物碱 0.03% 。

7. 医保类型及剂型

甲类:口服常释剂,口服液体剂。

(三)匹维溴铵

1. 别名

得舒特。

2. 作用与特点

本品是第一个对胃肠道有高度选择性解痉作用的钙拮抗剂。它通过抑制钙离子流入肠壁平滑肌细胞,防止肌肉过度收缩而发挥解痉作用。而对心血管平滑肌细胞的亲和力很低,不会引起血压变化。本品能消除肠平滑肌的高反应性,并增加肠道蠕动能力。本品为高极性化合物,口服吸收差,仅不足 10% 剂量的药物进入血液,并几乎全部与血浆蛋白结合。口服 100mg后 0.5 ~ 3h 后达血药浓度峰值,$t_{1/2}$ 为 1.5h。代谢迅速,主要经肝、胆从粪便排出体外。

3. 适应证

本品主要用于治疗与肠易激综合征有关的腹痛、排便紊乱、肠道不适,以及与肠道功能性疾患有关的疼痛和钡灌肠前准备等。

4. 用法与用量

口服,每次 50mg,每日 3 次,必要时每日可增至 300mg。胃肠检查前用药,每次 100mg,每日 2 次,连服 3d,以及检查当天早晨服 100mg。切勿嚼碎,于进餐前整片吞服。

5. 不良反应与注意事项

本品耐受性良好,少数患者可有腹痛、腹泻或便秘。偶见皮疹、瘙痒、恶心和口干等。儿童与孕妇禁用。

6. 制剂与规格

片剂:50mg。

7. 医保类型及剂型

乙类:口服常释剂。

(四)硫酸阿托品

1. 作用与特点

本品是由颠茄、洋金花、莨菪等生药中提取而得的生物碱,为阻断 M 胆碱受体的抗胆碱药,可用于胃肠道痉挛引起的疼痛、胆绞痛、胃及十二指肠溃疡、胰腺炎及肾绞痛等。本品通过阻断平滑肌和腺体的胆碱受体而解除平滑肌痉挛,这种作用与平滑肌的功能状态有关。治疗最时,对正常活动的平滑肌影响较小,而在平滑肌过度活动或痉挛时,则有显著解痉作用,故称之为平滑肌解痉药。此外,较大剂量可抑制胃酸分泌,但对胃酸浓度及胃蛋白酶和黏液的分泌影响很小。

2. 适应证

缓解内脏绞痛,包括胃肠痉挛引起的疼痛、肾绞痛、胆绞痛、胃及十二指肠溃疡。有时用于治疗胰腺炎。

3. 用法与用量

解除胃痉挛:口服,每次 0. 3 ~ 0. 6mg,每日 2 ~ 3 次。解痉止痛的极量为每次 1mg,每日 3mg。

4. 不良反应与注意事项

有口干、无汗、散瞳、睫状肌麻痹、心动过速、便秘、急性尿潴留等不良反应,偶有皮肤反应,继续用药和(或)减少用量,其中有些反应可以耐受,但疗效可能降低。中毒剂量时可出现严重口干,伴有烧灼样感觉。此外有吞咽困难、恶心、呕吐、怕光、面红、发热、白细胞增多、皮疹、心动过速、血压降低或升高。有严重肠道炎症和缺血或阿米巴结肠炎患者,可以发生梗阻和中毒性巨结肠症。大剂量可引起中枢兴奋症状。如烦躁、兴奋、谵妄、幻觉、震颤等,最后导致抑制以及延脑麻痹而死亡。儿童对抗胆碱药比较敏感,容易中毒。抗胆碱药禁用于反流性食管炎,因能降低胃和食管运动以及松弛食管下端括约肌,延缓胃的排空和促进胃的滞留,从而使反流加剧。

对于前列腺肥大、幽门梗阻、伴有心动过速的充血性心力衰竭等患者均应慎用。此外,因扩瞳而可能诱发闭角型青光眼,尤以注射给药容易引起,口服则少见。但对用缩瞳药治疗的开角型青光眼患者,仍可应用抗胆碱药。

5. 药物相互作用

与 β 受体阻断药、抗酸药合用,能有效抑制胃酸夜间分泌,缓解持续性溃疡疼痛和顽固性胃泌素瘤患者的症状。抗酸药能干扰胆碱药的吸收,两者宜分开服用。

6. 制剂与规格

片剂:0.3mg。

7. 医保类型及剂型

甲类:口服常释剂。

三、助消化药

(一)胰酶

1. 作用与特点

胰酶为多种酶的混合物,主要为胰蛋白酶,胰淀粉酶和胰脂肪酶。本品在中性或弱碱性环境中活性较强,促进蛋白质和淀粉的消化,对脂肪亦有一定的消化作用。

2. 适应证

主要用于消化不良、食欲缺乏及肝、胰腺疾病引起的消化障碍。

3. 用法与用量

每次 0.3~0.6g,每日 3 次,饭前服。

4. 不良反应与注意事项

不宜与酸性药物同服。与等量碳酸氢钠同服可增加疗效。

5. 制剂与规格

肠溶片:0.3g,0.5g。

6. 医保类型及剂型

乙类:口服常释剂。

(二)慷彼申片

1. 作用与特点

本品可取代和补充人体本身分泌之消化酶,刺激胃和胰之天然分泌,对消化食物有重大的作用。

米曲菌酶促使蛋白质及糖类在胃及十二指肠降解。在空肠及回肠中释放出的胰酶继续完成食物蛋白质、糖类及脂肪的降解。所包含的植物性酶和动物性胰酶,能在任何不同的酸碱度中发挥其最佳的效果。

2. 适应证

肠胃之消化酶不足,消化不良,受胆囊、肝或胰腺病影响而引起之消化失常。其他药物所引起的肠胃不适。

高龄所致消化功能衰退。

促进病后初愈,尤其是传染病或手术后之消化功能障碍,促进食物吸收,帮助咀嚼功能受限或食物限制等特种病情之消化能力。

3. 用法与用量

每次 1~2 片,进食时服用。如未见效,剂量可加倍。

4. 不良反应与注意事项

急性胰腺炎,慢性胰腺炎的急性发作期禁用。

5. 制剂与规格

糖衣片:每片含胰酶 220mg,脂肪酶 7400U,蛋白酶 420U,淀粉酶 7000U,米曲菌中提取的酶 120mg,纤维素酶 70U,蛋白酶 10U,淀粉酶 170U。

四、止吐药、催吐药及促胃肠动力药

（一）马来酸曲美布汀

1. 别名

舒丽启能。

2. 作用与特点

本品为胃肠运动节律调节剂,具有胃运动调节作用,消化系统推进性运动的诱发作用,胃排空功能的改善作用,肠运动的调节作用,食管下端括约压的调节作用,对消化道平滑肌的直接作用以及末梢性镇吐作用。口服100mg本品30min后,马来酸曲美布汀血药浓度达峰值32.5~42.3ng/mL,$t_{1/2}$为2h。马来酸曲美布汀在体内代谢后由尿排出。

3. 适应证

慢性胃炎引起的胃肠道症状(腹部胀满感,腹痛,恶心,嗳气)。肠易激综合征。

4. 用法与用量

慢性胃炎常用剂量为100mg,3次/天。肠易激综合征常用剂量为100~200mg,3次/天。可酌情增减剂量。

5. 不良反应与注意事项

主要不良反应为腹泻、便秘和口渴。偶有口内麻木感,心动过速,困倦,眩晕,倦怠,头痛,肝功异常,过敏反应。

6. 制剂与规格

薄膜包衣片:100mg。

7. 医保类型及剂型

乙类:口服常释剂。

（二）多潘立酮

1. 别名

吗丁啉。

2. 作用与特点

本品为强效止吐剂,其作用比甲氧氯普胺强23倍。本品可阻断催吐化学感受区多巴胺的作用,抑制呕吐的发生。药理实验证明,本品不仅能舒缓实验性胃蠕动抑制,并能加速餐后胃排空。此外,还可增进食管下部括约肌的紧张性,促进幽门括约肌餐后蠕动的扩张度。然而,本品并不影响胃液的分泌。由于其不能通过血—脑屏障,故对多巴胺受体不发生作用,不会产生任何镇静、嗜睡及锥体外系的不良反应;本品口服后吸收迅速,15~30min达血药浓度峰值。大鼠的药物标记实验表明,本品除中枢神经系统浓度较低外,在体内其他部分均有广泛的分布。由于存在"首过效应"和肠壁代谢,生物利用度仅13%~17%。$t_{1/2}$为7h。约有60%经粪便排泄。

3. 适应证

临床用于治疗伴有胃排空缓慢及食管反流的消化不良;及由于偏头痛、血液透析、手术后及放射治疗等各种原因所引起的呕吐、恶心、呃逆。

4. 用法与用量

口服:片剂、滴剂、混悬剂,饭前15~30min服用。成人,每日3次,每次10mg或10mL口服混悬剂。儿童,体重 1 滴/kg,每日 3 次。栓剂:成人每日 2~4 个栓剂(每粒 60mg);2 岁以内儿童每日 2~4 个栓剂(每粒 10mg);2 岁以上儿童每日 2~4 个栓剂(每粒 30mg)。

5. 不良反应与注意事项

无严重不良反应。但不排除对 1 岁以下婴儿神经系统有不良反应的可能性。

6. 制剂与规格

片剂:每片 10mg。滴剂:10mg/mL。口服混悬剂:1mg/mL。栓剂:成人用每枚 60mg;儿童用每枚 30mg;幼儿用每枚 10mg。

7. 医保类型及剂型

乙类:口服常释剂、栓剂。

(三)盐酸昂丹司琼

1. 别名

富米汀。

2. 作用与特点

本品为高选择性的 5-羟色胺受体拮抗剂。拮抗外周和中枢神经元 5-羟色胺受体,从而阻断因化疗和放疗引起的小肠 5-羟色胺释放,阻断通过 5-羟色胺受体引起迷走传入神经兴奋而导致的呕吐反射。$t_{1/2}$ 约为 3h,完全代谢,代谢物由粪、尿排泄,血浆蛋白结合率为 75%。

3. 适应证

用于放疗和细胞毒药物化疗引起的呕吐。

4. 用法与用量

对于高度催吐的化疗药物引起的呕吐:化疗前 15min,化疗后 4h,8h 各静脉注射本品 8mg,停止化疗后,每 8h 口服本品 8mg,连用 5d;对于放疗引起的呕吐:首剂必须于放疗前 1~2h 口服片剂 8mg,以后每 8h 口服 8mg,疗程视放疗的疗程而定。

5. 不良反应与注意事项

可有头痛、腹痛不适、便秘,偶有一过性无症状转氨酶增高;孕妇和哺乳期妇女慎用。胃肠道梗阻者及对本品过敏者禁用。

6. 制剂与规格

注射液:4mg/mL,8mg/2mL。片剂:4mg,8mg。

7. 医保类型及剂型

乙类:口服常释剂、注射剂。

五、止泻药

(一)复方地芬诺酯

1. 别名

止泻宁。

2. 作用与特点

本品对肠道作用类似吗啡,可直接作用于肠平滑肌,通过抑制肠黏膜感受器,消除局部黏膜的蠕动反射而减弱肠蠕动,同时可增加肠的节段性收缩,使肠内容物通过延迟,有利于肠内水分的吸收。本品吸收后在体内主要代谢为地芬诺辛,其止泻作用比母体化合物强 5 倍。地芬诺辛的 $t_{1/2}$ 为 12~24h,主要由粪便排出,少量由尿中排出。

3. 适应证

适用于急、慢性功能性腹泻及慢性肠炎等。

4. 用法与用量

口服，每次 1~2 片，每日 2~4 次。腹泻控制后，应即减少剂量。

5. 不良反应与注意事项

服药后偶见口干、腹部不适、恶心、呕吐、嗜睡、烦躁、失眠等，减量或停药后即消失。长期使用可致依赖性。肝功能不全患者及正在服用有药物依赖性患者慎用。婴儿不推荐使用。不能用作细菌性痢疾的基本治疗药物。

6. 药物相互作用

可增强巴比妥类、阿片类及其他中枢抑制药的作用，故不宜合用。

7. 制剂与规格

片剂：每片含盐酸地芬诺酯 2.5mg，硫酸阿托品 0.025mg。

8. 医保类型及剂型

甲类：口服常释剂。

（二）酵母

1. 别名

亿活。

2. 作用与特点

本品为生物性止泻剂。布拉酵母菌具有抗微生物和抗毒素作用，并对肠黏膜有营养作用。布拉酵母菌不会被胃肠液、抗生素或磺胺类药物所破坏，在肠内具有活性作用。药理学动物实验研究表明，无论在体外或体内，该药具有抗菌（包括白色念珠菌）作用，还可促进动物体内的免疫作用。它能合成 B 族维生素，如维生素 B_1，维生素 B_2，维生素 B_6，泛酸，烟酸。此外，还能显著增加入与动物上皮细胞刷状缘内的二糖酶。

3. 适应证

治疗成人或儿童感染性或非特异性腹泻。预防和治疗由抗生素诱发的结肠炎和腹泻。

4. 用法与用量

口服：每次 1~2 袋或 1~2 粒，1~2 次/天。最好避免在吃饭时服用。

5. 不良反应与注意事项

可引起胃部不适或腹胀感。

6. 药物相互作用

不可与全身性或口服抗真菌药物及某些唑啉类衍生物合用。

7. 制剂与规格

袋装：250mg。胶囊：250mg。

（三）嗜酸性乳杆菌

1. 别名

乐托尔。

2. 作用与特点

本品为灭活的嗜酸乳杆菌菌体及其代谢产物，由于采用真空冷冻干燥法，细菌经过热处理已被灭活，其代谢过程中产生的乳酸及结构未明的抗生素有直接的抑菌作用；所含 B 族维生素能刺激肠道内正常产酸菌丛的生长;对肠黏膜有非特异性免疫刺激作用,能增强免疫球蛋白的合成。

3. 适应证

主要用于急慢性腹泻的对症治疗。

4. 用法与用量

胶囊剂:成人及儿童每日 2 次,每次 2 粒,成人首剂量加倍;婴儿每日 2 次,每次 1~2 粒,首剂量 2 粒。

5. 不良反应与注意事项

本品所含菌株已经被灭活,故与抗生素合用时不影响疗效,也不诱导病菌产生耐药性,怀孕期间用药无致畸作用的报道。

6. 制剂与规格

胶囊剂:每胶囊含灭活冻干嗜酸乳杆菌 50 亿和后冻干培养基 80mg。

散剂:每小袋含灭活冻干嗜酸乳杆菌 50 亿和后冻干的培养基 160mg。

(四)双歧三联活菌

1. 别名

培菲康。

2. 作用与特点

本品含双歧杆菌、嗜酸性乳杆菌及粪链球菌。直接补充正常生理性细菌,调整肠道菌群,抑制肠道中对人具有潜在危害的菌类甚至病原菌;促进机体对营养物的分解、吸收;合成机体所需的维生素;激发机体免疫力;减少肠源性毒素的产生和吸收。

3. 适应证

肠菌群失调症,轻、中型急性腹泻,慢性腹泻,腹胀,便秘。

4. 用法与用量

成人每次 2~3 粒,2~3 次/天,口服。6~13 岁儿童每次 1~2 粒,1~6 岁儿童每次 1 粒,1 岁以下婴儿每次 1/2 粒,2~3 次/天,口服。

5. 制剂与规格

散剂:1g,2g。胶囊:210mg。

(五)双歧杆菌

1. 别名

丽珠肠乐。

2. 作用与特点

本品可补充对人体有益的正常生理性肠道细菌,纠正菌群失调;维持正常的肠蠕动;减少内毒素来源,降低血内毒素水平;还可产生多种生物酶,使蛋白质转变成为氨基酸,脂肪转变成为脂肪酸,糖特别是乳糖分解成为乳酸,从而促进这三大营养素的吸收与利用。对于肝炎患者,能够改善肝功能,促进肝细胞功能的恢复,对于肝硬化患者,能够改善肝脏蛋白质的代谢,减轻肝脏负担,发挥保肝、护肝等作用。

3. 适应证

各种原因所致肠菌群失调疾病,如急慢性肠炎、腹泻、便秘等肠功能紊乱的防治,以及菌群失调所致血内毒素升高,如急慢性肝炎、肝硬化、肝癌等的辅助治疗。

4. 用法与用量

成人每次 1～2 粒,早晚各 1 次,餐后口服。儿童剂量酌减,重症加倍。婴幼儿可取出胶囊内药粉用凉开水调服。

5. 制剂与规格

胶囊:10 粒。

六、渴药

(一)酚酞

1. 作用与特点

口服后在肠内遇胆汁及碱性液形成可溶性钠盐,刺激结肠黏膜,促进其蠕动,并阻止肠液被肠壁吸收而起缓泻作用。由于小量吸收后(约 15%)进行肠肝循环的结果,其作用可持续3～4d。

2. 适应证

适用于习惯性顽固便秘。

3. 用法与用量

睡前口服 0.05～0.2g,经 8～10h 排便。

4. 不良反应与注意事项

本品如与碳酸氢钠及氧化镁等碱性药并用,能引起变色。连用偶能引起发疹;也可出现过敏反应、肠炎、皮炎及出血倾向等。婴儿禁用,幼儿及孕妇慎用。

5. 制剂与规格

片剂:50mg,100mg。

6. 医保类型及剂型

甲类:口服常释剂。

(二)开塞露

1. 作用与特点

本品为治疗便秘的直肠用溶液剂,系将含山梨醇、硫酸镁或甘油的溶液装入特制塑料容器内制得。

2. 适应证

便秘。

3. 用法与用量

用时将容器顶端刺破,外面涂油脂少许,徐徐插入肛门,然后将药液挤入直肠内,引起排便。

成人用量每次 20mL,小儿酌减。

4. 制剂与规格

溶液剂:10mL,20mL。本品有两种制剂,一种为含 55% 甘油制剂。

另一种为含山梨醇45%～50%、硫酸镁 10%、羟苯乙酯(尼泊金乙酯)0.05%、苯甲酸钠0.1% 的制剂。

5. 医保类型及剂型

甲类:溶液剂。

（三）硫酸镁

1. 别名

硫苦、泻盐。

2. 作用与特点

本品给药途径不同呈现不同的药理作用。①导泻作用，内服由于不被吸收，在肠内形成一定的渗透压，使肠内保有大量水分，刺激肠道蠕动而排便；②利胆作用，口服高浓度（33%）硫酸镁溶液，或用导管直接灌入十二指肠，可刺激十二指肠黏膜，反射性地引起胆总管括约肌松弛、胆囊收缩，促进胆囊排空，产生利胆作用；③对中枢神经系统的作用，注射本品，提高细胞外液中镁离子浓度，可抑制中枢神经系统，阻断外周神经肌肉接头，从而产生镇静、镇痉、松弛骨骼肌的作用，也能降低颅内压；④对心血管系统的作用，注射给药，过量镁离子可直接舒张周围血管平滑肌，引起交感神经节冲动传递障碍，从而使血管扩张，血压下降；⑤消炎去肿作用，本品50%溶液外用热敷患处，有消炎去肿的功效。

3. 适应证

用于便秘及治疗食物或药物中毒，阻塞性黄疸及慢性胆囊炎，惊厥、尿毒症、破伤风、高血压脑病及急性肾性高血压危象等，也用于外用热敷消炎去肿。

4. 用法与用量

导泻：每次口服 5～20g，清晨空腹服，同时饮 100～400mL 水，也可用水溶解后服用。利胆：每次 2～5g，每日 3 次，饭前或两餐间服；也可服用 33% 溶液，每次 10mL。抗惊厥、降血压等：肌内注射 1 次 1g，10% 溶液，每次 10mL；静脉滴注每次 1～2.5g。

5. 不良反应与注意事项

导泻时如服用大量浓度过高的溶液，可能自组织中吸取大量水分而导致脱水。注射须缓慢，并注意患者的呼吸与血压。如有中毒现象（如呼吸肌麻痹等）可用 10% 葡萄糖酸钙注射液 10mL 静脉注射，以行解救。肠道出血患者、急腹症患者及孕妇、经期妇女禁用本品导泻。中枢抑制药（如苯巴比妥）中毒患者不宜使用本品导泻排除毒物，以防加重中枢抑制。

6. 制剂与规格

注射液：1g/10mL，2.5g/10mL。白色合剂：由硫酸镁 30g、轻质碳酸镁 5g、薄荷水适量，配成 100mL，1 次服 15～30mL。一二三灌肠剂：由 50% 硫酸镁溶液 30mL、甘油 60mL，蒸馏水 90mL 配成，常用于各种便秘的治疗。

7. 医保类型及剂型

甲类：口服液体剂、口服散剂。

（四）聚乙二醇

1. 别名

福松。

2. 作用与特点

本品是一种渗透性缓泻剂，作用机制基本上是物理作用：通过增加局部渗透压，使水分保留在结肠肠腔内，增加肠道内液体的保有量，因而使大便软化，进而促进其在肠道内的推动和排泄。

3. 适应证

成人便秘的症状治疗。

4. 用法与用量

10~20g/d。

5. 不良反应与注意事项

本品没有毒性作用已被大量的文献充分证实。

6. 药物相互作用

本品与其他药物同时服用时可能会阻碍其他药物的吸收,建议最好与其他药物间隔2h口服。

7. 制剂与规格

粉剂:10g。

8. 医保类型及剂型

乙类:口服散剂。

(五)导肠粒

1. 别名

舒立通。

2. 作用与特点

本品由81%卵叶车前子积团纤维和19%番泻果苷以合理比例组成,能确保温和地调节排便习惯。卵叶车前子纤维在水中膨胀形成黏液团,以确保大便有足够水分,增加粪便在大肠内的体积,完成直肠填充,适应排便。天然的番泻果苷能轻微刺激大肠,使大肠蠕动正常。番泻果苷在药粒中逐渐释放,一般服药后12~24h显效。

3. 适应证

便秘,特别适用于慢性便秘;调节产后妇女的肠活动功长期卧床患者;习惯使用强烈泻药的患者;结肠手术后有排便困难的患者。

4. 用法与用量

1~2茶匙于晚饭后或早餐前以一杯液体送服,不应嚼碎,药物起作用后可按个别情况将剂量减至1/2~1茶匙,1~2次/天。

5. 不良反应与注意事项

肠梗阻及胃肠道狭窄患者禁用。

6. 药物相互作用

勿与收敛剂或抗腹泻剂如氰苯胍酯、地芬诺酯、咯哌丁胺、氢氯化物和阿片制剂合用。

7. 制剂与规格

颗粒剂:100g×1听(每100g含卵叶车前草种子52g,卵叶车前草果壳2.2g,番泻果实12.4g)。

七、肝、胆病辅助用药

(一)谷氨酸

1. 别名

麸氨酸。

2. 作用与特点

肝功能损害严重时体内氨代谢紊乱,导致肝性脑病。本品钠盐静脉滴注后,能与血中过多的氨结合而成为无害的谷酰胺,由尿排出。口服本品亦可防止肝性脑病。谷氨酸还参与脑蛋白质代谢与糖代谢,促进氧化过程,改善中枢神经系统的功能。

3. 适应证

治疗肝性脑病,癫痫小发作以及胃酸不足和胃酸过少症。

4. 用法与用量

预防肝性脑病:每次 2.5~5g,每日 4 次。用于癫痫小发作:每次 2~3g,每日 3~4 次。治疗胃酸不足:每次 0.3g,每日 3 次。

5. 不良反应与注意事项

肾功能不全或无尿患者慎用。

6. 药物相互作用

不宜与碱性药物合用。与抗胆碱药合用有可能减弱后者的药理作用。

7. 制剂与规格

片剂:0.3g,0.5g。

注射剂:20mL(含谷氨酸钠 5.75g,谷氨酸钾 6.3g)。

8. 医保类型及剂型

甲类:注射剂。

(二)乳果糖

1. 别名

杜密克。

2. 作用与特点

本品的活性成分为乳糖的合成衍生物,在肠内能分解成低分子量有机酸,可降低肠道 pH,促进肠道有益菌种的生长,由此产生一系列有利的治疗作用。另外,其分解产物可以自然地刺激大肠蠕动,加快大便的移动,同时,使大便中保留更多的水分,软化大便,使之易于排泄。因此,本品可缓解便秘,并使结肠的生理节律得以恢复。本品是糖分解菌的营养物,大剂量的乳果糖可促进糖分解菌的繁殖,从而抑制蛋白分解菌的生长,减少了其他内毒素的产生,降低血中氨的含量。大剂量本品可降低结肠 pH,低 pH 状态下,大多数的氨转变为难以吸收的铵离子,导致氨的吸收减少。pH 下降,而血中的氨将有更多渗入到结肠中。结肠蠕动增加,内容物通过时间缩短,排泄加快,进一步增加了降低血氨的作用。这种氨代谢过程的改变导致血氨下降、内毒素血症减轻。由于乳果糖以原形在肠道中转运,直至大肠部后才能发挥作用,所以在服用 24~48h 后才出现显著疗效。

3. 适应证

肝性脑病:用于治疗和预防肝昏迷和昏迷前状态。便秘:用于需用缓泻剂的急慢性便秘,尤其是可恢复老人或儿童正常的排便习惯;预防大便干结;孕妇、产妇、手术后患者、必须卧床的患者以及药物引起的便秘;肛裂或痔疮引起的排便疼痛。

4. 用法与用量

肝性脑病:起始剂量 30~50mL,每日 3 次,维持剂量为个体化剂量,应注意避免腹泻。便秘:个体化剂量。

5. 不良反应与注意事项

需低半乳糖饮食的患者勿服用本品。治疗肝性脑病时,糖尿病患者慎用。剂量过大可出现腹泻,应及时调整剂量。

6.制剂与规格

糖浆剂:5g/10mL。粉剂、溶液剂:5g/10mL,50g/100mL。

7.医保类型及剂型

乙类:糖浆剂、口服散剂、口服液体剂。

(三)鸟氨酸、天冬氨酸

1.别名

雅博司。

2.作用与特点

本品能直接参与肝细胞代谢,使肝细胞摄入的大部分血氨与鸟氨酸结合,并通过尿素循环进行代谢,生成尿素,最终以无毒的形式排出体外;天冬氨酸间接参与核酸合成并提供能量代谢的中间产物增强肝脏供能,从而有效地改善肝功能,恢复机体的能量平衡。本品口服给药后0.5～1h后达血药浓度峰值,$t_{1/2}$为3.5h。

3.适应证

主要适用于因急、慢性肝病引起的血氨升高及肝性脑病。

4.用法与用量

颗粒剂:每次1袋,每日2～3次。注射液:急性肝炎每日5～10g静脉滴注。慢性肝炎或肝硬化,每日10～20g静脉滴注。

病情严重者可适当增加剂量,但每日不得超过40g。肝性脑病早期可视病情轻重,但每日不得超过40g。

5.不良反应与注意事项

大剂量静脉滴注会有轻、中度的消化道反应,减少用量或减慢滴速时反应会减轻。严重肾功能衰竭患者禁用。

6.制剂与规格

颗粒剂:5g。

注射液:5g/10mL。

7.医保类型及剂型

乙类:注射剂。

(四)联苯双酯

1.作用与特点

本品为治疗肝炎的降酶药物,是合成五味子丙素的一种中间体。药理学实验证明,小鼠口服本品能减轻因四氯化碳及硫代乙酰胺引起的血清丙氨酸氨基转移酶升高。本品还能增强肝脏解毒功能,减轻肝脏的病理损伤,促进肝细胞再生并保护肝细胞,从而改善肝功能。本品近期降丙氨酸氨基转移酶作用肯定,远期疗效较差。此外本品对肝炎主要症状如肝区痛,乏力,腹胀等的改善有一定疗效。

2.适应证

适用于迁延性肝炎及长期单项丙氨酸氨基转移酶异常者。

3.用法与用量

口服:片剂每日75～150mg,每日3次;滴丸每日22.5～45mg。每日3次。

4. 不良反应与注意事项

本品不良反应轻微,对造血系统无不良影响。服用本品后个别病例可出现轻度恶心。有报道本品治疗过程中出现黄疸及病情恶化,应引起注意。

5. 制剂与规格

片剂:25mg。滴丸:1.5mg。

6. 医保类型及剂型

甲类:口服常释剂、滴丸剂。

(五)硫普罗宁

1. 别名

凯西莱。

2. 作用与特点

硫普罗宁为一种新型的含巯基类化合物,在参与机体生化代谢方面具有重要作用。药理学实验证实,硫普罗宁可使肝细胞线粒体中的 ATP 酶活性降低,ATP 含量升高,电子传递功能恢复正常,从而改善肝细胞功能,对抗各类肝损伤负效应。硫普罗宁对线粒体的作用可能在于保护线粒体某些特异巯基功能,亦有人认为通过增加线粒体膜小分子多肽而起作用。硫普罗宁对线粒体的作用可能是其对抗多种肝损伤、保护肝细胞的主要机制。硫普罗宁含有巯基,能与某些自由基可逆性结合成二硫化物,作为一种自由基清除剂,在体内形成一个再循环的抗氧化系统。口服后在肠道易吸收,生物利用度为 85% ~ 90%,血浆蛋白结合率为 49%。单剂给药 500mg 后,$t_{1/2}$ 为 5h。本品在肝脏代谢,由尿排出。

3. 适应证

脂肪肝、早期肝硬化、急慢性肝炎、乙醇及药物引起的肝炎。重金属中毒。降低化疗和放疗的不良反应,升高白细胞。预防化疗、放疗所致二次肿瘤的发生。

4. 用法与用量

肝病治疗:饭后口服,每次 0.1 ~0.2g,每日 3 次,连服 12 周,停药 3 个月后继续下 1 个疗程。急性病毒性肝炎初期每次 0.2 ~0.4g,每日 3 次,连服 1 ~3 周,以后每次 0.1 ~0.2g,每日 3 次。重金属中毒:每次 0.1 ~0.2g,每日 2 次。化疗及放疗引起的白细胞减少症:饭后口服,化疗及放疗前 1 周开始服用,每次 0.2 ~0.4g,每日 2 次,连服 3 周。

5. 不良反应与注意事项

偶可出现皮疹、皮肤瘙痒、发热等过敏或胃肠道反应。重症肝炎或并发高度黄疸、顽固性腹腔积液、消化道出血、并发糖尿病或肾功能不全的患者应在医师指导下服用。孕妇、哺乳期妇女、儿童及对本品有严重不良反应的患者禁用。

6. 制剂与规格

片剂:0.1g。

注射剂:100mg。

7. 医保类型及剂型

乙类:口服常释剂、注射剂。

(六)水飞蓟宾

1. 别名

水飞蓟素、益肝灵。

2. 作用与特点

本品系从菊科植物水飞蓟的种子中提取的总黄酮,主要成分为水飞蓟宾。本品对四氯化碳、硫代乙酰胺、α-鹅膏素、乙硫氨酸和乙醇引起的实验性肝损害,均有一定的保护作用,可减轻脂肪变性、肝细胞坏死,抑制谷丙转氨酶升高,使肝细胞内线粒体和内质网的损伤恢复。口服吸收后主要经肝脏代谢,绝大部分以代谢物形式由胆汁排出(80%),少部分由尿排出(20%),口服后48h中约排出给药剂量的20%。

3. 适应证

本品适用于治疗急性黄疸型肝炎、慢性肝炎和迁延性肝炎,亦用于治疗胆石症和降低黄疸等。

4. 用法与用量

口服:每次70mg,每日3次。3个月后,每次35mg,每日3次。有效者可服维持量6~12个月。

5. 不良反应与注意事项

口服无明显毒性,少数患者有头晕和恶心等。

6. 制剂与规格

片剂:35mg。

7. 医保类型及剂型

乙类:口服常释剂。

(七)肝活素

1. 作用与特点

本品含甲硫氨酸、重酒石酸胆碱及B族维生素。亲脂药物重酒石酸胆碱是卵磷脂的有效成分,能使肝脏中脂肪磷脂化,从而易溶于体液而运出肝脏,故可防止脂肪酸在肝脏中的浸润和蓄积;抗脂肪肝素甲硫氨酸经腺苷转移酶催化转变为S-腺苷甲硫氨酸,作为氨基乙醇基的供给体,可合成胆碱,有保护肝细胞免受损伤、并有细胞修复和再生功能,故可防止肝细胞坏死和肝硬化。

2. 适应证

脂肪肝、肝硬化、急性肝炎、慢性肝炎。

3. 用法与用量

口服,每日3次,每次1片。

4. 制剂与规格

片剂:48片。

(八)腺苷蛋氨酸

1. 别名

思美泰。

2. 作用与特点

腺苷蛋氨酸是存在于人体所有组织和体液中的一种生理活性分子,作为甲基供体(转甲基作用)和生理性硫基化合物(如半胱氨酸,牛磺酸,谷胱甘肽和辅酶A等)的前体(转硫基作用)参与体内重要的生化反应。在肝内,通过使质膜磷脂甲基化而调节肝脏细胞膜的流动性,而且通过转硫基反应可以促进解毒过程中硫化产物的合成。只要肝内腺苷蛋氨酸的生物利用度在正常范围内,这些反应就有助于防止肝内胆汁淤积。

3.适应证

肝硬化前和肝硬化所致肝内胆汁淤积,妊娠期肝内胆汁淤积。

4.用法与用量

初始治疗:每日 500～1000mg,1 次静脉滴注或分 2 次肌内或静脉注射,共 2～4 周。维持治疗:每日 1～2g,共口服 4 周。

5.不良反应与注意事项

对有血氨增高的肝硬化前及肝硬化患者应注意监测血氨水平。注射粉剂须在临用前用所附溶剂溶解,静脉注射必须非常缓慢。注射剂不可与碱性液体或含钙离子的液体混合。药物变色后不能再继续使用。口服片剂为肠溶性,必须整片吞服。为使本品更好地吸收和发挥疗效,建议在两餐之间服用。

6.制剂与规格

注射粉剂:100mg。

肠溶片:500mg。

(九)熊去氧胆酸

1.别名

达吉、忧思弗。

2.作用与特点

本品为肠肝循环药物,长期服用本品,可增加胆汁酸的分泌,同时导致胆汁酸成分的变化,使本品在胆汁中的含量增加。本品还能显著降低人胆汁中胆固醇及胆固醇酯的物质的量和胆固醇的饱和指数,从而有利于结石中胆固醇逐渐溶解。但本品不能溶解其他类型的胆结石,如胆色素结石、混合结石及 X 射线不透性结石。口服后肠道吸收迅速,经门静脉入肝,大部分随胆汁排入胆及十二指肠,重新进入肠道,是一种肠肝循环药物。血药浓度较低。本品在肝脏形成结合物,经微生物作用后由结合型变成非结合型,大部分形成石胆酸,由大便排出,尿中仅排出微量。

3.适应证

主要用于不宜手术治疗的胆固醇型胆结石,还用于中毒性肝障碍、胆囊炎、胆管炎等胆管系统疾病。

4.用法与用量

口服。利胆:每次 50mg,每日 150mg。早、晚进餐时分次给予。疗程最短为 6 个月,6 个月后超声波检查及胆囊造影无改善者可停药;如结石已有部分溶解则继续服药直至结石完全溶解。如治疗中有反复绞痛发作,症状无改善甚至加重,或出现明显结石钙化时则宜中止治疗,并进行外科手术。溶胆石:每日 450～600mg,分 2 次服用。

5.不良反应与注意事项

不良反应主要为腹泻,发生率约 2%。其他罕见不良反应有便秘、过敏反应、瘙痒、头痛、头晕、胃痛、胰腺炎和心动过缓等。胆管完全阻塞和严重肝功能减退患者忌用本品。孕妇不宜服用。

6.制剂与规格

片剂:50mg。胶囊剂:50mg。

7. 医保类型及剂型

甲类:口服常释剂。

八、其他消化系统药物

(一)柳氮磺啶

1. 作用与特点

本品大部分药物进入远端小肠和结肠,在肠微生物作用下分解成 5 - 氨基水杨酸和磺胺吡啶。磺胺吡啶有微弱的抗菌作用,它在药物分子中主要起载体作用,阻止 5 - 氨基水杨酸在胃和十二指肠部位吸收,仅在肠道碱性条件下,微生物使重氮键破裂而释出有作用的药物。5 - 氨基水杨酸有抗炎和免疫抑制作用,能抑制溃疡性结肠炎的急性发作并延长其缓解期。

2. 适应证

用于治疗急、慢性溃疡性结肠炎以及节段性肠炎。

3. 用法与用量

口服:每次 0.5 ~ 1g,每日 2 ~ 4g。如需要可逐渐增量至每日 4 ~ 6g,好转后减量为每日 1.5g,直至症状消失。也可用于灌肠,每日 2g,混悬于生理盐水 20 ~ 50mL 中,做保留灌肠,也可添加白及粉以增大药液黏滞度。

4. 不良反应与注意事项

长期服药可发生恶心、呕吐、药疹、药物热、白细胞减少等不良反应。服药期间应检查血常规。肝、肾病患者慎用。尚可影响精子活动能力而致男性不育症。

5. 药物相互作用

抑制肠道菌群的药物可抑制本品在肠道中分解,因而影响 5 - 氨基水杨酸的游离,有使本品降效的可能,尤以各种广谱抗菌药物为甚。

6. 制剂与规格

片剂:0.25g。

7. 医保类型及剂型

甲类:口服常释剂,栓剂。

(二)美沙拉嗪

1. 别名

艾迪莎、颇德斯安。

2. 作用与特点

本品对肠壁炎症有显著的消炎作用,对发炎的肠壁结缔组织效用尤佳。

3. 适应证

溃疡性结肠炎的急性发作;防止复发。频繁发病的克罗恩病(克隆病),预防急性发作。

4. 用法与用量

溃疡性结肠炎急性期:4g/d;缓解期:1.5g/d。克罗恩病缓解:2g/d,分 3 ~ 4 次口服。

5. 不良反应与注意事项

不良反应少见,治疗开始时可能会出现头痛、恶心、呕吐。如出现急性胰腺炎白细胞减少症,但上述症状极为罕见,停药后预后良好。

极个别患者可出现心包炎和心肌炎,必须停药。

6. 制剂与规格

颗粒剂(缓释):500mg。片剂(肠溶):0.4g。栓剂:每枚1g。

7. 医保类型及剂型

乙类:口服常释剂,缓释控释剂,栓剂,灌肠剂。

(三)立愉

1. 作用与特点

本品含盐酸羟苯利明、二甲硅油、维生素 U、三硅酸镁和氢氧化铝。盐酸羟苯利明能松弛胃肠平滑肌,使胃肠部痉挛症状缓解。氯化甲基甲硫氨酸甲磺酸又称维生素 U,能促进胃溃疡组织的再生,使创伤的胃黏膜容易痊愈。二甲硅油在胃内可迅速降低气泡表面张力,使胃肠道内无数顽固气泡破灭,有利于排气、消除胃胀、胃痛等症状。三硅酸镁及氢氧化铝是制酸剂,能中和胃酸及具有吸附胃酸的能力,能解除胸部灼热、胃酸过多等症状。

2. 适应证

舒缓消化不良、胃痉挛、胃肠胀气、胃酸过多、胃溃疡、胃灼热、饮酒过多后产生的胃部不适、呃逆、反胃。

3. 用法与用量

常用剂量为每日 3 次,每次 2 片,咬碎后用水送服。

4. 不良反应与注意事项

可能出现的不良反应有口干、便秘。肾功能不全者慎用。

5. 制剂与规格

片剂:12 粒,30 粒,50 粒。

(四)二甲硅油

1. 作用与特点

本品为排气剂,由于表面张力小,能消除胃肠道中的泡沫,使被泡沫贮留的气体得以排除,从而缓解胀气。又能消除急性肺水肿时深呼吸道以至肺泡内的泡沫,改善患者因泡沫形成而产生的缺氧状态。

2. 适应证

各种原因引起的胃肠道胀气及急性肺水肿的抢救。亦用于胃镜检查。

3. 用法与用量

消胀气:每次 0.1～0.2g,每日 3 次,嚼碎服。抢救急性肺水肿:使用气雾剂,在吸气时(或呼气终末时)连续喷入或与给氧同时进行,直至泡沫减少、症状改善为止。必要时可反复使用。

4. 制剂与规格

气雾剂:每瓶总量18g,含二甲硅油 0.15g。散剂:6%。

5. 医保类型及剂型

乙类:口服常释剂。

(敖 军)

第十二节 解热镇痛与非甾体抗炎药

一、解热镇痛抗炎药

（一）阿司匹林

1. 别名

巴米尔、力爽肠溶衣胶囊、康乐奇、爱茜灵、东青、心湿林、玉沙阿司匹林。

2. 作用与特点

本品有解热、镇痛、抗炎、抗风湿及抗血小板聚集作用。口服后吸收迅速，在酸性环境中促进其吸收，在肝内代谢，由肾脏排泄，当使尿液碱化后，游离型药物排泄可增加 3 ~ 5 倍；本品口服易吸收，服后 2h 血药浓度达峰值。广泛分布于各组织。血浆蛋白结合率 50% ~ 90% 。

3. 适应证

适用手发热、头痛、神经痛、肌肉痛、风湿热、急性风湿性关节炎及类风湿关节炎；预防暂时性脑缺血发作、心肌梗死、手术后血栓形成；治疗胆管蛔虫症、外用治疗足癣。

4. 用法与用量

口服：解热镇痛，每次 0.3 ~ 0.6g，每日 3 次；抗风湿，每日 3 ~ 5g，分 4 次服，儿童 80 ~ 100mg/kg，分 3 ~ 4 次饭后服；预防血栓形成，每日 30 ~ 150mg，每日 1 次；治疗胆管蛔虫病，每次 1g，每日 2 ~ 3 次，连服 2 ~ 3d，当阵发性心绞痛停止 24h 后停服；治疗足癣，先用温水洗涤患处，然后用本粉末撒布患处，每日 1 次，连用 2 ~ 4d。

5. 不良反应与注意事项

长期或大剂量服用本品较易出现胃肠道不良反应，如上腹部不适、恶心、呕吐等，严重者可致胃黏膜不同程度损伤，如糜烂性胃炎、胃溃疡和出血，对患有溃疡者慎用或禁用。凝血障碍，如延长出血时间和增加出血倾向。过敏反应，少数患者可出现荨麻疹、哮喘、血管性神经水肿等，尤以哮喘较多见，因此，对哮喘患者及有哮喘史者禁用。瑞氏综合征，其表现为开始有短期发热等类似急性感染症状，惊厥、频繁呕吐、颅内压增高与昏迷等，此症少见。12 岁以下儿童服用本品有发生瑞氏综合征危险，尤其对水痘、流感等病毒性感染的患儿慎用。长期大量使用，可引起慢性水杨酸盐中毒（水杨酸样反应），此时应立即停药，并用加有碳酸氢钠的葡萄糖液静脉滴注，以加速水杨酸盐从尿中排泄。勿与其他非甾体类抗感染药同时服用，以免不良反应增加而疗效并不增加。严重肝损害、低凝血酶原血症、维生素 K 缺乏和血友病及孕妇禁用。手术前 1 周的患者停用。

6. 药物相互作用

与双香豆素类抗凝药、磺脲类降血糖药、巴比妥类、苯妥英钠、甲氨蝶呤等合用时，可增加它们的作用；与抗凝血药合用时有促进胃肠出血的不良反应；与糖皮质激素合用，可使出血加剧；氨茶碱或其他碱性药物（如碳酸氢钠）可降低本品疗效；酸性药物可使水杨酸盐的血药浓度增加；与布洛芬等非甾体抗感染药合用，可使后者的血药水平明显降低，胃肠道不良反应增加。本品与下列药物合用时往往能增强它们的药效及毒不良反应，如口服抗凝血药、磺胺类降血糖药、苯妥英钠、甲氨蝶呤、氯丙嗪等，在有合用指征时应特别注意本品与糖皮质激素类合用可使胃肠出血加剧，甚至导致溃疡；与乙酰唑胺、氯化铵合用可增加本品毒性；与螺内酯合用则抑制其排泄;与碳酸氢钠合用则促进本品的排泄而降低疗效。

7. 制剂与规格

片剂:25mg,50mg,75mg,100mg,300mg,500mg。胶囊剂:300mg,500mg。

8. 医保类型及剂型

甲类:口服常释剂。

(二)双氯芬酸钠

1. 别名

奥尔芬、双氯灭痛、扶他林乳胶剂、英太青、戴芬、迪克乐克、路林、诺福丁、迪弗纳。

2. 作用与特点

双氯芬酸属于非类固醇抗感染药,具有消炎和止痛的作用。可抑制前列腺素的合成,并有阻止血小板凝集的作用。

3. 适应证

肌肉、关节、关节囊、黏液囊、肌腱、腱鞘和脊椎的炎症及退行性关节和关节外疾病。如强直性脊椎炎、软组织风湿病、黏液囊炎、腱鞘炎、肌腱炎、腰痛、坐骨神经痛、颈神经根综合征及各类神经炎和神经痛。痛风急性发作。非风湿性炎症引起的疼痛。

4. 用法与用量

肠溶片和缓释胶囊成人最初剂量通常是每日150mg,分2~3次给药。超过1岁的儿童1~3mg/(kg·d)。注射液成人每次75mg,每日1~2次,深部肌内注射。严重疼痛减退之后,即可改服肠溶片。

5. 不良反应与注意事项

可引起胃肠道不适、过敏反应等。有胃溃疡病史者,不明原因的胃肠道疾患,肝肾功能损害,高血压,哮喘,枯草热,鼻息肉和慢性呼吸道感染患者慎用。胃溃疡、妊娠及哺乳妇女、严重肝功能或造血功能紊乱、对乙酰水杨酸或其他非类固醇抗炎药过敏者禁用。

6. 药物相互作用

可与锂剂、地高辛、利尿药、皮质类固醇、其他非甾体类抗炎药及阿司匹林产生相互作用。

7. 制剂与规格

肠溶片:25mg,50mg。缓释胶囊:100mg。注射液:75mg/2mL。

8. 医保类型及剂型

乙类:口服常释剂。

(三)双氯芬酸钾

1. 别名

凯扶兰。

2. 作用与特点

本品具止痛、抗炎作用。口服后能很快被吸收,15~30min即可起效。本品对中、重度疼痛有止痛作用,能迅速缓解自发性疼痛及运动性疼痛并能减轻炎性水肿和创伤性水肿。本品也能缓解原发性痛经并减少出血量。

3. 适应证

适用于手术后的疼痛和炎症,妇产科的疼痛和(或)炎症,牙痛,偏头痛发作,创伤后疼痛和炎症。耳鼻喉感染性疼痛和炎症的辅助性治疗。

4. 用法与用量

成人每日剂量为 100 ~ 150mg,每日 3 ~ 4 次。痛经及偏头痛发作者每日不超过 200mg。饭前服用。14 岁以上儿童每次 25mg,每日 3 ~ 4 次。14 岁以下不推荐使用。

5. 不良反应与注意事项

偶见恶心、呕吐等胃肠道不适、头痛、头昏、眩晕、皮疹及血清转氨酶升高。罕见消化道溃疡、出血、肝炎及过敏反应。个别病例出现胰腺炎、肠狭窄、无菌性脑膜炎、肺炎,Steven - Johson 综合征、lyell 综合征、红皮病、心血管异常、视觉或感觉障碍、多形性红斑、紫癜、血液系统异常。有胃肠道疾病、胃肠道溃疡史、肝功能损害、心、肾功能损害的症状/病史,老年人,服用利尿药以及由于任何原因所致的细胞外液丢失的患者慎用。个别需要长期治疗的患者,应定期检查肝功能和血常规。有眩晕史或其他中枢神经疾病史的患者服用本品期间,应禁止驾车或操纵机器。本品进入乳汁的量极少,对婴儿无不良影响,哺乳期妇女可以服用。消化性溃疡和已知对双氯芬酸钾、阿司匹林或其他前列腺素合成酶抑制药过敏者禁用。

6. 药物相互作用

应注意本品与地高辛制剂、保钾利尿药、抗凝血剂、降糖药和甲氨蝶呤配合使用的剂量及不良反应。

7. 制剂与剂型

片剂:25mg。

(四)环糊精吡罗昔康

1. 别名

喜来通。

2. 作用与特点

本品是应用主一客体化学技术由吡罗昔康与 β - 环糊精以摩尔比(1 : 2.5)构成的新型化合物。β - 环糊精作为主体分子与吡罗昔康构成包含物后可提高药物的溶解度、稳定性及生物利用度。本品极易溶于水,口服给药后比普通吡罗昔康吸收更迅速、更完全;溶解度的提高,使得药物在体内更快地达到有效血浓度及血药峰值浓度;更快地发挥镇痛,抗炎的作用(15 ~ 30min)。本品半衰期长,与普通吡罗昔康相同,每日只需服用 1 次。

3. 适应证

急性疼痛症。

4. 用法与用量

每日 20mg 口服。老年患者依病情适当减量(10mg),并缩短治疗周期。

5. 不良反应与注意事项

可引起胃肠道不适。偶发不良反应:过敏(皮疹)、头痛、眩晕、无力、血生化改变,BUN 升高。罕见不良反应有胃溃疡、呕吐、血管神经性水肿、皮肤光过敏、视力障碍、再生障碍性贫血、血细胞减少、肝肾功能损害、水潴留(踝水肿)、胃溃疡穿孔、斯—约综合征、里氏病、粒细胞缺乏症、膀胱失调、急性心力衰竭、口角炎、脱发及指甲生长障碍。有上消化道病史的患者、心血管供血不足、高血压、肝肾功能减退、支气管哮喘、老年患者、驾驶及需快速反应的人员慎用。对本品过敏者,严重的肝肾功能障碍、重度心力衰竭,严重高血压,严重血液异常及出血倾向的患者,活动性消化性溃疡的患者,孕妇、哺乳期妇女儿童禁用。可能与阿司匹林或其他非甾体类药物存在交叉过敏,阿司匹林或其他非甾体类药物过敏的患者不宜使用。

6. 药物相互作用

本品能降低血小板凝聚,同时应用抗凝药物的患者慎用。

7. 制剂与剂型

片剂:20mg。

(五)对乙酰氨基酚

1. 别名

百服宁、安佳林、泰诺林、醋氨酚、扑热息痛、必理通、斯耐普、速定。

2. 作用与特点

具有缓和持久的解热镇痛作用,其强度与阿司匹林相当,但本品几乎没有抗炎抗风湿作用,也无抑制血小板聚集作用。口服吸收迅速、完全,作用维持 $3 \sim 4h$,但其中间代谢物对肝脏有毒性作用,$t_{1/2}$ 可达 $2 \sim 3h$,老年或肝功能减退者可延长 $1 \sim 2$ 倍时间。本品普通剂型口服吸收快,$30 \sim 60min$ 血药浓度达峰值。经肝脏代谢,肾脏排出. $t_{1/2}$ 为 $2 \sim 4h$,血浆蛋白结合率为 $20\% \sim 50\%$,

3. 适应证

适用于因感冒发热、缓解头痛、关节痛、神经痛、肌肉痛和痛经等。适用于阿司匹林不能耐受或过敏患者,例如某些出血性疾病、消化性溃疡、胃炎患者。

4. 用法与用量

口服:成人每次 $300 \sim 500mg$,每日 $3 \sim 4$ 次,每日量不超过 2g。

5. 不良反应与注意事项

本品长期或大量服用可引起肝损害,严重者可致昏迷,甚至死亡。偶有高铁血红蛋白症、皮疹、药物热等反应。肝肾功能不全者慎用。

6. 制剂与规格

片剂:0.3g,0.5g。

咀嚼剂:80mg,160mg。

栓剂:每粒0.15g。

控释片:500mg。

胶囊剂:0.3g。

颗粒剂:2g,100mg,0.1g,0.5g。

滴剂:15mL。

干混悬剂:4.22g,1.25g,12.65g,3.75g。

7. 医保类型及剂型

乙类:口版常释剂、咀嚼片剂、颗粒剂。

(六)托美丁钠

1. 作用与特点

托美丁钠通过抑制前列腺素的体内合成,从而达到消炎、止痛、解热的作用,动物实验表明本品消炎、镇痛作用分别为保泰松的 $3 \sim 13$ 倍和 $3 \sim 15$ 倍,解热作用为阿司匹林的 5 倍。致溃疡较其他非甾体消炎药为弱。

托美丁钠毒性低,对消化道、肝、肾、心、造血系统等均未见明显损害,并无致畸、致癌、致突变作用。

2.适应证

用于发热、牙痛、神经痛、外伤、手术后疼痛。亦适用于类风湿关节炎、风湿性关节炎、强直性脊椎炎、退行性关节炎及痛风。

3.用法与用量

成人每次200～400mg,每日3次。儿童为20mg/(kg·d),分次服用。如有明显的胃肠道反应,可与食物、牛奶、制酸剂同时服用。

4.不良反应与注意事项

少数患者会引起轻度消化道反应,如恶心、胃部不适、食欲缺乏、胃痛,以及偶见头痛、水肿症状。有消化道溃疡史、严重肝、肾损害及出血性疾病者慎用。有消化道溃疡史、严重肝、肾损害及出血性疾病者慎用。对本品过敏者,孕妇和哺乳期妇女禁用。

5.药物相互作用

临床应用与降糖药、抗凝剂和氢氧化镁制酸剂无交互作用。

6.制剂与规格

胶囊:0.2g。

(七)阿西美辛

1.别名

优妥。

2.作用与特点

本品是一种吲哚衍生物,可影响炎症反应的多个环节而发挥其抗炎、镇痛作用。它可抑制蛋白变性,稳定溶酶体膜,抑制蛋白酶、透明质酸酶及组胺释放,本品还具有抗缓激肽活性,抑制前列腺素的作用,抑制补体的作用明显强于吲哚美辛。与其他非甾体类抗感染药物一样,可抑制血小板聚集。口服后吸收迅速而完全,重复给药后的生物利用度接近100%,单剂量和长期使用本品后,人血中代谢形成的吲哚美辛与阿西美辛的比例约为1∶1。本品无诱导降解酶的作用。口服剂量的40%经肾脏排泄,剩余部分从粪便排出,$t_{1/2}$约为4.5h。

3.适应证

慢性风湿性关节炎,银屑病关节炎,退行性关节病,尤其是在大关节和脊椎部位的急性发作,类风湿关节炎、强直性脊柱炎、骨关节炎,痛风发作,关节、肌肉或肌腱的炎症、腱鞘炎、滑囊炎、腰痛、坐骨神经痛,手术和钝性外伤后的炎症及肿胀,浅表静脉炎或其他血管炎症。

4.用法与用量

成人每日90～180mg。

5.不良反应与注意事项

可引起消化道不适及神经症状。少见胃肠道溃疡(可能有出血和穿孔)、焦虑、意识模糊、精神障碍、幻觉、耳鸣、食欲缺乏、肌肉无力、外周神经病变、肾脏损害、水肿、高血压、高钾血症、过敏性红斑、荨麻疹、瘙痒、脱发、过敏反应和白细胞减少。罕见血小板减少症、粒细胞减少症、再生障碍性贫血、听力障碍、严重的皮肤反应、急性肾衰竭、中毒性肝炎和肝损害、高血糖和糖尿、心绞痛、阴道出血以及长期使用后视网膜色素沉着、退化和角膜浑浊。对非甾体抗炎/止痛药过敏,哮喘、枯草热、黏膜水肿或慢性呼吸道疾病的患者可能发生过敏反应。有胃或十二指肠溃疡病史或患有胃肠综合征,肝、肾功能损害,心力衰竭的患者,老年患者,有癫痫、帕金森病和精神错乱者,有出血倾向的患者慎用。在妊娠的前6个月和哺乳期不应使用。在妊娠最后

3个月应禁用。造血功能不全者,对阿西美辛和吲哚美辛过敏者,孕妇及哺乳妇女,儿童禁用。

6.药物相互作用

同时服用地高辛可增加其血药浓度。接受锂治疗的患者,必须监测锂的清除率。同时使用抗血栓制剂,可能增加出血的危险。同时使用皮质激素或其他抗炎药物,可能增加胃肠出血的危险性。同时使用阿司匹林,可降低血中阿西美辛的浓度。与丙磺舒同时使用,可使本品的清除率减慢。与青霉素同用可延迟其清除。呋塞米可加快本品的排泄。本品可减弱利尿药和抗高血压药作用。与保钾利尿药同用应监测血钾水平。慎与中枢神经系统药物及乙醇合用。

7.制剂与规格

缓释胶囊:90mg。

(八)乙酰水杨酸/抗坏血酸

1.别名

拜阿司匹林维生素C。

2.作用与特点

阿司匹林(乙酰水杨酸)可有效地抑制引起疼痛的内源性物质前列腺素的产生,同时降低机体对疼痛的敏感性。

3.适应证

轻至中度头痛、发热及与感冒有关的发热。

4.用法与用量

成人每次1~2片,最多每日8片。3岁以上儿童每次0.5~1.5片,最多每日4片。

5.不良反应与注意事项

过量使用时,可出现眩晕和耳鸣。罕见过敏反应,胃肠出血,血小板减少。患有哮喘,枯草热、鼻黏膜肿胀(鼻息肉)或慢性呼吸道感染(尤其当并发枯草热样症状时),对各种镇痛药和抗风湿药过敏的患者,使用本品时可能诱发哮喘。慢性或间歇性胃病和胃及十二指肠溃疡,6-磷酸葡萄糖脱氢酶缺乏症患者慎用。妊娠妇女慎用,妊娠最后3个月禁用。儿童或青少年患发热性疾病时使用阿司匹林时,可能发生 Reye 综合征。有出血倾向、肾功能损害的患者禁用。

6.药物相互作用

可增强抗凝药物的作用。合用皮质激素类时,增加胃肠出血的危险性,增强所有非甾体类抗风湿药物的作用和不良反应。增强某些降糖药物的作用和甲氨蝶呤的不良反应。可降低泛喹酮、速尿及促尿酸排泄的抗痛风药的作用。

7.制剂与规格

泡腾片:640mg(阿司匹林400mg + 维生素 C240mg)。

(九)牛痘免疫病毒疫苗接种家兔炎症皮肤提取液

1.别名

神经妥乐平。

2.作用与特点

本品含有从牛痘免疫病毒疫苗接种后的家兔炎症皮肤组织中分离提取的非蛋白性生理活性物质,本品在慢性应激反应负荷条件下的动物实验中,具有使处于痛觉阈值低下的痛觉过敏状态恢复到正常水平的效用。相对那些急性疼痛性疾病,该药对于慢性疼痛性疾病具有更明显的镇痛作用,以及对于麻痹症状也有治疗效果。此外,研究还证实本品对前列腺素的生物合成没有抑制作用,并且同既往的麻醉性,以及消炎性镇痛剂相比,具有完全不同的作用机制。同时,研究证该药对于免疫系统无任何损害作用。实验证实本品具镇痛作用,对于冷感知觉异常的修补调整作用,对于末梢血液循环的改善作用,自主神经调整作用,抗变态反应性作用,镇静作用等。

3.适应证

针剂:腰痛症、颈肩腕综合征、症状性神经痛、皮肤疾病(湿疹、皮炎、荨麻疹)伴随的瘙痒、过敏性鼻炎。亚急性视神经脊髓病后遗症的冷感、疼痛、异常知觉症状。片剂:适用于腰痛症、颈肩腕综合征、肩周炎和变形性关节炎。

4.用法与用量

针剂:成人每日1次通过皮下、肌内或者静脉注射3.6U;对亚急性视神经脊髓病后遗症的冷感、疼痛、异常知觉,成人每日1次通过静脉注射7.2U。片剂:成人每日16U,分早晚2次口服。另外,根据年龄和症状应酌量增减。

5.不良反应与注意事项

针剂:发生频率依次为肝脏、肾脏、呼吸器官、过敏症、循环器官、消化器官、其他及神经系统不良反应。片剂:严重不良反应为休克,其他不良反应为过敏症,循环系统、消化系统、神经系统及肝脏不良反应等。此外偶尔出现注射部位的疼痛,发红、肿胀、硬结。亚急性视神经脊髓病后遗症的冷感、疼痛、异常知觉的给药期一般以6周为标准。如给药开始2周后仍未见任何效果,应注意不要继续用药。高龄患者、妊娠及哺乳期妇女、儿童慎用。

6.药物相互作用

在与麻醉性镇痛药(吗啡等)、非麻醉性镇痛药(喷他佐辛等)、弱镇定药(地西泮等)、解热镇痛药(吲哚美辛等)、局部麻醉药(盐酸利多卡因等)等药物合用时,会出现合用药物作用增大的结果,故在合用的情况下,应注意减少该药用量,慎重使用。对本剂有过敏反应既往史的患者禁用。

7.制剂与规格

片剂:4U。注射剂:3.6U。

二、抗痛风药

(一)别嘌醇/苯溴马隆

1.别名

通益风宁。

2.作用与特点

别嘌醇为次黄嘌呤的异构体,可被黄嘌呤氧化酶催化而转变成别黄嘌呤,它与别黄嘌呤都可抑制黄嘌呤氧化酶。

因此在别嘌醇的作用下,尿酸生成减少,避免尿酸盐微结晶的沉积,防止发展为慢性痛风性关节炎或肾病变。苯溴马隆可减少肾小管对尿酸的再吸收而促其排泄。

3.适应证

痛风,原发性高尿酸血症,血尿酸值高于7.5mg/100mL,控制饮食而不能降低者,继发性高尿酸血症。

4.用法与用量

1 片/次,1~3/d,饭后吞服。原则上以低剂量开始治疗。

5.不良反应与注意事项

在开始治疗时,可能出现痛风急性发作。偶见胃肠道反应,皮疹及瘙痒等皮肤反应。罕见头晕,头痛。有肾功能不全的患者如不减量使用,可能出现血管炎,并伴有皮肤和肾脏损害,如果发现这些征象,应立即停药。高敏患者可能出现发热,肌肉、关节疼痛,过敏性肾炎或皮肤损害,外周神经炎,血象改变,肝功能异常(如转氨酶和碱性磷酸酶升高),结膜炎和脱发。暂时性阳痿、尿急、尿多、黄嘌呤结石。用药期间宜每日至少饮用2L的水,本品可影响驾驶及操作机器的能力。由血液病或肾功能衰竭所致的继发性高尿酸血症患者,有肾功能损害者慎用。有肾结石形成倾向患者,血肌酐大于1.5mg或肾小球滤过率低于40mL/min者,应使用单纯别嘌醇制剂。有造血功能障碍病史者需作特殊医学监测。妊娠及哺乳妇女不宜使用本品。

6.药物相互作用

同时服用嘌呤衍生物,应将剂量减为常用量的50%~75%,因为本品可减慢它们的代谢。本品可增强香豆素类抗凝剂的作用,应减少抗凝剂的剂量。本品可增强氯磺丙脲的降糖作用。大剂量别嘌醇可能使茶碱的代谢受到抑制。细胞抑制药与本品合用时,发生造血功能改变的可能性增高。丙磺舒的排泄将因合用别嘌醇而减慢。磺唑酮和丙磺舒可减弱别嘌醇的作用。苯溴马隆的促尿酸排泄作用可因合用水杨酸盐及磺唑酮而减弱。

7.制剂与规格

片剂:别嘌醇100mg+苯溴马隆20mg。

8.医保类型及剂型

别嘌醇,甲类:口服常释剂。

苯溴马隆,乙类:口服常释剂。

(敖　军)

第十三节　中枢兴奋药

中枢兴奋药系指能选择性地兴奋中枢神经系统,提高其功能活动的药物。临床常用的是对延脑生命中枢有兴奋作用的药物。当中枢神经受抑制时,此类药物的兴奋作用更加明显,特别是对呼吸的兴奋,故又称为呼吸兴奋药。此外,尚有一定的苏醒作用和兴奋血管运动中枢的作用,因此常用于各种危重疾病和中枢抑制药中毒引起的呼吸抑制或呼吸衰竭(对呼吸肌麻痹所致的呼吸衰竭无效)的抢救,但应注意这类药物使用过量常会导致惊厥,甚至由惊厥转变为中枢神经抑制。对这种抑制状态不能再用此类中枢兴奋药来对抗,而要采用人工呼吸、给氧及使用各种类型呼吸器等措施。为了防止用药过量引起中毒,一般可交替应用几种药物,注意根据适应证,严格控制剂量与时间间隔,仔细观察病情变化。属于这类药物有咖啡因、尼可刹米、洛贝林、贝美格、二甲弗林、乙胺硫脲及甲氯芬酯等。胞磷胆碱、吡硫醇、醋谷胺等对促进大脑功能恢复和促进苏醒有很好的作用。细胞色素C是治疗缺氧症的药物,与之关系密切,亦将在本节叙述。

一、咖啡因

（一）别名

咖啡碱。

（二）性状

咖啡因为质轻、柔韧、有光泽的针状结晶。无臭,味苦。难溶于水及乙醇,能溶于6倍的沸水。

（三）作用与用途

本品由茶叶或咖啡中提出的一种生物碱,小剂量能增强大脑皮质的兴奋过程,振奋精神,减少疲劳。加大剂量则有兴奋延脑生命中枢的作用,可使呼吸加深、加快,血压回升及血循环改善。临床主要用于如下。

（1）抢救各种原因引起的呼吸抑制和循环衰竭及对抗中枢抑制药中毒等。

（2）与溴化物合用可调节大脑皮质兴奋过程与抑制过程而治疗神经官能症。

（3）与解热镇痛药合用可增强镇痛效果,与麦角胺合用可治疗偏头痛。

（四）剂量与用法

对抗中枢抑制,肌内或皮下注射安钠咖,0.25~0.5g/次,根据病情2~4小时可重复注射;极量0.8g/次,3g/日。调节大脑皮质活动,口服合剂10~15mL/次,3次/日。一般性头痛及偏头痛,片剂1片/次,3次/日。

（五）不良反应

过量中毒时可兴奋脊髓,引起强直性惊厥。孕妇慎服。长期习惯性地过多服用,可出现头痛、紧张、激动和焦虑。

（六）制剂

片剂:30mg。

1. 安钠咖（苯甲酸钠咖啡因,安息香酸钠咖啡因）注射液

每支2mL含0.5g安钠咖（无水咖啡因0.24g与苯甲酸钠0.26g）。因咖啡因难溶于水,要加入等量的苯甲酸钠助溶才能供注射用。

2. 咖溴合剂（巴氏合剂）

由安钠咖与溴化物配成的合剂,用于治疗神经官能症,如为抑制型者应加大安钠咖量,兴奋型者应加大溴化物量,一般0.5%~5%溴化钠（或钾）溶液中加0.025%~1.0%安钠咖。

二、尼可刹米

（一）别名

可拉明,二乙烟酰胺。Coramine。

（二）性状

无色或微黄色的澄明油状液体。稍有芳香及苦味,放置冷处即析出结晶。能与水混合,易溶于乙醇及乙醚等。

（三）作用与用途

能直接兴奋延髓呼吸中枢,也可通过颈动脉体化学感受器反射地兴奋呼吸中枢,使呼吸加深加快,当呼吸中枢被抑制时其兴奋作用更为明显。本品具有作用温和,安全范围较大。临床

主要用于疾病或中枢抑制药中毒引起的呼吸及循环衰竭。对肺心病引起的呼吸衰竭及吗啡过量引起的呼吸抑制疗效显著,对吸入麻醉药中毒时的解救效果次之。

(四)剂量与用法

重危患者一般可分次静脉推注或静脉滴注。肌内注射或静脉注射,成人,0.25~0.5g/次,每1~2小时重复1次,或与其他中枢兴奋药交替使用,极量:1.25g/次;6个月以下的小儿75mg/次,1岁125mg/次,4~7岁175mg/次。

(五)不良反应

用量过大时出现血压升高、心悸、出汗、震颤及阵挛性惊厥等。惊厥时可用短效巴比妥类药(硫喷妥钠)控制。

(六)制剂

注射剂:1.5mL:0.375g;1mL:0.25g。溶液剂:100mL:2.5g。

三、洛贝林

(一)别名

山梗菜碱,祛痰菜碱。

(二)性状

洛贝林为白色或微黄色结晶末。无臭,味苦,微溶于水。遇光及热易分解变色。

(三)作用与用途

本品原由北美山梗菜中提取的一种生物碱,现已化学合成,能选择性地兴奋颈动脉体化学感受器,反射地兴奋呼吸中枢,大剂量也能直接兴奋呼吸中枢。注射后作用迅速,维持时间短(约1小时),不易引起惊厥。

临床主要用于新生儿窒息、一氧化碳中毒引起的窒息、吸入麻醉药及其他中枢抑制剂(如阿片、巴比妥类)的中毒,以及肺炎、白喉等传染病引起的呼吸衰竭。

(四)剂量与用法

皮下注射或肌内注射,成人3~10mg/次,极量20mg/次,50mg/日;儿童1~3mg/次。静脉注射,成人3mg/次,极量6mg/次,20mg/日;儿童0.3~3mg/次,必要时,每半小时可重复1次。新生儿窒息可注入脐静脉,或与其他呼吸兴奋药交替使用。

(五)不良反应及注意点

大剂量能引起心动过速、传导阻滞及呼吸抑制,过大剂量也可引起惊厥。静脉注射需要缓慢。由于进行性呼吸中枢衰竭而引起的呼吸停止和呼吸无力等,不宜使用本品。

(六)制剂

注射剂:1mL:3mg;1mL:5mg;1mL:10mg。

四、贝美格

(一)别名

美解眠。Megimide。

(二)性状

本品为近白色结晶性粉末,几无臭,味苦。可溶于水和乙醇。

（三）作用与用途

治疗剂量对延脑呼吸中枢有兴奋作用,亦能直接兴奋血管中枢。临床多用于解除巴比妥类及其他催眠药所致的呼吸抑制,亦可用于减少硫喷妥钠麻醉的深度,以加速其恢复。本品作用迅速,应用时多采用静脉滴注,注意滴入不可太快,以免引起惊厥。

（四）剂量与用法

静脉滴注,0.5% 10mL(50mg)以5%葡萄糖注射液稀释供静脉滴注。静脉注射,每3~5分钟注射50mg至病情改善或角膜反射恢复。

（五）不良反应及注意点

注射剂量太大或速度过快时可引起中毒,导致惊厥。表现为恶心呕吐,继而引起反射运动增强,肌肉震颤及惊厥等。中毒时可立即用戊巴比妥钠注射液静脉注射或水合氯醛灌肠。

（六）制剂

注射剂:10mL:50mg。

五、盐酸二甲弗林

（一）别名

回苏灵。

（二）性状

本品为白色带苦味的结晶性粉末,易溶于水,可溶于乙醇。

（三）作用与用途

对呼吸中枢有较强的兴奋作用。其作用比洛贝林及贝美格等强,静脉注射后能迅速增大通气量,对一切通气功能紊乱、换气功能减退和高碳酸血症均有呼吸兴奋作用。具有作用快、维持时间短及疗效明显等特点。一般适用于各种原因引起的中枢性呼吸衰竭及由麻醉药或催眠药所致的呼吸抑制,以及外伤手术等引起的虚脱和休克,作用比尼可刹米强100倍,苏醒率可达90%~95%。

（四）剂量与用法

口服,1次8~16mg,1日2~3次。肌内注射,8mg/次。静脉注射,8~16mg/次,以5%葡萄糖液稀释后缓慢注入。静脉滴注,适用于重症患者,可用16~32mg以生理盐水或葡萄糖溶液稀释后作静脉滴注。

（五）不良反应

有恶心、呕吐及皮肤烧灼感等。用量大较易引起肌肉抽搐或惊厥,尤以小儿更多见。产生惊厥时可用异戊巴比妥等短效巴比妥类药物急救。肝、肾功能不全者及孕妇禁用,有惊厥病史者忌用或慎用。

（六）制剂

片剂:8mg。注射剂:2mL:8mg。

六、乙胺硫脲

（一）别名

抗利痛,克脑迷,氨乙异硫脲。AET,AminoethyliSothiourea,Surrectan,Antirad。

（二）性状

白色针状结晶性粉末,易溶于水。

（三）作用与用途

本品具有恢复大脑功能的作用,其机制是因为化学结构中含有 1 个异硫脲基,在体内能释放具有活性的巯基,从而参与脑细胞的氧化还原过程,促进和恢复脑细胞的代谢,使外伤性昏迷患者迅速地恢复脑的功能。此外,还有对抗中枢抑制药物的作用。因此,临床对于外伤性昏迷、一氧化碳中毒、脑缺氧、安眠药中毒及其他原因引起的昏迷、瘫痪、感觉障碍等都可酌情采用。

（四）剂量与用法

静脉滴注,成人 1g/日,溶于 5% ~ 10% 葡萄糖液 250 ~ 500mL 中,以每分钟 40 滴的速度进行滴注。在患者虚脱情况下,开始滴注时可用每分钟 100 滴的速度进行 5 分钟,同时注意观察,如患者呼吸过快、心搏过缓、面部发红或上半身发红和腹疼,则应减慢滴速或立即停药。治疗可以持续 1 个多月,一般疗程为 9 ~ 12 日。

（五）不良反应

静脉滴注后,偶可引起猩红热样皮疹或静脉炎,一般停药后即自愈,也可配合使用可的松类药物使减轻或消除。

（六）药物相互作用及注意点

孕妇、产妇、严重冠心病患者忌用。静脉注射时,切不可注于静脉血管外。与肾上腺素、去甲肾上腺素合用有协同作用。

（七）制剂

粉针剂:1g/支。

七、甲氯芬酯

（一）别名

氯酯醒,遗尿丁。Centrofenoxate,Clophenoxine,Lucidril。

（二）性状

白色结晶性粉末,味酸苦,极易溶于水,水溶液很不稳定,易水解。

（三）作用与用途

本品主要作用于大脑皮质,它能促进脑细胞的氧化还原,调节神经细胞的代谢,对受抑制的中枢神经有兴奋作用和复健作用。临床多用于新生儿缺氧症、外伤性昏迷、小儿精神迟钝及遗尿症、老年性精神病及酒精中毒等。此药作用缓慢,反复应用后效果才较显著。

（四）剂量与用法

口服,0.1 ~ 0.2g/次,3 ~ 4 次/日,至少服 1 周。儿童 0.01g/次,3 次/日。静脉注射或静脉滴注,成人 0.1 ~ 0.25g/次,3 次/日。儿童 60 ~ 100mg/次,2 次/日,可注入脐静脉,临用前用 5% 葡萄糖注射液稀释成 5% ~ 10% 溶液使用。肌内注射,成人昏迷状态 0.25g/次,1 次/2 小时。新生儿缺氧症 60mg/次,1 次/2 小时。

（五）注意点

精神兴奋过度、高血压及有明显炎症者忌用。本品水溶液易水解,应临用前配制。

（六）制剂

片剂:0.1g。粉针剂:0.06g;0.1g;0.25g。

八、盐酸吡硫醇

（一）别名

脑复新。Pyrithoxine Neuroxin。

（二）作用与用途

本品为维生素 B_6 的衍生物,能调整脑血流量,促进脑内葡萄糖及氨基酸的代谢,增加颈动脉血流量,改善全身同化作用。

临床用于脑震荡综合征、脑外伤后遗症、脑炎及脑膜炎后遗症等的头晕、失眠、记忆力减退等症状,以及脑动脉硬化症和老年痴呆性精神病的改善。

（三）剂量与用法

口服,片剂0.1~0.2g/次,3 次/日;糖浆剂 10~20mL/次,3 次/日。

（四）不良反应及注意点

少数病例服药后出现皮疹、恶心等。停药后即可恢复正常。孕妇慎用,因动物实验中有引起胎儿唇裂的可能。

（五）制剂

片剂:0.1g;0.2g。糖浆剂:1mL:10mg。

九、胞磷胆碱

（一）别名

胞二磷胆碱,尼可林。Cytidine Diphosphate Choline。

（二）性状

白色无定形粉末,有吸湿性,易溶于水,几乎不溶于乙醇、氯仿及丙酮等有机溶剂。

（三）作用与用途

胞磷胆碱为核苷衍生物。

对改善脑组织代谢,促进大脑功能恢复和苏醒有一定作用。主要用于急性颅脑外伤和脑手术所引起的意识障碍。

（四）剂量与用法

静脉滴注,一日量 200~600mg,5~10 日为 1 个疗程。肌内注射:1 日量 200mg。与 ATP 合用,可增强疗效。

（五）注意点

脑出血急性期,不宜大剂量应用。

（六）制剂

注射剂:2mL:200mg;2mL:250mg。

十、醋谷胺

（一）别名

乙酰谷酰胺。Acetylglutamide。

（二）性状

白色结晶性粉末，味微酸，易溶于水。

（三）作用与用途

醋谷胺为谷氨酰胺的乙酰化合物，有维持神经应激能力及降低血氨的作用，能改善神经细胞代谢，并能通过血－脑屏障。临床用于脑外伤昏迷、肝昏迷、偏瘫、高位截瘫、小儿麻痹后遗症、神经性头痛及腰痛等。

（四）剂量与用法

肌内注射或静脉滴注，100～600mg/日，静脉滴注时可用5%～10%葡萄糖溶液250mL稀释后缓慢滴注。对神经性头痛、腰痛可采用穴位注射。

（五）注意点

小儿量酌减。注意用药后有可能引起血压下降。

（六）制剂

醋谷胺钠针剂：2mL：100mg。

十一、细胞色素 C

（一）性状

氧化型水溶液呈深红色，还原型水溶液呈桃红色。

（二）作用与用途

本品是生物氧化的一个非常重要的电子传递体。还原型参与接受自氢脱下的质子，氧化型参与传递电子给氧，从而促进氢和氧的结合，加强体内代谢物质的氧化供能反应，增加三磷酸腺苷的生成，促使细胞呼吸顺利进行。通常外源性细胞色素 C 不能进入健康细胞，但在缺氧时，细胞膜的通透性增加，细胞色素 C 便有可能进入细胞及线粒体内，增强细胞氧化，提高氧的利用。本品用于组织缺氧的急救和辅助用药，适用于治疗由脑缺氧、心肌缺氧和其他组织缺氧引起的一系列症状。尚能促进受损肝细胞再生、骨髓造血功能修复及显著减轻由放疗引起的白细胞减少症。

（三）剂量与用法

静脉注射，15～30mg/次，1～2次/日，加25%葡萄糖液20mL混匀后，缓慢注射，亦可用5%～10%葡萄糖液或生理盐水稀释后滴注。肌内注射，成人1次/日，15mg/次，病重者2次/日，30mg/次。

（四）不良反应

可引起过敏反应，用前需做过敏试验。治疗终止再用药时，尚需做皮内过敏试验。有局部痉挛、皮疹、发热、口渴及暂时性休克等反应。

（五）制剂

注射剂：2mL：15mg。粉针剂：15mg。

十二、多沙普仑

（一）别名

吗乙苯吡酮。Dopram。

（二）性状

多沙普仑为白色结晶性粉末，无味。可溶于水及氯仿。对光及在空气中性质稳定。

（三）作用与用途

本品能直接兴奋延髓呼吸中枢与血管运动中枢。临床用于镇静催眠药急性中毒及慢性肺部疾患发生的急性呼吸衰竭，另外可加速麻醉后的复苏。

（四）剂量与用法

静脉滴注，每次 0.5 ~ 1.5mg/kg，开始速度不宜超过 5mg/分钟，以后逐渐减少。静脉注射，0.5 ~ 1.5mg/kg。

（五）不良反应及注意点

可引起头痛、恶心、呕吐、乏力、呼吸困难及腹泻等。高血压、冠心病、脑水肿、甲状腺功能亢进、嗜铬细胞瘤及癫痫患者禁用。孕妇及 12 岁以下儿童慎用。剂量过大易引起反射亢进、心动过速或惊厥。静脉滴注过快有引起溶血的危险。

（六）制剂

注射剂：1mL：20mg；5mL：100mg。

十三、一叶萩碱

（一）性状

其硝酸盐为白色或微粉红色粉末，味苦，能溶于水。

（二）作用与用途

本品系由大戟科植物一叶萩叶中提取的一种生物碱，主要兴奋脊髓使肌张力增加，作用与士的宁相似，在体内代谢较快，无蓄积作用。此外，能兴奋脑干增强呼吸及心肌收缩力，升高血压，并有抑制胆碱酯酶的作用。临床用于治疗小儿麻痹后遗症和面神经麻痹。

（三）剂量与用法

成人每次皮下或肌内注射4mg，1 次/日，2 ~ 4 周为 1 个疗程。如穴位注射，每 2 ~ 4 个穴位为 1 组，每日或隔日轮流注射 1 组，成人每穴每次 0.8 ~ 1.2mg；小儿 0.2 ~ 0.4mg。穴位注射切不可注入血管，部分患者注射部位可出现局部肿胀、疼痛，重则出现心悸和头痛，过量可致惊厥，停药 2 ~ 3 日后可自愈。

（四）制剂

注射剂：1mL：4mg（主要供面神经麻痹用）；2mL：16mg。

十四、香草二乙胺

（一）别名

益迷兴，乙迷奋。Ethamivan，Emivan。

（二）性状

白色结晶粉末，有令人眩晕味或无味。溶于水（1：100），溶于乙醇（1：2），水溶液 pH 5.5 ~ 7。

（三）作用与用途

本品类同尼可刹米，为呼吸兴奋药，能增加机体对二氧化碳敏感性，作用时间短，有令人眩晕感觉。

临床用于中枢性呼吸和循环衰竭、麻醉药及其他中枢抑制药的中毒。

(四)剂量与用法

每次静脉注射 0.5~2mg/kg 或口服。

(五)不良反应

不良反应同尼可刹米。禁与单胺氧化酶抑制剂合用。癫痫患者禁用。

(六)制剂

注射剂:2mL:100mg。口服液:5%溶液(溶入25%乙醇)。

十五、氨苯噻唑

(一)别名

阿米苯唑。

(二)作用与用途

氨苯噻唑为尼可刹米衍生物,兴奋呼吸中枢作用较尼可刹米强,并可口服,适用于伴有高碳酸血症的呼吸衰竭及镇静药、麻醉药中毒。

(三)剂量与用法

静脉注射,100mg/次,其速度应低于每分钟10mg。口服,成人100mg/次,3~4次/日。

(四)不良反应

有失眠、恶心、手指搐搦,偶见皮疹,大剂量应用可致惊厥。

(五)制剂

注射剂:1mL:100mg。片剂:100mg。

十六、阿米三嗪

(一)别名

烯丙哌三嗪,阿米屈宁,肺达宁。Vectarion。

(二)作用与用途

其制剂为二甲磺酸盐(Dimesylate),系哌嗪类衍生物,主要刺激颈动脉体及主动脉体等外周化学感受器,提高对动脉氧分压下降的敏感性,间接兴奋呼吸中枢,加深呼吸。作用时间较长,1次用药可持续疗效6小时以上。

临床适用于慢性阻塞性肺部疾患,对手术后及中枢性呼吸抑制也有疗效,无脊髓兴奋作用,剂量过大也不会引起惊厥。

(三)剂量与用法

成人口服50mg/次,2~3次/日。静脉注射,100mg/次。

(四)不良反应

有少数患者长期应用后出现体重下降和末梢神经炎。

十七、哌甲酯

(一)别名

利他林。Ritalin。

（二）作用与用途

直接兴奋延脑呼吸中枢,作用较强。适用于呼吸衰竭和各种原因引起的呼吸抑制。

（三）剂量与用法

皮下注射、肌内注射或静脉注射,5mg ~ 20mg/次,1 ~ 2 次/日。对麻醉药或镇静药中毒时,本品剂量可酌情增大或重复使用。其他作用见精神运动兴奋药。

十八、戊四氮 Pentetrazole

（一）别名

戊四唑,卡地阿唑。Corazol,Cardiazol。

（二）性状

白色结晶性粉末,味苦,易溶于水,溶于醇或醚等。

（三）作用与用途

本品对脑、脊髓均有兴奋作用。主要兴奋脑干,能明显兴奋呼吸中枢,使呼吸迅速增加。可对功能低下的血管运动中枢,表现出血压微升。用于急性循环衰竭、各种原因引起的呼吸抑制及麻醉药和巴比妥类药物中毒。因安全范围小,现已少用,目前临床用于癫痫的确诊。

（四）剂量与用法

皮下、肌内、静脉注射,0.05 ~ 0.1g,每 2 小时 1 次。极量 0.3g/日。

（五）注意点

静脉注射每分钟不超过 0.1g,最好以静脉滴注方式给药。急性心内膜炎及主动脉瘤患者禁用。不宜用于吗啡、普鲁卡因中毒的解救。

（六）制剂

注射剂:1mL：0.1g。

（吴希军）

第十四节 利尿药

一、强效利尿药

（一）呋塞米

1. 别名

速尿,腹安酸,利尿磺胺,呋喃苯胺酸。Lasix。

2. 性状

白色或类白色结晶性粉末;无臭,几无味,不溶于水,溶于乙醇及碱性水溶液。

3. 作用与用途

本品为强效利尿药,作用机制主要是抑制肾小管髓袢升支髓质部及皮质部 Na^+、Cl^- 的再吸收,使尿中 Na^+、K^+ 与水的排出量增加而产生利尿作用。本品作用迅速、强大而短促,口服约 30 分钟起效,1 ~ 2 小时作用达高峰,持续 4 ~ 6 小时。静脉注射 2 ~ 5 分钟开始起效,维持

2～3小时,临床用于以下各类疾病。

(1)治疗各型水肿,如肾性水肿、脑水肿、肺水肿、肝硬化腹腔积液,以及功能障碍或血管壁障碍所引起的周围性水肿。

(2)静脉注射较大剂量时,可有效地降低脑肿瘤、脑脓肿或脑积水引起的颅内压增高。

(3)大剂量还可治疗急性肾衰竭。口服或注射均可降压,可作为治疗高血压危象的辅助药。

(4)在急性药物中毒时,配合大量补液,用本品利尿可加速药物排出。

4.剂量与用法

口服,20～40mg/次,3次/日。静脉注射,20～40mg/次。小儿每次1～2mg/kg,最大量每日6mg/kg。

5.不良反应

(1)水和电解质紊乱,因过度利尿可致低血容量、低血钾、低血钠及低氯性碱血症。

(2)胃肠道反应,可引起恶心、呕吐、腹泻、上腹痛,甚至胃肠出血(多在静脉注射时发生)。

(3)耳毒性,表现耳鸣及眩晕,大剂量静脉注射可使听力下降。

(4)还可引起血清尿酸和葡萄糖水平升高等。

(5)静脉注射偶见心律失常、皮疹、肝损害及粒细胞缺乏,肝炎患者易产生肝昏迷。

6.药物相互作用及注意点

(1)应避免与氨基糖苷类抗生素(链霉素、庆大霉素、卡那霉素、新霉素等)合用,以防增加耳毒性。

(2)应避免与头孢噻啶等经肾脏排泄的药物合用,以防肾毒性加剧。

(3)本品与甘露醇合用可增强降低颅内压疗效。

(4)本品与降压药合用,可增强降压效果,但剂量宜减少。

(5)本品与丙磺舒合用,利尿作用加强。

(6)当出现电解质紊乱时,宜采用间歇疗法用药1～3日,停药2～4日,用药期宜常规补钾,要稀释后缓慢静脉滴注。应经常检查血中电解质浓度。

(7)对手术患者,在手术前1周应停用本品,因本品能降低动脉对升压胺的反应,增加筒箭毒碱的肌松弛及麻痹作用。

(8)长期使用苯妥英钠或苯巴比妥的患者应用本品时,利尿疗效降低。

(9)孕妇、哺乳妇慎用。严重心力衰竭、急性肾衰竭、低血压和肝昏迷等患者禁用。

(10)本品(大剂量)与水合氯醛同时应用,可产生心动过速及血压下降等不良反应。

7.制剂

片剂:20mg。注射剂:2mL:20mg。

(二)阿佐塞米

1.别名

阿佐酰胺,雅利。Azadol。

2.作用与用途

本品为髓袢利尿药,抑制肾小管髓袢升支钠和氯的重吸收而产生利尿作用。口服后约1小时起效,2～4小时达最大效应,作用可持续9小时。本品口服吸收差,主要在肝脏代谢,半衰期约2.5小时。临床用于心源性水肿(充血性心力衰竭)、肾性水肿、肝性水肿等。

3. 剂量与用法

口服,成人60mg/次,1次/日。根据患者情况适当增减。

4. 不良反应

不良反应与呋塞米相似,可引起低血钾、低血钠、低血氯性碱中毒等电解质紊乱,高尿酸血症等。偶见皮疹及恶心、呕吐、腹泻等不良反应,亦可见血清转氨酶、肌酐和淀粉酶升高等,后者提示可能发生胰腺炎。其他偶见无力倦怠、肌痛、胸闷、血栓等。

5. 药物相互作用及注意点

本品不宜与阿司咪唑、特非那定等可引起QT间期延长的药物合用,慎与降压药、降糖药、氨基糖苷类抗生素、头孢菌素类抗生素、洋地黄类药、水杨酸衍生物、非甾体抗感染药、痛风治疗药合用。对磺胺类药过敏、无尿、肝昏迷者禁用。妊娠和哺乳妇女慎用。

6. 制剂

片剂:30mg。

(三)托拉塞米

1. 别名

特苏尼,伊迈格,丽泉。Demadex。

2. 作用与用途

本品为髓袢利尿药,对肾小球滤过率、肾血流量、体内酸碱平衡影响较小。口服后约1小时达血药峰浓度,4小时达最大效应,作用可持续8～12小时。本品血浆蛋白结合率超过99%,主要(80%)在肝脏代谢,原形药物半衰期约3.5小时,活性代谢物的半衰期3～6小时,肝硬化者半衰期可达8小时。临床用于充血性心力衰竭、肝硬化、肾脏疾病引起的水肿。也用于原发性高血压。

3. 剂量与用法

口服,成人10～20mg/次,1次/日。静脉注射或静脉滴注,10～20mg/次,1次/日。最大剂量为40mg/日。

4. 不良反应

不良反应与呋塞米相似,可引起低血钾、高尿酸血症等。偶见皮疹过敏及恶心、呕吐、腹泻等胃肠道反应。其他偶见心电图异常、耳鸣、肌痛、胸闷、血栓等。

5. 药物相互作用及注意点

与血管紧张素转换酶抑制剂合用可引起体位性低血压。本品可降低降糖药、肾上腺素等药物的作用。可能加重氨基糖苷类抗生素、头孢菌素类抗生素、铂类药物的耳、肾毒性。与洋地黄类药合用可出现继发于低血钾和低血镁的洋地黄中毒。对磺胺类药过敏、无尿、肝昏迷者禁用。妊娠和哺乳妇女慎用。

6. 制剂

片剂:5mg;10mg。注射液:10mg;20mg。

(四)布美他尼

1. 别名

丁尿胺,丁苯氧酸。Bumex,Diurama。

2. 作用与用途

本品为一强效、速效利尿药,作用机制、特点均与呋塞米相似,最大利尿效应也相似,但本品剂量仅为呋塞米的 1/50。口服后吸收迅速而完全,30 分钟起效,作用持续 3～6 小时。静脉注射后 5 分钟起效,作用持续 2～3 小时。临床用于治疗各种顽固性水肿及急性肺水肿,对急、慢性肾衰竭患者尤为适宜。此外,在某些肾衰竭患者用大剂量呋塞米无效时,本品可能有效。

3. 剂量与用法

口服,0.5～1mg/次,1～3 次/日。静脉注射,0.5～1mg/次,每日最大剂量 10mg。

4. 不良反应

不良反应与呋塞米基本相同,另外偶见遗精和勃起困难。大剂量可致肌痛、胸痛,尤易发生于肾衰竭的患者。

5. 药物相互作用及注意点

与降压药合用治疗高血压患者水肿时,需减少降压药剂量。本品不宜加于酸性溶液中静脉滴注,以免引起沉淀。

6. 制剂

片剂:1mg。注射剂:2mL：0.5mg。

(五)依他尼酸

1. 别名

利尿酸。Ethacrynic,Edecrin。

2. 作用与用途

本品虽化学结构与呋塞米不同,但作用机制及临床应用与呋塞米类似。由于利尿作用强大容易引起水和电解质紊乱,故对一般水肿患者不宜为首选药物。

3. 剂量与用途

口服,25mg/次,每日剂量不宜超过 100mg。对顽固性水肿、急性肺水肿及脑水肿,可用依他尼酸钠静脉注射,25～50mg/次。

4. 不良反应

不良反应与呋塞米基本相同,但胃肠道反应、水样腹泻和耳毒性较呋塞米常见,尚可引起血尿和消化道出血。

5. 药物相互作用及注意点

(1)本品注射剂与多种药物不能合并使用,如氨基糖苷类抗生素、普鲁卡因青霉素、氯霉素、头孢菌素等。

(2)因有局部刺激作用,静脉注射时应以 25% 葡萄糖溶液或注射用生理盐水稀释后缓慢注入,不可注入皮下或肌内,1 次剂量不宜超过 100mg。

6. 制剂

片剂:25mg。粉针(依他尼酸钠,Sodium Etacrynate):25mg;50mg。

二、中效利尿药

(一)氢氯噻嗪

1. 别名

双氢氯噻嗪,双氢克尿塞。Esidrix,Hydrodiuril。

2. 性状

白色结晶性粉末,无臭,味微苦,在水及乙醇中微溶,溶于热乙醇、丙酮及碱性溶液,易水解。

3. 作用与用途

本品为中效利尿药和降压药。

(1)利尿作用,口服起效较快(1~2小时),4~6小时达高峰,可维持12小时。其作用机制主要是直接作用于肾小管髓袢升支粗段皮质部,抑制Na^+、Cl^-再吸收,使管腔内渗透压升高,水分重吸收减少而出现利尿作用。此外,本品还有轻微的抑制碳酸酐酶作用,使肾小管分泌H^+离子减少,从而使Na^+-H^+交换减少,Na^+-K^+交换增加,尿钾增加,长期服用会导致低血钾。临床主要用于各种水肿,尤其对心源性水肿效果较好,对肾性水肿、肾功能损害轻者效果亦可。

(2)有轻度降压作用,其机制一般认为利尿排Na^+后引起血容量减少,回心血量减少,心输出量降低而引起血压下降,也可能由于排Na^+,血管壁Na^+含量降低,从而降低血管张力,使血压下降。由于作用温和,且能增加其他降压药的降压作用,故常作为原发性高血压病基础降压药。

(3)对尿崩症患者有抗利尿作用,可减少尿量,但尿比重不变,用于治疗轻度尿崩症,但疗效不及脑垂体后叶素。

(4)能使尿中钙离子减少,可用于特异性高尿钙伴有尿结石的患者,以预防肾结石复发。

4. 剂量与用法

利尿,口服,25~50mg/次,25~100mg/日。用于高血压,口服,成人12.5~25mg/次,2~3次/日,儿童,每次1mg/kg。与其他降压药合用时可减少其用量。

5. 不良反应及注意点

(1)长期服用能使钾排出增多,应适当补充钾盐。

(2)肝硬化腹腔积液患者用本品可引起低血钾而导致肝昏迷,应禁用。肾功能明显损害者不宜用。

(3)可干扰尿酸分泌,导致高尿酸血症。有痛风史患者应慎用,以免诱发痛风。

(4)有直接抑制胰岛B细胞的功能,长期服用可引起血糖升高,糖尿病患者应慎用。

(5)少数患者口服后,可出现粒细胞及血小板减少、黄疸、过敏性皮炎等。

(6)停药时应逐渐减量,以免引起Na^+、Cl^-及水的潴留。

6. 药物相互作用及注意点

(1)本品排钾可增加强心苷的毒性,故与强心苷并用时应特别注意补钾。

(2)与降压药合用,利尿、降压作用均增强。

(3)本品与保钾性利尿药合用,可加强疗效减少排K^+。

(4)本品与锂盐合用,可提高锂盐血浓度,故合并应用时注意减少锂盐的剂量。

7. 制剂

片剂:5mg;25mg。

(二)吲达帕胺

1. 别名

钠催离,美利巴,寿比山。Fludex,Natrilix,Millibar。

2. 作用与用途

作用机制类似氢氯噻嗪。服药后1~3小时利尿开始,持续24~36小时。临床用于原发性或肾性高血压,较严重的高血压可加用其他降压药。也用于慢性肾衰竭患者。

3. 用法用量

口服,治疗水肿开始剂量 2.5mg/日,必要时 5mg/日。

4. 不良反应

胃肠道不适、乏力、肌肉痉挛,也可发生药疹、发热等。

5. 药物相互作用及注意点

可加强降血压药、其他排钾利尿药的作用。不可与锂盐,以及可引起 QT 间期延长的药物,如阿司咪唑、特非那定、乳糖酸红霉素(静脉用)、舒托必利等合用。妊娠、哺乳期妇女慎用。治疗期间应该监测血清钾和尿酸水平。对磺胺类药过敏者、严重肾衰竭、肝功能损害者、低血钾者禁用。

6. 制剂

片剂:2.5mg。

(吴希军)

第十五节 拟肾上腺素药

一、肾上腺素

(一)别名

副肾素。Adrenaline,Suprarenine。

(二)性状

肾上腺素为白色或类白色结晶性粉末,无臭,味苦,难溶于水及醇,常用其盐酸盐和酒石酸盐,都易溶于水。

熔点为 206℃～212℃(分解)。遇氧化物、碱类、光线及热都会分解变色;水溶液分解变红色,则不宜应用。易被消化液分解,不宜口服。

(三)作用与用途

可兴奋 α 及 β 受体而表现强烈、快速、短暂的 α 型和 β 型效应。α 受体兴奋引起皮肤、黏膜及内脏血管收缩,尤其是肾血管明显收缩;β 受体兴奋可使骨骼肌、冠状血管扩张,心脏兴奋,支气管平滑肌松弛,升高血糖或血脂,组织耗氧量增多。本品对血压的影响因给药途径和剂量的不同而异。皮下注射治疗量 0.5～1mg 或低浓度静脉滴注(10～30μg/分钟)时,可使缩压升高,舒张压不变或稍降。较大剂量静脉注射时,收缩压和舒张压都迅速升高。临床主要用于如下。

1. 心跳骤停

如麻醉、手术意外、溺水、阿－斯综合征,药物中毒及传染病等。在电除颤器或利多卡因配合下,亦可用于抢救电击心跳骤停的患者。

2. 支气管哮喘

常用于控制急性发作,作用快而强。

3. 过敏性疾患

如过敏性休克、严重荨麻疹、湿疹、枯草热、血管神经性水肿、血清病及 X 线引起的变态反应等。可缓解过敏性休克的心跳微弱、血压下降、呼吸困难，以及解除皮肤瘙痒、疼痛、肿胀及黏膜水肿等症状。

4. 与局部麻醉药合用及局部止血

常加入普鲁卡因等局部麻醉药液中，收缩局部血管以延缓局麻药的扩散及吸收，使其作用时间延长，减少中毒的危险；牙龈出血或鼻出血时可局部应用以止血，但可能有后出血，应予注意。

5. 治疗低血糖症

如胰岛素作用过度所致者。

（四）剂量与用法

常用量为皮下或肌内注射一次 0.25~1mg。

1. 心跳骤停

将 0.1% 肾上腺素 0.25~0.5mL 用注射用生理盐水 10mL 稀释后静脉注射或心室内直接注入，同时配合心脏按摩、人工呼吸及纠正酸血症等辅助措施。当有明显心律失常或已有明显室颤（纤颤）的情况下，则不应使用肾上腺素。对电击引起的心搏骤停，亦可用本品配合电去颤器或利多卡因进行抢救。

2. 支气管哮喘

皮下注射 0.25~0.5mg。

3. 过敏性疾患

皮下注射或肌内注射 0.3~0.5mg（0.1% 肾上腺素注射液 0.3~0.5mL）。用于过敏性休克时，还可用本品 0.1~0.5mg 以生理盐水稀释后缓慢静脉推注或取本品 4~8mg 加入 500~1000mL 生理盐水中静脉滴注。

4. 与局麻药合用

加少量（1：500000~200000）于局麻药（普鲁卡因）内，总量不超过 0.3mg。

5. 局部黏膜止血

将纱布浸以本品溶液（1：20000~1000）填塞出血处。

6. 低血糖

单剂量用 0.3mg，皮下或肌内注射。

（五）不良反应

可出现焦虑不安、心悸、血压升高、震颤、无力、眩晕、头痛、呕吐及四肢发冷。有时可引起心律失常，严重者可由于心室颤动而致死。用量过大或皮下注射误入血管后，可引起血压突然上升而导致脑溢血。

（六）药物相互作用及注意点

1. 氯仿、氟烷或环丙烷麻醉

使用肾上腺素易诱发心律失常，直至出现心室纤颤。

2. 胍乙啶、利血平、可卡因及丙咪嗪类三环抗忧郁剂

可抑制肾上腺素能神经突触前膜摄取去甲肾上腺素及肾上腺素，与肾上腺素合用时可引起严重高血压。

3. α 受体阻断药

氯丙嗪等吩噻嗪类药物及 α 受体阻断药(如苄胺唑啉及苯氧苄胺)等有 α 受体阻断作用,当引起血压下降而需使用血管收缩药时,忌用肾上腺素。因肾上腺素的 α 作用被阻断而 β 作用可产生进一步的血管扩张,可导致严重休克。肾上腺素引起血压过度上升与心律失常时,使用苯氧苄胺有一定疗效。α 受体阻断药引起的血压下降可用甲氧明、去甲肾上腺素或血管紧张素 Ⅱ 对抗。

4. β 受体阻断药

肾上腺素的促心率及促心力作用可被普萘洛尔类药所拮抗。两者并用时,肾上腺素的 β 受体作用可被消除,存留的 α 受体兴奋作用相对增强。

5. 异丙肾上腺素

并用时,除肾上腺素本身固有的 α 受体兴奋作用外,两者共有的 β 受体兴奋作用显著增强,一般不宜并用,以气雾剂吸入治疗支气管哮喘时,两者应相隔 4 小时以上分别使用。用于心脏复苏时,两者混合作心内注射常可增强复苏效果。

6. 去甲肾上腺素

心脏复苏时可并用肾上腺素、异丙肾上腺素及去甲肾上腺素作心内注射,还可加用阿托品组成四联针,据认为并用时可同时兴奋心脏的高位及低位起搏点,并有升压作用,有利于起搏后维持适当的血压。但由于去甲肾上腺素显著减少微循环灌注血量,加剧组织缺血,故有人反对并用去甲肾上腺素作心腔内注射,值得注意。

7. 硫酸美芬丁胺

有强效的 β 受体兴奋作用和轻度的 α 受体兴奋作用,与肾上腺素并用时,两者较弱的 α 受体兴奋作用被两者较强的 β 受体兴奋作用所拮抗,呈协同的血管扩张效应,对心脏的兴奋作用亦可增强。

8. 麻黄碱

并用时共有的外周小动脉收缩作用呈协同效应,可引起血压剧烈上升。哮喘患者并用麻黄素与肾上腺素易引起心律失常,并因肾上腺素已有强大的支气管扩张作用,加用麻黄素时,疗效亦不能增强,故不宜并用。

9. 单胺氧化酶抑制剂

环苯丙胺可使肾上腺素作用中度增强,肾上腺素与苯乙肼并用则未见明显的相互作用。

10. 神经节阻断药

使外周血管失去神经支配,血管壁的 α 受体的敏感性增强,即产生去神经支配高敏性,肾上腺素的升压作用可因而加强。

11. 肼苯哒嗪

肾上腺素的升压作用可被肼苯哒嗪减弱,而共有的促心率作用可互相加强。

12. 甲状腺激素

并用时血管收缩作用增强,血压显著升高,可诱发心血管意外。

13. 哌甲酯

促进中枢内肾上腺素能神经末梢释放去甲肾上腺素而无外周作用,仅有抗忧郁等中枢兴奋效应。

一般不引起血压上升,但它与肾上腺素并用时,却可以使肾上腺素的升压作用增强。

14. 利尿药

使血容量及血钠降低时,可减弱肾上腺素的升压作用。

15. 老年人慎用

高血压、器质性心脏病、冠状动脉硬化性心脏病、甲状腺功能亢进、糖尿病及窄角性青光眼等患者禁用。

16. 指、趾手术禁用

禁止在手指及足趾部位手术的局部麻药液中加入肾上腺素,以免局部较长时间缺血缺氧,妨碍手术后伤口愈合,甚至发生坏死。

17. 哺乳妇女避免应用

药物可进入乳液,哺乳妇女应停哺或避免应用本品。

18. 其他

本品与降糖药合用,可使降糖效应减弱。

（七）制剂

注射剂:0.5mL : 0.5mg;1mL : 1mg。油注射剂:1mL : 2mg。

二、盐酸多巴酚丁胺

（一）别名

杜丁胺。Dobutrex,Inotrex。

（二）性状

盐酸多巴酚丁胺为白色结晶,易溶于水,忌与碱、氧化剂及焦亚硫酸钠配伍。熔点为188℃ ~193℃。

（三）作用与用途

为新型拟肾上腺素药,选择性地兴奋 β_1 受体,对 β_2 受体和 α 受体作用较弱,对多巴胺受体则无作用。本品增强心肌收缩力比加快心率明显是其优点,并能加快房室传导。治疗剂量能增加心肌收缩力和心输出量,而对心率影响不大,耗氧量增加亦不多。曾用以治疗心肌梗死伴有心力衰竭的患者。对慢性心功能不全,如常规应用强心剂和利尿剂反应不好时,可加用本药。对顽固性心力衰竭或心肌有病变不宜用洋地黄者,改用本品效果显著。本药可产生耐药性,作用短暂且不能口服,连日应用可降低疗效,加大剂量可以克服。停药 7 日后再用仍能恢复原有疗效。升高动脉压作用不如多巴胺,也不直接增加肾血流量。

（四）剂量与用法

静脉滴注,250mg 加入 5% 葡萄糖注射液或生理盐水 250 ~ 500mL,以每分钟2.5 ~10μg/kg的剂量滴入并视病情调节。

（五）不良反应

少数患者可能心率加快、血压升高,可以滴速减慢处理。其他有头痛、恶心、心悸、气促与心绞痛,严重的可有心律失常。

（六）药物相互作用与注意点

(1) 与硝普钠合用,在进行心肺旁路操作时有良效。

(2) 因能促进房室传导,故心房颤动患者禁用。如必须应用,应先给予洋地黄类药。

（3）特发性肥大性主动脉开口下狭窄（Idiopathic hypertrophic subaortic stenosis）患者禁用。

（4）不能与β肾上腺素受体阻滞药联合使用，可与血管扩张剂合用。

（5）低血容量患者在应用本品前应先加以纠正。

（6）心肌梗死后，使用大量本品可能使心肌氧需增加而加重局部缺血。

（7）在使用本品期间，要持续观察患者的心率、血压、尿量及是否出现异位搏动等情况。如有可能，应测定中心静脉压、肺楔压和心排出量，根据病情调节合适剂量。

（8）配制溶液宜在24小时内用完，不宜与碳酸氢钠等碱性溶液混合，亦不宜加入血浆或全血中使用。

（七）制剂

注射剂:2mL:20mg。

（胡　静）

第六章 妇幼科疾病合理用药

第一节 妊娠期、哺乳期用药特点和药物治疗总体原则

妊娠是胚胎和胎儿在母体内发育成长的过程。卵子和精子结合的过程称为受精。卵子受精是妊娠的开始,胎儿及其附属物(胎盘、胎膜、脐带、羊水)自母体排出是妊娠的终止。

妊娠期妇女服药率较高。据统计,妊娠期妇女在妊娠期间曾服用过至少一种药物者占90%,至少10种者占4%。因此,妊娠期妇女用药不当则有可能影响胎儿发育甚至发生畸形。

一、妊娠期母体药物代谢动力学变化

1.药物的吸收

恶心、呕吐等早孕反应可使药物吸收减少;妊娠期胃排空延迟、小肠蠕动减弱,药物吸收延缓,血药浓度达峰值时间延迟。

2.药物的分布

妊娠期母体血容量增加,血浆蛋白稀释,游离型药物浓度增加,从而增加了药物经胎盘向胎儿输送的比例。

妊娠期母体各器官血流量不同,可能影响药物在各器官的分布。

3.药物的消除

妊娠期肝脏酶活性改变,可增强或抑制药物代谢;肾脏排泄能力增加,使多种药物的清除率增加。

二、胎儿的药物代谢动力学特点

1.药物的吸收

大多数药物经胎盘转运至胎儿循环再到胎儿组织;也有一些药物经羊膜转运进入羊水后而被胎儿吞饮,随羊水进入胃肠道并被吸收入血,或经胎儿皮肤吸收;从胎儿尿中排出的药物也可因胎儿吞饮羊水重新进入胎儿体内。形成羊水—肠道循环。药物进入胎体发生药物反应一般比母体晚,而且药物浓度也比较低。

2.药物的分布

药物在胎儿体内的分布与胎儿血循环的分布一致,较易集中在肝、脑等血液供应丰富的组织。药物进入脐静脉后,有60%血流进入肝脏,故肝内药物分布较多。胎儿的血脑屏障功能较差,药物易进入其中枢神经系统而较易受影响。胎儿血浆蛋白含量较母体为低,可使进入组织的自由型药物增多。

3.药物的代谢

胎儿的肝脏是代谢药物的主要器官,在肝中有催化氧化、还原和水解反应的酶类,胎儿肝脏酶含量也比成人低,对药物的代谢能力不足,故对某些通过这一结合而解毒的药物,如水杨酸盐,易产生中毒。

4. 药物的排泄

胎儿的肾小球滤过率甚低,药物及其降解产物排泄延缓;胆道的排泄能力也较弱,更易延长药物及代谢产物在胎儿体内的停滞时间。某些经过代谢后降低了原有脂溶性的药物(如地西泮等)不易通过胎盘屏障,而使转运到母体血中的速度降低,以致在胎儿体内积蓄。

三、药物对胎儿的影响

妊娠期间,药物可以通过影响母体的内分泌、代谢等间接影响胚胎,也可以通过胎盘屏障直接影响胎儿。

药物对胎儿的影响大致可见以下几个时期。

1. 妊娠前期

从女性发育成熟到卵子受精时期。在此时期,使用药物一般比较安全,但在体内半衰期很长的药物可能会影响胚胎正常生长。

2. 受精第 1 日至第 14 日

受精第 1 日至第 14 日即受精卵发育到胚细胞形成时期。在此阶段,如果药物导致大量胚囊细胞受损会导致胚胎死亡;如果仅少量细胞受损,则不会影响其他细胞最终分化发育成为正常个体。

3. 受精第 15 日至妊娠 3 个月左右

药物的致畸作用大多发生在该期。在此时期,胎儿生长发育极其活跃,首先心脏、脑开始分化发育,继而眼、四肢、性腺与生殖器官等开始分化发育。由于各种器官、躯干、四肢在这段很短的时间内迅速分化,所以,极易受到包括药物毒性在内的各种致畸因素影响,容易发生畸形。

4. 妊娠 3 个月至分娩

妊娠 3 月后胎儿主要器官基本分化完成并继续迅速生长发育。在此妊娠期妇女用药后,如通过胎盘进入胎儿体内,可能影响胎儿组织器官的发育和功能。

四、孕期用药的基本原则

原则上孕期最好不用药。但如有用药的必要,则应注意以下八项原则。

(1)用药必须有明确指征和适应证,权衡利弊用药,如非必需,应尽量不用药物治疗。尤其是在妊娠期的头 3 个月。

(2)在医生或药师的指导下使用药物治疗。应尽量使用已经明确对胚胎或胎儿无害的药物;谨慎对待新药,且尽可能低剂量、短期使用药物。最好选择单一用药,避免联合用药。如孕妇病情危重需要使用,则慎重权衡利弊后,方可考虑使用。

(3)月经过期应及早求诊,尽量避免因早孕反应而误用药物。妊娠中、晚期根据具体情况严格选用药物。

(4)用药必须注意孕周,严格掌握药物剂量、持续时间。坚持合理用药,病情控制后及时停药。

(5)孕期用药最好能监测血药浓度,调整剂量。

(6)禁止在孕期使用试验性用药,包括妊娠试验用药。

(7)妊娠期不推荐使用中药。因为中药对胚胎和胎儿生长发育的影响,目前尚无严格要求的实验研究和临床研究资料。

（8）仔细阅读药品说明书中孕期用药注意项。

五、哺乳期安全用药基本原则

药物必须经过血乳屏障才能从母体血液循环进入乳汁,其受母体血药浓度、药物的分子量、脂溶性、蛋白结合率、口服生物利用度、解离度以及乳血药物浓度比等多种因素影响。乳汁中的药量很少超过母体摄入量的 1% ~2% ,此量一般不会给乳儿带来危险,但有可能造成一定危害。由于新生儿和婴幼儿各器官系统功能不健全,容易发生药物不良反应。因此,哺乳期用药安全不容忽视,应注意以下八项基本原则。

（1）明确指征,权衡对母亲和乳儿的利弊。

（2）在医师或药师指示下调整药物剂量和服药间隔,以降低乳汁中的药物浓度。

（3）选择进入乳汁药物浓度最低,对乳儿影响最小的药物。

（4）尽量使用短效、低剂量药物以减少蓄积,调整哺乳时间以避开药物的峰浓度。

（5）必要时监测乳儿血药浓度。

（6）尽量选择已经明确哺乳期药物危害的药物。

（7）当乳母必须用药,但不能确定药物对新生儿是否安全时,可暂停哺乳。

（8）仔细阅读药品说明书中药物对哺乳的影响。

（边　哲）

第二节　妇科感染疾病合理用药

一、非特异性外阴炎

非特异性外阴炎指由非特异性细菌(如葡萄球菌、大肠埃希菌、链球菌、阴道嗜血杆菌、阴道棒状杆菌等)感染,或由粪便、尿液、阴道分泌物或其他物理、化学因素刺激下引起的外阴皮肤黏膜炎症。

主要是由于外阴受到阴道炎、子宫颈炎的炎性白带和宫颈癌分泌物;月经血或产后恶露:糖尿病患者的糖尿;粪瘘、尿瘘患者的粪尿的长期刺激所致。其次,穿紧身化纤内裤、经期使用不适当卫生巾,局部透气性差,外阴皮肤经常湿润刺激引起感染而致外阴炎。

（一）诊断要点

（1）有糖尿病、尿瘘、粪瘘等病史。

（2）典型的外阴瘙痒、疼痛、灼热症状及外阴皮肤感染等表现。

（3）阴道分泌物查真菌、滴虫及衣原体等,查尿糖及血糖,以排除相关疾病。

（4）阴道分泌物镜检可找到一般病原菌,无滴虫、真菌。

（二）基本药物治疗

1. 对症处理,消除病因

保持外阴部的清洁、干燥、避免搔抓。不穿化纤材料的内裤,急性期应注意休息,禁止性生活。

2.局部药物治疗

红霉素软膏一日 2 次涂于患处。

（1）红霉素

1）药理作用：属大环内酯类，本品系抑菌药，但在高浓度时对高度敏感的细菌也具杀菌作用。本品透过细菌细胞膜，与细菌核糖体 50s 亚基可逆性结合，阻断转肽作用和信使核糖核酸（t - RNA）的位移，使细菌蛋白质合成受到抑制，从而起抗菌作用。本品仅对分裂活跃的细菌有效。药物吸收后除脑脊液和脑组织外，广泛分布于各组织和体液中，可进入胎儿血循环和母乳中。本品在肝脏内代谢，主要从胆汁排出，并进行肠肝循环。半衰期为 1.4 ~ 2h。

2）适应证：常用于治疗革兰阳性菌（包括金黄色葡萄球菌、肺炎球菌和其他链球菌属）引起的各种感染，如扁桃体炎、肺炎、猩红热、丹毒和眼耳鼻喉科感染等，临床上常用红霉素作为青霉素过敏者的替代药物。对于军团菌肺炎和支原体肺炎，可作为首选药。

3）禁忌证：对本品及其他大环内酯类药过敏者。

4）不良反应常见胃肠道反应。用药后出现腹泻、恶心、呕吐、食欲减退等症状，偶见乏力、黄疸及肝功能异常等肝毒性，可见药物热、皮疹、嗜酸性粒细胞增多等过敏反应。

5）注意事项：①下列患者慎用：肝、肾功能不全者，重症肌无力患者（可能加重症状）、哺乳期妇女；②部分患者静脉给药后偶有静脉炎，滴注速度宜缓慢；③本品为抑菌性药物，应按一定的时间间隔给药，以保持体内药物浓度，以利于作用发挥；④本品在酸性输液中破坏降效，一般不应与低 PH 值的葡萄糖输液配伍。注射液配制应在 5% ~ 10% 葡萄糖输液 500mL 中，添加维生素 C 注射液（抗坏血酸 g）或 5% 碳酸氢钠注射液 0.5mL，使 pH 值升高到 6 左右，再加红霉素乳糖酸盐，则有助于稳定；⑤本品（除酯化物外）宜空腹（餐前 1h 或餐后 3 ~ 4h）服用，以获得较高血药浓度。口服时应整片吞服，以免使药物受胃酸破坏而发生降效。

（2）药物相互作用

1）与 β - 内酰胺药联用可使两者抗菌活性均降低。

2）本品与氯霉素、林可霉素类药物有拮抗作用。

3）可阻挠性激素的肠肝循环，与避孕药同服，使避孕药药效降低。

4）可清除肠道中使地高辛灭活的菌群，因而导致地高辛肠肝循环，使地高辛血药浓度升高而发生毒性反应。与地高辛合用，需进行临床与心电图监测。

5）红霉素为肝药酶抑制剂，如与卡马西丁、丙戊酸钠、氨茶碱、环孢素、洛伐他汀、咪达唑仑、三唑仑等药合用，可抑制后者的代谢，导致血药浓度升高，毒性增强。

6）与华法林合用可增加出血的危险性。必须合用时，华法林的剂量宜适当调整。

7）禁止与抗组胺药特非那定、阿司咪唑及促胃肠动力药西沙比利合用，可出现 QT 间期延长及严重心律失常。

（3）用法和用量

1）口服：推荐剂量为一次 250mg，每 6h1 次；或一次 500mg，每 12h1 次。最大剂量为一日 4g。当一日剂量超过 1g 时，不建议一日 2 次的服用方法。

2）静脉滴注：一日 1 ~ 2g，分 3 ~ 4 次滴注。一日最高剂量不能超过 4g。

（4）制剂与规格

1）红霉素肠溶片：①0.1g : 10 万 IU；②0.125mg : 12.5 万 IU；③0.25g : 25 万 IU。

2）注射用乳糖酸红霉素：①0.25g : 25 万 IU；②0.3g : 30 万 IU。

3)红霉素软膏:1%。

二、滴虫性阴道炎

滴虫性阴道炎是阴道毛滴虫感染引起的阴道炎症,是妇科常见阴道炎之一,可由性交直接传染,也可经浴池、盆具、游泳池、衣物及污染的器械等间接传播。滴虫性阴道炎患者的阴道pH值升高,一般在5.0~6.5。

(一)诊断要点

1.临床表现

临床表现有尿道炎病史,尿频、尿急、尿痛及排尿后尿道灼热感和疼痛。外阴痛痒,部位主要为阴道口及外阴,可伴外阴灼热、疼痛、性交痛等。阴道分泌物增多,呈稀薄脓性、黄绿色、泡沫状、有臭味。

2.妇科检查

检查见阴道黏膜萎缩,皱襞消失,有充血红肿,常有散在红色斑点或呈草霉状,严重者也可形成溃疡。

3.辅助检查

阴道分泌物悬滴检查或分泌物培养找到滴虫即可确诊。

(二)基本药物治疗

治疗首选全身用药,并且需同时治疗性伴侣。主要治疗药物为甲硝唑。

甲硝唑

1.药理作用

本品为硝基咪唑衍生物,对大多数厌氧菌具有良好抗菌作用,抑制细菌脱氧核糖核酸的合成,干扰细菌的生长、繁殖,最终导致细菌死亡。本品对缺氧环境下生长的细胞和厌氧微生物有杀灭作用,其杀菌浓度稍高于抑菌浓度,有较强的杀灭滴虫的作用。

2.适应证

治疗阴道毛滴虫感染的首选药物:厌氧菌引起的产后盆腔炎、败血症和骨髓炎等治疗;也可与抗菌药合用防止妇科手术、胃肠外科手术时的厌氧菌感染。用于治疗肠道和肠外阿米巴病(如阿米巴痢疾)、小袋虫病和皮肤利什曼病、麦地那龙线虫感染、贾第虫病等。

3.禁忌证

对本品与其他咪唑类药物过敏或有过敏史者;活动性中枢神经疾病患者;血液病患者;孕妇及哺乳期妇女禁用。

4.不良反应

常见胃肠道反应,包括恶心、呕吐、腹泻、腹部不适、腹部绞痛、食欲减退、味觉改变、口腔金属味等,通常不影响治疗;可有头痛、眩晕、昏厥,共济失调、失眠等神经系统症状;高剂量可引起癫痫发作及周围神经病变;部分患者可出现皮疹、瘙痒、荨麻疹等过敏症状。口腔局部用药时,引起的口干、口涩、上唇麻木等,停药后多可消失。

5.注意事项

(1)肝功能不全者慎用。

(2)本品与庆大霉素、氨苄西林属配伍禁忌(可有溶液混浊、变黄)。

(3)本品的代谢产物可使尿液呈深红色,应与血尿相鉴别。

（4）本品可干扰天门冬氨酸氨基转移酶、丙氨酸氨基转移酶、乳酸脱氢酶（LDH）、三酰甘油等检验结果，使其值降至零。

（5）本品在乳汁中的浓度与血药浓度相当，故哺乳期妇女禁用。疗程结束后 24～48h 方可重新哺乳。

（6）重复一个疗程之前，应检查白细胞计数及分类。

（7）念珠菌感染者应用本品，其症状会加重，需同时给予抗真菌治疗。

（8）厌氧菌感染合并肾衰竭者，给药间隔时间应由 8h 延长至 12h。

（9）药物相互作用：①与西咪替丁等抑制肝微粒体酶活性的药物同用，可减缓本品的代谢及排泄，延长本品的半衰期；②抑制华法林和其他口服抗凝药的代谢，加强其作用，引起凝血酶原时间延长；③甲氧氯普胺可减轻本品的胃肠道症状；④与土霉素合用可干扰本品清除阴道滴虫的作用；⑤与糖皮质激素合用，可加速甲硝唑从体内排泄，使血药浓度下降31%；⑥苯妥英钠、苯巴比妥等肝药酶诱导剂，可加速本品代谢，使血药浓度下降；⑦本品可引起体内乙醛蓄积，干扰乙醇的氧化过程，故治疗期间及停药后内，应避免接触含酒精饮品。

6. 用法和用量

（1）口服：①滴虫病：一次 0.2g，一日 4 次，疗程 7d。可同时使用栓剂；②肠道阿米巴病：一次 0.4g～0.6g，一日 3 次，疗程 7d；③肠道外阿米巴病：一次 0.6g～0.8g，一日 3 次，疗程 20d；④贾第虫病：一次 0.4g，一日 3 次，疗程 5～10d；⑤麦地那龙线虫病：一次 0.2g，一日 3 次，疗程 7d；⑥小袋虫病：一次 0.2g，一日 2 次，疗程 5d；⑦皮肤利什曼病：一次 0.2g，一日 4 次，疗程 10d；间隔 10d 后重复一个疗程；⑧厌氧菌感染：一次 0.5g，一日 3 次，疗程不低于 7d；一日最大剂量不宜超过 4g；⑨肠道感染：一次 0.5g，一日 3 次。

（2）静脉滴注厌氧菌感染，首次剂量为15mg/kg，继以 7.5mg/kg 维持，一次最大剂量不超过 1g，每 6～8h1 次，疗程不少于 7d。

7. 制剂与规格

（1）片剂：0.2g。

（2）注射液：①250mL：0.25g；②250mL：0.5g。

（3）栓剂：①0.5g；②1.0g。

三、外阴阴道念珠菌病

外阴阴道念珠菌病是常见的外阴阴道炎症，80%～90% 的病原体为白色念珠菌，10%～20% 为光滑念珠菌、近平滑念珠菌、热带念珠菌等其他念珠菌。酸性环境适宜念珠菌的生长，有念珠菌感染的阴道 PH 多在 4.0～4.7，通常 <4.5。常见诱因有妊娠、糖尿病、大量应用免疫抑制药、长期服用雌激素或避孕药、长期应用广谱抗生素等。

此外穿紧身化纤内裤、气候潮湿、过度冲洗阴道、经常使用卫生棉条、不良卫生习惯及肥胖等也可诱发。外阴阴道念珠菌病主要为内源性感染，部分患者可通过性交直接传染，或通过接触感染的衣物间接传染。

（一）诊断要点

1. 临床表现

外阴瘙痒、阴道灼痛，可伴有尿频、尿痛及性交痛。部分患者阴道分泌物增多。分泌物特征为白色稠厚呈凝乳或豆渣样。

2. 妇科检查

外阴局部水肿,可见红斑,常伴有抓痕,小阴唇内侧及阴道黏膜表面附有白色块状物或被凝乳状物覆盖,擦后露出红肿黏膜面,急性期可见糜烂及浅表溃疡。

3. 辅助检查

从分泌物中找到白色念珠菌的芽孢和假菌丝即可确诊。

（二）基本药物治疗

基本药物治疗主要选择局部或全身应用抗真菌药。妊娠期以局部治疗为主,禁用口服唑类药,可选择制霉菌素栓剂、硝酸咪康唑栓剂等局部用药。治疗后应在月经前复查阴道分泌物。

1. 氟康唑

（1）药理作用

本品为三唑类抗真菌药,通过高度选择抑制真菌的细胞色素 P450,从而抑制真菌细胞膜麦角固醇的生物合成,损伤真菌细胞膜和改变其通透性,使细胞内重要物质漏失,从而抑制真菌生长或使真菌死亡。对新型隐球菌、白色念珠菌及其他念珠菌、黄曲菌、烟曲菌、皮炎芽生菌、粗球孢子菌、荚膜组织胞浆菌等有抗菌作用。本品口服吸收完全,空腹服用后约可吸收给药量的 90% ,1～2h 血药浓度达到峰值。

（2）适应证

治疗口咽部和食管感染,非侵入性肺及支气管感染,念珠菌尿症等黏膜念珠菌病;也用于治疗念珠菌败血症,播散性念珠菌病,以及其他非浅表性念珠菌感染,（包括腹膜、心内膜、肺部、尿路感染等）,念珠菌外阴阴道炎。用于治疗脑膜炎以外的新型隐球菌病及两性霉素 B 联合氟胞嘧啶初治后的维持治疗。预防真菌感染的发生,常见于恶性肿瘤、免疫抑制、骨髓移植、接受细胞毒类药化疗或放疗的患者。

（3）禁忌证

对本品或其他咪唑类药物有过敏史者禁用。

（4）不良反应

常见胃肠道反应,表现为恶心、呕吐、腹痛或腹泻等。可见头痛、头昏、神经系统症状,皮疹等过敏反应:偶可发生严重的剥脱性皮炎,渗出性多形性红斑。

（5）注意事项:①肝、肾功能损害者慎用;②由于本品主要自肾排出,因此,治疗中需定期检查肾功能。用于肾功能减退患者需减量;③本品目前在免疫缺陷者中的长期预防用药,已导致念珠菌属等对氟康唑等咪唑类抗真菌药耐药性的增加;④应定期检查肝功能。如出现持续异常,或肝毒性临床症状时均需立即停药;⑤本品对胚胎的危害性尚未肯定,给孕妇用药前慎重考虑本品的利弊。哺乳期妇女慎用;⑥本品应用疗程应视感染部位及个体治疗反应而定。一般治疗应持续至真菌感染的临床表现及实验室检查指标显示真菌感染消失为止。隐球菌脑膜炎或反复发作口咽部念珠菌病的艾滋病患者,需用本品长期维持治疗,以防止复发。

（6）药物相互作用:①与氢氯噻嗪合用,可升高本品的血药浓度;②与甲苯磺丁脲、氯磺丁脲和格列吡嗪等磺酰脲类降糖药合用,可使降糖药的血药浓度升高,从而发生低血糖症,故两者联用时,需监测血糖,并减少降糖药的剂量;③大剂量与环孢素合用,可使后者的血药浓度升高,增加致毒性反应发生的危险性,故两者联用时应谨慎;④与炔雌醇或炔诺酮等口服避孕药合用,可使这些药的血药浓度总平均值升高;⑤与华法林及双香豆素类抗凝药合用,可增强后者的抗凝作用,延长凝血时间;⑥与肝毒性药合用,可使肝毒性的发生率增加;⑦与异烟肼和利福平合用,可使本品的血药浓度降低,并可导致治疗失败或感染复发,故与这些药联用应谨慎。

(7)用法和用量:①播散性念珠菌病:常用剂量为第 1 日 400mg,以后一日 200mg,一日 1 次,连用 4 周,症状缓解后至少持续 2 周。根据临床症状,可将日剂量增至 400mg;②口咽部念珠菌病:首剂量 200mg,以后一次 100mg,一日 1 次,疗程至少 2 周;③食管念珠菌病:首剂量 200mg,以后一次 100mg,一日 1 次,持续至少 3 周,症状缓解后至少持续 2 周。根据疗效情况,可将剂量增至一次 400mg,一日 1 次;④阴道念珠菌病:单剂 150mg。严重的阴道念珠菌病 72h 后可再服一次;⑤预防念珠菌病:有预防用药指征者,一次 200 ~ 400mg,一日 1 次。

(8)制剂与规格

片剂(胶囊):①50mg;②100mg;③150mg;④200mg。

2.制霉素

(1)药理作用

本品为多烯类抗真菌药,具有广谱抗真菌作用。可与真菌细胞膜上的麦角固醇结合,使细胞膜的通透性发生改变,导致重要的细胞内物质外漏,从而发挥抗真菌作用。对念珠菌属的抗菌活性强,新型隐球菌、曲霉菌、毛癣菌、球孢子菌、荚膜组织胞浆菌、皮炎芽生菌、皮肤癣菌等对本品敏感。本品对治疗全身真菌感染无效。

(2)适应证

治疗口腔、消化道、阴道和体表的真菌或滴虫感染。

(3)禁忌证

对本品过敏的患者禁用,5 岁以下儿童不推荐使用。

(4)不良反应

口服较大剂量可出现胃肠道反应,如腹泻、恶心、呕吐、上腹疼痛等;减量或停药后症状可迅速消失。外用偶可引起刺激。阴道给药偶有白带增多。

(5)注意事项

本品对深部霉菌病无效,阴道和体表感染时使用方有效。孕妇及哺乳期妇女慎用。

(6)用法和用量:①口服:1 次 50 万 ~ 100 万 IU,1 日 3 ~ 4 次,连用 7 ~ 10d;②处用:局部用栓剂、软膏。

(7)制剂与规格

制霉素片:①10 万 IU;②25 万 IU;③50 万 IU。

3.咪康唑

(1)药理作用

本品为广谱抗真菌药。其作用机制是抑制真菌细胞膜麦角固醇的生物合成,以及影响其代谢过程,对皮肤癣菌、念珠菌等有抗菌作用,对某些革兰阳性球菌也有一定疗效。

(2)适应证

用于念珠菌属所引起的腹膜炎、肺炎等严重感染;可治疗深部真菌病;对五官、阴道、皮肤等部位的真菌感染也有效。

(3)禁忌证

对本品过敏者。

(4)不良反应

偶见水疱、烧灼感、充血、瘙痒或其他皮肤刺激症状。少数患者可发生皮疹、荨麻疹等过敏反应。

（5）注意事项：①避免接触眼睛和其他黏膜；②妊娠及哺乳期妇女、有心律失常者、过敏体质者慎用；③治疗念珠菌病，应避免密封包扎，否则可促使致病菌生长。

（6）药物相互作用

如正在使用其他药品，使用本品前请咨询医师或药师。

（7）用法和用量：①皮肤感染：外用，涂擦于洗净的患处，早晚1次，症状消失后（通常需2～5周）应继续用药10d，以防复发；②指（趾）甲感染：尽量剪尽患甲，将本品涂擦于患处，一日1次，患甲松动后（需2～3周）应继续用药至新甲开始生长，确见疗效一般需7个月左右。

（8）制剂与规格

硝酸咪康唑乳膏：20g：0.4g（2%）。

四、急性子宫颈炎

子宫颈炎是最常见的妇科炎症疾病，有急性与慢性之分，尤以慢性子宫颈炎多见。急性宫颈炎多发生于感染性流产、产褥感染、淋病、分娩或手术损伤宫颈、阴道异物并发感染，炎性部位在子宫颈外口周围及子宫颈管。其主要致病菌为淋病奈瑟菌及沙眼衣原体，也可由葡萄球菌、链球菌、肠球菌引起。常见的急性宫颈炎是前者所致。其临床特点是子宫颈管或宫颈管棉拭子标本上肉眼见到脓性或黏液脓性分泌物，用棉拭子擦拭宫颈管时，容易诱发宫颈管内出血。

（一）诊断要点

（1）有产褥感染、流产后感染或阴道内异物残留病史，淋菌性宫颈炎。

（2）阴道分泌物增多，可呈黏液脓性或血性分泌物，常伴有外阴瘙痒及灼热感；伴有腰酸及下腹坠痛；有下泌尿道症状，如尿急、尿频、尿痛。

（3）妇科检查见宫颈充血、水肿、黏膜外翻，有脓性分泌物从宫颈管流出，宫颈触痛，质脆，触之易出血。

（4）若为淋病奈瑟菌感染，因尿道旁腺、前庭大腺受累，可见尿道口、阴道口黏膜充血、水肿以及多量脓性分泌物。

（5）擦去宫颈表面分泌物后，用小棉拭子插入宫颈管内、取出，肉眼看到白色棉拭子上有黄色黏液脓性分泌物。

（6）将宫颈管分泌物涂片做革兰染色，光镜下平均每个视野有10个以上多形核白细胞。

（二）基本药物治疗

主要针对病原体进行治疗。单纯急性淋菌性宫颈炎常用的药物有第三代头孢菌素、喹诺酮类。衣原体感染常用的药物有红霉素类及喹诺酮类。

1. 头孢曲松

（1）药理作用

本品为半合成的第三代注射用。头孢菌素，通过影响细菌细胞壁的生物合成，导致细菌细胞溶菌死亡，从而起到抗菌作用。本品对革兰阳性菌有中度的抗菌作用，对革兰氏阴性杆菌特别是肠杆菌属有强大抗菌活性，主要敏感菌有金黄色葡萄球菌、链球菌属、肺炎链球菌、嗜血杆菌属、奈瑟菌属、大肠埃希菌、肺炎克雷伯杆菌、沙雷杆菌、各型变形杆菌、枸橼酸杆菌、伤寒杆菌、痢疾杆菌、消化球菌、消化链球菌、梭状芽孢杆菌、铜绿假单胞菌等。产酶金黄色葡萄球菌，耐氨苄青霉素的流感嗜血杆菌，耐第一代头孢菌素和庆大霉素的一些革兰阴性菌常对本品敏感。粪链球菌和耐甲氧西林的葡萄球菌对本品均耐药。

（2）适应证

用于敏感菌所致的肺炎、支气管炎、腹膜炎、胸膜炎，以及皮肤和软组织、尿路、胆道、骨及关节、五官、创面等部位的感染，还用于败血症和脑膜炎。

（3）禁忌证

对本品或其他头孢菌素类药过敏者。有青霉素过敏性休克或即刻反应者不宜使用。

（4）不良反应

可见恶心、呕吐、腹胀、腹痛、味觉障碍等胃肠道症状，罕见假膜性肠炎；可见头痛、眩晕等中枢神经系统症状；多见皮疹、荨麻疹、瘙痒、红斑、药物热、支气管痉挛等过敏反应。少见血尿素氮和肌酸酐暂时性升高。偶见一过性肝功能异常，白细胞减少、血小板减少、溶血性贫血等血液学改变。

（5）注意事项：①不宜将本品与含钙药物（或含钙溶液）混合或同时使用，即使是在不同部位使用，不同给药方式；且在使用本品48h内不宜使用含钙药物；②对青霉素类药过敏或过敏性体质者，肝肾功能不全者，胆道阻塞者，有胃肠道疾病史者，特别是溃疡性结肠炎、克罗恩病或假膜性结肠炎患者慎用；③长期使用可致二重感染，如念珠菌病、假膜性肠炎等疾病。

（6）药物相互作用：①与氨基糖苷类药合用，有协同抗菌作用；但合用时可能加重肾损害；②丙磺舒不影响本品的清除；③本品可影响乙醇代谢，使血中乙酰醛浓度上升，出现双硫仑样反应；④由于可能会产生药物间的不相溶性，故不能将本品与其他药物混合使用，需联合用药时应分开使用。已明确与本品呈配伍禁忌的药物包括：氨基糖苷类药、红霉素、四环素、两性霉素B、万古霉素、氨苯蝶啶、血管活性药（间羟胺、去甲肾上腺素等）、苯妥英钠、氯丙嗪、异丙嗪、B族维生素、维生素C等。

（7）用法和用量

肌内注射、静脉注射或静脉滴注。一般感染：每日1g，一次肌内注射或静脉注射。严重感染：每日2g，分2次给予。脑膜炎可按一日100mg/kg（但总量不超过4g），分2次给予。淋病单次用药250mg。肌内注射：将一次药量溶于适量0.5%盐酸利多卡因注射液，做深部肌内注射；静脉注射，按1g药物用10mL灭菌注射用水溶解，缓缓注入，历时2~4min；静脉滴注：一次量1g或一日量2g，溶于氯化钠注射液或5%~10%葡萄糖注射液50~100mL中，于0.5~1h内滴入。

（8）制剂与规格

注射用头孢曲松钠：①0.5g；②1.0g；③1.5g；④2.0g。

2. 环丙沙星

（1）药理作用

本品为第二代喹诺酮类抗菌药物，具有广谱抗菌作用，通过作用于细菌DNA旋转酶的A亚单位，抑制细菌DNA的合成及复制而起杀菌作用。对革兰阴性杆菌有良好的体外抗菌活性；对铜绿假单胞菌、肠球菌、肺炎链球菌、葡萄球菌、军团菌、淋病奈瑟菌及流感杆菌的抗菌活性，不低于其他同类药物；对耐β-内酰胺类或耐庆大霉素的病菌也常有效。

（2）适应证

适用于敏感菌所致的呼吸道、尿道、消化道、胆道、皮肤和软组织、盆腔、眼、耳、鼻、咽喉等部位的感染。

（3）禁忌证

对氟喹诺酮类药物过敏者、孕妇、哺乳期妇女、18岁以下患者禁用。

（4）不良反应

较常见胃肠道反应,表现为腹部不适或疼痛、腹泻、恶心、呕吐、消化不良;也可发生假膜性肠炎,引起长期腹泻。可有皮疹、皮肤瘙痒、荨麻疹、药物热等过敏反应。少数患者可有血尿素氮、肌酸酐增高。偶可出现血尿、发热、皮疹等间质性肾炎表现。可见头昏、头痛、嗜睡、颅内压升高、共济失调、烦躁不安等精神神经系统症状。大剂量用药可致结晶尿。

（5）注意事项:①患中枢神经系统疾病者(如癫痫、脑动脉硬化)、肝肾功能不全者、葡萄糖-6-磷酸脱氢酶缺乏症患者慎用;②严重抑制茶碱的正常代谢,联合应用可引起茶碱的严重不良反应,应监测茶碱的血药浓度。对咖啡因、可能对华法林也有同样影响,应予注意;③可与食物同服,但抗酸药抑制本品吸收,应避免同服;④本品注射剂仅用于缓慢静脉滴注,每200mg静脉滴注时间不得少于30min;⑤服用本品期间应避免过度暴露于阳光下,出现光敏反应或其他过敏反应,应立即停药;⑥大剂量应用时,宜多饮水,保持24h尿量在1200mL以上。

（6）药物相互作用:①丙磺舒可减少本品自肾小管分泌,使其血药浓度及毒性均增加;②甲氧氟普胺可加速本品的吸收,但不影响生物利用度;③可增强华法林的抗凝作用;④可使茶碱类药的肝脏清除明显减少,消除半衰期延长,血药浓度升高,出现茶碱中毒的有关症状;⑤含铝、镁的药物可减少本品的口服吸收,应避免同用,不能避免时应在服本品前2h或服本品后6h服用;⑥食物可使本品吸收延迟,但总吸收量未减少。

（7）用法和用量:①口服:一次250mg,一日2次。重症者可加倍,但一日最高量不可超过1500mg。肾功能不良者(肌酐清除率低于30mL/min)应减少服用量;②静脉滴注:一次100～200mg,一日2次,预先用氯化钠注射液或葡萄糖注射液稀释,滴注时间不少于30min。

（8）制剂与规格

1)盐酸环丙沙星片(胶囊):①0.1g;②0.2g;③0.25g;④0.5g。

2)乳酸环丙沙星注射液:①100mL:0.1g;②100mL:0.2g;③250mL:0.5g。

3.左氧氟沙星

（1）药理作用

本品通过作用于细菌DNA旋转酶A亚单位,抑制细菌DNA合成和复制而杀菌。对葡萄球菌和链球菌的抗菌活性是环丙沙星的2～4倍,对厌氧菌的抗菌活性为环丙沙星的4倍,对肠杆菌的抗药活性与环丙沙星相当。对葡萄球菌、肺炎链球菌、化脓性和溶血性链球菌等革兰阳性菌,大肠埃希菌、克雷伯菌属、沙雷菌属、变形杆菌属、志贺菌属、沙门菌属、铜绿假单胞菌、淋病奈瑟菌等革兰阴性菌有较强的抗菌作用。对厌氧菌和肠球菌的作用较差。

（2）适应证

主要用于敏感菌所致的呼吸道、消化道、泌尿道、胆道、咽喉、皮肤及软组织,骨、关节、盆腔、眼、耳等部位的感染。

（3）禁忌证

对喹诺酮类药过敏者、孕妇、哺乳期妇女、癫痫病史者、18岁以下患者不宜使用。

（4）不良反应

可有食欲减退、恶心、呕吐、腹部不适、腹痛、腹胀、腹泻、味觉异常、假膜性肠炎等胃肠道反应;可见血管神经性水肿、气道阻塞、呼吸困难、荨麻疹等过敏反应;可见横纹肌溶解症、跟腱炎或跟腱断裂;光敏反应较少见。

（5）注意事项:①肝、肾功能受损者、有中枢神经系统疾病史者、高龄患者均应慎用;②本品不宜与其他药物同瓶混合静脉滴注,也不宜与其他药物使用同一根静脉输液管进行静脉滴注;③静脉滴注每100mL不得少于60min,过快易引起静脉刺激症状或中枢系统反应;④避免过度阳光曝晒或接触人工紫外线。

（6）药物相互作用:①丙磺舒和西咪替丁对本品吸收过程无明显影响;②可增强华法林及其衍生物的抗凝作用;③本品可干扰咖啡因的代谢,导致咖啡因消除减少,半衰期延长,并可能产生中枢神经系统毒性;④可使茶碱类药的肝脏清除明显减少,消除半衰期延长,血药浓度升高,出现茶碱中毒的有关症状;⑤本品可与多价金属离子螯合而减少本品吸收,故不宜与含铝、镁药物及钙、铁、锌合用。

（7）用法和用量:①口服:每次100mg,每日2次。根据感染严重程度可增量,最多每次200mg,每日3次;②静脉滴注:每100mg～200mg,每日2次。严重感染每次300mg,每日2次;或每日1次500mg。

（8）制剂与规格。

1）片剂:①100mg;②200mg;③500mg。

2）注射液:①100mL:200mg;②100mL:300mg;④250mL:500mg。

五、急性盆腔炎

急性盆腔炎是指子宫内膜、子宫肌层、输卵管、卵巢、子宫旁组织、盆腔腹膜等部位的急性炎症。急性盆腔炎绝大部分由阴道和宫颈的细菌经生殖道黏膜或淋巴系统上行感染而引起,少数是邻近脏器炎症(如阑尾炎)蔓延及血液传播所致。常见的病原体主要有链球菌、葡萄球菌、大肠埃希菌、厌氧菌、淋球菌、绿脓杆菌、结核杆菌以及衣原体、支原体等。

（一）诊断要点

1. 临床表现

一般为下腹痛,弥散性腹膜炎为全腹痛,严重者出现高热,伴畏寒、寒战、头痛、食欲缺乏。阴道分泌物增多,脓性或脓血性白带,月经期患者可出现经量增多、经期延长。伴有膀胱和直肠刺激症状,如排尿困难、尿急、尿频和里急后重、排便困难。可出现恶心、呕吐、腹胀、腹泻等消化系统症状。

2. 妇科检查

阴道可有充血,宫颈剧痛,宫颈口可有脓性分泌物流出;子宫稍大,有压痛,附件增厚,压痛明显,可扪及包块。宫骶韧带增粗、触痛;若有脓肿形成且位置较低,可扪及穹窿有肿块且有波动感。

3. 辅助检查

（1）白细胞及中性粒细胞升高,血沉增快,C反应蛋白增高。

（2）后穹窿穿刺抽出脓液有助于盆腔炎的诊断。

（3）B超可发现输卵管、卵巢脓肿,盆腔积脓。

（4）腹腔镜可见输卵管表面充血、管壁水肿,伞部或浆膜面有脓性渗出物。取分泌物做病原体培养和药敏最准确。

4.诊断标准

需同时具备三项必备条件,即下腹压痛、附件压痛和宫颈剧痛或摇摆痛。下列附加条件可增加诊断的特异性,包括:体温 >38℃,血 WBC $>10 \times 10^9/L$,宫颈分泌物涂片或培养见淋球菌或沙眼衣原体阳性,后穹窿穿刺抽出脓液,双合诊或 B 超发现盆腔脓肿或炎性包块。需与急性阑尾炎、输卵管妊娠流产或破裂、卵巢囊肿蒂扭转或破裂相鉴别。

（二）基本药物治疗

急性盆腔炎多为需氧菌、厌氧菌及衣原体的混合感染,主要采用抗菌药物治疗,多联合选用对需氧菌、厌氧菌、革兰阳性菌和革兰阴性菌敏威药物。初始治疗时宜静脉给药,病情好转后可改为口服。

常用基本药物有阿莫西林、头孢曲松钠、左氧氟沙星片、环丙沙星、甲硝唑。氨基糖苷类用药疗程 3～5d,头孢菌素类、喹诺酮类用药疗程 5～7d,甲硝唑用药疗程 7d。部分抗菌药物应用参见以上相关信息。

阿莫西林

（1）药理作用:本品通过与细菌青霉素结合蛋白结合,干扰细菌细胞壁的合成而起抗菌作用,对肺炎链球菌、溶血性链球菌等链球菌属,不产青霉素酶葡萄球菌、粪肠球菌等需氧革兰阳性球菌,大肠埃希菌、奇异变形杆菌、沙门菌属、流感嗜血杆菌、脑膜炎奈瑟菌、淋病奈瑟菌等需氧革兰阴性菌的不产 β - 内酰胺酶菌株及幽门螺杆菌具有良好的抗菌活性;对某些大肠埃希菌、军团菌和胎儿弯曲杆菌有一定的抗菌活性。本品和氨苄西林有完全的交叉耐药性。

（2）适应证:用于敏感菌所致的呼吸道、尿路和胆道感染以及伤寒。

（3）禁忌证:对本品或其他青霉素类过敏者禁用,传染性单核细胞增多症、巨细胞病毒感染、淋巴细胞白血病、淋巴瘤等患者避免使用。

（4）不良反应:常见恶心、呕吐、腹泻等胃肠道症状,偶见假膜性肠炎。可见皮疹、药物热等过敏反应症状,少见血清丙氨酸氨基转移酶或天门冬氨酸氨基转移酶轻度升高。长期、大剂量用药可致菌群失调,出现由念珠菌或耐药菌引起的二重感染。

（5）注意事项:食物可延迟本品的吸收,但不能显著降低药物吸收的总量。

（6）药物相互作用:①与丙磺舒、阿司匹林、吲哚美辛、保泰松、磺胺合用,可使本品经肾小管的排泄减少,半衰期延长,血药浓度增高;②与避孕药合用,降低口服避孕药的药效;③与甲氨蝶呤合用,可使其肾清除率降低,从而增加甲氨蝶呤毒性;④与别嘌呤类尿酸合成抑制药合用,可增加本品发生皮肤不良反应的危险性。

（7）用法和用量:口服:一次 0.5～1g,每 6～8h1 次,一日剂量不超过 4g。静脉滴注:一次 0.5～1g,每 6～8h1 次,肾功能严重不足者应延长用药间隔时间;肾小球滤过率为 10～15mL/min者,8～12h 给药 1 次;<10mL/min 者,12～16h 给药 1 次。

（8）制剂与规格:片剂(胶囊):①0.125g;②0.25g;③0.5g。

（边　哲）

第三节　儿童呼吸系统疾病药物

一、急性上呼吸道感染

急性上呼吸道感染简称上感,俗称"感冒",是小儿最常见的疾病。90%左右由病毒引起,细菌感染常继发于病毒感染之后,是小儿时期最常见的疾病。它主要侵犯鼻、鼻咽和咽部,导致急性鼻咽炎、急性咽炎、急性扁桃体炎等,常统称上呼吸道感染。

药物治疗主要有抗病毒药利巴韦林等。若病情重,又继发细菌感染,或有并发症可加用抗菌药物,常用药物青霉素类等。高热患儿可服解热镇痛剂,如对乙酰氨基酚等。

(一)利巴韦林(疗程 3~5d)

1. 药理作用

广谱抗病毒药。能抑制肌苷酸 - 5 - 磷酸脱氢酶,阻断肌苷酸转化为鸟苷酸,从而抑制病毒的 RNA 和 DNA 合成,对 DNA 病毒和 RNA 病毒均有抑制复制作用。

2. 适应证

用于防治流感、副流感,甲、乙、丙型肝炎,麻疹、腮腺炎、水痘、单纯疱疹、带状疱疹、病毒性眼角膜炎、疱疹性口腔炎、小儿腺病毒肺炎。

3. 禁忌证

对本品过敏者。

4. 不良反应

最主要的毒性是溶血红蛋白,其他常见疲乏、乏力、胸痛、发热、流感症状。

5. 注意事项

严重贫血患者、肝功能异常者慎用;用药期间应定期监测血常规、肝功能及促甲状腺激素。静脉滴注用 5% 葡萄糖注射液或氯化钠注射液稀释成每毫升含利巴韦林 1mg 的溶液。

6. 用法和用量

口服剂量:每日 10~20mg/kg,分 2~3 次。肌内注射或静脉滴注剂量:每日 10~15mg/kg,分 2 次,缓慢肌内注射或静脉滴注。若病情重又继发细菌感染,或有并发症,可加用抗菌药物。常用药物青霉素类。

(二)阿奇霉素

如患儿对青霉素类药过敏,可选用阿奇霉素。

1. 药理作用

本品为半合成的十五元大环内酯类抗生素。其作用机理是通过与细菌细胞核糖体 50s 亚单位结合,从而干扰其蛋白质的合成(不影响核酸的合成)。

2. 适应证

主要用于化脓性链球菌引起的急性咽炎、急性扁桃体炎。敏感细菌引起的鼻窦炎、中耳炎、急性支气管炎、慢性支气管炎急性发作;肺炎链球菌、流感嗜血杆菌所致的肺炎。对于支原体肺炎及军团菌肺炎,可做首选。尚可用于金黄色葡萄球菌皮肤及软组织感染、梅毒等。

3. 禁忌证

对阿齐霉素、红霉素或其他任何一种大环内酯类药物过敏者禁用。

4. 不良反应

常见不良反应有①胃肠道反应:腹泻、恶心、腹痛、稀便、呕吐等;②皮肤反应:皮疹、瘙痒等;③其他反应:如厌食、阴道炎、头晕或呼吸困难等。

5. 注意事项

①进食可影响阿奇霉素的吸收,故需在饭前 1h 或饭后 2h 口服;②肝、肾功能不全者慎用。

6. 药物相互作用

①地高辛:曾有报告,某些大环内酯类抗生素影响一些患者的地高辛肠内代谢。因此,对同时服用阿奇霉素和地高辛的患者,应注意其地高辛血药浓度有升高的可能性;②西替利嗪:健康志愿者同时口服阿奇霉素和西替利嗪(20mg)5d,稳态浓度下两者在药代动力学上无相互作用,亦未观察到 QT 间期的显著变化;③与卡马西平、氟康唑、西咪替丁合用,未发现具有显著临床意义的药代动力学改变。

7. 用法和用量

口服。①中耳炎、支气管炎、肺炎:第一日,按体重 10mg/kg,顿服(一日最大量不超过 0.5g);第 2～5d,每日按体重 5mg/kg,顿服(一日最大量不得超过 0.25g);②治疗小儿咽炎、扁桃体炎:每日按体重 12mg/kg,顿服(一日最大量不超过 0.5g),连用 5d。

(三)对乙酰氨基酚

用法和用量

口服:按体重每次 10～15mg/kg,或按体表面积每天 1.5g/m²,分次服,每 4～6h 1 次;12 岁以下小儿每 24h 不超过 5 次量,疗程不超过 5d。栓剂直肠给药:3～12 岁小儿,一次 0.15～0.3g,一日 1 次。

二、急性支气管炎

急性支气管炎是指支气管黏膜发生炎症,多继发于上呼吸道感染之后,气管常同时受累,是儿童常见的呼吸道疾病,婴幼儿多见,且症状较重。

药物治疗:由于病原体多为病毒,一般不用抗生素;婴幼儿有发热、黄痰、白细胞增多时,须考虑细菌感染,可适当选用抗生素。常用青霉素类、头孢菌素类。青霉素过敏者可选用大环内酯类。一般不用镇咳药,以免抑制咳嗽反射,影响黏痰咳出。刺激性咳嗽可用复方甘草合剂,痰稠时可用黏痰溶解剂氨溴索,喘憋严重可使用支气管解痉药特布他林。

1. 复方甘草制剂

(1)用法和用量

12 岁以上:复方甘草片:3～4 片/次,一日 3～4 次,口服或含化;复方甘草口服溶液:5～10mL/次,每日 3 次。3～5 岁:复方甘草片:1 片/次,一日 3～4 次,口服;复方甘草口服溶液:1～3mL/次,每日 3 次,服前摇匀。6～12 岁:复方甘草片:1～2 片/次,一日 3～4 次,口服;复方甘草口服溶液:3～5mL/次,每日 3 次,服前摇匀。

2. 特布他林

(1)药理作用

本品为选择性的 β2-受体激动剂,舒张支气管平滑肌。

(2)适应证

适用于支气管哮喘,慢性支气管炎,肺气肿和其他伴有支气管痉挛的肺部疾病。

（3）禁忌证

对本品过敏者禁用。心肌功能严重损伤者禁用。

（4）不良反应

少数人可出现口干，鼻塞，轻度胸闷，嗜睡及手指震颤等。个别人可有心悸、头痛等症状。

（5）注意事项

少数病例有手指震颤、头痛、心悸及胃肠道障碍。口服 5mg 时，手指震颤发生率可达 20%～33%。甲状腺功能亢进、冠心病、高血压、糖尿病患者慎用。

（6）药物相互作用

并用其他肾上腺素受体激动剂可使疗效增加，但不良反应也可能加重；并用茶碱类药可增加疗效，但心悸等不良反应也可能加重；非选择性 β-阻滞剂可部分或全部抑制该药的作用。

（7）用法和用量：①口服：给药剂量应个体化。儿童按体重一次 0.065mg/kg（但一次总量不应超过 1.25mg），一日 3 次；②雾化：体重＞20kg：5mg（1 小瓶，2mL）一次，24h 内最多用 4 次。体重＜20kg：2.5mg（半小瓶，1mL）一次，24h 内最多用 4 次。如喷雾器中药液未一次用完，可在 24h 内使用。急性严重哮喘患者可酌情增加用量。

三、支气管哮喘

支气管哮喘是一种以嗜酸细胞、肥大细胞为主的气道变应原性慢性炎症性疾病。临床以反复发作性喘息、呼吸困难、胸闷或咳嗽为特点，常在夜间与清晨发作，症状可经治疗或自行缓解。应坚持长期、持续、规范、个体化的治疗原则：①发作期：快速缓解症状、抗炎、平喘；②缓解期：长期控制症状、抗炎、减低气道高反应性、避免触发因素、自我保健。

药物治疗以糖皮质激素为最有效抗炎药物。常用有 3 种：丙酸倍氯米松、氟替米松、布地奈德。吸入用药：具有较强的呼吸道抗炎作用，用于哮喘发作的预防。由于起效慢，因此，在哮喘急性发作时应与吸入 β2 激动剂或茶碱类合用。急性发作病情较重的患儿应尽早口服糖皮质激素，严重哮喘发作时应通过静脉给予氢化可的松或甲泼尼龙。β2 激动剂可舒张气道平滑肌。吸入用药：短效 β2 激动剂，如沙丁胺醇和特布他林，通过气雾剂或干粉剂吸入，5～10min 即可见效。多用于治疗哮喘急性发作，应按需使用。新一代长效 β2 激动剂沙美特罗和福莫特罗，适用于防治夜间和清晨哮喘发作和加剧。茶碱具有舒张支气管平滑肌、强心、利尿、扩张冠脉等作用，为常用平喘药。

氨茶碱：小儿常用量

1. 口服

每次按体重 3～5mg/kg，一日 3 次。

2. 静脉注射

一次按体重 2～3mg/kg，以 5%～25% 葡萄糖注射液稀释后缓慢注射。①一般用量：一次 2～3mg/kg，用 5% 葡萄糖注射液稀释后滴注。②新生儿呼吸暂停：静脉滴注，负荷量 4～6 mg/kg；12h 后给予维持量，一次 1.5mg～2mg/kg，一日 2～3 次。

（边 哲）

第四节　儿童消化系统疾病药物

一、小儿腹泻

小儿腹泻或称腹泻病,是一组由多病原、多因素引起的以大便次数增多和大便性状改变为特点的消化道综合征。这是我国婴幼儿最常见的疾病之一。6 个月~2 岁婴幼儿发病率高,一岁以内约占半数,是造成小儿营养不良、生长发育障碍的主要原因之一。小儿腹泻治疗方法:控制感染,微生态疗法,肠黏膜保护剂,避免使用止泻剂和补锌治疗等联合使用。

1. 控制感染

①水样腹泻患者多为病毒及非侵袭性细菌所致,一般不用抗生素。应合理使用液体疗法,选用微生态剂和黏膜保护剂。如伴有明显中毒症状不能用脱水解释者,尤其是对重症患儿、新生儿、小婴儿和衰弱患儿(免疫功能低下)应选用抗生素治疗;②黏液、脓血便患者多为侵袭性细菌感染,应根据临床特点,针对病原经验性选用抗菌药物,再根据大便细菌培养和药敏实验结果进行调整。常用氨苄西林、红霉素、头孢菌素等。金黄色葡萄球菌肠炎、伪膜性肠炎、真菌性肠炎应立即停用原使用的抗生素,根据症状可选用万古霉素、苯唑西林、甲硝唑或抗真菌药物治疗。

2. 微生态疗法

有助于恢复肠道正常菌群的生态平衡,抑制病原菌定植和侵袭,控制腹泻。常用双歧杆菌、嗜乳酸杆菌、蜡样芽孢杆菌等。

3. 肠黏膜保护剂

能吸附病原体和毒素,维持细胞的吸收和分泌功能,与肠道黏液糖蛋白相互作用可增强其屏障功能,阻止病原微生物的攻击。如蒙脱石散。用法:口服。儿童 1 岁以下,每日 1 袋,分 3 次服;1~2 岁,每日 1~2 袋,分 3 次服:2 岁以上,每日 2~3 袋,分 3 次服。服用时将该药品倒入半杯温开水(约 50mL)中混匀快速服完。治疗急性腹泻时首次剂量应加倍。

4. 避免使用止泻剂

如洛哌丁醇,因为它抑制胃肠动力的作用,可以增加细菌繁殖和毒素的吸收,对于感染性腹泻有时是很危险的。

5. 补锌治疗

对于急性腹泻患儿,应每日给予口服锌元素 20mg(>6 月),疗程 10~14d;6 个月以下婴儿每日服用 10mg 元素锌。

二、消化性溃疡

消化性溃疡是指胃和十二指肠的慢性溃疡,也可发生在与酸性胃液相接触的其他胃肠道部位。各年龄儿童均可发病,以学龄儿童多见。胃溃疡常发生于小婴儿,多为应激性溃疡;十二指肠溃疡多发生于年长儿。一般认为,胃酸和胃蛋白酶是侵袭胃和十二指肠黏膜的主要因素。

1. 抗酸药治疗

可通过各种机制降低胃酸(抗酸药)或抑制 H^+ 的产生和分泌(抑酸药)。如奥美拉唑,H_2 受体拮抗剂(如雷尼替丁),胃黏膜保护剂(如枸橼酸铋钾)可保护胃黏膜免受胃酸的损伤。

2. 抗幽门螺杆菌治疗

奥美拉唑 + 阿莫西林 + 克拉霉素。奥美拉唑 20mg,一日 1~2 次,每日晨起吞服或早晚各一次;阿莫西林 50mg/kg/d,分三次口服;克拉霉素 15~30mg/kg/d,分 2 次口服。或枸橼酸铋钾 4~6 周 + 阿莫西林 4 周 + 克拉霉素 2 周。

(边　哲)

第五节　其他常见疾病药物

一、儿童免疫系统疾病

川崎病,又称皮肤黏膜淋巴结综合征,是一种以全身性中、小动脉炎性病变为主要病理改变的急性热性发疹性疾病。最严重的危害是冠状动脉损伤所引起的冠脉扩张和冠状动脉瘤的形成,是儿童期后天性心脏心脏病的主要病因之一。发病年龄以婴幼儿多见,80% 在 5 岁以下。常采用以下药物治疗。

1. 阿司匹林

具有抗炎、抗血小板作用,为治疗本病首选药。用法用量:口服。30~50mg/kg/d,分 2~3 次服用。热退后 3d 逐步减量;热退 2 周左右减至 3~5mg/kg/d,维持 6~8 周;如有冠状动脉病变时,应延长用药时间,直至冠状动脉恢复正常。

2. 丙种球蛋白静脉滴注

剂量为 2g/kg,于 8~12h 左右静脉缓慢输入,宜于发病早期(10d 以内)应用,可迅速退热。为预防或减轻冠状动脉病变发生,应同时给予阿司匹林,剂量同上。

3. 糖皮质激素

一般情况下不用。如合并全心炎,无法得到大剂量丙种球蛋白,及对丙种球蛋白静脉滴注治疗不反应,且病情难以控制时,可考虑与阿司匹林和双密达莫合并应用。常选用泼尼松:剂量 1~2mg/kg/d,热退后逐渐减量,用药 2~4 周。

4. 双密达莫

抗血小板集聚。除阿司匹林外可加用,剂量 3~5mg/kg/d,分 2 次服用。

5. 其他治疗

根据病情给予对症治疗。如补充液体、护肝、控制心力衰竭、纠正心率失常等。

二、儿童泌尿系统疾病

小儿肾病综合征是一组由多种原因引起的肾小球基膜通透性增加,导致血浆内大量蛋白质从尿中丢失的临床综合征。

临床有以下四大特点:①大量蛋白尿;②低蛋白血症;③高脂血症;④明显水肿。以上第①、②两项为必备条件。药物治疗有以下方案。

1. 一般疗法

(1)休息

一般无须严格限制活动,严重水肿和高血压时需卧床休息。

（2）饮食

不宜长期禁盐,有水肿和高血压时给予无盐或低盐饮食。严重水肿时方可控制摄入量。蛋白质控制在 2g/kg 左右为宜。

（3）维生素与矿物质

大剂量激素应用期间需补充维生素 D 和钙剂。

2. 利尿

当水肿较重,有胸、腹腔积液且呼吸困难,或因感染暂不能服用激素者,可先给予利尿剂以改善全身情况。

（1）氢氯噻嗪 1～2mg/kg/d,分 2～3 次口服。

（2）螺内脂或氨苯蝶啶:3～5mg/kg/d。

（3）呋塞米。用药期间应注意监测水、电解质,血糖、血钾等。

3. 糖皮质激素治疗

（1）短程疗法:适用于初发的单纯性肾病。泼尼松:每日 2mg/kg,最大量每日 60mg/d,分 3～4 次口服,4 周后不管尿蛋白是否转阴,均改为 1.5mg/kg,隔日晨顿服,共 4 周。总疗程 8 周,然后骤然停药。

（2）中、长期疗法:泼尼松:每日 1.5～2.0mg/kg,最大量 60mg/d,分 3～4 次口服,尿蛋白转阴后巩固 2 周,一般不超过 6～8 周。则改为 2mg/kg,隔日晨顿服,继服 4 周。再以后每 2～4 周减量一次,直至停药。总疗程 6 个月为中程疗法;9 个月为长程疗法。

（3）激素疗效判断。

1）激素敏感:激素治疗 8 周内尿蛋白转阴,水肿消退。

2）部分敏感:治疗 8 周内水肿消失,但尿蛋白仍" ＋"～" ＋＋"。

3）激素耐药:治疗 8 周尿蛋白仍" ＋＋"以上。

4）激素依赖:对激素敏感,用药即缓解,但减量或停药 2 周内复发,恢复用量或再次用药又可缓解并重复 2～3 次者。

复发和反复:尿蛋白已转阴,停用激素 2 周以上,尿蛋白又≥" ＋＋"为复发;如在激素用药过程中出现上述变化为反复。

频复发和频反复:指半年以内复发或反复≥2 次,1 年内≥3 次。

4. 长期激素治疗的不良反应

长期超生理剂量使用糖皮质激素可见以下不良反应:①代谢紊乱。可见明显库欣貌,肌肉萎缩无力,伤口愈合不良,蛋白质营养不良,高血糖,水钠潴留骨质疏松等;②消化性溃疡和精神欣快感,兴奋、失眠甚至呈精神病、癫痫发作等;还可发生白内障、无菌性股骨头坏死,高凝状态生长停滞;③急性肾上腺皮质功能不全;④易发生感染或诱发结核灶的活动。长期激素治疗的不良反应处理方法如下。

（1）抗凝治疗

1）肝素:1mg/kg/d,加入 10% 葡萄糖注射液 50～100mL 中静脉滴注,每日一次,2～4 次为一个疗程。

2）潘生丁:5～10mg/kg/d,分三次饭后服用,6 个月为一个疗程。

3）尿激酶:3u～6u/d,加入 10% GS100～200mL 中静脉滴注,1～2 周为一个疗程。

（2）在激素治疗过程中每日给予维生素 D400u 及适量钙剂。

5. 复发或反复的治疗

(1)延长激素治疗时间

在疗程结束后继续用泼尼松 2.5mg 或 5mg(或按 0.25mg/kg)隔日口服来预防复发,用药时间可长达 1.5~2 年。

(2)免疫抑制剂

1)环磷酰胺:在经泼尼松治疗、尿蛋白转阴后,即加用环磷酰胺,每日 2mg/kg,分 2~3 次口服或晨顿服。复发者连用 8 周,激素依赖者连用 12 周,总剂量 <300mg/kg。

2)苯丁酸氮芥:每日 0.2mg/kg,分 2~3 次口服,连用 8 周。用药期间每 1~2 周查一次血常规。

6. 皮质激素耐药的治疗

(1)继续诱导缓解。

1)延长泼尼松诱导期:即泼尼松每日 1.2~2mg/kg,用药至 10~12 周,然后才改隔日晨顿服,部分病例在 8 周后可获缓解。

2)甲基泼尼松冲击疗法:每次 15~30mg/kg,加入 10% 葡萄糖溶液中快速滴注(1~2h),每日或隔日 1 次,3 次为 1 疗程,可用 1~2 个疗程。

3)环磷酰胺:一般剂量 2~2.5mg/kg/d,分 3 次口服,疗程 8~12 周,总量不超过 200 mg/kg。或用环磷酰胺冲击疗法:环磷酰胺 0.5~0.75mg/m² 加入适量生理盐水或葡萄糖液静脉滴注(1h),随即给予 2000mL/m² 液体滴注,每月 1 次,连用 6~8 次。不良反应有:白细胞减少,脱发,肝功能损害,出血性膀胱炎等,病情需要者可小剂量、短疗程,间断用药,避免青春期前和青春期用药。

4)环孢素 A:每日 5~7mg/kg,分 3 次口服,维持血液浓度在 200~300μg/mL,疗程 3~6 月。

三、儿童神经系统疾病

小儿癫痫俗称"羊儿风",是小儿时期常见的神经系统慢性疾病,患病率为 3‰~6‰。癫痫是由多种病因导致的脑细胞群异常的同步放电,引起突然的发作性的一过性的脑功能障碍。临床表现多样,可有意识改变或丧失,肢体抽动,感觉异常,特殊行为等。

按其发作情况分为:①全面性发作(又可分为强直-阵挛性发作、强直发作、阵挛发作、失神发作、肌阵挛发作、痉挛发作、失张力发作);②局灶性发作(又可分为局灶性运动性发作,局灶性感觉性发作,局灶性自主神经性发作,局灶性精神性发作)。儿科常用的抗癫痫药有卡马西平、丙戊酸钠等。

卡马西平

(1)用法和用量

口服

1)每日 10~20mg/kg,维持血药浓度应在 4~12mg/mL 之间。

2)12 个月以下,100~200mg/d。

3)1~5 岁,200~400mg/d。

4)6~10 岁,400~600mg/d。

5)11~15 岁,600~1000mg/d。分次服用。

（2）推荐

4 岁或 4 岁以下儿童,初始剂量在 20 ~ 60mg/d,然后隔日增加 20 ~ 60mg。4 岁以上儿童,初始剂量可 100mg/d,然后每周增加 100mg。

（边　哲）

第七章 手足外科疾病合理用药

第一节 手外科常用药物

一、右旋糖酐

（一）概述

右旋糖酐是临床常见的降低血液粘滞性、改善微循环、扩充血容量药物。

右旋糖酐分子量较大，不易渗出血管，可提高血浆胶体渗透压，从而扩充血容量，维持血压。

低分子右旋糖酐能抑制血小板和红细胞聚集，降低血液黏滞性，并对凝血因子Ⅱ有抑制作用，因而能防止血栓形成和改善微循环。

（二）适应症

（1）各类右旋糖酐主要用于低血容量休克，包括急性失血、创伤和烧伤性休克。

（2）DIC、血栓形成性疾病，如脑血栓形成、心肌梗塞、心绞痛、血管闭塞性脉管炎、视网膜动静脉血栓、常用断指再植术等。

（三）不良反应及注意事项

（1）过敏反应：可出现皮肤瘙痒、荨麻疹、红色丘疹等，也有引起哮喘发作。极少发生过敏性休克，故初次滴注时，应严密观察 5～10min 一发现症状立即停注。

（2）偶有发热反应。见寒战高烧，出现周期性高热或持续性低热，少数尚可见淋巴结肿、关节痛。

（3）用量过大可致出血，如鼻出血、牙龈出血、皮肤黏膜出血、创面渗血、血尿等。每日用量不应超过 1500mL。

（4）充血性心力衰竭和有出血性疾病者慎用。

（5）肝肾疾病者慎用。

二、罂粟碱

（一）药理作用及适应症

罂粟碱属于阿片类生物碱，但无明显麻醉药性质，是一类非特异的血管扩张剂。它直接作用于平滑肌细胞引起血管扩张，对血管、支气管、胃肠道平滑肌均有松弛作用。

罂粟碱对血管、心脏或其它平滑肌有直接的非特异性松弛作用，其作用可能是抑制环核苷酸磷酸二酯酶引起。

（二）注意事项

（1）对诊断的干扰：服药时血嗜酸性细胞、丙氨酸氨基转移酶、碱性磷酸酶、门冬氨酸氨基转移酶及胆红素可增高，提示肝功能受损。

（2）由于对脑及冠状血管的作用不及对周围血管,可使中枢神经缺血区的血流进步减少,出现"窃流现象",用于心绞痛、新近心肌梗死或卒中时须谨慎。

（3）心肌抑制时忌大量,以免引起进步抑制。

（4）青光眼患者要定期检查眼压。

（5）静脉注射大量能抑制房室和室内传导,并产生严重心律失常。

（6）需注意定期检查肝功能,尤其是患者有胃肠道症状或黄疸时。出现肝功能不全时应停药。

（三）不良反应

（1）用药后出现黄疸,眼及皮肤明显黄染,提示肝功能受损。

（2）胃肠道外给药可引起注射部位发红、肿胀或疼痛。快速胃肠道外给药可使呼吸加深、面色潮红、心跳加速、低血压伴眩晕。

（3）过量时可有视力模糊、复视、嗜睡或(和)软弱。

（四）禁忌症

完全性房室传导阻滞时禁用。震颤麻痹(帕金森氏病)时一般禁用。出现肝功能不全时应即行停药。

三、青霉素

（一）适应征

青霉素适用于 A 组及 B 组溶血性链球菌、肺炎链球菌、对青霉素敏感金葡菌等革兰阳性球菌所致的各种感染,如败血症、肺炎、脑膜炎、扁桃体炎、中耳炎、猩红热、丹毒、产褥热等。

也用于治疗草绿色链球菌和肠球菌心内膜炎(与氨基糖苷类联合);梭状芽胞杆菌所致的破伤风、气性坏疽、炭疽、白喉、流行性脑脊髓膜炎、李斯特菌病、鼠咬热、梅毒、淋病、雅司、回归热、钩端螺旋体病、奋森咽峡炎、放线菌病等。

在风湿性心脏病或先天性心脏病患者进行口腔手术或牙科操作,胃肠道和生殖泌尿道手术或某些操作时,青霉素也可用于心内膜炎的预防。

（二）不良反应

青霉素是各类抗生素中毒性副作用最小的,因为其作用机理在于破坏细胞壁形成过程和结构,而人体没有细胞壁。

青霉素对人体基本没有药理毒性,但大剂量青霉素也可能导致神经系统中毒。

青霉素的不良反应霉素的提纯不足,其中的杂质容易使人体过敏。

1.过敏反应

青霉素过敏反应较常见,在各种药物中居首位。严重的过敏反应为过敏性休克,Ⅱ型变态反应为溶血性贫血、药疹、接触性皮炎、间质性肾炎、哮喘发作等,Ⅰ型变态反应即血清病型反应亦较常见。

2.毒性反应

青霉素毒性反应较少见,肌内注射区可发生周围神经炎。肌肉阵挛、抽搐、昏迷等反应(青霉素脑病)。

3.2 重感染

用青霉素治疗期间可出现耐青霉素金葡菌、革兰阴性杆菌或白念珠菌感染,念珠菌过度繁殖可使舌苔呈棕色甚至黑色。

4. 高钾血症

静脉给予大量青霉素时,可发生高钾血症或钾中毒反应。

5. 赫氏反应和治疗矛盾

用青霉素治疗梅毒、钩端螺旋体病或其他感染时可有症状加剧现象,称赫氏反应,系大量病原体被杀灭引起的全身反应。

(三)注意事项

(1)交叉过敏反应:对一种头孢菌素或头霉素(cephamycin)过敏者对其他头孢菌素或头霉素也可能过敏。对青霉素类、青霉素衍生物或青霉胺过敏者也可能对头孢菌素或头霉素过敏。对青霉素过敏患者应用头孢菌累时发生过敏反应者达 5%～10%;如作免疫反应测定时,则对青霉素过敏患者对头孢菌素过敏者达 20%。

(2)对青霉素过敏患者应用本品时应根据患者情况充分权衡利弊后决定。有青霉素过敏性休克或即刻反应者,不宜再选用头孢菌素类。

(3)有置肠道疾病史者,特别是溃疡性结肠炎、局限性肠炎或抗生素相关性结肠炎(头孢菌素类很少产生伪膜性结肠炎)者应慎用。

(4)由于头孢菌素类毒性低,所以有慢性肝病患者应用本品时不需调整剂量。患者有严重肝肾损害或肝硬化者应调整剂量。

(5)肾功能不全患者肌酐清除大于 5mL/min,每日应用本品剂量少于 2g 时,不需作剂量调整。血液透析清除本品的量不多,透析后无需增补剂量。

(6)对诊断的干扰:应用本品的患者以硫酸铜法测尿糖时可获得假阳性反应,以葡萄糖酶法则不受影响;血尿素氮和血清肌可有暂时性升高;血清胆红质、碱性磷酸酶、内氨酸氨基转移酶(ALT)和门冬氨酸氨基转移酶(AST)皆可升高。

(7)本品的保存温度为 25℃以下。

(四)用青霉素前除做皮试外应,还要注意以下几点

(1)要到有抢救设备的正规医疗单位注射青霉素,万一发生过敏反应,可以得到及时有效的抢救治疗。在注射过程中任何时候出现头晕心慌、出汗、呼吸困难等不适,都要立即告诉医生护士。

(2)注射完青霉素,至少在医院观察 20min,无不适感才可离开。

(3)不要在极度饥饿时应用青霉素,以防空腹时机体对药物耐受性降低,诱发晕针等不良反应。

(4)两次注射时间不要相隔太近,以 4～6h 为好。静脉点滴青霉素时,开始速度不要太快,每分钟以不超过 40 滴为宜,观察 10～20min 无不良反应再调整输液速度。

(5)如果当天有注射青霉素史,在家中出现头晕心慌、出汗、呼吸困难等不适,应及时送医院诊治。

四、头孢曲松钠

头孢曲松钠,Ceftriaxone Sodium(Rocephin)是第三代头孢菌素类抗生素。

(一)适应症

1. 敏感致病菌所引起的各种感染,特别是重症、危症和其它抗生素治疗无效的病例。

2.肺炎、支气管炎、肺化脓症和脓胸。

3.耳、鼻、喉感染。

4.肾脏及尿道感染。

5.败血症、脑膜炎。

6.手术前感染的预防。

7.骨、关节、软组织、皮肤及伤口的感染和烧伤感染。

8.腹部感染,包括腹膜炎、胆管及胃肠道感染。

9.生殖器感染,包括淋病。

(二)不良反应

1.局部反应

静脉用药后,局部反应有静脉炎,肌内注射时,如不加用利多卡因会导致疼痛。

2.过敏反应

皮疹、瘙痒、发热、支气管痉挛和血清病。

3.消化道反应

腹泻、恶心、呕吐、腹痛、结肠炎、黄疸、胀气、味觉障碍和消化不良。

4.血液学检查异常

嗜酸性粒细胞增多,血小板增多或减少和白细胞减少。

5.其他

如头痛或眩晕等。

(三)注意事项

1.交叉过敏

患者对任何种头孢菌素过敏者对其它头孢菌素有可能过敏。对青霉素类、青霉素衍生物或青霉胺过敏者也可能对头孢菌素过敏。

2.禁忌症

(1)对本品或其它头孢菌素类药物过敏者禁用。

(2)有黄疸新生儿或有黄疸严重倾向新生儿禁用。

3.慎用

(1)对青霉素类抗生秦药过敏的患者慎用。

(2)孕妇、早产儿和新生儿使用本药的研究尚少:安全性尚未确定,孕妇、哺乳期妇女、早产儿和新生儿应慎用。

(3)严重肝衰竭伴肾功能不全患者慎用。

(4)有胆道阳塞患者慎用。

(5)有胃肠道疾病,特别是结肠炎患者慎用。

(6)高度过敏性体质患者慎用。

4.对诊断的影响

(1)应用头孢曲松钠的患者以硫酸铜法测定尿糖时可出现假阳性,以葡萄糖酶法测定则不受影响。

(2)少数患者用药后偶可出现血清转氨酶、乳酸脱氢酶和碱性磷酸酯酶值升高,尿素氮、肌酸、肌酐升高,血色素、血小板、中性粒细胞减少、嗜酸粒细胞增多等。

5. 常规检查

长期用药时应定期检查肝、肾功能及血、尿常规。

6. 血药浓度监测

有肝、肾功能损害和(或)胆道阻塞患者使用头孢曲松钠时应进行血药浓度监测。

五、果糖注射液

果糖是一种最为常见的己酮糖。存在于蜂蜜、水果中,和葡萄糖结合构成日常食用的蔗糖。

(一)果糖的代谢特点

(1)果糖主要在肝、肾和小肠中经果糖激酶催化生成 1 - 磷酸果糖。

(2)在体内,果糖可以转化为葡萄糖或合成糖元;但是葡萄糖和糖元不能逆向转化为果糖。

(3)因果糖可绕过糖酵解中的限速酶(磷酸果糖激酶),遂在肝脏,果糖的分解速度快于葡萄糖。

(4)果糖代谢的强度取决于果糖浓度,不受胰岛素的影响。

(5)果糖的服用和吸收不会引起低血糖。

(二)适应症

(1)注射剂的稀释剂。

(2)用于烧伤术后感染等胰岛素抵抗状态下或不适宜使用葡萄糖时需补充水分或能源的患者的体液补充治疗。

(三)不良反应

1. 循环和呼吸系统

过量输入可引起水肿,包括周围水肿和肺水肿。

2. 内分泌和代谢

滴速过快(21g/kg/hr)可引起乳酸性酸中毒高尿酸血症以及脂代谢异常。

3. 电解质紊乱

稀释性低钾血症。

4. 胃肠道反应

偶有上腹部不适、疼痛。

5. 其他

偶有发热、荨麻疹。

6. 局部不良反应

局部不良反应包括注射部位感染血栓性静脉炎等。遗传果糖不耐受症痛风和高尿酸血症患者禁用。

六、桂哌齐特

(一)桂哌齐特适应征

(1)脑动脉硬化、脑动脉供血不足、TA、脑醒塞、蛛网膜下隙出血、脑出血等。

(2)颅脑损伤、脑手术后恢复期、脑外伤后遗症等。

（3）心血管疾病：用于动脉硬化、心绞痛、心肌梗塞，心肌梗塞患者应配合相关药物治疗。

（4）创伤、骨折的治疗：脊髓损伤、血管吻合术、骨折、严重软组织损伤等患者的治疗。

（5）糖尿病引起的微循环障碍（神经病变、糖尿病、糖尿病视网膜病变等）。

（6）外周血管性疾病：下肢动脉粥样硬化、血栓闭塞性脉管炎、动脉炎、雷诺病等。

（7）眼底血管硬化、阻塞所致疾病，缺血所致耳蜗前庭功能失调、突发性耳聋、耳鸣等。

（二）不良反应

1. 血液系统

①粒性白细胞减少：偶尔发生粒性白细胞减少，如有发烧、头痛、无力等症状出现时，应立即停止用药，并进行血液检查。②有时会发生白细胞减少，偶尔发生血小板减少时，应仔细观察症状并立即停药。

2. 消化系统

有时有腹泻、腹痛、便秘、胃痛、胃胀等肠胃道功能紊乱等不良反应。

3. 神经系统

有时会出现头痛、头晕、失眠、神经衰弱等症状，偶尔有瞌睡症状。

4. 皮肤

有时会出现皮疹、发痒、发疹症状。

5. 肝损害

有时会出现肝酶值升高，如 AST、ALT、BUN，偶有 ALP 升高。

七、丹参酮ⅡA磺酸钠

（一）适应症

可用作冠心病心绞痛和心肌梗塞、脑动脉和视网膜动脉及外周静脉血栓形成、白塞氏综合征、结节性红斑。

（二）不良反应

毒性很小，部分患者肌内注射时可有局部疼痛。个别人发生皮疹，停药后即消失。

八、血必净

（一）适应症

因呼吸系统感染、腹腔内感染、泌尿系统感染产生的全身炎性反应综合征。

（二）临床表现

中医辨证为瘀毒互结证，临床表现为发热、发热，恶寒，气促、口渴、烦躁、舌红绛、脉数等。临床以高热、喘促、烦躁不安，或神昏，或心悸，或呕血，或便血，或腹胀，或尿少或无尿，或黄疸，舌绛无苔或舌紫暗有瘀斑，脉数或结代为主要特征。

（三）不良反应

偶见皮肤红痒感，停药后可自行消失。

九、复合辅酶

（一）适应症

适用于治疗急慢性肝炎，原发性血小板减少性紫癜，化学治疗和放射治疗所引起的白细胞、血小板降低症;对冠状动脉硬化、慢性动脉炎、心肌梗塞、肾功能不全引起的少尿、尿毒症等可作为辅助治疗药。

(二)不良反应

偶尔有静脉注射速度过快引起的短时低血压,眩晕、颜面潮红、胸闷、气促。

(余永辉)

第二节　手足癣

发生在手掌、指间的皮肤癣菌感染称为手癣(tinea manum),又称鹅掌疯。发生在足底、足跟及趾间的皮肤癣菌感染称为足癣(tinea pedis),又称香港脚、运动员脚。手足癣的主要致病真菌基本相同。手癣主要常见于经常浸泡、摩擦损伤和接触洗涤剂等人群。足癣以青壮年男性居多,运动员和体力劳动者长期穿不通气的胶鞋,局部温暖潮湿,易形成适宜真菌繁殖的环境,不经常洗换鞋袜、使用公共卫生用具是感染足癣的重要因素,游泳池、浴室等公众场合是足癣传染的常见地方。手足癣很少自行消退,在夏季会恶化,并可引起甲癣,经过积极治疗,可完全治愈。但不注意卫生,容易复发。

一、诊断要点

1.症状体征

(1)手癣:①水疱鳞屑型:起病多为单侧,从手掌的某一部位开始,开始为针头大小的水平,壁厚且发亮,里面是清澈的液体,水疱成群聚集或疏散分布,干后脱屑并逐渐向周围蔓延,形成环形或多环形损害。②角质增厚型:多由水疱鳞屑性发展而成,一般没有明显的水疱或环形脱屑,手掌发红增厚,皮纹加深,皮肤粗糙,干有脱屑。冬季会皲裂。

(2)足癣:①水疱浸渍型:又称湿性足癣。开始为水疱,多位于趾缝、足底和足侧,针头至绿豆大小,疏散或密集分布。常有臭味,瘙痒难忍,多见于第3、4和第4、5足趾间。若发生继发感染,则成为脓疱并溃破,形成溃疡。严重的迅速扩展至足底和足背,并发急性淋巴管炎、进行性淋巴结炎和丹毒。②鳞屑角化型:又称干性足癣。属于慢性感染。起病多在第3、4趾间,有红斑和鳞屑,以后鳞屑增多,扩大并逐渐蔓延至足跟、足侧面和足掌甚至足背。

2.辅助检查

皮屑真菌镜检或者培养呈阳性。

二、治疗

手足癣的治疗应该首选外用药物,同时应注意分清急慢性损害,对症下药。

1.局部治疗

水疱鳞屑型可外用咪康唑霜、克霉唑霜、复方苯甲酸搽剂、复方雷锁辛搽剂等。角化增厚型可用复方苯甲酸软膏、咪康唑霜或10%冰醋酸浸泡。有皲裂可用尿素脂或康裂脂。水疱浸渍型若仅有丘疹、水疱和鳞屑,可用复方苯甲酸搽剂、复方雷锁辛搽剂或咪康唑、酮康唑霜、特比萘芬霜等。鳞屑角化型宜使用复方苯甲酸软膏、复方苯甲酸搽剂或咪康唑霜、酮康唑霜、特比萘芬霜。无皲裂可有10%冰醋酸浸泡,每日1~2次,每次10min。有皲裂者不可浸泡,使用尿素脂或康裂脂。

2. 系统治疗

对于顽固病例或者局部治疗无效者,可使用口服抗生素。

3. 辅助治疗

足部应经常保持清洁干燥,趾间经常扑足粉,常换鞋袜,不穿不透气的鞋袜,不使用公共的拖鞋、脚盆和毛巾。

三、相关药物简介

(一)伊曲康唑

1. 用法用量

口服,每次200mg,每日1次,连续服用2周。或每次200mg,每日2次,服用1周。

2. 不良反应

有消化不良、腹痛、腹泻、恶心、头痛和眩晕等。也会出现瘙痒、呕吐和便秘等症状。

3. 注意事项

定期监测肝功能,孕妇忌服,哺乳期妇女慎服。

(二)特比萘芬

1. 用法用量

口服,每次250mg,每日1次,连续服用2~4周。

2. 不良反应

胃肠道不适,皮疹、荨麻疹等皮肤反应。还可能出现味觉丧失、肝功能损伤等症状。

3. 注意事项

对特比萘芬有过敏史者禁用;儿童、妊娠期和哺乳期妇女不宜使用;高龄患者用药应注意肝、肾功能受损情况,建议使用剂量减半。

(三)氟康唑

1. 用法用量

口服,每次150~300mg,每周一次,连续3~4周。

2. 不良反应

常见消化道反应,皮疹,偶可出现肝毒性症状;少数患者可能出现严重的剥脱性皮炎、渗出性多形红斑以及肾功能异常。

3. 注意事项

对本品或其他吡咯类药物有过敏史者禁用。用本品治疗开始前和治疗中均应定期检查肝功能,如肝功能出现持续异常,或肝毒性临床症状时均需立即停用本品;孕妇禁用;哺乳期妇女慎用或服用本品时暂停哺乳。

(余永辉)

第三节　甲真菌病(灰指甲)

由皮肤癣菌及其他真菌感染引起的甲板和甲床病变,统称为甲真菌病,包括甲癣、甲念球菌病和甲的非皮肤癣菌性霉菌感染。患者几乎全是成人,趾甲比指甲更常见。甲真菌病可由皮肤癣菌、酵母样菌及酵母菌、非皮肤癣菌等引起。

经过积极治疗,绝大部分可完全治愈,但部分患者即使真菌已经完全消失,但甲病变不能完全恢复。不注意卫生也可能再复发。

一、诊断要点

(一)症状体征

(1)常单个甲起病,逐渐累及他甲。感染表现为甲板上有局限性浑浊的小片,呈点状或不规则状,白色或污黄色。以后逐渐扩大,可累及全部甲板,甲板变色、变形、失去光泽,表面有沟纹或凹陷,甲板下有脆性较大的软角蛋白形成,使甲变松,许多碎屑堆积,甲板逐渐增厚、松脆,甲板与甲床分离,前端呈虫蛀样,破裂缺损。严重时甲板断裂,仅剩根部残余甚至全甲毁坏。

(2)临床上依据致病菌侵入部位可分为4类:①远侧甲下真菌病;②近端甲下真菌病;③浅表白色型;④全甲营养不良。

(二)辅助检查

镜检可见有真菌菌丝或孢子,培养有真菌生长。

二、推荐治疗方案

1.外科拔甲

在局麻下进行拔甲手术,适用于早期孤立性的损害。

2.局部药物治疗

常用10%冰醋酸泡甲或30%冰醋酸外涂,每日1次,连续3~6个月。10%碘酊涂甲,每日1次。连续3~6个月。8%环吡酮胺指甲油涂甲,第一个月为隔日1次,第二个月为每周2次,第三个月开始每月1次,涂甲,连续6个月以上。5%阿莫罗芬指甲油涂甲,每周1~2次,指甲需要连续6个月的治疗,趾甲需要9~12个月。

3.系统治疗

若同时累及多甲或局部治疗有困难,可口服抗真菌药物治疗。

三、相关药物简介

(一)伊曲康唑

1.用法用量

口服,成人每次200mg,每日2次,连续服用1周,停药3周为1疗程。连续服药2~4疗程。

2.不良反应

有消化不良、腹痛、腹泻、恶心、头痛和眩晕等。也会出现瘙痒、呕吐和便秘等症状。

3.注意事项

定期监测肝功能,孕妇忌服,哺乳期妇女慎服。

（二）特比萘芬

1. 用法用量

口服,每次 250mg,每日 1 次,连续服用 6~8 周。

2. 不良反应

胃肠道不适,皮疹、荨麻疹等皮肤反应。还可能出现味觉丧失、肝功能损伤等症状。

3. 注意事项

对特比萘芬有过敏史者禁用;儿童、妊娠期和哺乳期妇女不宜使用;高龄患者用药应注意肝、肾功能受损情况,建议使用剂量减半。

（三）氟康唑

1. 用法用量

口服,每次 150~300mg,每周 1 次,连续 12~16 周。

2. 不良反应

常见消化道反应,皮疹,偶可出现肝毒性症状;少数患者可能出现严重的剥脱性皮炎、渗出性多形红斑以及肾功能异常。

3. 注意事项

对本品或其他吡咯类药物有过敏史者禁用。用本品治疗开始前和治疗中均应定期检查肝功能,如肝功能出现持续异常,或肝毒性临床症状时均需立即停用本品;孕妇禁用;哺乳期妇女慎用或服用本品时暂停哺乳。

（余永辉）

第四节 手足皲裂

手足皲裂是发生在手足的深浅不一的裂纹。手足掌跖部皮肤角质层厚,无毛囊和皮脂腺,在寒冷干燥时由于无皮脂保护,皮肤易于损伤。手足暴露在外,尤其双手,经常接触各种物质,易于受到酸、碱、有机溶媒溶脂作用,真菌、细菌等容易侵入引起感染。在此基础上,在生活、劳动中,加上局部动作的牵拉,易发生皮肤皲裂。

一、诊断要点

(1)可以几乎无任何感觉到轻度刺痛或中度触痛乃至灼痛,主要取决于皲裂的深度和范围。

(2)根据皲裂的深浅程度,一般可分为三度。

一度:皮肤干燥有龟裂,但仅达表皮,故无出血、疼痛等症状。二度:皮肤干燥,裂隙由表皮深入真皮而有轻度刺痛,但不引起出血。三度:皮肤干燥,裂隙由表皮深入真皮和皮下组织,常引起出血、触痛或灼痛。

二、治疗方案

用药前先用热水浸泡患处,促使角质软化;角质过厚者,在浸泡后将增厚角质用刀片削薄,然后按皮损大小剪取大于皮损面积的愈裂贴膏敷贴。可外搽 15% 尿素软膏、甘油搽剂等。核桃仁与芝麻共捣烂研末,加蜂蜜调匀,涂抹患处,一般换药 2~4 次即可痊愈。

(余永辉)

第五节　掌跖脓疱病

掌跖脓疱病是一种病因未明,发生于掌跖的慢性、复发性、炎症性疾病,属于自身免疫系统疾病,本病好发年龄在 30~50 岁,女性比男性多见。在结界不清的红斑上出现针头至米粒大小的无菌性小脓疱,随后脓疱结痂、角化、脱落,周期性发作。目前尚无特效疗法,很难彻底治愈。另有部分金属过敏体质者,亦可发生此病。金属节育器可能是引起女性掌跖脓疱病的原因之一。

一、诊断要点

1. 症状体征

(1)主要发生于掌跖部位,双侧、对称性是其特点,部分患者合并有骨关节病变或甲状腺疾病。

(2)初期皮损为局部皮肤角质层增厚,呈暗红色,有糠状癣屑,无自觉症状。随后皮损渐渐扩大,局部充血明显。常成批出现,数量不等,针尖至米粒大的水泡,伴有中等或严重瘙痒,水泡渐增大,逐渐变成脓疱,随后脓疱结痂、角化、脱落,周期性发作。

2. 辅助检查

必要时可做组织病理检查。

二、推荐治疗方案

掌跖脓疱病的发病机理尚未明了,中西医结合治疗具有一定的优势,治疗上虽取得了进步,但尚不能完全治愈掌跖脓疱病。本病易反复发作,口服或外用激素停药后很快就会复发,因此治疗此病以少用激素为宜。

1. 系统用药

中药泡过后再外搽皮康霜或 10% 复方黄连软膏,交替使用。同时口服酮替芬和 B 族维生素。一般用药 2~4 周脓疱明显减少,瘙痒有所缓解,6~8 周病情基本被控制,此时逐渐停用皮康霜,再继续用药 2~4 周,患部皮肤基本恢复正常。

2. 局部用药

可选用苦参、黄柏、白鲜皮、透骨草、地骨皮、儿茶等加水适量煎 30min 左右,倒出药液再加水煎 30min 左右,两次煎液混合,早晚各洗泡 30min,每次洗泡前将煎液温热后再用。

三、相关药物简介

(一)酮替芬

1. 用法用量

每次 0.5~1mg,每日 2 次。

2．不良反应

嗜睡、倦怠、口干、恶心等胃肠道反应。头痛、头晕、迟钝以及体重增加。

3．注意事项

服药期间不能驾驶，不得从事高空作业、机械作业及操作精密仪器。孕妇慎用，过敏者禁用。

（二）维生素 B_6

1．用法用量

每次 20mg，每日 3 次。

2．不良反应

可能引起感觉神经病变或神经病性综合征等，手麻木、口周发麻。

3．注意事项

过敏者禁用。

（三）皮康霜

1．用法用量

适量外涂。

2．不良反应

局部刺激和过敏反应；长期大量使用可致皮肤萎缩，毛细血管扩张，也可引起酒渣样皮炎、口周皮炎。

3．注意事项

结核性、化脓性、细菌性和病毒性皮肤病和眼病患者忌用。

（四）10% 复方黄连软膏

1．用法用量

适量外涂。

2．不良反应

本药品刚涂抹时略感轻微刺激，数秒后即可感舒适。

3．注意事项

本品过敏者禁用；忌食辛辣食物及酒。

（余永辉）

第八章 老年患者保健用药

随着年龄的增长,许多疾病的发病率也随之增加,老年人须使用更多的药品,在美国,65岁以上的老年人消费了全国25%的处方药和30%的总医疗费用。老年人各脏器的组织结构和生理功能逐渐出现退行性改变,老年人的生理特点、药动学和药效学的改变以及顺应性差,影响机体对药物的吸收、分布、代谢和排泄。老年人更容易出现药物相关问题(drug – related problems,DRPs)。药物代谢动力学的改变,直接影响组织器官特别是靶器官中有效药物浓度维持的时间,影响了药物的疗效。此外,老年人常同时患有多种疾病,治疗中应用药物品种较多,发生药物不良反应的概率相应增高。因此,老年人的安全用药与护理显得尤为重要。

老年人用药最多,极易因用药不当和药物毒性导致各种危险的发生。老年人往往患有各种慢性疾病,服用多种药物后,因药物交叉反应而产生医源性疾病。在美国,约85%老年人患有1~2种慢性疾病,每人平均每天服用7~8种不同的药物,而药物交叉反应是许多药物毒性和不良反应产生的主要原因。老年人常用药物包括:肾上腺素受体阻滞剂、钙通道阻滞剂、拟交感神经药物、甲基多巴、呋塞米(速尿)、噻嗪类利尿剂、非甾体抗炎药、类固醇、氨茶碱等。联合用药常产生毒性作用,例如,服用卡托普利(抗高血压药)同时长期补钾、服用β受体阻滞剂(治疗心血管疾病)、服用抗抑郁药物同时服用可乐定(抗高血压药)、地高辛与奎尼丁同时服用等。

药物通过在老年人体内的吸收、分布、代谢和排泄而起作用,了解老年人药物代谢动力学和药物效应动力学改变对老年人用药管理具有重要的临床意义。护士对老年人的用药管理必须重视,用药不当最易损害老年人的健康。护士要了解老年人用药特点和原则,了解老年人用药常见的不良反应及安全用药注意事项,并制订相关的用药管理措施。

一、老年人用药原则

1985年,WHO在肯尼亚首都内罗毕召开了合理用药专家会议,并将合理用药定义为:"合理用药要求患者接受的药物适合其临床需要,药物剂量应符合患者的个体化要求,疗程适当,药物对患者及其社区最为低廉。"一般认为,合理用药包含3个基本要素:安全、有效和经济。老年人由于各器官贮备功能及身体内环境稳定性随年龄而衰退,因此,对药物的耐受程度及安全幅度均明显下降。据有关资料统计,在41~50岁的患者中,药物不良反应(adverse drug reaction,ADR)的发生率是12%,80岁以上的患者上升到25%。

(一)受益原则

受益原则首先要求老年人用药要有明确的适应证。其次,要求用药的受益/风险比值 >1。只有治疗益处大于风险的情况下才可用药。有适应证而用药的受益/风险比值 <1 者,不用药,但可选择疗效确切而毒副作用小的药物。例如,无危险因素的非瓣膜性房颤的成年人,每年抗凝治疗并发出血的比率约1.3%,而未采用抗凝治疗者每年发生脑卒中的比率为0.6%,因此,对这类患者不需抗凝治疗。又如对于老年人的心律失常,如果既无器质性心脏病,又无血流动力学障碍时,长期服用抗心律失常药物可使病死率增加。因此,应尽可能不用或少用抗

心律失常的药物。选择药物时要考虑到既往疾病及各器官的功能情况,对有些病症可以不用药物治疗则不要急于用药,如失眠、多梦老年人,可通过避免晚间过度兴奋的因素包括抽烟、喝浓茶等来改善。例如,老年重症肺炎患者,根据痰的细菌学培养,已同时用多种针对革兰阳性菌和革兰阴性菌的抗生素,病情仍然控制不好,这时是否选用利奈唑胺,必须权衡利弊,因为利奈唑胺可以引起血小板严重减少。

(二)5种药物原则

许多老年人多病共存,老年人平均患有6种疾病,常常多药合用,根据某医院对500位住院老年患者的调查,在这些患者中,平均每位患者每天用药8~9种,有1/3的患者用药量在10种以上,最多的高达25种。过多使用药物不仅增加经济负担、依从性降低,而且还增加药物相互作用。有文献资料表明,老年人同时2种药物合用可使药物相互作用增加6%;同时服用5种药物发生不良反应的比例为18.6%;同时服用6种以上药物发生不良反应的比例高达81.4%;同时服用8种药物增加100%。并非所有药物的相互作用都能引起ADR,但无疑会增加潜在的危险性。40%非卧床老年人处于药物相互作用的危险之中,其中27%的老年人处于严重危险阶段。联合用药品种愈多,药物不良反应发生的比例愈高。用药品种要少,最好5种以下,治疗时先急后缓。

执行5种药物原则要注意:①了解药物的局限性,许多老年疾病无相应有效的药物治疗,若用药过多,ADR的危害反而大于疾病本身。②抓主要矛盾,选主要药物治疗。凡疗效不明显、耐受差、未按医嘱服用药物应考虑终止,病情不稳定可适当放宽,病情稳定后要遵守5种药物原则。③选用具有兼顾治疗作用的药物,如高血压合并心绞痛者,可选用β受体阻滞剂及钙拮抗剂;高血压合并前列腺肥大者,可用α受体阻滞剂。④重视非药物治疗。⑤减少和控制服用补药。老年人并非所有自觉症状、慢性病都需药物治疗,如轻度消化不良、睡眠欠佳等,只要注意饮食卫生,避免情绪波动均可避免用药。治疗过程中若病情好转、治愈或达到疗程时应及时减量或停药。

(三)小剂量原则

老年人用药量在中国药典规定为成人量的3/4;一般开始用成人量的1/4~1/3,然后根据临床反应调整剂量,至出现满意疗效而无ADR为止。剂量要准确适宜,老年人用药要遵循从小剂量开始逐渐达到适宜于个体的最佳剂量。有学者提出,从50岁开始,每增加1岁,剂量应比成人药量减少1%,60~80岁应为成人量的3/4,80岁以上为成人量的2/3即可。只有把药垃掌握在最低有效量,才是老年人的最佳用药剂量。老年人用药剂量的确定,要遵守剂量个体化原则,主要是根据老年人的年龄、健康状况、体重、肝肾功能、临床情况、治疗反应等进行综合考虑。

(四)择时原则

择时原则即选择最佳时间服药。根据时间生物学和时间药理学的原理,选择最合适的用药时间进行治疗,以提高疗效和减少毒副作用。因为许多疾病的发作、加重与缓解都具有昼夜节律的变化。例如,夜间容易发生变异性心绞痛、脑血栓和哮喘,类风湿关节炎常在清晨出现关节僵硬等;药代动力学也有昼夜节律的变化。因此,进行择时治疗时,主要根据疾病的发作、药代动力学和药效学的昼夜节律变化来确定最佳用药时间。对消化道具刺激性的如四环素类抗生素、铁剂等一般是在饭后给药,但健胃药、利胆药、抗酸药、胃肠解痉药、驱肠虫药、盐类泻药等宜在饭前服用。掌握最佳时间的用药,是提高药物疗效和减少不良反应的重要措施,老年糖尿病患者的胰岛素治疗,格列本脲(优降糖)、格列喹酮(糖适平)在饭前半小时用药,二甲双胍应在饭后用药,阿卡波糖(拜糖平)与食物同服,降血糖作用强。对需长期应用皮质激素,待病情控制后,宜将 2 天的给药总量于隔日上午 6:00~8:00 一并给予,既可填补皮质激素每日分泌高峰后出现的低谷期,又可减少对肾上腺皮质功能的抑制,疗效好、不良反应亦较少。治疗变异型心绞痛宜睡前用长效钙拮抗剂,治疗劳力型心绞痛应早晨用长效硝酸盐、β 阿卡波糖受体阻滞剂及钙拮抗剂。

(五)暂停用约原则

老年人在用药期间,应密切观察,一旦出现新的症状,应考虑为药物的不良反应或是病情进展。前者应停药,后者则应加药。对于服药的老年人出现新的症状,停药受益可能多于加药受益。因此,暂停用药是现代老年病学中最简单、有效的干预措施之一。

二、老年人常见药物不良反应及原因

(一)老年人常见药物不良反应

药物不良反应(adverse drug reaction,ADR)是指在正常用量情况下,由于药物或药物相互作用而发生意外,与防治目的无关的不利或有害反应,包括药物不良反应、毒性作用、变态反应、继发反应和特异性遗传素质等。老年人常见的药物不良反应有以下几种。

1.精神症状

老年人的脑血流量减少,脑内酶活性减弱,或因年龄增加影响一些受体数量与结合力,或因神经介质受体的改变,因此药物小剂量时可起治疗作用,常规剂量即可引起较强的药理反应。中枢神经系统尤其大脑最易受药物作用的影响。老年人中枢神经系统对某些药物的敏感性增高,可引起精神错乱、抑郁和痴呆等,如吩噻嗪类、洋地黄、降压药和吲哚美辛等可引起老年抑郁症;中枢抗胆碱药安坦,可致精神错乱;老年痴呆患者使用中枢抗胆碱药、左旋双巴或金刚烷胺,可加重痴呆症状。

2.体位性低血压

老年人血管运动中枢的调节功能没有青年人灵敏,压力感受器发生功能障碍,即使没有药物的影响,也会因为体位的突然改变而出现头晕。使用降压药、三环抗抑郁药、利尿剂和血管扩张药时,易发生直立性低血压,因此,在使用这些药物时应特别注意。70 岁以上的老人选用降压药时,首先要考虑到其不良反应,如美卡拉明、哌唑嗪的降压作用虽强大,但易引起直立性低血压及头昏、眩晕甚至昏厥的症状,故老年人应避免使用。

3.耳毒性

老年人由于内耳毛细胞数目减少,听力有所下降,易受药物的影响,而产生前庭症状和听力下降。年老体弱者应用氨基糖苷类抗生素和多黏菌素可致听神经损害。前庭损害的主要症状有眩晕、头痛、恶心和共济失调,出现耳鸣、耳聋等症状预示可能有耳蜗损害。由于毛细胞损害后难以再生,故可产生永久性耳聋,所以老年人使用氨基糖苷类抗生素时应减过,最好避免使用此类抗生素和其他影响内耳功能的药物。

4.尿潴留

三环抗抑郁药和抗帕金森病药有副交感神经阻滞作用,老年人使用这类药物可引起尿潴留,而伴有前列腺增生及膀胱颈纤维组织增生的老年人尤易发生,所以在使用三环抗抑郁药时,开始应以小剂量分次服用,然后逐渐加量。患有前列腺增生的老年人,服用呋塞米(速尿)、依他尼酸(利尿酸)等强效利尿剂可引起尿潴留,在使用时应加以注意。老年患者伴有前列腺肥大者在应用利尿剂后易出现急性尿潴留,因此,老年患者使用利尿剂最好选用中效、弱效利尿剂,如氢氯噻嗪、氨苯蝶啶等。

5. 药物中毒

老年人各个重要器官的生理功能减退,60 岁以上老年人的肾脏排泄毒物的功能比 25 岁时下降 20%,70 ~ 80 岁时下降 40% ~ 50%,60 岁以上老年人的肝脏血流量比年轻时下降40%,解毒功能也相应降低。据多数文献报道,引起药物性肝损害的药物第 1 位是抗结核药,主要有异烟肼、利福平和吡嗪酰胺,以利福平多见。尤其是 3 种药联合应用时,占药物性肝损害约 38.6%。利福平为药酶诱导剂,能增强微粒体酶的活性,促进异烟肼水解,增加中间代谢产物乙酰化异烟肼,直接损伤肝细胞。第 2 位是中草药(有的报告占第 1 位),占肝损害的21% ~ 33%。人们普遍认为中药系纯天然植物,无毒性,多因皮肤病、风湿病、肾病、骨关节病及其他一些疾病服用中药汤剂、中成药、偏方所致,甚至因服用保健品而引起。不能不引起临床医生和广大民众的高度重视,不能自服偏方或验方,更不能大剂量、长期服用,其次为抗生素、抗肿瘤药,以及免疫抑制剂、抗真菌药、抗精神病药、抗甲状腺功能亢进药。因此,老年人用药容易中毒。肾毒性大的药物,如氨基糖苷类、万古霉素等尤应慎用。老年人由于易感病原菌种类的不同,常应用高效、广谱抗生素,疗程较长时应注意监测肝、肾及造血功能,并注意防止二重感染。

(二)老年人服用危险性增高的药物

老年人由于各器官组织结构与生理功能出现退行性改变,服用某些药物中毒的危险性增加。欧洲有关方面研究表明,20% 家庭护理的老年患者使用了至少一种不适当处方。基于客观标准的明确方法,目前评价不适当处方的最佳方法还没有确定,其中应用最广泛的是 Beers标准。Beers 标准是由美国老年医学专家 Mark H. Beers 在 1991 年提出的。通常认为老年人使用了该标准中的药物是不恰当的,因为使用这些药物的风险可能大于获益。Beers 标准已经被多个国家和医疗机构使用,成为评价潜在不适当用药(potentially inappropriate medication, PIM)最广泛的和可以接受的标准。

(三)老年人药物不良反应发生率高的原因

老年人由于药物代谢动力学的改变,各系统、器官功能及代偿能力衰退,机体耐受性降低、患病率上升,对药物的敏感性发生变化,药物不良反应发生率增高。老年人药物不良反应发生率高的原因如下。

1. 多重用药

多重用药是老年患者 ADR 最重要的危险因素,随着用药数目增加,ADR 呈指数上升,现已确认,老年人药物不良反应的发生率与用药品种呈正相关。据统计,同时用药 5 种以下者,药物不良反应发生率为 6% ~ 8%,同时用 6 ~ 10 种时升至 40%,同时用 15 ~ 20 种以上时,发生率升至 70% ~ 80%。其次是女性、低体质量和肝肾功能减退;再次是多病共存、依从性降低等。在多因素分析中,年龄并不是 ADR 的独立危险因素,其危险主要来自与年龄相关的因素,如增龄性变化、多种慢性疾病、医疗保健服务体系和不合理用药。老年人常患多种疾病,接受多种药物治疗,易产生药物的相互作用。

2. 老年药物代谢动力学改变

老年人肝、肾功能减退,药物代谢减慢、排泄减少,药物半衰期延长,ADR 增加。老年患者清蛋白降低,结合型药物减少,游离型药物增加,故 ADR 发生率升高。老年人所用药物在血液和组织内的浓度发生改变,导致药物作用增强或减弱,在药效欠佳时,临床医师常加大剂量,使老年药物不良反应发生率增高。

3. 老年药效学改变

老年人机体内环境稳定性减退,中枢神经系统对某些药物特别敏感,镇静药易引起中枢过度抑制;老年人免疫功能下降,使药物变态反应发生率增加。

4. 滥用非处方药

有些老年人常因缺乏医药知识,擅自服用、滥用滋补药、保健药、抗衰老药和维生素,用药的次数和剂量不当,易产生药物不良反应。据报道,服用过世维生素 E 可致恶心、呕吐及免疫功能下降等。过量服用维生素 C 能破坏食物中的维生素 B_{12},干扰维生素 A 的利用。另外,如阴虚火盛者服用人参,不但不能获得疗效,还可能出现便秘、流鼻血等症。

5. 药物—疾病相互作用

老年患者多病共存,药物可以导致疾病恶化或功能异常。阿尔茨海默病患者应用抗胆碱能药和利尿剂治疗可出现神志模糊和谵妄;慢性肾功能不全者使用非甾体消炎药、氨基糖苷类、造影剂可诱发急性肾衰竭。

6. 药物—药物相互作用

老年患者多重用药,增加了药物之间的相互作用。同时使用 2 种药物易发生药物之间相互作用的概率为 6%,5 种为 50%,8 种为 100%,虽然并非所有药物相互作用都能导致 ADR,但这种潜在的危险性无疑是增加的。如阿司匹林与华法林合用,前者可使后者从清蛋白中置换出来,增加抗凝作用,导致出血;β 受体阻断药和地尔硫卓合用可加重心脏传导阻滞或心力衰竭。

7. 用药依从性差

WHO 对用药依从性的定义是患者服药行为与医务人员推荐的符合程度。用药依从性差的形式包括药品用完没有及时补充、擅自停药和不按医嘱服药。国内研究表明,用药顺应性差在老年人中的发生率是 40% ~80%(平均为 50%),据 Smith 等统计,非住院患者对用药的依从性为 50% ~65%,而此比例在老年非住院患者中就占 40% ~75%。导致用药顺应性差的原因包括药品费用高而承担不起、产生了药物不良反应、无法阅读说明书、对药品缺乏全面信息、独居、文化程度低、抑郁症和痴呆患者等。目前有限的回顾性研究表明,用药依从性差与医疗费用和药物不良反应的增加有关,约 10% 的老年患者入院原因是顺应性差。

(杜德强)

参 考 文 献

[1]宋斌,杨文忠,常伟,李程亮.血液系统疾病临床诊疗和药物应用[M].北京:科学技术文献出版社.2016.

[2]杨国良.临床心血管疾病诊疗学[M].天津:天津科学技术出版社.2018.

[3]刘晓政.新编临床消化内科疾病诊疗精要[M].西安:西安交通大学出版社.2014.

[4]赵志宇.药物与临床[M].长春:吉林科学技术出版社.2019.

[5]刘俊.临床实用药物新编[M].昆明:云南科技出版社.2018.

[6]陈惠.临床药物学[M].昆明:云南科技出版社.2018.

[7]葛洪等.新编临床药物学[M].长春:吉林科学技术出版社.2018.

[8]王生寿等.新编临床药理及药物应用[M].长春:吉林科学技术出版社.2019.

[9]闫倩倩等.临床药物学[M].长春:吉林科学技术出版社.2017.

[10]李焕德.临床基本药物手册 第2版[M].长沙:湖南科学技术出版社.2018.

[11]刘平.精编药理学与临床药物治疗[M].长春:吉林科学技术出版社.2019.

[12]金剑,吴飞华.临床药物治疗学[M].上海:上海交通大学出版社.2015.